Ⅰ.小腸・腎臓

小腸

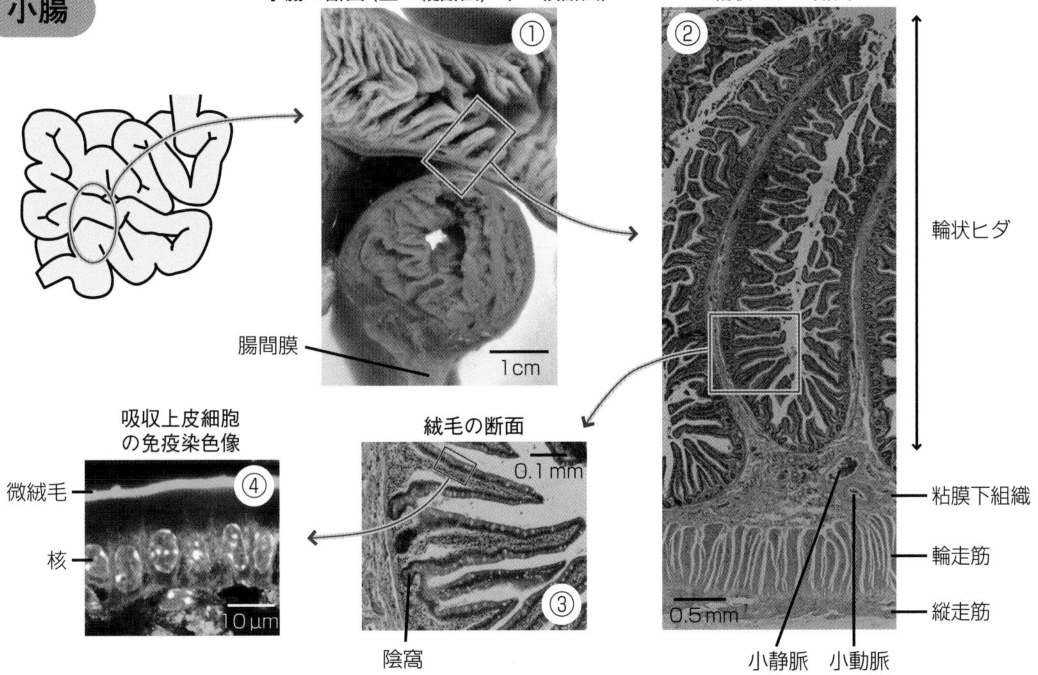

腎臓

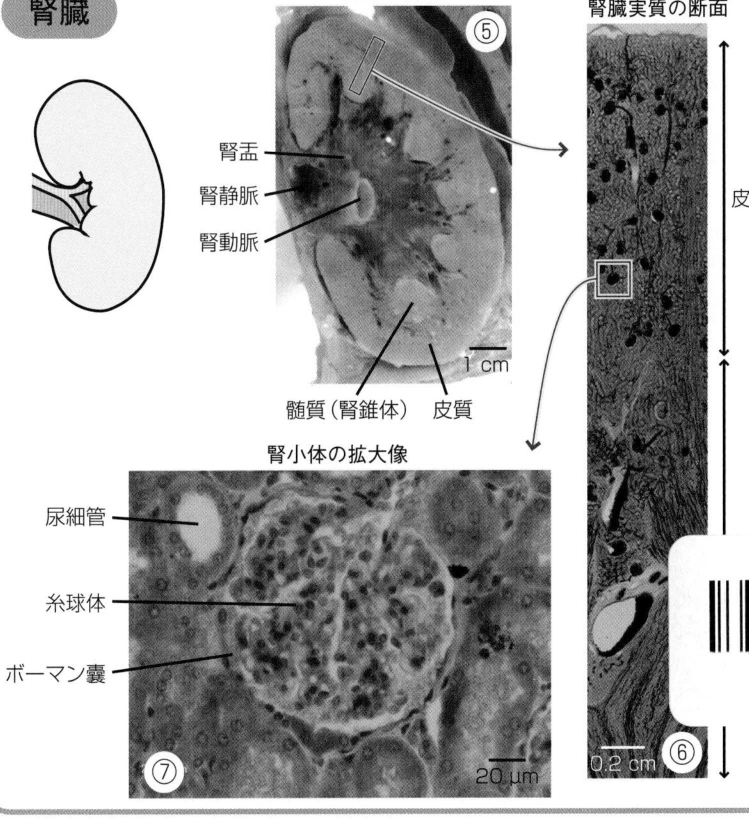

図の説明

①ヒト，スライス標本．

②③ヒト空腸，
Mallory-Crossmon染色，
細胞の核は赤色に，
膠原線維は青色に染まる．

④マウス空腸，
微絨毛を抗DPPIV抗体（緑），
細胞核をDAPI（白），
細胞側面を抗E-Cadherin
抗体（赤）で染色

黒

⑦ヒト腎臓，
Mallory-Crossmon染色．

Ⅱ.脳のMRI画像（磁気共鳴画像）

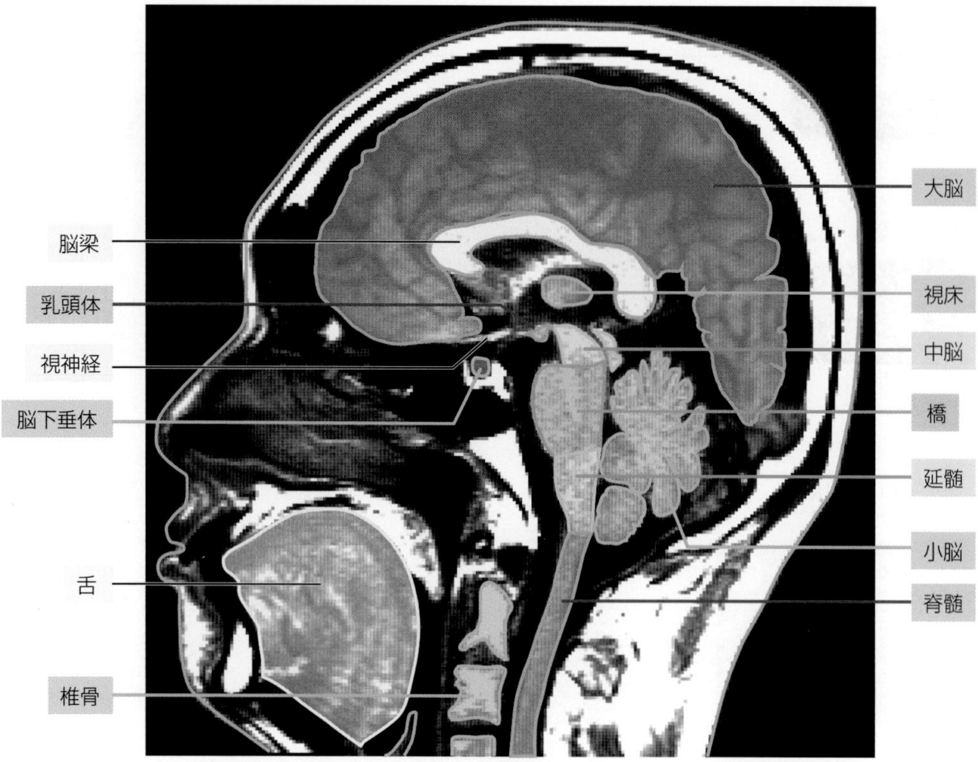

矢状面

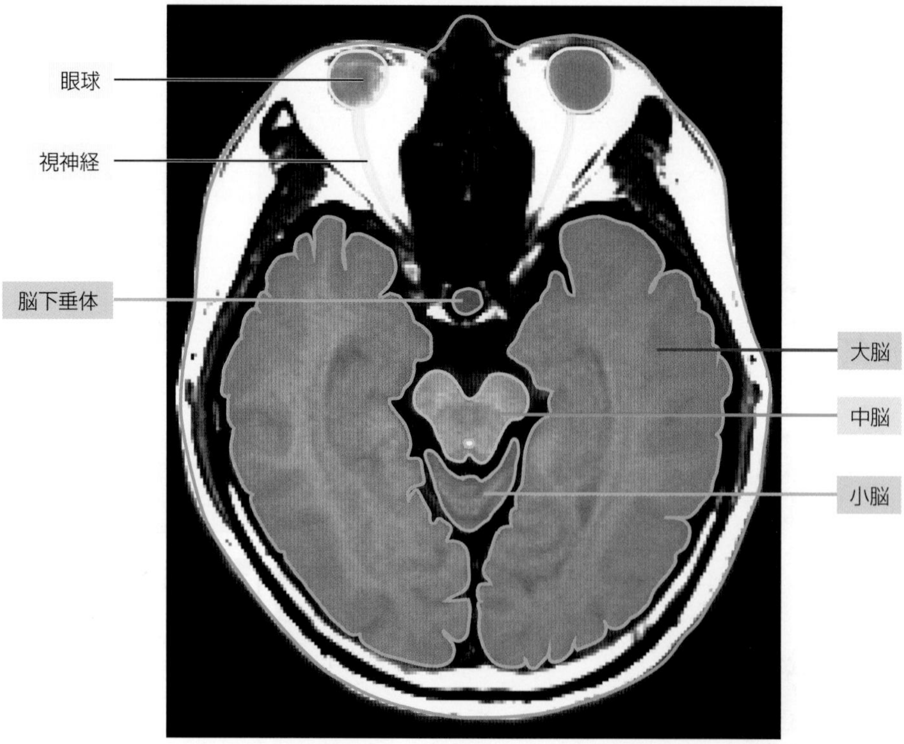

横断面

Ⅲ.MR アンギオグラフィ (MRA) による脳の血管像

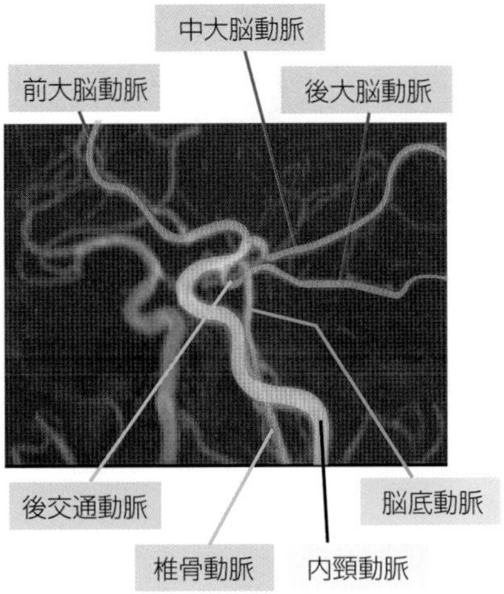

斜め前からの MRA 像（左が前方）

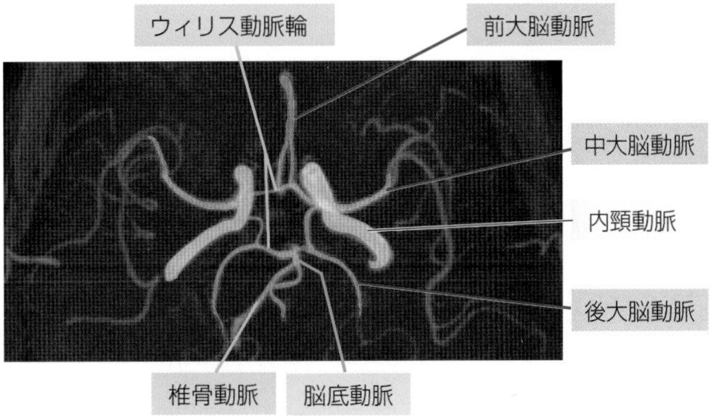

脳横断面の MRA 像（上が前方）

Ⅳ.大脳皮質と小脳皮質

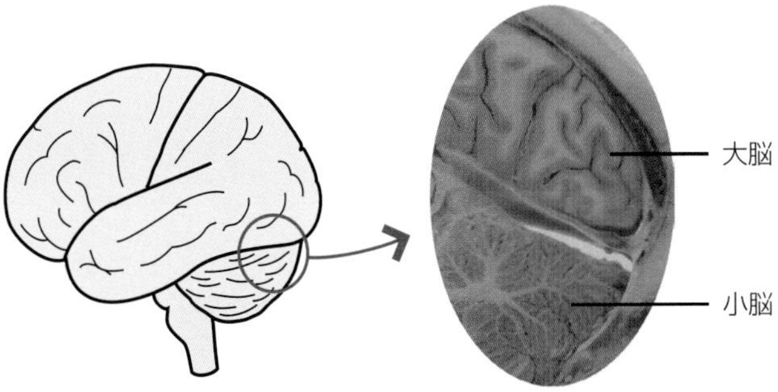

小脳皮質

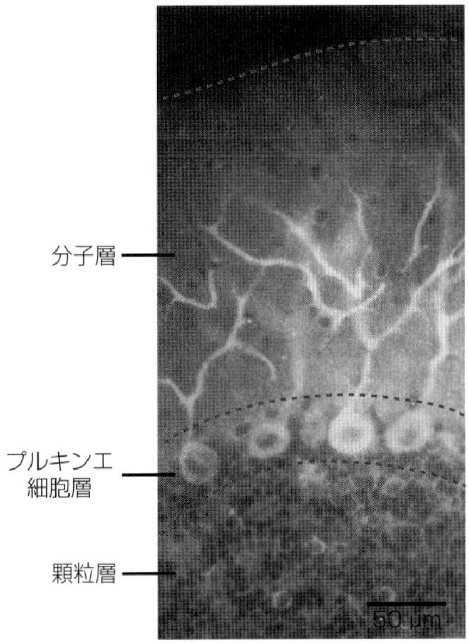

マウス小脳を神経細胞に特異的な
抗体 (抗 MAP1B 抗体) で染色した像.

大脳皮質

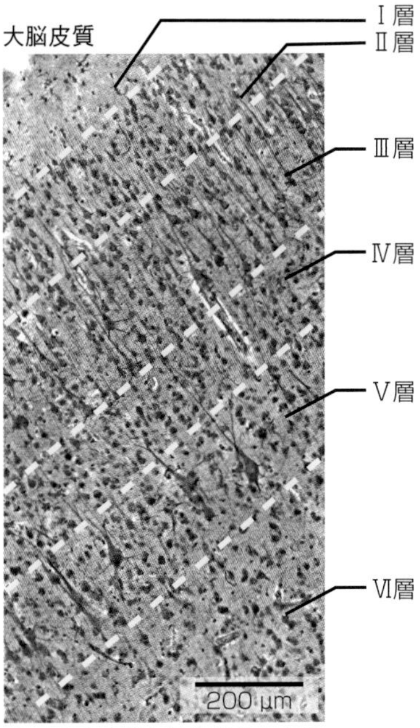

ネコ大脳皮質を鍍銀染色した像.
主に神経細胞が染色されている.

Ⅴ.最先端医療を理解するための基礎知識

遺伝子治療 遺伝子治療の例として，アデノシンデアミナーゼ（ADA）欠損症に対する治療が挙げられる．ADA欠損症では，ADAという酵素が作れないためにリンパ球が正常に機能しない．そのため重篤な先天性免疫不全症となり，治療をしなければ感染症によって幼いうちに死に至ることが多い．この患児のリンパ球を取り出し，正常なADA遺伝子を導入した後に体内に戻すと，患児の体内で正常に機能する．

遺伝子治療はADA欠損症の治療法として有望視されたが，白血病という重大な副作用を発症した．近年は副作用克服に向けて研究が進められている．

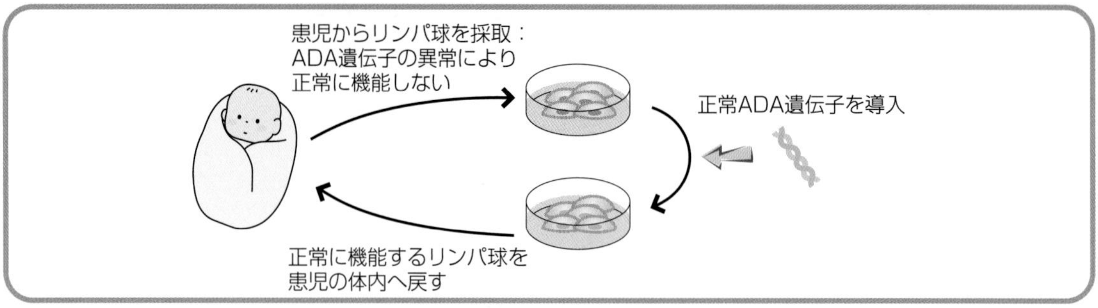

ADA欠損症の遺伝子治療

再生医療 再生とは，組織や臓器が傷害された場合に，残った細胞の中で分裂できる細胞（幹細胞など）が増殖して修復する現象をいう．幹細胞などを用いて組織や臓器の再生を目指す医療が再生医療である．重症熱傷患者のために，体外で培養した患者自身の皮膚細胞を用いて作成する自家培養表皮シートは，すでに実用化が進んでいる．このように自分の組織を体外で増やす自家培養技術は，軟骨や歯，心筋など，多くの組織の再生にも実用化されている．

一方，体内にある幹細胞を成長因子の導入によって活性化させて治療を行う試みもされている．

iPS細胞 心臓や神経細胞など，あらゆる組織に分化できる能力を持つ細胞を多能性幹細胞というが，人間では初期胚（受精卵が数回分裂したもの）以外にはほとんど存在しない．山中伸弥教授は，普通の体細胞に4つの因子を導入することで人工多能性幹細胞（iPS細胞：induced pluripotent stem cell）を作り出す方法を確立し，2012年ノーベル生理学・医学賞を受賞した．この手法によって，皮膚細胞などの体細胞をiPS細胞へと初期化してから，様々な細胞に分化させることが可能となった．現在，iPS細胞を網膜の細胞に分化させて，それを網膜色素変性症の患者の目に注入して，視力を回復させる試みが行われている．

また，様々な疾患の患者からiPS細胞を樹立し，その細胞を疾患の原因解明や治療につなげる試みが全世界で行われている．

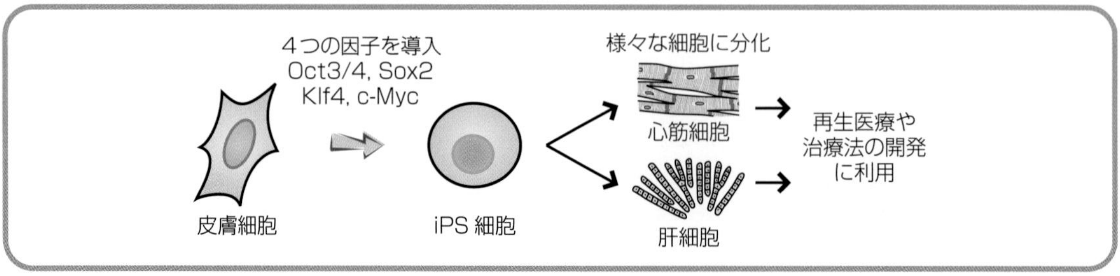

iPS細胞の作製法と臨床への応用

人体の構造と機能 第6版

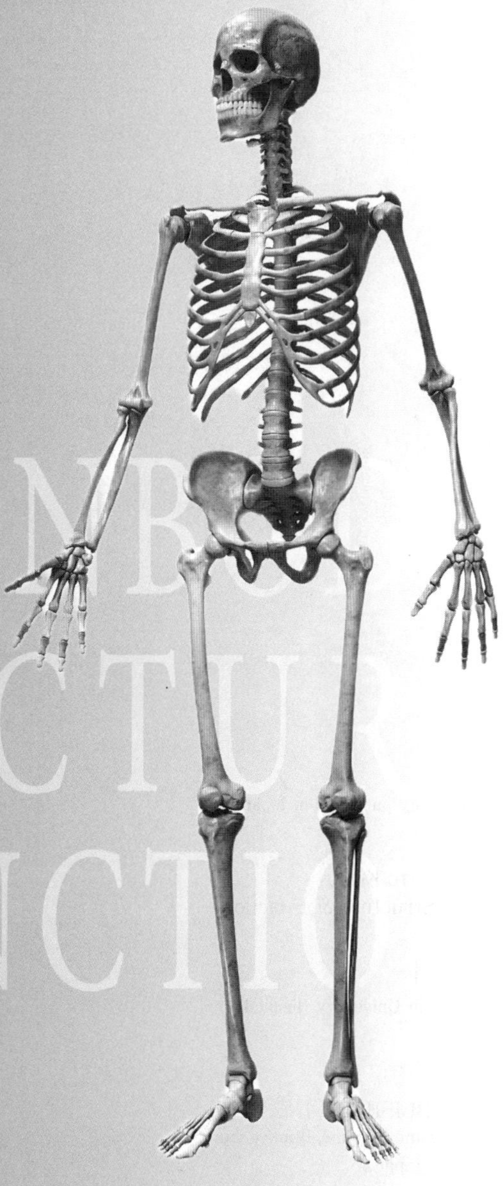

上田　晃
内田さえ
鍵谷方子
原田彰宏
著

医歯薬出版株式会社

執筆一覧（五十音順）

上田　晃（大阪公立大学医学部附属病院・医師）
内田さえ（東京都健康長寿医療センター研究所・専門副部長）
鍵谷方子（人間総合科学大学・教授）
原田彰宏（大阪大学大学院・教授）

This book is originally published in Japanese
under the title of：

JINTAI-NO KOUZOU-TO KINOU
（Human Body Structure & Function）

Writers：
UEDA, Akira et al.
Osaka Metropolitan University Hospital

ISHIYAKU PUBLISHERS, INC.
7-10, Honkomagome 1 chome, Bunkyo-ku,
Tokyo 113-8612, Japan

第６版の序

本書は，医療を志す学生が最初に人体について学ぶためのわかりやすい教科書として，2002年に初版が出版され，定期的な改訂を重ね，第6版を刊行するに至った．

第5版からの大きな変更点として，以下の項目があげられる．

・神経と運動，泌尿器と消化器など，章の順番を一部入れ替えた．運動調節は神経を学んだ後のほうが理解しやすいと考えたためである．

・人体の骨格系，末梢神経系，体循環系を相互的に学ぶことができるように，局所解剖を第12章にまとめた．合わせて，局所解剖の図をより正確に描き直した．

・看護基礎教育のカリキュラムが2022年度から改正され，保健師助産師看護師国家試験出題基準も令和5年版が公表された．新カリキュラム，新出題基準に合わせて，細胞内情報伝達，全身の関節，縦隔などに関する記述を増やした．

・最近の国家試験問題に出題された内容を追記した（特に睡眠や呼吸）．また，新しい知見に合わせて用語を更新した（特に血液凝固や免疫）．

・近年は電子カルテが普及し，SpO_2をSpO2，ビタミンB_1をビタミンB1と表記することが増え，本書もそれに倣った．

・巻末に国家試験過去問題を掲載した．看護師国家試験は過去13年分，管理栄養士，理学療法士・作業療法士，柔道整復師，薬剤師は過去5年分の問題から重要と思われる問題を選択した．

・本書の図表を使用した空欄記述式問題と，第5版の章末問題に該当する空欄記述問題は，自主学習やテストに使用できるよう，医歯薬出版株式会社ホームページ（https://www.ishiyaku.co.jp/ebooks/710610/）に公開している．

・第5版編者の，本書を今後も加筆できる著者に引き継ぎたいとの希望を受け，執筆者を一部入れ替えることにした．その意向を受け，時代に合った新しい知見を記載し続けるよう努める所存である．

本書で人体の構造と機能の基礎知識を身につけ，国家試験そして臨床の場でその知識を活かしていただければ幸いである．

最後に，図を作成いただいた株式会社真興社の皆様，そして第6版改訂に当たり尽力いただいた医歯薬出版株式会社に深く感謝申し上げる．

2023年11月

著者一同

初版の以下の執筆者に敬意と謝意を表する（五十音順，敬称略）．

佐伯由香，佐藤昭夫，佐藤優子，鈴木敦子，原田玲子

第 1 版の序

看護を志す学生が最初に人体について学ぶ学問が「人体の構造と機能」である．この分野の学問は，これまでは解剖学と生理学とに分離して扱ってきた．近年，カリキュラムに変更があり，解剖学と生理学を有機的に繋いで人体の構造と機能を総合的に学ぶことが求められるようになり，教科書も生理学・解剖学が1冊に収められる傾向が出てきた．従来は，解剖学と生理学の学習内容を1冊の教科書に別々に取り込むのみのものであったが，解剖学と生理学の統合を図る時期に来ているように思う．

本書では，現在の新しいカリキュラムで要求されている「人体の構造と機能」に関する学問内容を従来の解剖学・生理学の内容から厳選し，知識の融合を図ることを目的とした．看護の目的の達成には，患者に接する時に必要な臨床医学を修得することも必要であると思われる．本書の作成に当たり臨床医学の基礎となる解剖・生理の知識や理論をわかりやすくまとめることに注意を払った．

本書を学ぶ学生は，3年制の専門学校，短大，4年制の大学に広く分布することが予想される．それぞれの場所で必要とされる内容や量および質に多少の余裕を持った教科書とするために，本文では必要とされる基本的内容を記載し，詳しい知識は脚注の文章や参考図を用いて記載した．また，脚注を2通りに分けた．1つは正常な働きの理解のため，もう1つは病的症状の理解のためである．前者には㊟の印，後者には☆注の印をつけた．通常，脚注部分と参考図の部分は，省略して学んでかまわない．必要な知識の中でも特に重要なキーワードはタイトルに用い，文中ではゴチック書体で強調するようにした．タイトルとゴチック書体のキーワードの内容は是非とも理解する必要がある．加えて，2色刷り，特に血管・神経等については3色刷りの特徴を生かし，極力分かりやすい図の作成に心がけた．

医学専門用語は一般的に医学用語辞典で確立されている．極力，「生理学用語集」(南江堂)，「医学大辞典」(医歯薬出版)(南山堂)，「生化学辞典」(東京化学同人)の用語に従った．それでもまだ混乱をきたす用語も少なくない．とくに外来語の化学物質名，人名などを日本語で表現する場合，決まりがあやふやな部分もある．英語名を文中に最小限入れることによって誤解をまねかないようにした．

本書で，体の構造と働きに関する基礎知識や考え方を理解し，臨床医学の理解，将来の看護の仕事に役立ててほしいと心から願う．

最後に本書の内容校正に御協力頂いた三木祐子さん：東京大学大学院(医学系)客員研究員(発達医科学)に心より感謝する．また，本書の執筆にあたり，常に励ましと惜しみない協力を頂いた医歯薬出版株式会社の工藤嘉矩氏，竹内大氏に深く感謝の意を表する．

平成13年10月1日

編集者および執筆者一同

目　次

第10章　内分泌系，体温と生体リズム

第11章　生殖器系と加齢

第12章　局所解剖

単位と化学記号

●単位の名称と記号

量	記号	単位の名称	関係
長さ	m	メートル	
重量	g	グラム	
面積	m^2	平方メートル	
体積	m^3 L	立方メートル リットル	$1 L = 1,000 cm^3$ $1 dL = 100 mL$
時間	s min h d	秒 分 時間 日	
物質量	mol	モル	$1 mol = 6 \times 10^{23}$ 個の分子の集団
周波数	Hz	ヘルツ	
圧	mmHg cmH_2O torr	ミリメートル水銀柱 センチメートル水柱 トル	$1 mmHg = 1.36 cmH_2O$ $1 cmH_2O = 0.74 mmHg$ 1 torr = 1 mmHg
エネルギー	J cal	ジュール カロリー	1 J = 0.239 cal 1 cal = 4.186 J
電位差	V	ボルト	
温度	℃	摂氏の度	
角度	°	度	
音の強さ	dB	デシベル	
眼の屈折率	D	ジオプトリ	

●一般的に用いる10の累乗の接頭語と記号

記　号	接頭語	10の累乗
k	キロ	10^3
d	デシ	10^{-1}
c	センチ	10^{-2}
m	ミリ	10^{-3}
μ	マイクロ	10^{-6}
n	ナノ	10^{-9}
p	ピコ	10^{-12}

●化学記号

化学記号	名　称
C	炭素
$C_5H_4N_4O_3$	尿酸
$C_5H_{10}O_5$	五炭糖（リボースなど）
$C_6H_{12}O_6$	六炭糖（グルコースなど）
CO_2	二酸化炭素
Ca	カルシウム
Ca^{2+}	カルシウムイオン
Cl	塩素
Cl^-	塩素イオン
Cu	銅
F	フッ素
Fe	鉄
Fe^{2+}	鉄イオン（II）
Fe^{3+}	鉄イオン（III）
H	水素（原子）
H_2	水素（分子）
H^+	水素イオン
HCO_3^-	炭酸水素（重炭酸）イオン
H_2CO_3	炭酸
HCl	塩酸
H_2NCONH_2	尿素
H_2O	水
HPO_4^{2-}	リン酸一水素イオン
$H_2PO_4^-$	リン酸二水素イオン
I	ヨウ素
I^-	ヨウ素イオン
K	カリウム
K^+	カリウムイオン
Mg	マグネシウム
Mg^{2+}	マグネシウムイオン
$MgSO_4$	硫酸マグネシウム
Mn	マンガン
N	窒素（原子）
N_2	窒素（分子）
Na	ナトリウム
Na^+	ナトリウムイオン
NaCl	塩化ナトリウム
$NaHCO_3$	炭酸水素（重炭酸）ナトリウム
NH_3	アンモニア
NH_4^+	アンモニウムイオン
NO	一酸化窒素
O	酸素（原子）
O_2	酸素（分子）
OH^-	水酸化物イオン
P	リン
PO_4^{3-}	リン酸イオン
S	硫黄
Se	セレン
SO_4^{2-}	硫酸イオン
Zn	亜鉛

第1章 細胞から人間まで

キーワード

細胞　細胞膜　細胞質　細胞小器官　核　DNA　組織　上皮組織　支持組織　筋組織　神経組織　恒常性（ホメオスタシス）　解剖学的基本体位　姿勢

学習の指針

A. 人体の構成と生命現象

1) 人間は種々の細胞から構成される.

B. 細胞と遺伝子

1) 細胞は細胞膜，細胞質，核よりなる．核のない細胞もある.
2) 細胞膜にはリン脂質が規則正しく配列する．細胞膜は半透性である.
3) 細胞質には，細胞の形態・形成や運動にかかわる細胞骨格，膜に囲まれた膜小器官がある.
4) 膜小器官には核，ミトコンドリア，小胞体，ゴルジ体，ライソゾームなどがある.
5) 核には遺伝情報をもった遺伝子が存在する．遺伝子の本体はDNAである.
6) 染色体には常染色体と性染色体がある．性染色体にはXとYがある.
7) 細胞分裂には体細胞分裂と減数分裂がある．体細胞分裂ではDNAは正確に複製される.

C. 組織と器官

1) 上皮組織は体表面や管腔などを覆う．単層上皮，重層上皮，多列上皮，移行上皮がある.
2) 支持組織は結合組織，脂肪組織，軟骨組織，骨組織，血液とリンパに分類される.
3) 筋組織は骨格筋，平滑筋，心筋に分類される．骨格筋と心筋は横紋筋である.
4) 神経組織は神経細胞とグリア細胞に分類される.
5) さまざまな組織が組み合わさって，特定の機能を営む器官を構成する.

D. 内部環境の恒常性

1) 細胞を取り巻く体内の液体を細胞外液という．細胞外液の状態を内部環境という.
2) 内部環境がある範囲内に維持されるという概念を恒常性（ホメオスタシス）という.

E. 解剖学的用語

1) 身体の区分，体位，方向や姿勢を表現するために解剖学的用語が用いられる.

同義語

酸素＝O_2　二酸化炭素＝CO_2　ATP＝アデノシン三リン酸　ゴルジ体＝ゴルジ装置　ライソゾーム＝リソソーム　アクチン線維＝アクチンフィラメント　中間径線維＝中間径フィラメント　DNA＝デオキシリボ核酸　RNA＝リボ核酸　mRNA＝メッセンジャーRNA　tRNA＝トランスファーRNA　rRNA＝リボソームRNA　ネクローシス＝壊死　コラーゲン線維＝膠原線維　恒常性＝ホメオスタシス　垂直軸＝縦軸　水平軸＝横軸　矢状軸＝前後軸　上方＝頭側　下方＝尾側　前方＝腹側　後方＝背側　前頭面＝前額面＝冠状面　半座位＝ファーラー位　仰臥位＝背臥位　伏臥位＝腹臥位

A 人体の構成と生命現象（図1-1）

生物は，体内に物質を取り込み，不要になった物質を排泄し，外部からの刺激に反応して生活を営む．また成長し，種の保存も図る．このような生命の営みを生命現象という．

アメーバのような単細胞生物では1個の細胞の中ですべての生命現象が起こるが，人間のような多細胞生物ではさまざまな細胞が独自の機能を分担し，それが全体としてまとまって個体としての生命現象を営む．

人間の身体は数十兆個の**細胞**から構成される．同じ種類の細胞が集合して**組織**を構成する．組織には**上皮組織**，**支持組織**，**筋組織**，**神経組織**がある．これらの組織が一定の配列のもとに組み合わさり，特定の機能を営む**器官**を構成する．器官には胃腸や心臓などがある．複数の器官が集まって**器官系**を構成する．器官系には消化器系や循環器系などがある．独自の役割をもつこれらの器官系が協調的に働くことによって，多数の細胞が**個体**としての生命現象を営む．

B 細胞 cell と遺伝子 gene（図1-2，1-3）

人間の身体を構成する細胞の種類は数百種類に及び，特殊な機能を果たすために分化している． 細胞の大きさは直径が5～30 μmのものが多く，肉眼では見えず，光学顕微鏡で観察される．細胞の大きさと形は多様で，球形，紡錘形などがあり．神経細胞のように長い突起（1 mを超える場合もある）をもつ細胞もある．

細胞は**細胞膜**，**細胞質**，**核**より構成される．核のない細胞もある．

細胞質の中にミトコンドリアなどの**細胞小器官**が存在する．細胞を構成している主な分

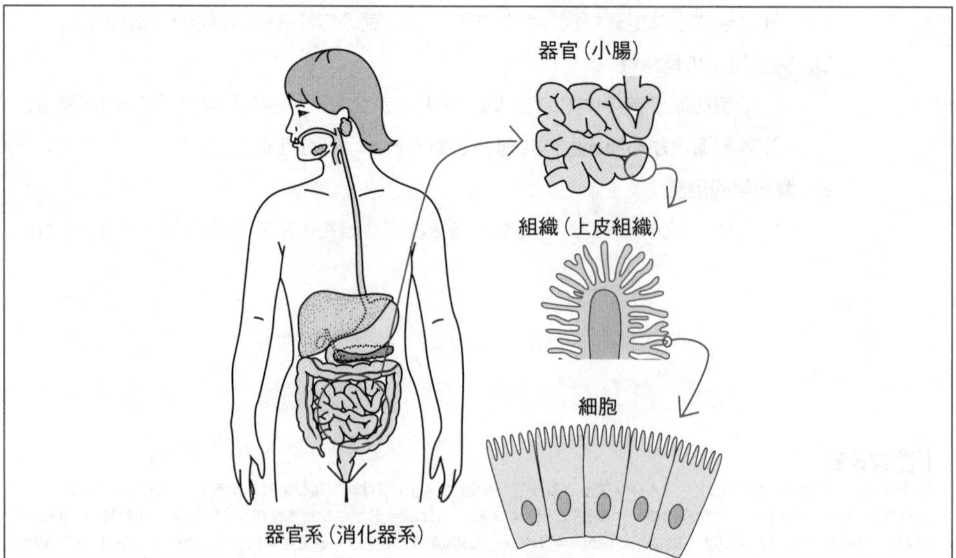

図1-1　細胞，組織，器官，器官系

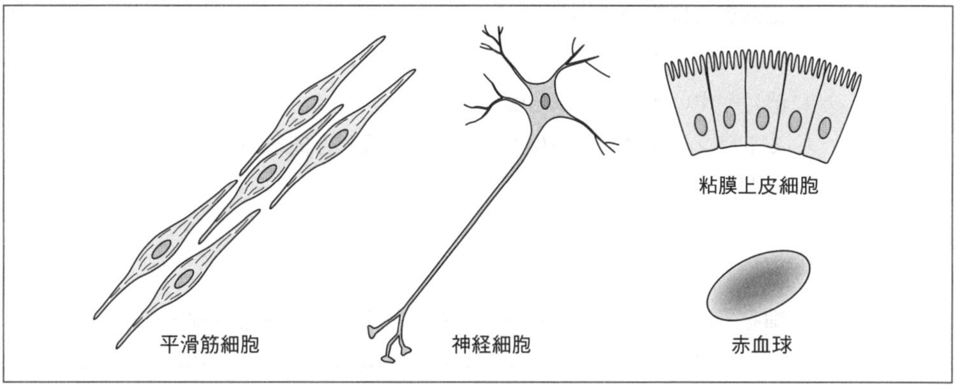

図 1-2　個々の細胞

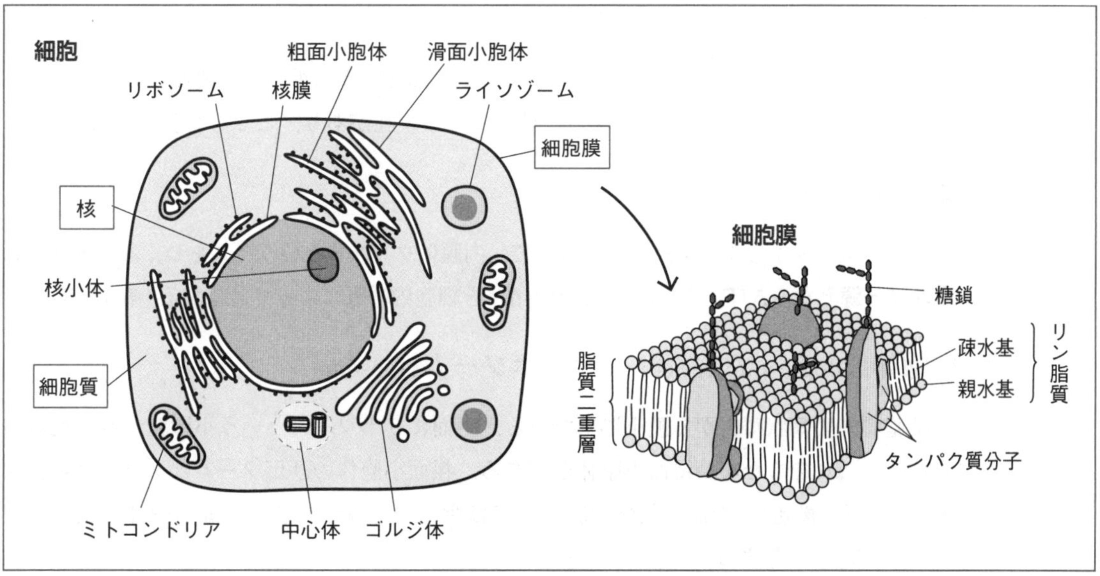

図 1-3　細胞と細胞膜の微細構造

子は，水，タンパク質，脂質，炭水化物，核酸などであり，分子を構成している主な原子は，水素(H)，酸素(O)，炭素(C)，窒素(N)などである．

1) 細胞膜 cell membrane, plasma membrane (図1-3)

細胞膜は細胞内に存在する物質を外界から隔てる．細胞は細胞膜を介して必要なものを取り込み，不要なものを排出する．また，神経細胞や筋細胞などのように，細胞膜が電気的に興奮して外界と情報交換を行う場合もある(第2章参照)．

細胞膜には**リン脂質**が規則正しく配列し，リン脂質の間に**タンパク質分子**がモザイク状に分布する[注1]．リン脂質は二重層をつくり，疎水基《そすいき》を内側にして並ぶ．

正常な働きの理解には●，病的症状の理解のためには★の印をつけた．

注1● 膜タンパク質：細胞膜にモザイク状に分布しているタンパク質を膜タンパク質という．ホルモンの受容体や，細胞内のNa^+を細胞外に汲み出すポンプなど，さまざまな膜タンパク質が存在する．一部の膜タンパク質には糖鎖と呼ばれる糖分子がついており，細胞同士の認識などに関与する．

細胞膜には**半透性**の性質があり，水，酸素（O_2）や二酸化炭素（CO_2）などは通りやすいが，タンパク質のように大きな分子は通りにくい．細胞膜が脂質で構成されるため，脂質に溶けやすい物質は比較的膜を通りやすい．

ミトコンドリアや小胞体などの膜も細胞膜と同様の構造をもつため，これらを生体膜という[注2]．

2) 細胞質 cytoplasm と細胞小器官 organelle

細胞質は液状の細胞質基質とその中に浮遊する細胞小器官で構成される．細胞質基質の中には電解質や酵素などが存在する．細胞小器官には，細胞の形をつくる細胞骨格や，膜に囲まれた核やミトコンドリアなどの膜小器官がある[注3]．

(1) 核 nucleus

多くの細胞は1個の核をもつ[注4]．核は球形で**核膜**という二重の膜で覆われる．核の中には**遺伝情報**をもったDNAが存在する．核膜には核膜孔があり，ここを物質が出入りする．

(2) ミトコンドリア mitochondria

内外二重の膜からなる細長い膜小器官で，内膜はクリスタというヒダをつくる．細胞の**エネルギー源**となるATP（アデノシン三リン酸）を細胞内呼吸によって供給する（第8章参照）．

(3) 小胞体 endoplasmic reticulum とリボソーム ribosome

細胞質内で網状に広がる膜小器官である．表面にリボソームという小顆粒が並ぶ粗面小《そめんしょう》胞体《ほうたい》と，これをもたない滑面小胞体《かつめんしょうほうたい》とがある．粗面小胞体のリボソームはタンパク質合成の場である（後述）．滑面小胞体は肝細胞では脂質の合成や分解，筋細胞や神経細胞ではCa^{2+}の貯蔵に関与する．

(4) ゴルジ体 Golgi apparatus

扁平な袋が重なった形の膜小器官で，核の近くにある．粗面小胞体で合成されたタンパク質の濃縮や修飾に関与する．

(5) ライソゾーム（リソソーム）lysosome

袋状の膜小器官で，細胞質内に散在する．**加水分解酵素**を多く含み，不要な物質を分解・処理する．

注2● 二重膜：核膜やミトコンドリアの膜は2枚の脂質二重層で構成されるため，二重膜という．一方，細胞膜や小胞体，ゴルジ体，ライソゾームの膜は1枚の脂質二重層からなる一重膜である．

注3● 細胞小器官：狭義の細胞小器官は生体膜で囲まれた区画を意味し，核，ミトコンドリア，小胞体，ゴルジ体，ライソゾームなどの膜小器官をいう．広義の細胞小器官は細胞骨格や中心体など，生体膜をもたない構造物も含める．

注4● 無核細胞と多核細胞：赤血球や血小板のように核をもたない細胞もある．骨格筋細胞のように複数の核をもつ細胞もある．

(6) 細胞骨格 cytoskeleton

細胞質の中にある線維《せんい》状の構造で，種々のタンパク質からなり，細胞の形態形成や運動などにかかわる．アクチン線維・微小管《びしょうかん》・中間径線維に分類される．

アクチン線維は，細胞の変形や移動，筋細胞の収縮などに関与する（第3章参照）．微小管は鞭毛《べんもう》・線毛の運動にかかわり，細胞分裂では紡錘体を形成し，細胞内での物質移動のレールになる．中間径線維を構成するタンパク質は多様で，たとえばケラチン線維は皮膚に多く含まれる．

(7) 中心体 centrosome

円筒状の小体2個よりなり，細胞分裂に際して働く．短い微小管などから構成される．

3) 遺伝子と遺伝子発現

(1) DNAとRNA（図1-4）

遺伝子の本体は**DNA**である．DNAは，リン酸と糖と塩基《えんき》からなるヌクレオチドが，鎖状につながる巨大分子である．ポリヌクレオチド鎖が2本向き合い，互いの塩基同士で結合して，**二重らせん**構造を形成する．塩基の並び順を塩基配列という[注5]．

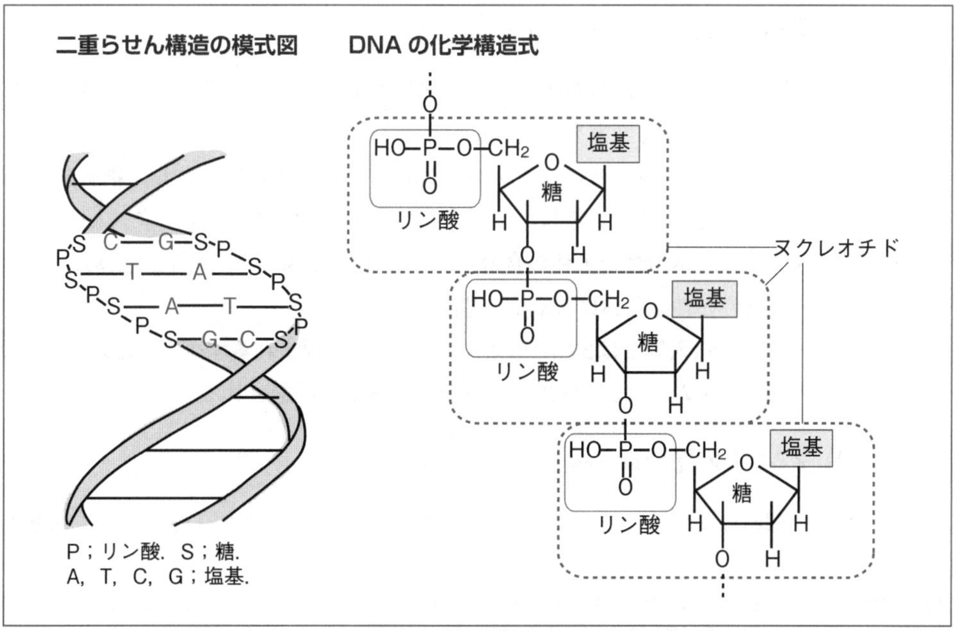

図1-4　DNAの構造

注5● DNAの塩基：アデニン（A），グアニン（G），チミン（T），シトシン（C）の4種類があり，決まった順番でDNA上に並ぶ．この際，二重らせん構造を形成する対になる2個の塩基の結合は決まった組み合わせ（CとG，AとT）でのみ行われる．

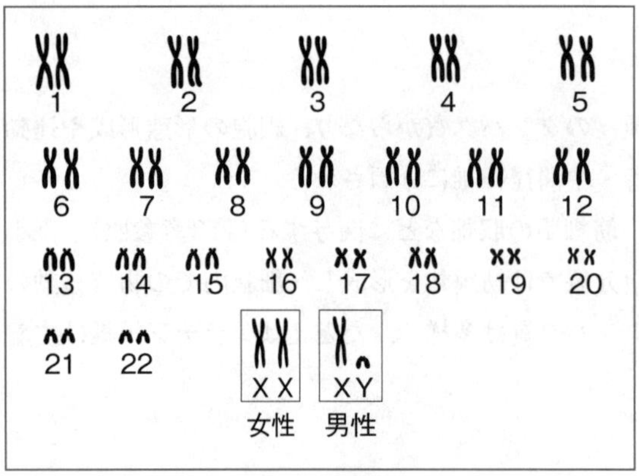

図1-5　染色体

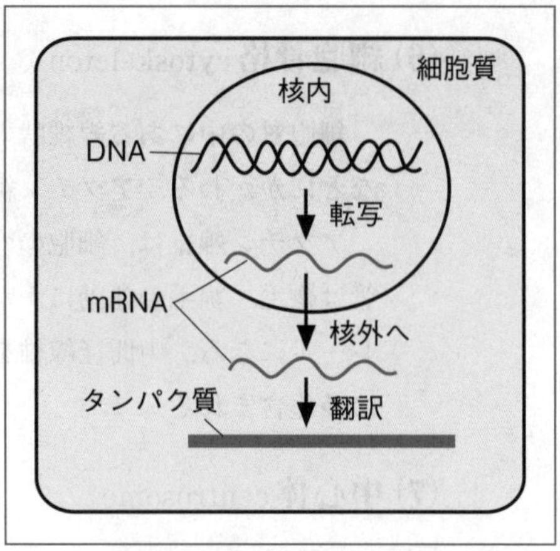

図1-6　セントラルドグマ

RNAは，リン酸と糖と塩基からなるリボヌクレオチドが連なる1本の鎖である．DNAの塩基配列を写し取ったmRNA，アミノ酸をリボソームに運ぶtRNA，リボソームを構成するrRNAに分類される．

DNAとRNAは，含まれる糖と塩基の種類が異なる[注6]．DNAのヌクレオチドをデオキシリボヌクレオチドといい，デオキシリボースという糖を含む．RNAのヌクレオチドをリボヌクレオチドといい，リボースという糖を含む．

(2) 遺伝子 gene とゲノム genome (図1-5)

DNAは，数百から数十万の塩基配列が集まって**遺伝子**という領域をつくり，タンパク質やRNAのつくり方を指定する[注7]．

DNAはヒストンというタンパク質と結合して核内に存在し，細胞分裂の際に凝集して**染色体**《せんしょくたい》になる[注8]．染色体には，**常染色体**と**性染色体**がある[注9]．人間は22対の常染色体(44本)と2本の性染色体の合計**46本**の染色体をもつ[注10]．性染色体にはXとYの2種があり，女性の性染色体はXXで，男性はXYである．

1セット(人間では23本)の染色体のDNAに含まれるすべての塩基配列を**ゲノム**という．人間のゲノムには2万個以上の遺伝子があると推定される．

(3) タンパク質合成 protein synthesis (図1-6)

細胞は遺伝子の指令により，細胞特有のタンパク質を合成する．これを**遺伝子の発現**と

注6● RNAの塩基：チミン(T)の代わりにウラシル(U)が使われ，A，C，G，Uの4種類である．

注7★ DNA損傷と修復：放射線，紫外線，活性酸素などが原因でDNAに損傷が起こることがあるが，通常はDNA修復酵素の働きで修復される．

注8● 染色質(クロマチン)と染色体：DNAはヒストンなどのタンパク質との複合物として存在し，通常の細胞核ではほどけて拡散しているので染色質(クロマチン)という．細胞分裂時には染色質が凝縮し，染色体になる．

注9● 常染色体：常染色体は大きい順に並べて1番～22番の番号がつけられている．

注10★ 染色体異常：染色体の数や形の異常による病態である．数の異常では，本来2本のペアである染色体が3本になるトリソミーや，1本しかないモノソミーが代表的であり，流産をきたしやすい．

いう．

遺伝子の上流には遺伝子の発現を調節する領域があり，これを**プロモーター**という．プロモーターに特定の因子が結合すると，遺伝子の発現が開始される．

まずDNAの二重らせんの一部がほどけて1本鎖となり，その部分の塩基配列を写し取ったmRNAが合成される．これを**転写**という． mRNAは核膜孔より細胞質へ出て粗面小胞体上にあるリボソームと結合する．リボソーム上でmRNAの遺伝暗号の指定どおりにアミノ酸が次々に結合する．これを**翻訳**という．このとき，アミノ酸はtRNAによってリボソームへ運ばれる．リボソーム上で生成されたタンパク質は，さらに小胞体やゴルジ体で修飾を受けて機能を発揮する．

mRNAの塩基配列がタンパク質のアミノ酸配列へと翻訳されるとき，mRNAの3個の塩基配列に対して1種類のアミノ酸が対応する．各アミノ酸に対応する3つの塩基配列のことを**遺伝暗号（コドン）**という[注11]．

上記のような，「DNA→mRNA→タンパク質」という一連の遺伝子発現の流れを**セントラルドグマ**という．

4) 細胞分裂と染色体の複製

細胞は分裂を繰り返すことにより増殖する．分裂する前の細胞を母《ぼ》細胞《さいぼう》，分裂後にできる細胞を娘細胞《むすめ/じょうさいぼう》という．

細胞は**有糸分裂**という形式で分裂する[注12]．まず核膜が消失し，DNAは染色体に凝縮され，紡錘体が形成される．紡錘体は微小管からなる紡錘糸の束であり，染色体は紡錘体によって等分に分配される．

(1) 体細胞分裂 somatic cell division（図1-7）

生殖細胞以外の細胞が増殖するときの分裂である．分裂の際，核内のDNAは正確に複製されて，同じDNAが新しい細胞に受け継がれる．娘細胞の染色体数は母細胞と同じ46本となる．

細胞分裂時，二重らせんがほどけてできた1本鎖のDNAを鋳型として新しいDNA鎖が正確に合成され，同じDNA鎖が2組形成され，分裂した細胞に等しく分配される．

(2) 減数分裂 meiosis

生殖細胞が行う分裂で，染色体数が半減する特徴がある．減数分裂により生じた精子や卵子の細胞では，22本の常染色体1組と性染色体1本の合計23本の染色体をもつ[注13]．

注11★ 遺伝暗号（コドン）：mRNAの塩基は4種類なので，塩基3つの配列コドンの数は $4^3=64$ 個となる．生体を構成するアミノ酸は20種のため，同一のアミノ酸を指定するコドンが複数ある．たとえばグルタミン酸はGAAとGAGの2種類のコドンに対応する．

注12● 有糸分裂：有糸分裂は広義には体細胞分裂と減数分裂に大別されるが，狭義には，有糸分裂が減数分裂を含めずに体細胞分裂の同義語として用いられる．

注13★ 染色体不分離：減数分裂において染色体が正常に分配されない現象を染色体不分離という．染色体不分離は染色体数の異なる配偶子（卵子や精子）を生み出し，ダウン症候群（21トリソミー）など染色体異常の原因となる．女性の加齢とともに，卵子の染色体不分離が増加する．

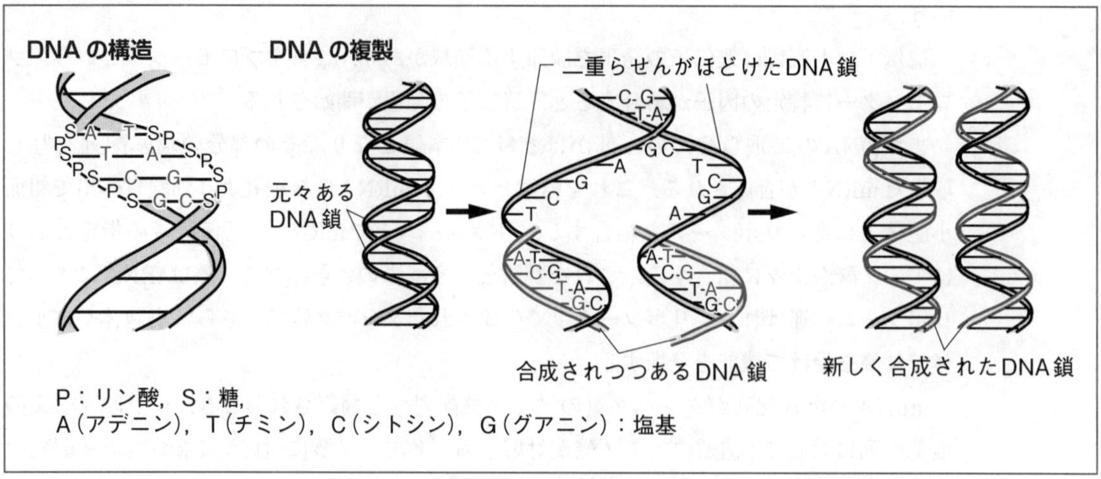

図1-7　DNAの構造と複製

5) 情報伝達 signal transduction

多細胞生物では，さまざまな細胞が相互にかかわりを保ちながら働くために，情報伝達の仕組みが発達している.

(1) 情報伝達の種類 (図1-8)

細胞間の情報の伝達は，隣接した細胞同士が**直接に接触**して情報を伝える方法と，細胞が**生理活性物質**を分泌して**標的細胞**に情報を伝える方法とに大別される.

直接に接触する例としては，細胞間のギャップ結合を介した心筋細胞の電気的な連絡があげられる(第5章参照)[注14].

生理活性物質を介する例としては，以下のものがある.

①**神経型**：シナプスにおいて，神経終末から神経伝達物質が分泌されて，標的細胞に作用する(第2章参照).

②**内分泌型**：内分泌細胞からホルモンが分泌され，血流を介して全身に運ばれ，標的細胞に特異的に作用する(第10章参照).

③**傍《ぼう》分泌型**：放出された生理活性物質がすぐ近くの細胞に作用する．たとえば炎症反応では肥満細胞からヒスタミンが放出されて，局所の細動脈を拡張させる(第6章参照).

注14● 細胞間の接着装置：細胞同士は接着装置によって接着したり，固定されたりする．接着装置には，以下の種類がある.

①密着結合：隣接した上皮細胞同士を密着させ，水やイオンも通さないバリアを形成する.

②固定結合：細胞と細胞，または細胞と基底膜を接着し，固定する．細胞内部では細胞骨格が裏打ちして固定結合を支える.

③ギャップ結合：細胞間でタンパク質の細いトンネルを形成し，イオンなど小さな物質がこのトンネルを通過する．細胞間の情報交換を担う.

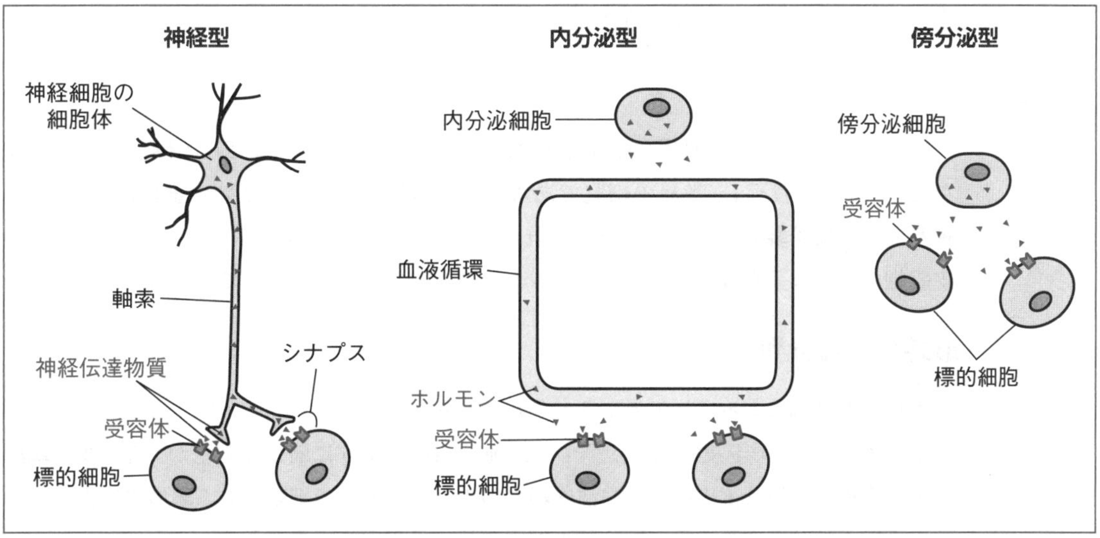

図1-8　生理活性物質による情報伝達

(2) 受容体 receptor

標的細胞には情報伝達物質に特異的に反応する**受容体**が存在する．受容体を介して情報を受け取ると，標的細胞内では**シグナル伝達**という一連の反応が生じる．受容体には以下の種類がある．

①**神経伝達物質の受容体**：受容体が**細胞膜上**の**イオンチャネル**であることが多く，イオンチャネル型受容体という．神経伝達物質が受容体に結合すると，イオンチャネルが開いてイオンが移動する（第2章参照）．

②**水溶性ホルモンの受容体**：受容体は**細胞膜上**に存在する．ホルモンが受容体に結合すると，細胞内のタンパク質が活性化される（第10章参照）．

③**脂溶性ホルモンの受容体**：受容体は**細胞内**に存在することが多い．ホルモンが受容体に結合すると，核内に入ってDNAに作用する（第10章参照）．

6) 細胞の死 cell death

細胞は，物理化学的な傷害や感染，低酸素などによって，細胞膜が破壊されて内容物が流出し，死滅することがある．このような非生理的状態によって生じる細胞死を**ネクローシス（壊死）**という．

これに対して，個体をよりよい状態に保つためのプログラムされた細胞死を**アポトーシス**という．アポトーシスはたとえば胎児期に指と指の間の細胞が死滅して指が形づくられるように，生物の発生過程で不要な細胞や，がん化など異常な細胞の除去に働く．

C 組織 tissue と器官 organ

組織とは，特定の構造と機能をもった細胞群が，目的をもって集合したものをいう．上皮組織，支持組織，筋組織，神経組織の4つに分けられる．

1）上皮組織 epithelial tissue

上皮組織は，体表面（皮膚や粘膜），管腔《かんくう》（消化管や呼吸器の管など）や体腔《たいくう》（胸腔や腹腔など）の表面を覆う1〜数層の細胞である．上皮組織の細胞は，互いに密接に結合する．細胞同士は**接着装置**によってシールされ，細胞間を物質が通りにくくなっている[注14]．上皮組織の下部は**基底膜**という薄いフィルム状の構造で結合組織と隔てられる[注15]．

(1) 形態による分類（図1-9）

上皮組織は形によって以下のように分類される．

①**単層上皮**：1層の上皮細胞が配列する．血管内皮のように扁平な細胞が1層に並ぶ**単層扁平《へんぺい》上皮**，尿細管《にょうさいかん》上皮や甲状腺濾胞《ろほう》細胞のように立方形の細胞が並ぶ**単層立方上皮**，胃や小腸の粘膜上皮のように円柱状の細胞が並ぶ**単層円柱上皮**がある．

②**重層上皮**：細胞が何層にも積み重なり，**保護機能**が強い．表皮や口腔粘膜のように，扁平な細胞が積み重なった**重層扁平上皮**が代表例である．

③**多列上皮**：単層上皮の一種であるが，背の高い細胞と低い細胞があるため2〜3列にみえる．気管上皮のように線毛をもつ場合は多列線毛上皮という．

④**移行上皮**：膀胱の上皮のように，機能に応じて上皮の形態が変化する．上皮同士のずれが起こりやすい構造で，膀胱《ぼうこう》が空の状態では十数層にも重なってみえるが，尿が充満した状態では数層の扁平上皮のようにみえる．

(2) 機能による分類

上皮組織は機能によって以下のように分類される．

①**表面上皮**：最も典型的な上皮組織である．皮膚や胃粘膜のように身体の内外の表面を覆い，異物が侵入しないように保護する．小腸の粘膜上皮のように分泌や吸収などの機能をもつ表面上皮もある．

上皮の種類	単層上皮			その他の上皮		重層上皮
	単層扁平上皮	単層立方上皮	単層円柱上皮	多列上皮	移行上皮	重層扁平上皮
構造	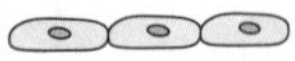	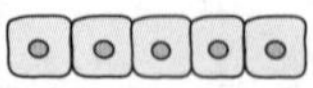	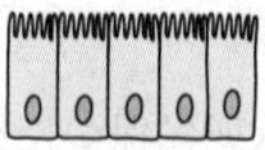	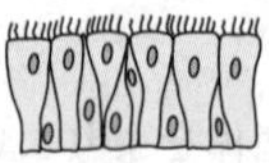	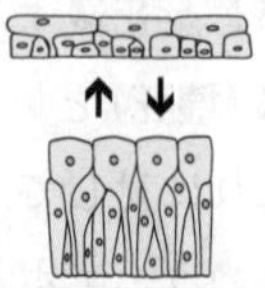	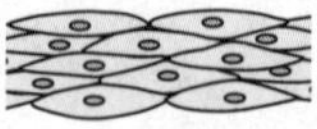
例	血管内皮	尿細管上皮	胃や腸管の上皮	気管上皮	膀胱上皮	表皮・口腔粘膜

図1-9 上皮組織の形態的分類

注15● **上皮細胞，中皮細胞と内皮細胞**：体表面や外界に通じる管腔表面を覆う細胞を上皮細胞というのに対し，体腔を覆う細胞を中皮細胞，血管壁の内腔を覆う細胞を内皮細胞という．

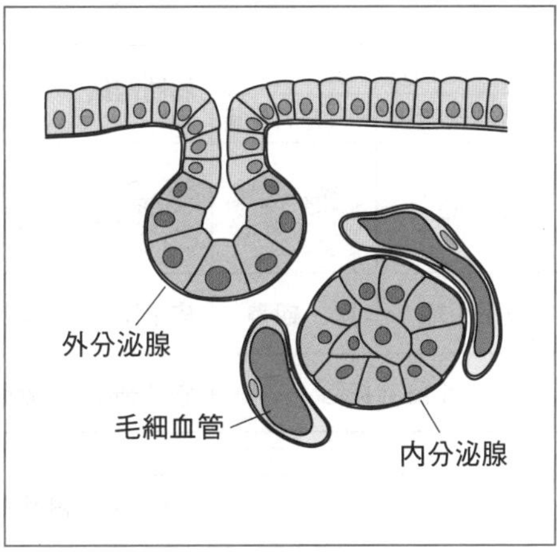

図1-10　外分泌腺と内分泌腺
(Kierszenbaumら，2012. 内山ら訳[1)]を参考に作成)

②**腺《せん》上皮**(図1-10)：細胞内の物質を細胞外に放出することを分泌，分泌機能をもつ上皮細胞を腺上皮という．多数の腺上皮が集まって上皮から陥没したものが腺組織である．

ⅰ)**外分泌腺**：汗腺，消化腺，乳腺などの外分泌腺では，腺組織からの分泌物が**導管**を通って**体表面**や**管腔**に放出される．

ⅱ)**内分泌腺**：甲状腺など，内分泌腺からの分泌物を**ホルモン**という．導管がなく，ホルモンは血中に放出されて，血流を介して標的器官に作用する(第10章参照)．

③**感覚上皮**：感覚器では，網膜の感覚上皮のように，上皮が外界の情報を受容するために特殊化している(第4章参照)．

2) 支持組織 supporting tissue (図1-11，表1-1)

支持組織は体内に広く分布し組織や器官の結合，身体の支持などに働く．支持組織全体を結合組織(広義)ということもある．

支持組織は**細胞間物質**が豊富で，細胞はそれに埋もれるように散在する．細胞間物質は線維と基質からなり，組織に硬さや弾力性をもたせる．線維を基質に含めることもある．

①**結合組織**：皮下組織は**コラーゲン線維**(**膠原線維《こうげんせんい》**)がまばらに存在し，疎性《そせい》結合組織に分類される，腱や靱帯《じんたい》はコラーゲン線維が密に分布し，密性《みっせい》結合組織に分類される，

②**脂肪組織**：脂肪の貯蔵と熱産生などにかかわる．

③**軟骨組織**：軟骨は骨とともに骨格を形成する．軟骨細胞と，軟骨細胞によってつくられた軟骨基質からなる(第3章参照)．

④**骨組織**：骨基質のカルシウム塩(主にリン酸カルシウム)により骨の硬さと強さを生じる．

⑤**血液・リンパ**：血液とリンパも液体の細胞間物質をもつ支持組織とみなされる．

3) 筋組織 muscular tissue (図1-12)

筋組織には骨格に付着する**骨格筋**，瞳孔や内臓の壁を構成する**平滑筋**，心臓を構成する

	結合組織		脂肪組織	軟骨組織	骨組織	血液 リンパ
	疎性結合組織	密性結合組織				
	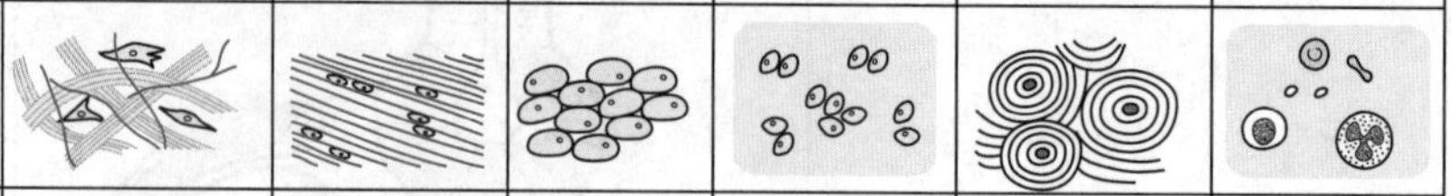					
例	皮下組織	腱，靭帯	皮下脂肪	関節軟骨	脊椎骨， 大腿骨	血液 リンパ液
主な 細胞	線維芽細胞		脂肪細胞	軟骨細胞	骨細胞	血球

図1-11　支持組織の種類

表1-1　支持組織の分類

	主な細胞成分	細胞間物質	
		主な線維	主な基質
結合組織	線維芽細胞（線維と基質の形成） 組織球，形質細胞，肥満細胞（免疫に関与）	コラーゲン線維 弾性線維	タンパク質，糖，水
脂肪組織	脂肪細胞（脂肪を蓄える）		
軟骨組織	軟骨細胞	コラーゲン線維 弾性線維	プロテオグリカンなど*
骨組織	骨細胞	コラーゲン線維	リン酸カルシウム*
血液・リンパ	血球		血漿，リンパ液

*第3章参照

	骨格筋	心筋	平滑筋
	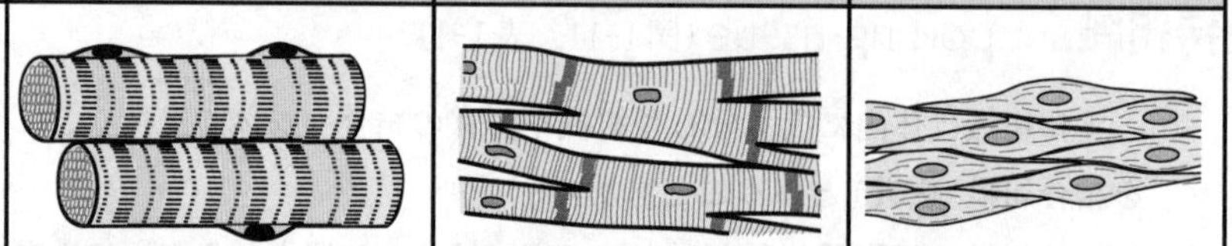		
筋線維	横紋筋	横紋筋	平滑筋
神経支配	運動神経（随意的）	自律神経（不随意的）	自律神経（不随意的）
疲労	起こりやすい	起こりにくい	起こりにくい

図1-12　筋組織の種類

心筋の3種類がある．運動や姿勢の保持は骨格筋の収縮によって行われる．血管や胃腸など内臓器官の運動は平滑筋，心臓の拍動は心筋の働きによって行われる．

骨格筋と心筋は，明瞭な横紋構造をもつ**横紋筋**《おうもんきん》である．平滑筋には横紋構造はみられない．

骨格筋は体性運動神経の支配を受け，意志によって正確に動かすことができる**随意筋**《ずいいきん》である．心筋と平滑筋は，自律神経の支配を受け，意志による正確な制御はできない．

骨格筋は長時間の激しい運動によって疲労するが，心筋と平滑筋は疲労しにくい．

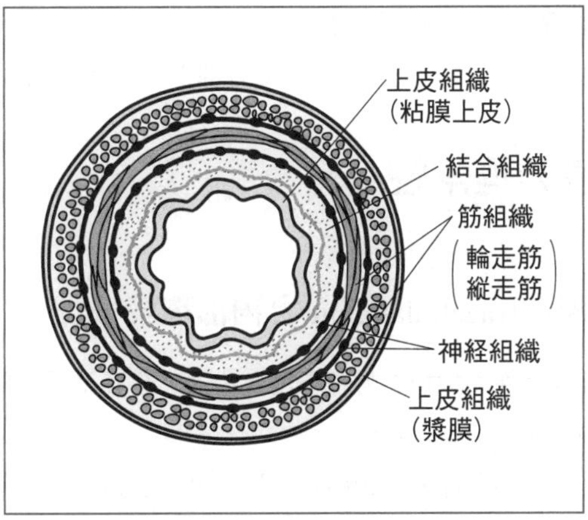

図1-13　器官をつくる組織(小腸の例)

4) 神経組織 nervous tissue

情報伝達に関与する神経細胞と，これを支持するグリア細胞よりなる(第2章参照).

5) 器官 organ と器官系 organ system

(1) 器官(図1-13)

さまざまな組織(生体の材質)が組み合わさって，特定の機能を営む器官(生体の部品)を形成する．たとえば小腸という器官は以下の組織が順番に並んでいる(第9章参照).

①**上皮組織(粘膜上皮)**：栄養分の吸収や消化液と消化管ホルモンの分泌を行う.

②**結合組織**：毛細血管やリンパ管などが粗い網目構造をつくる.

③**筋組織**：小腸の運動を行う.

④**神経組織**：消化管運動や消化液分泌を調節する.

⑤**上皮組織(漿膜)**：全体を取り巻く.

(2) 器官系

いくつかの器官が集まって，特定の機能のために協調して働く器官系を構成する．器官系には以下のものがある.

①**神経系**：身体内の各器官を調節するための通信網である.

②**運動器系**：骨格系は身体の支柱をつくる．筋系は身体の運動を行う.

③**感覚器系**：環境の変化を捉える感覚器官(眼，耳など)からなる.

④**循環器系**：血液やリンパを体内で循環させる.

⑤**呼吸器系**：O_2を生体内に取り入れ，CO_2を生体外に排出する.

⑥**泌尿器系**：尿を生成し，排泄する.

⑦**消化器系**：食物中の栄養素を吸収可能な形に消化し，吸収する.

⑧**内分泌系**：ホルモンを分泌する内分泌腺(甲状腺など)からなる.

⑨ **生殖器系**：新しい個体（子ども）をつくる．

⑩ **外皮系**：身体の外表面を覆って外部から生体を保護する．

D　内部環境の恒常性

(1) 細胞外液 extracellular fluid と内部環境 internal environment（図1-14）

生体を取り巻く環境を外部環境という．生体は外部環境の変化に常に対応して，細胞にとっての最適な環境を保つ．

多細胞生物の大部分の細胞は，間質液や血液などの液体に浸されている．細胞を取り巻く体内の液体を**細胞外液**といい，細胞外液の状態を**内部環境**という（第8章参照）．内部環境としては，電解質組成，pH，浸透圧，体温などが重要である．

(2) 恒常性（ホメオスタシス）homeostasis（図1-15）

内部環境がある範囲内に維持されているという概念を**内部環境の恒常性**（**ホメオスタシス**）という[注16]．恒常性という概念は安定な状態を意味するが，固定した状態ではない．

恒常性は複数の器官による**フィードバック機構**によって調節される．生体内部および外

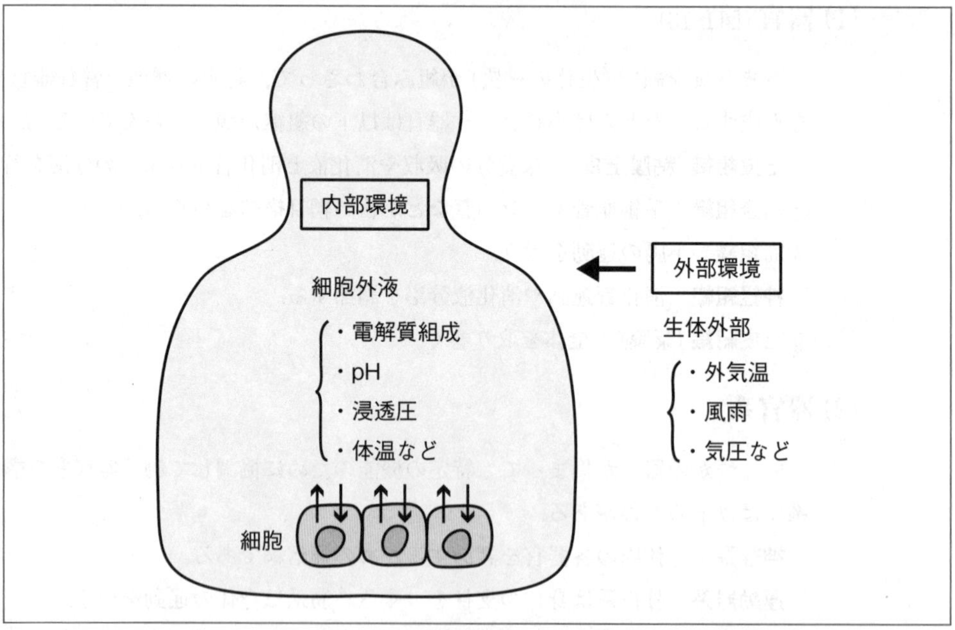

図1-14　内部環境と外部環境

注16● 恒常性の概念の歴史：フランスのクロード・ベルナール（Bernard, C）は1865年に，細胞にとっての環境である細胞外液の状況を生体の内部環境と呼び，内部環境が脳からの指令によって一定に保たれることが生命維持に重要であることを示唆した．その後，米国のウォルター・B・キャノン（Cannon, W. B）は，内部環境はそれほど一定なものではなく，ある範囲内で変動すると考えた．そして生体は外部から独立して，内部環境がある範囲内に維持されているという恒常性（ホメオスタシス）の概念を提唱した．

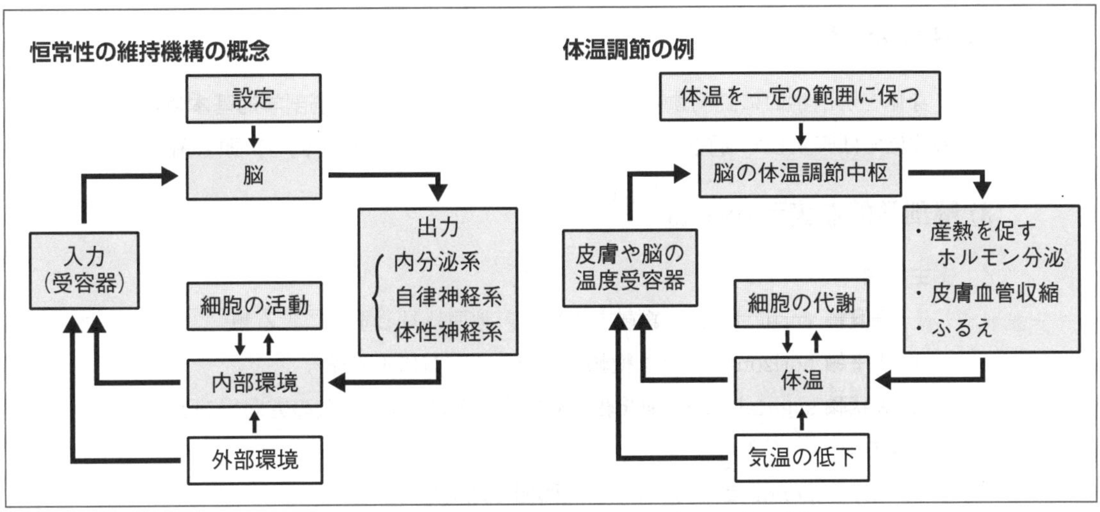

図1-15　恒常性の維持機構の概念と体温調節の例

部環境の変化はさまざまな受容器によって感受され，意識的または無意識的な感覚情報の入力として脳に送られる．脳はこれらの情報を統合し，神経系や内分泌系の出力を介して，さまざまな器官の活動を調節する．

たとえば外気温が低下すると，その情報は皮膚や脳の温度受容器で検出される．すると脳にある体温調節中枢の指令によって，甲状腺ホルモンが分泌されて代謝による産熱が亢《こう》進《しん》し，皮膚血管が収縮して放熱を防ぎ，骨格筋のふるえによって熱を産生する．反対に外気温の上昇や代謝の亢進によって体温が上昇すると，体温調節中枢は発汗《はっかん》を促し，皮膚血管が拡張させ，体温を低下させる（第10章参照）．

発汗によって身体の水分が失われると，脳にある浸透圧受容器が細胞外液の浸透圧の上昇を検出し，渇《かわ》きの感覚が生じて水分の摂取を促すとともに，ホルモンが腎臓に作用して尿量を減少させて，浸透圧を正常範囲に保つ（第8章参照）．

また運動をすると呼吸が速くなるが，これは脳や動脈にある化学受容器が細胞外液のCO_2濃度，O_2濃度やpHの変化を検出し，脳にある呼吸中枢に伝えられ，呼吸が促進されるためである（第7章参照）．

E　解剖学的用語

(1) 身体の区分

身体は中軸《ちゅうじく》部と**体肢**《たいし》（上肢と下肢）とに分けられる．中軸部が広義の**体幹**で，頭，頸および狭義の体幹に分けられる．狭義の体幹はさらに胸部，腹部，骨盤部に区分される．

体肢では胴体から離れている部分を，自由上肢と自由下肢という．胴の部分にあって自由上肢と自由下肢を体幹に連結する部位を，上肢帯と下肢帯という．

(2) 解剖学的な体位

身体を解剖学的に説明する場合には，解剖学的な体位（**解剖学的基本体位**）をとる．この体位では直立して両腕は体側に沿って下垂し，手掌《しゅしょう》は前を向き，頭も前方を向く．

(3) 解剖学的な表示（図1-16）

①**主な軸**

ⅰ）**垂直軸** vertical axis：**縦軸**ともいう．地面に対し垂直に走る軸．

ⅱ）**水平軸** horizontal axis：**横軸**ともいう．左右に走る軸．

ⅲ）**矢状軸《しじょうじく》** sagittal axis：**前後軸**ともいう．前後（つまり矢の方向）に走る軸．

②**主な方向**

ⅰ）**上方** superior と**下方** inferior：**頭側《とうそく》**と**尾側《びそく》**ともいう．

ⅱ）**前方** anterior と**後方** posterior：**腹側《ふくそく》**と**背側《はいそく》**ともいう．

ⅲ）**内側《ないそく》**medial と**外側《がいそく》**lateral：身体の中心に近いことを内側，遠いことを外側という．

ⅳ）**近位《きんい》**proximal と**遠位《えんい》**distal：自由上肢や自由下肢などで体幹に近いことを近位，遠いことを遠位という．

ⅴ）**浅部**superficial と**深部**deep：体表から近いことを浅部，遠いことを深部という．

③**主な断面**

ⅰ）**矢状面《しじょうめん》**sagittal plane：身体を前後に走る面で，縦に切った断面．身体の中心で切った矢状面を特に**正中面**という．

ⅱ）**前頭面**frontal plane：**前額面《ぜんがくめん》**，**冠状面《かんじょうめん》**ともいう．身体を左右に走る面で，縦に切った断面．

ⅲ）**横断面**transverse plane：**水平面**ともいう．身体を水平に横切る断面．

(4) 運動の方向（図1-17）

①**屈曲《くっきょく》**flexion と**伸展《しんてん》**extension：関節を曲げることを屈曲，伸ばすことを伸展という．足では，足を上に上げることを**背屈《はいくつ》**，足を下に下げること（つま先立ち）を**底屈《ていくつ》**という．

②**外転**abduction と**内転**adduction：体軸から遠ざける運動を外転，近づける運動を内転という．

③**回旋《かいせん》**rotation：体肢の長軸を軸とする運動で，**内旋《ないせん》**と**外旋《がいせん》**がある．前腕では手掌を下に向ける回旋を**回内《かいない》**，手掌を上に向ける回旋を**回外《かいがい》**という．足では足底を内側に翻《ひるがえ》す運動を**内反**，外側に翻す運動を**外反**という．

(5) 姿勢 posture

体位は身体の重力の方向に対する位置関係であり，立位，座位，臥位《がい》に大別される．**構え**は頭部，体幹，四肢《しし》の身体各部の相対的な位置関係であり，たとえば股関節屈曲位のように用いられる．

①**立位**standing position：立っている体位である．重心が高く，支持基盤面（接地している面）は足底部と狭いため，疲れやすい．脊柱《せきちゅう》起立筋，腹筋群，大殿《だいでん》筋，腸腰《ちょうよう》筋，大腿

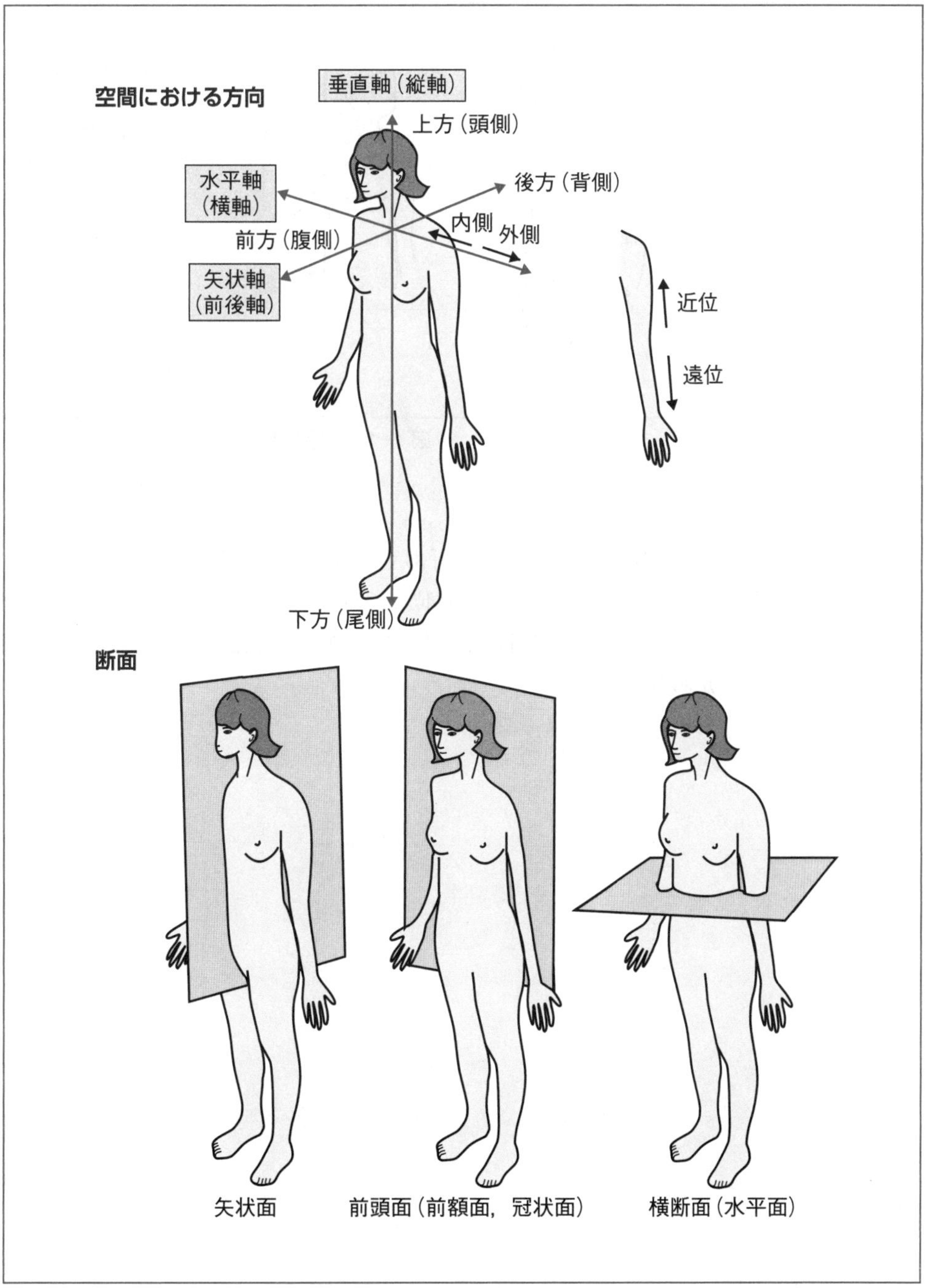

図 1-16　解剖学的な表示

四頭《しとう》筋，下腿三頭《さんとう》筋などの抗重力筋が持続的に活動して保たれる．

②**座位** sitting position：座っている体位である．**椅座位《きざい》**は背もたれのある椅子に腰かけている座り方で，**長座位《ちょうざい》**はベッドに上半身を起こして足を投げ出した座り方である．**半座《はんざ》位《い》**は**ファーラー位**ともいい，背もたれを用いて上半身をおよそ45°起こした安楽な体位である．また，ベッドの端に両下腿《かたい》を垂らして腰をかける姿勢を**端座位《たんざい》**という．この他

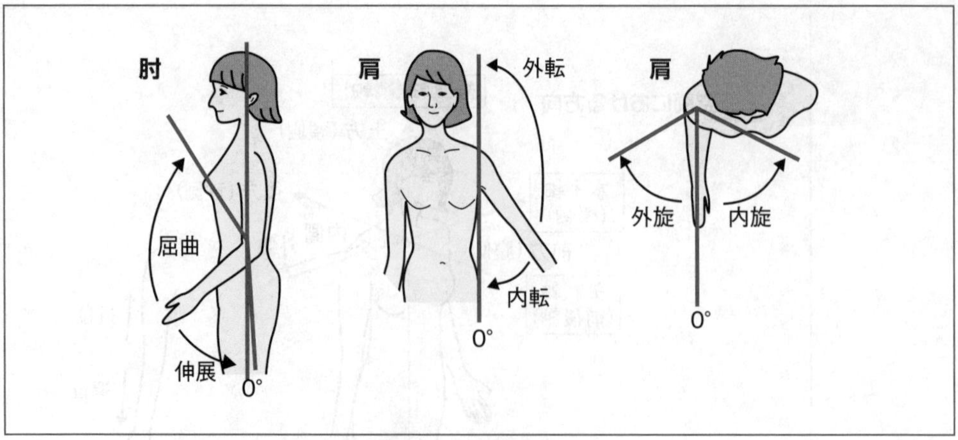

図1-17　運動の方向

の代表的な座位としては正座や「あぐら」などがある[注17].

③**臥《が》位《い》**lying position：寝ている体位で，重心が低く，支持基盤面が広いため，安定する．仰向けに寝る**仰《ぎょう》臥《が》位《い》**（**背臥位**），横向きに寝る**側《そく》臥《が》位《い》**，うつ伏せに寝る**伏《ふく》臥《が》位《い》**（**腹臥位**）などがある．

注17★ 起座呼吸：上半身を起こし，クッションをかかえるようにして前かがみになる起座位をとって行う呼吸．左心不全や肺気腫などで呼吸が困難な場合に呼吸が楽になる．

第2章 神経系

キーワード

神経系　神経細胞　活動電位　伝導　情報伝達　シナプス　神経伝達物質　中枢神経系　大脳　間脳　脳幹　小脳　脊髄　末梢神経系　脳神経　脊髄神経　自律神経　交感神経　副交感神経

学習の指針

A. 神経系と神経組織

1) 神経系は中枢神経系と末梢神経系に分類される．中枢神経系は脳と脊髄に分類される．
2) 神経組織は神経細胞とグリア細胞からなる．神経細胞は細胞体，樹状突起や軸索からなる．
3) 神経細胞の膜の一部に発生した活動電位は軸索を伝わる．これを興奮の伝導という．
4) 神経終末と他の細胞との接合部をシナプスという．情報は神経伝達物質を介して伝達される．

B. 中枢神経系

1) 大脳の新皮質は高次脳機能，大脳辺縁系は本能行動，大脳基底核は運動の制御にかかわる．
2) 間脳は視床と視床下部からなり，視床下部は体温や摂食に重要である．
3) 脳幹は中脳，橋，延髄からなり，生命維持に重要な中枢が存在する．
4) 小脳は運動調節や運動の記憶・学習に関与する．
5) 脊髄は中心の灰白質と周辺は白質よりなる．頸髄，胸髄，腰髄，仙髄に分類される．

C. 神経伝導路と運動調節

1) 上位運動ニューロンの経路は錐体路と錐体外路に分けられる．
2) 体性感覚の伝導路には，脊髄視床路と後索路などがある．

D. 末梢神経系

1) 末梢神経系は，構造は脳神経と脊髄神経，機能は体性神経系と自律神経系に分類される．
2) 自律神経系は平滑筋，心筋，腺に分布し，恒常性の維持に働く．
3) 交感神経系は活動に適した状態，副交感神経系は休息や栄養補給に適した状態を整える．

同義語

感覚神経＝知覚神経　神経細胞＝ニューロン　グリア細胞＝神経膠細胞　髄鞘＝ミエリン　ナトリウムポンプ＝ナトリウム・カリウムポンプ＝Na^+/K^+-ATPアーゼ　シナプス後膜＝シナプス下膜　大脳＝終脳　ベッツ細胞＝ベッツの大型錐体細胞　前頭前野＝前頭連合野　下位運動ニューロン＝α運動ニューロン＝α運動神経　脊髄神経節＝後根神経節　骨盤神経＝骨盤内臓神経

A 神経系と神経組織

1) 神経系の分類

神経系は，生体が全体として調和のとれた働きができるように，各器官の働きを素早く調節する役割を担う．

(1) 中枢神経系と末梢神経系 (図2-1)

神経系は機能の中心をなす中枢《ちゅうすう》神経系と，中枢と身体各部を連絡する末梢《まっしょう》神経系に分類される．**中枢神経系**は**頭蓋骨内**にある**脳**《のう》と**脊椎管内**にある**脊髄**《せきずい》よりなる．**末梢神経系**は脳に出入りする12対の**脳神経**と脊髄に出入りする31対の**脊髄神経**よりなる．

(2) 求心性神経と遠心性神経 (図2-2)

求心性神経は，眼や皮膚，内臓など，末梢の**受容器**からの情報を中枢に伝える．**遠心性神経**は，中枢からの情報を末梢の骨格筋，平滑筋，腺細胞(これらを**効果器**という)に伝える．求心性神経の経路を求心路，遠心性神経の経路を遠心路という．

中枢神経系の中では，多くの求心路は脊髄から脳へ向かうため**上行路**といい，遠心路は

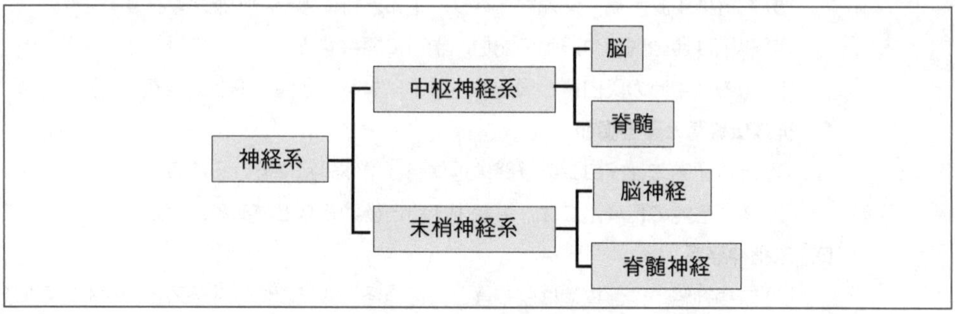

図2-1　神経系の分類

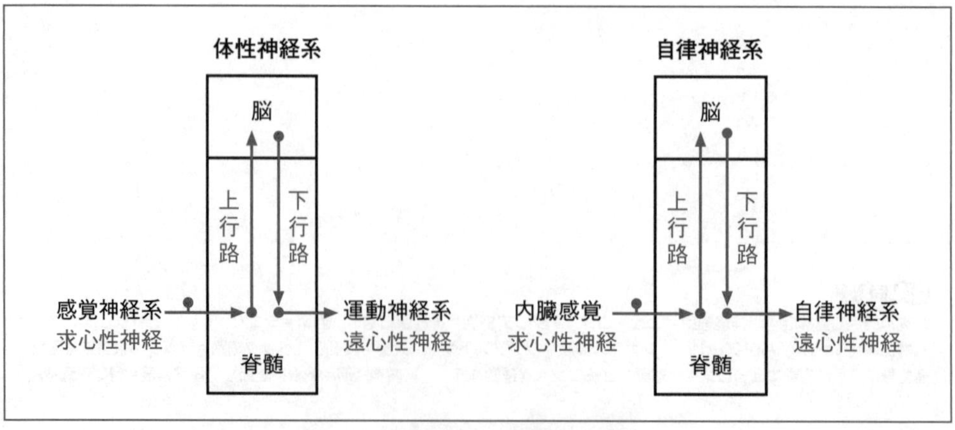

図2-2　体性神経系と自律神経系

脳から脊髄へ向かうため**下行路**という.

(3) 体性神経系と自律神経系 (図2-2)

神経系は機能的には体性神経系と自律神経系に分類される. **体性神経系**が大脳からの**意識的**制御を受けるのに対し, **自律神経系**は視床下部や脳幹で**無意識的**に制御されることが多い.

体性神経系の求心路を**感覚神経系**といい, 感覚器から受け取った情報を中枢神経系に伝える. 体性神経系の遠心路を**運動神経系**といい, 中枢神経系による運動指令を骨格筋に伝える. 自律神経系にも内臓感覚を受け取る求心路と, 内臓機能を調整する遠心路が含まれるが, 狭義の自律神経系は遠心路を指す.

2) 神経細胞とグリア細胞

神経組織は, 神経細胞 (ニューロン) とグリア細胞 (神経膠《こう》細胞) からなる. グリア細胞の数は神経細胞より多い.

神経細胞は活動電位という電気信号を発生させて情報を伝える細胞で, 生後ほとんど**分裂しない**.

グリア細胞は神経細胞のような活動電位は発せず, 神経細胞周囲の環境の維持などに働き, 生後も**分裂増殖する**.

(1) 神経細胞 (ニューロン) neuron (図2-3)

典型的な神経細胞は, **細胞体**と複数の**樹状突起**《じゅじょうとっき》, 1本の長い**軸索**《じくさく》, 軸索の終末にある**神経終末**からなる. 樹状突起は他の細胞から情報を受け取るための突起で, 軸索は他の細胞へ情報を伝える. 軸索は長いものでは1mに達する.

神経細胞に情報が伝わると, 活動電位が発生し軸索を通って神経終末に到達する. これを興奮の**伝導**という. 情報はさらに神経終末から放出される神経伝達物質を介して, 次の神経細胞などへと伝えられる. これを興奮の**伝達**という.

神経細胞は生後ほとんど分裂しないため, 細胞体が傷害されて死滅すると, 神経細胞は補われることなく数は減少する. 神経細胞が生きていれば, 軸索は生後も再生できる[注1].

(2) グリア細胞 (神経膠細胞) glial cell

神経系には, 神経細胞を支持するためのグリア細胞が多種類存在する.

①**シュワン細胞** (図2-3, 2-4) : シュワン細胞は, **末梢神経**の神経細胞が周囲の組織と直接に接しないように, 軸索を包んで絶縁する. 軸索とこれを取り囲むシュワン細胞をまとめて**神経線維**という. シュワン細胞が軸索を何層にも渦巻き状に取り巻いている構造を**髄鞘**《ずいしょう》 (ミエリン) という. 髄鞘には1～2mmごとに切れ目があり, **ランビエの絞輪**《こうりん》と

注1★ 軸索輸送と軸索の再生 : 神経細胞で必要な物質は細胞体でつくられるため, 神経伝達物質などは神経終末まで, 軸索の中をゆっくり運ばれる. この仕組みを軸索輸送という. 外傷などで軸索が切断されると, 切断部より末梢側の軸索が変性する. 末梢神経系ではその後, 軸索が残ったシュワン細胞に沿って再生する. 中枢神経系では末梢神経系に比べ, 軸索の再生は難しい.

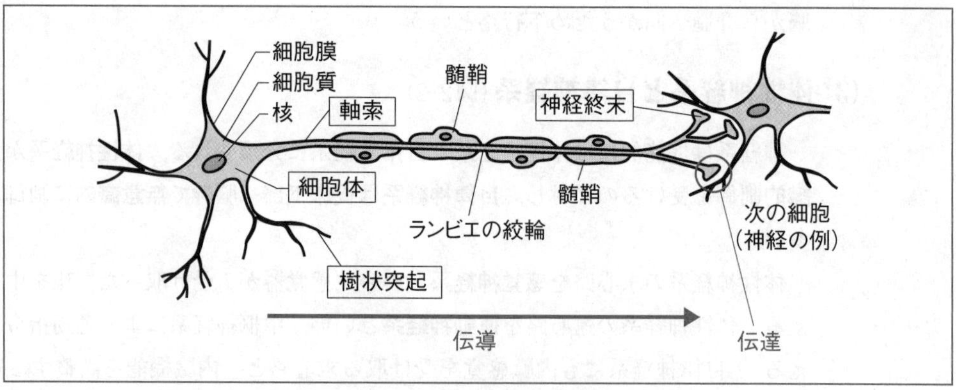

図2-3　神経細胞の基本構造

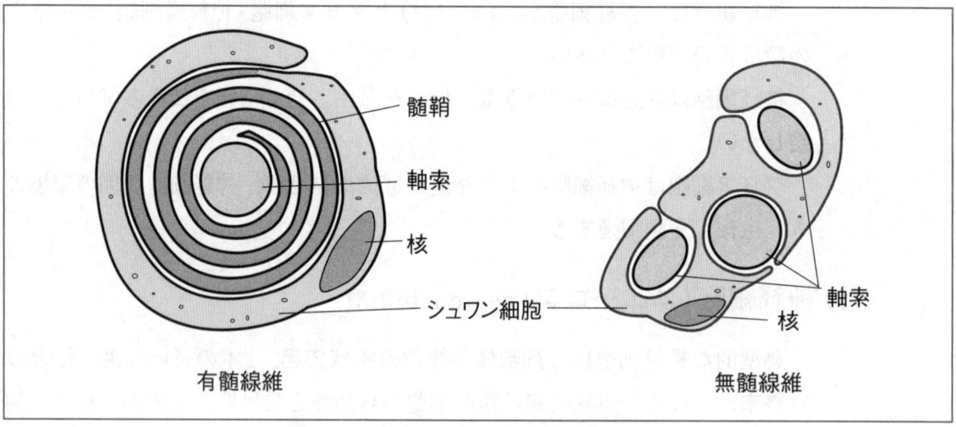

図2-4　有髄線維と無髄線維の断面図
（Schmidt, 1986．内薗ら訳[2)]を参考に作成）

いう．髄鞘をもつ軸索を**有髄《ゆうずい》線維**，もたない軸索を**無髄《むずい》線維**という．無髄線維では1個のシュワン細胞が数本の軸索を包む．

②**オリゴデンドロサイト**：**中枢神経系**に存在し，シュワン細胞と同様に，有髄線維では**髄鞘**を形成し，無髄線維では軸索を取り囲む．

③**アストロサイト**（図2-5）：脳の毛細血管を覆って，血液から脳内への有害物質の侵入を防ぎ，必要な物質だけを通過させる**血液脳関門**を形成する．また，脳内の細胞外液の恒常性の維持にも働く[注2]．

④**ミクログリア**：中枢神経系において，食作用による異物の除去などの**免疫作用**を担う．マクロファージの一種である（第6章参照）．

注2● 神経成長因子：神経細胞に作用して軸索の伸長促進，生存維持，分化誘導などの活性を示すタンパク質分子を神経成長因子と呼ぶ．アストロサイトなどのグリア細胞，筋や神経細胞などで産生される．

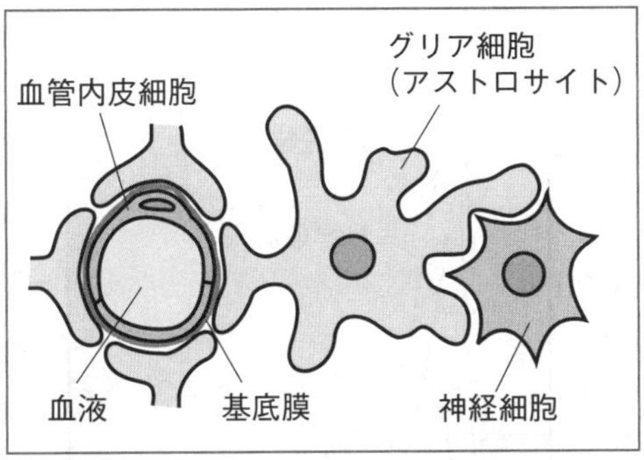

図2-5　アストロサイトと血液脳関門

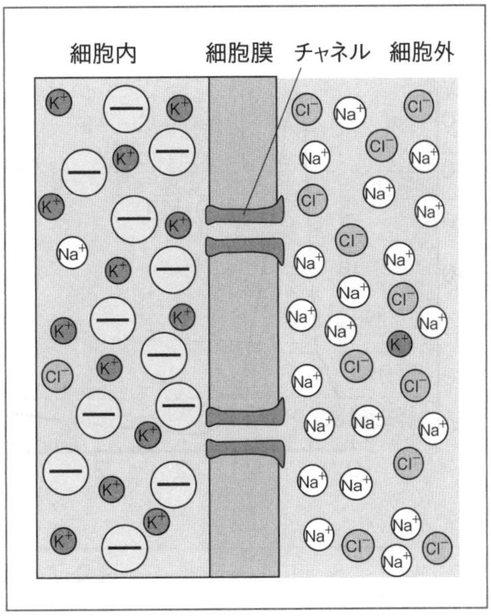

図2-6　細胞内外のイオン分布

3) 興奮 excitation と伝導 conduction

神経細胞は速い頻度で電気的に興奮し，それを信号として伝える仕組みをもつ．神経細胞には，細胞膜の内側と外側との間に電位差がある．この電位を膜電位という．膜電位は神経細胞が刺激を受けて興奮するときに大きく変化し軸索を伝導する．静止状態の膜電位を静止電位，興奮状態のときに起こる一連の膜電位変化を活動電位という．

(1) 静止電位 resting potential (図2-6)

静止時の神経細胞の細胞内は細胞外に対して約−70〜−90mVの負電位を示す．これは細胞内外のイオン分布の違いにより起こる．**細胞外**には**Na^+**やCl^-が多く**細胞内**には**K^+**とタンパク質の陰イオンが多い．細胞膜のK^+に対する透過性は高いが，タンパク質は細胞膜を通過できない．細胞内K^+が細胞外へ拡散する力と，タンパク質の陰イオンに引き寄せられる力とが釣り合う電位が静止電位に近い．

静止時の細胞膜はわずかのNa^+を通すが，細胞内に入ったNa^+は，細胞膜にある**ナトリウムポンプ**によって汲み出される．これはエネルギーを使った能動輸送である[注3]．

(2) 活動電位 action potential (図2-7)

神経細胞の負の膜電位が0に向かうことを脱分極《だつぶんきょく》という．刺激によって膜電位が脱分極して**閾値**《いきち》に達すると，神経細胞は活動電位を発生する．

膜電位の脱分極が閾値に達すると，**ナトリウムチャネル**が開いてNa^+の膜透過性が増加

注3● ナトリウムポンプ：ナトリウムが細胞外に能動輸送される際にカリウムが細胞外から細胞内に入るので，ナトリウム・カリウムポンプともいわれる．

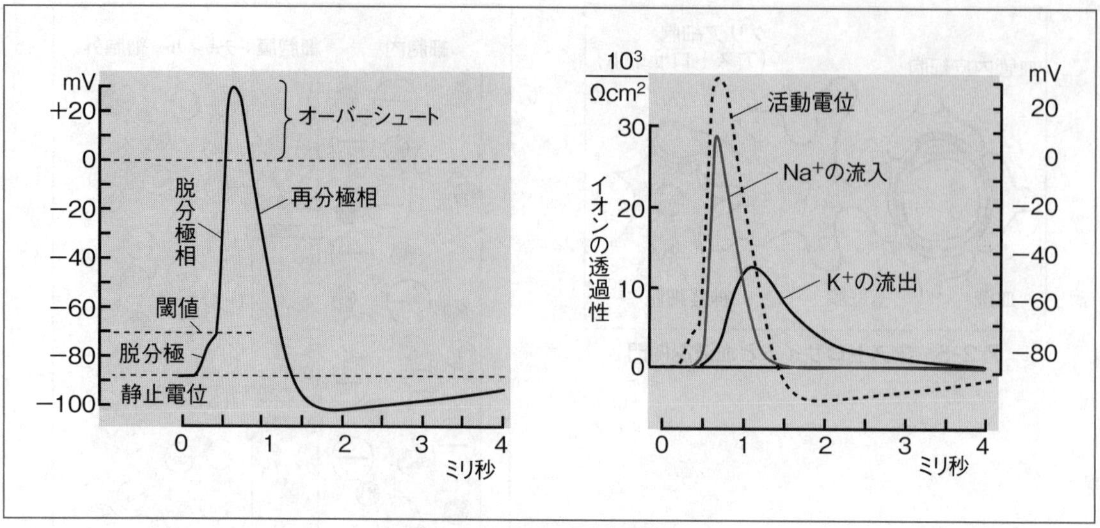

図2-7　活動電位の時間経過

し，細胞外の**Na^+が細胞内に流入**する[注4]，膜電位は急速にプラスに向かい，この相を脱分極相という．さらに膜電位が0を超えてプラスになる部分をオーバーシュートという．

次いでK^+に対する膜透過性が増加し，細胞内の**K^+が細胞外へ流出**し，活動電位は急速に低下して再び負の静止電位に戻る．この相を再分極相という．活動電位発生中に流入したNa^+と流出したK^+は，ナトリウムポンプによって，ゆっくりと元の状態に戻る．

活動電位は閾値以上であれば，刺激強度の大小に無関係に一定の形と大きさで発生する．このような性質を**全か無の法則**という．

活動電位の持続時間は0.001秒程度である．一度活動電位が起こると，その後しばらくは次の活動電位を発生しにくい．この期間を**不応期**《ふおうき》という．

(3) 伝導 conduction（図2-8）

神経細胞の膜の一部に活動電位が発生すると，活動電位は軸索を電気信号として伝わる．これを興奮の伝導という．軸索の一部に活動電位が発生すると，隣接《りんせつ》部の細胞膜にNa^+が流入して脱分極する．脱分極が閾値に達すると，そこに新たな活動電位を生じる．こうして次々と隣接部を興奮させる電流が流れ，興奮が伝導していく．

神経線維を活動電位が伝導する際，次のような原則がある．

①**絶縁**《ぜつえん》**性伝導**：神経の活動電位は，並行して走る神経線維に移らない．

②**不減衰**《げんすい》**伝導**：興奮は減衰せずに一定の大きさで伝導する．

③**両側**《りょうそく》**性伝導**：実験のため生体外に取り出した神経線維の一部を刺激すると，興奮は両方向に伝導する．ただし，生体内では興奮は通常は決まった一方向に順行性伝導する．

(4) 跳躍伝導 saltatory conduction

活動電位が伝導する速度は髄鞘をもつ有髄線維では無髄線維に比べてずっと速い．髄鞘

注4● チャネル：膜輸送タンパク質の一種である．中央の小孔を特定のイオンなどが選択的に通過する．

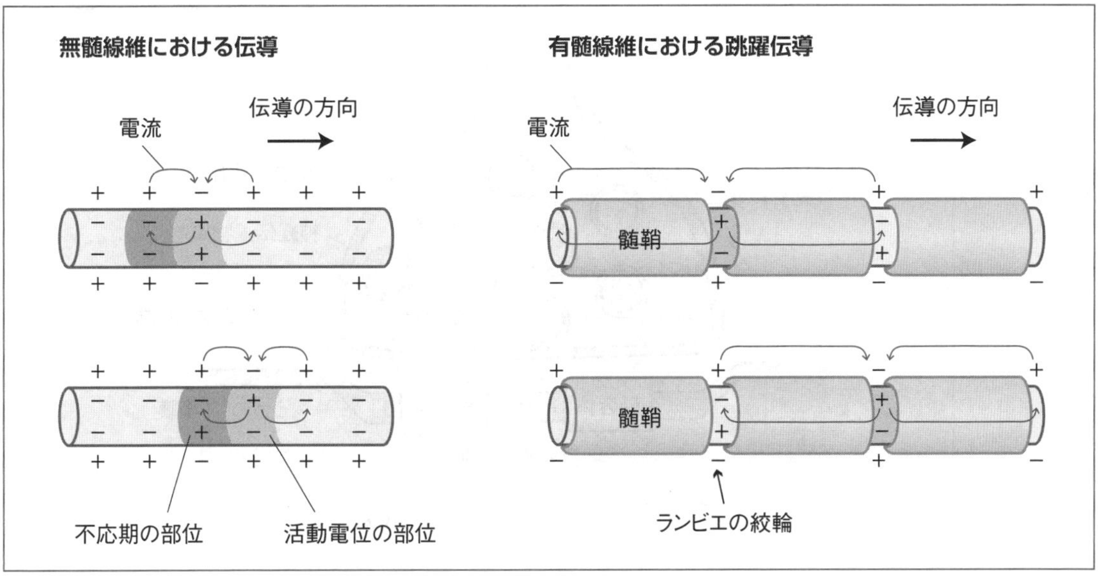

図2-8　伝導の仕組み

で覆われた部分の膜は絶縁されているので，電流は，髄鞘が途絶えている**ランビエの絞輪**の部分でのみ流れる．したがって，活動電位は1つのランビエの絞輪から次の絞輪へジャンプしながら伝導する．これを跳躍《ちょうやく》伝導という[注5].

4) シナプス伝達 synaptic transmission

1つの細胞の興奮を他の細胞に伝えることを興奮の伝達という．

(1) シナプス synapse（図2-9）

神経終末と他の細胞との接合部を**シナプス**という．軸索を活動電位として伝導された情報は，シナプスでは**神経伝達物質**という化学物質を介して伝達される．**神経終末**には，神経伝達物質を含むシナプス小胞が大量に存在する．神経終末と向かい合う次の細胞のシナプス後膜《こうまく》には，神経伝達物質が特異的に作用する**受容体**が存在し，情報を受け取る．

(2) シナプス伝達の特徴

シナプス伝達には，以下の①～③の特徴があり，中枢神経のシナプスではそれに加えて④～⑥のような特徴もある．

①**一方向性の伝達**：シナプス前側からシナプス後側に向かってのみ起こる．

②**シナプス遅延《ちえん》**：化学物質が放出されるため，興奮がシナプスを通過する際，わずかな遅れが生じる．

③**薬物の影響**：筋弛緩薬《きんしかんやく》や抗うつ薬など，シナプスに作用する薬は多い．

注5● **伝導速度と神経線維の分類**：神経の伝導速度は約1m/秒（細い無髄線維）から約100m/秒（太い有髄線維）の範囲にあり，線維の直径が大きいほど速い．速いほうから順にA，B，Cと名づけ，A線維群をさらにα《アルファ》，β《ベータ》，γ《ガンマ》，δ《デルタ》の4群に分類している．A線維は運動および感覚に関する信号を伝える．B線維は自律神経節前線維である．C線維は痛覚，温度覚などを伝える神経や自律神経節後線維である．

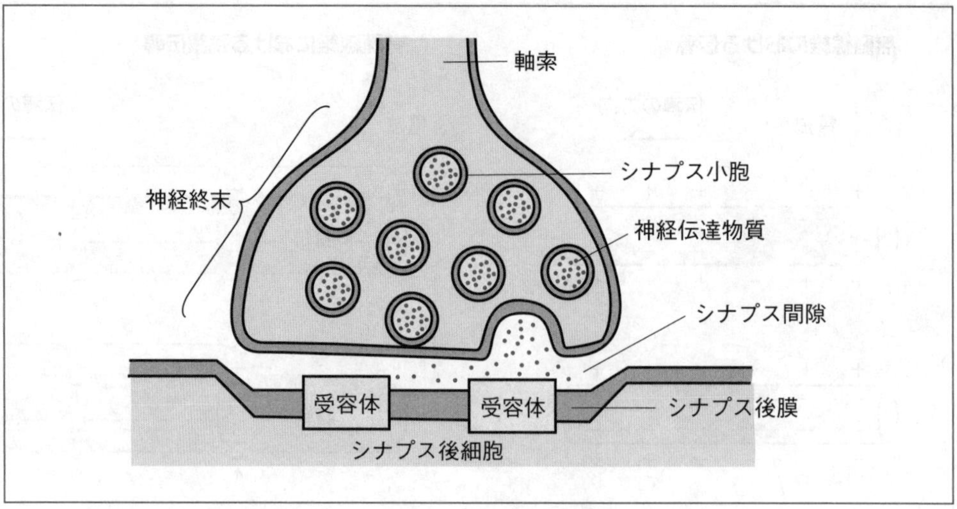

図2-9　シナプスの構造

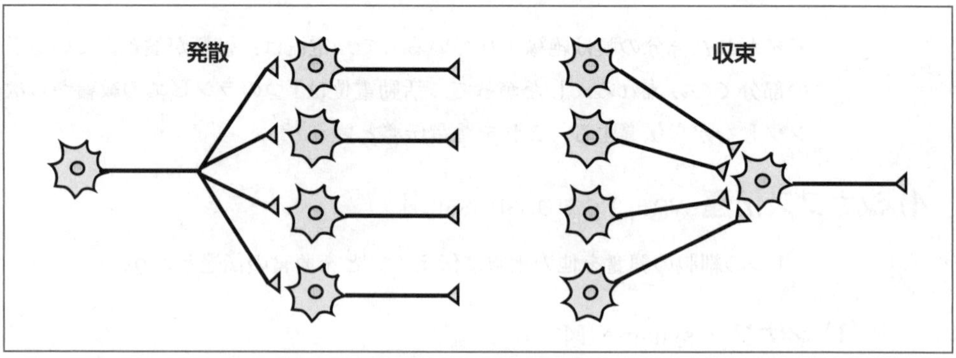

図2-10　発散と収束

④**興奮性シナプスと抑制性シナプス**：興奮性シナプスはシナプス後細胞を脱分極させ，活動電位を発生させる．抑制性シナプスは，主にシナプス後細胞を過分極させ，活動電位の発生を抑制する．

⑤**発散と収束**（図2-10）：1個の神経細胞の軸索が枝分かれして複数の神経細胞とシナプスを形成すると，情報が発散する．反対に，複数の神経細胞が1個の神経細胞にシナプスを形成すると情報が収束し，情報の統合が行われる．

⑥**可塑性《かそせい》と学習**：頻繁に使用されるシナプスは伝達の効率が高まる．このような変化をシナプスの可塑性といい，学習や記憶に重要な役割を果たす．

(3) 神経伝達物質 neurotransmitter

①**末梢神経の神経伝達物質**：**運動神経**では**アセチルコリン**が放出されて骨格筋に作用する．**自律神経**では**アセチルコリン**や**ノルアドレナリン**が働く．

②**中枢神経系の神経伝達物質**：中枢神経系内における神経伝達物質の主なものには，アセチルコリン，ノルアドレナリン，アドレナリン，ドパミン，セロトニン，GABA《ギャバ》（ガン

マアミノ酪酸《らくさん》)，グルタミン酸などがある[注6,7]．グルタミン酸は興奮性伝達物質，GABAやグリシンは抑制性伝達物質として働く．

ノルアドレナリン，アドレナリン，ドパミンを合わせて**カテコールアミン**という．カテコールアミンとセロトニンを合わせてモノアミンという．

神経伝達物質の異常は，多くの中枢神経系の疾患に関与する．たとえば，統合失調症には脳内ドパミンが，うつ病にはセロトニンやノルアドレナリンが関与する[注8,9]．

B 中枢神経系central nervous system

1) 中枢神経系の総論

(1) 中枢神経系の構造 (図2-11)

中枢神経系は，脳と脊髄よりなる．脳はさらに大脳，間脳，脳幹および小脳に分けられる．脳と脊髄は豆腐のように軟らかい器官であるが，脳脊髄液に覆われて頭蓋骨や椎骨の中に収まる．

中枢神経系の切断面を観察すると，灰色の部分と白色の部分があり，おのおの灰白質《かいはくしつ》と白質《はくしつ》という．**灰白質**は神経の**細胞体**の集まりで，樹状突起を介して多数のシナプスがつくられる．**白質**は**神経線維**が束になって走り，髄鞘が白いために明るく見える．灰白質は情報の処理を行う場，白質は情報の通り道である(例えるなら，灰白質が駅，白質が線路の関係に似ている)．

大脳と小脳では，灰白質は外周の皮質に，白質は内部に存在する.脊髄では，灰白質は中心に位置し，白質に囲まれる.間脳や脳幹では灰白質と白質の分布はさまざまである．

脳の深部において，白質に囲まれた灰白質の部分を**核**という．ここでの核の意味は細胞の核とは異なり，同じ働きをもった細胞群の集まりの意味である．

(2) 中枢神経系の統合機能

中枢神経系は，情報を末梢から受け取り，これらを統合して，指令を末梢の効果器に送り出す．意識と無関係に起こる反射機構や，意識にのぼって記憶と照合して出力する機能などがある．また外部情報に依存しない思考，意思，創造のような機能もある．

①**高次脳機能**：大脳が発達している人間では，学習，認識，抽象化，言語，判断，創造な

注6● **その他の主な神経伝達物質**：グリシン，ヒスタミン，オピオイドペプチド，サブスタンスPなどがある．オピオイドペプチドは鎮痛に，サブスタンスPは痛覚に重要である．

注7● **アセチルコリンの合成と分解**：アセチルコリンはコリンとアセチルCoAから合成される．神経終末から放出されたアセチルコリンは，シナプス後細胞の受容体に作用した後，アセチルコリン分解酵素(コリンエステラーゼ)によりすみやかにコリンと酢酸に分解される．コリンは神経終末に取り込まれて，アセチルコリンの合成に再利用される．

注8★ **統合失調症**：幻覚，妄想，自我障害などの陽性症状や，感情の平板化，無気力などの陰性症状を生じる病態.

注9★ **うつ病**：抑うつ気分，興味・喜びの喪失，自殺念慮などの精神症状と，睡眠障害，易疲労性，摂食《せっしょく》障害などの身体的症状を呈する．まじめで責任感の強い人が発症しやすく，安易な励ましは禁忌である．

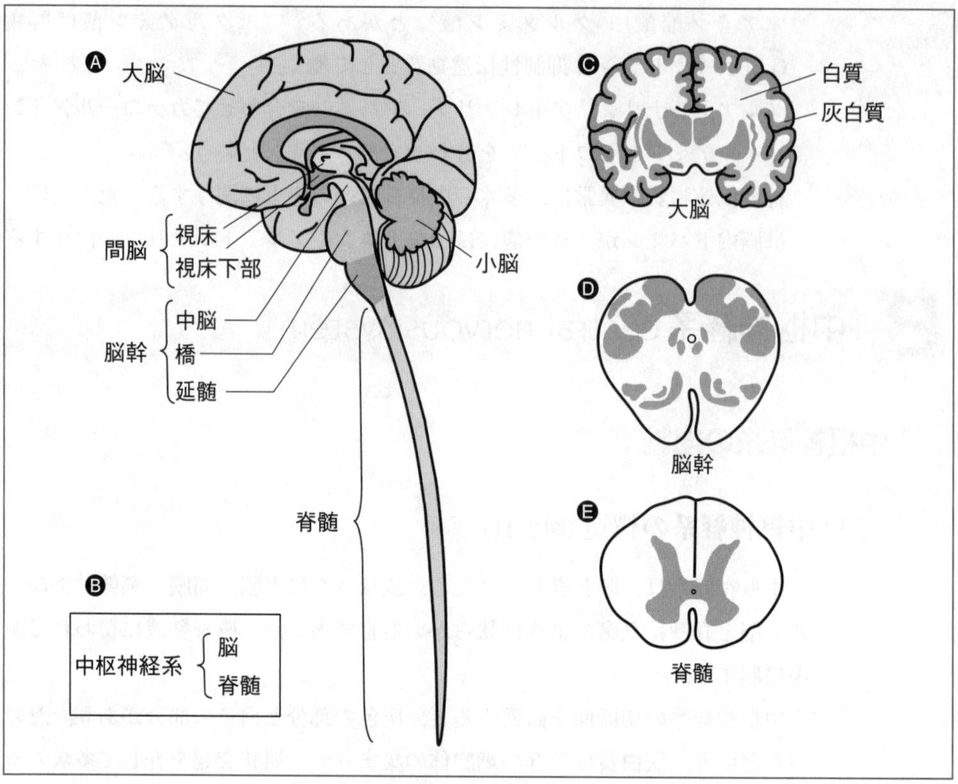

図2-11　脳と脊髄

A：中枢神経系の区分（正中断面）　B：中枢神経系の分類　C〜E：白質と灰白質の分布（横断面）

どの統合機能が発達している．

②**感覚系の統合**：生体内外の情報は求心性神経によって中枢神経系に伝えられ，大脳皮質に投射して感覚を生じる．さらに過去の経験や他の感覚情報と照合して，認識される．感覚情報は，視床下部や大脳辺縁系にも送られて，情動を生み出す．

③**運動系の統合**：随意運動は大脳皮質の連合野でどのような運動を行うか決定され，皮質運動野や大脳基底核，小脳で運動のプログラムがつくられる．最終指令は大脳皮質運動野から発せられ，脳幹・脊髄の運動神経に伝えられて運動が遂行《すいこう》される．

④**自律機能の統合**：生命の維持に必要な循環，呼吸，消化，代謝，内分泌，体温調節，生殖，排尿などの自律機能は大部分が間脳や脳幹，脊髄で統合される．脳幹や脊髄が障害されると自律機能の調節が障害され，ときには生命にかかわる．

⑤**反射** reflex（図2-12）：異物が気道に入ると咳がでる．このように生体が受けた刺激が中枢神経で統合された結果，意識とは無関係に起こるステレオタイプの一連の過程を反射という．中枢神経系内で，神経細胞が反射のためのネットワークをつくっている場所を**反射中枢**という．情報の伝わる**反射弓**は，受容器－求心性神経－反射中枢－遠心性神経－効果器の要素からなる．

ⅰ）**単シナプス反射と多シナプス反射**：中枢神経内で1つのシナプスを介して求心路と遠心路がつながる反射を単シナプス反射という．例として膝蓋腱反射などの伸張《しんちょう》反射があげられる（第3章参照）．中枢神経内で直列に2個以上のシナプス連絡をもつ

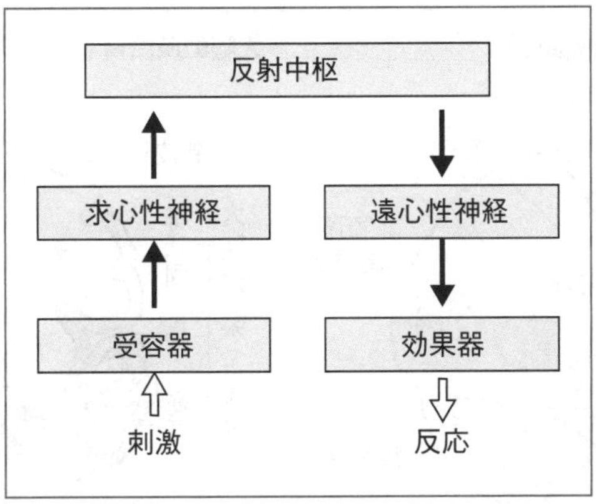

図2-12　反射弓

反射を多シナプス反射という．例として対光反射があげられる．

ⅱ) **効果器による分類**：**運動反射**には伸張反射や屈曲反射，**自律神経反射**には対光反射や圧受容器反射，**内分泌反射**には射乳《しゃにゅう》反射などがある．

ⅲ) **受容器による分類**：受容器が筋や腱にある反射を**深部反射**，皮膚や粘膜にある反射を**表在反射**という．

ⅳ) **反射中枢による分類**：反射中枢が脊髄にある反射を**脊髄反射**，脳幹にある反射を**脳幹反射**という．対光反射や角膜反射など脳幹を反射中枢とする反射の消失は，脳死の判定基準の1つとなる．

ⅴ) **条件反射**：生まれつき備わっている反射に対して，後天的に獲得する反射を条件反射という．反射を起こす刺激とその反射と無関係な条件刺激を繰り返し与えると，やがて条件刺激のみによっても条件反射が起こるようになる．最も基本的な学習である[注10]．

ⅵ) **反射と意識**：反射は血圧を調節する反射のように，意識にのぼらないことが多いが，排尿反射のように，意識によって制御可能な反射もある．

2) 大脳 cerebrum

大脳は中枢神経のなかで他を圧して大きく発達した部分で，終脳ともいう．物事を理解して決断し，経験は記憶に蓄えられ，人が外界を認識する場所である．

(1) 大脳の構造（図2-13）

大脳は，**大脳縦裂**《じゅうれつ》という正中の大きい裂け目によって，**左右の半球**に分かれている．大脳半球の表面は多数の曲がりくねった**溝**《こう》と，それにより生じた**回**《かい》という高まりによって区分される．溝のうちの特に深く大きいものは**外側溝**，**中心溝**，**頭頂後頭溝**であって，これらによって大脳半球の表面は**前頭葉**，**頭頂葉**，**後頭葉**，**側頭葉**に分けられる．

注10● **条件反射**：ロシアのパブロフは，ベルの音（条件刺激）を聞かせてから肉片（無条件刺激）をイヌに与えることを繰り返し行うと，やがてイヌの大脳の聴覚野と味覚野の間に新しい連絡経路が形成され，音を聞くだけで唾液が分泌されるという条件反射の現象を発見した．

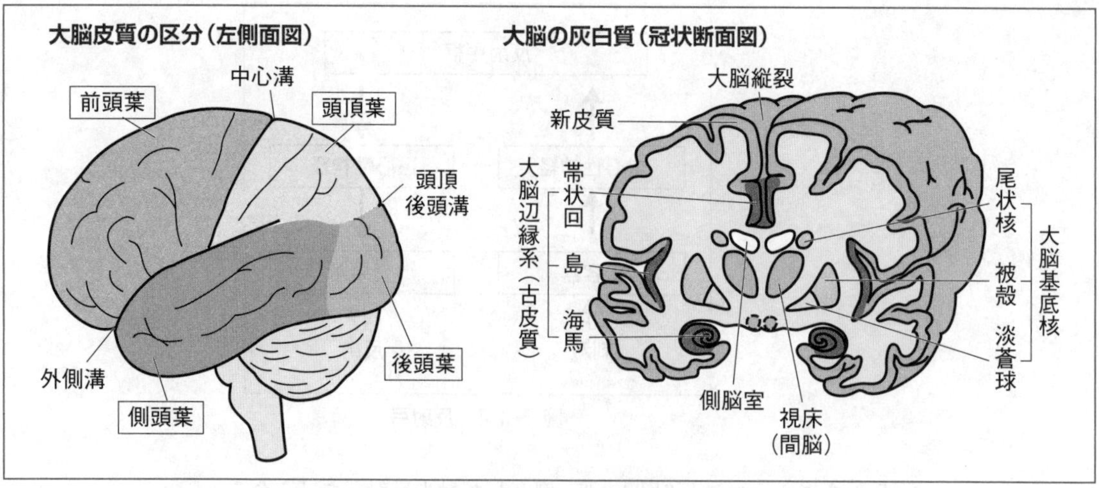

図2-13　大脳の構造

大脳の灰白質は外側から**新皮質**，**大脳辺縁系**《へんえんけい》，**大脳基底核**《きていかく》の3つの部分に分けられる．新皮質と大脳辺縁系を合わせて大脳皮質という注11．新皮質は大脳の表面を覆う灰白質であり，発生学的に新しく，ヒトに特有な高次脳機能の多くはここで行われる．新皮質は外に膨らんだ形をしているが，新皮質とつながって中に取り残された部分を大脳辺縁系という．大脳の**白質**は皮質の内側に存在し，白質の中には大小の灰白質の塊があり，大脳基底核という．

(2) 新皮質 neocortex（図2-14，2-15，口絵参照）

新皮質では神経細胞が6層の層状に配列する．厚さは1.5～4mm程度である．皮質の各部位はおのおの異なる働きを分担する**機能局在**がある．

①**運動野**：**前頭葉**の中心溝前方にある**中心前回**《ちゅうしんぜんかい》に位置し，骨格筋の運動に関与する．ここに存在する**ベッツ細胞**（大型錐体《すいたい》細胞）は，運動指令を出す**上位運動ニューロン**である．中心前回の内側から外側にかけて，反対側の下肢，体幹，上肢，頭部の運動に対応する神経細胞が並ぶ．手や唇，舌など精密な運動を司る部位は広い面積を占める．

②**感覚野**：触覚，温度感覚，痛覚および深部覚を司る**体性感覚野**と，視覚や聴覚などを司る**特殊感覚野**がある．

i）**体性感覚野**：**頭頂葉**の中心溝後方にある**中心後回**《ちゅうしんこうかい》に位置し，体性感覚を司る．運動野と同様に，身体各部位に対応する神経細胞が並ぶ．

ii）**聴覚野**：**側頭葉**の上部に位置する．

iii）**視覚野**：**後頭葉**の内側面に位置する．

iv）**味覚野**：大脳皮質の中心溝下部付近に位置する．

③**言語野**：人間は言葉を発し，言葉を理解するために，言語野が発達している注12．通常

注11● 大脳皮質：大脳辺縁系を含まずに，新皮質のみを大脳皮質ということもある．

注12★ 失語症：運動性言語中枢が障害されると，言語を理解する能力を保っているが流暢に話すことができず，運動性失語症となる．感覚性言語中枢が障害されると，言語の理解が障害されるため，話し方は流暢だが言い間違いが顕著で，支離滅裂語となることもあり，感覚性失語症という．

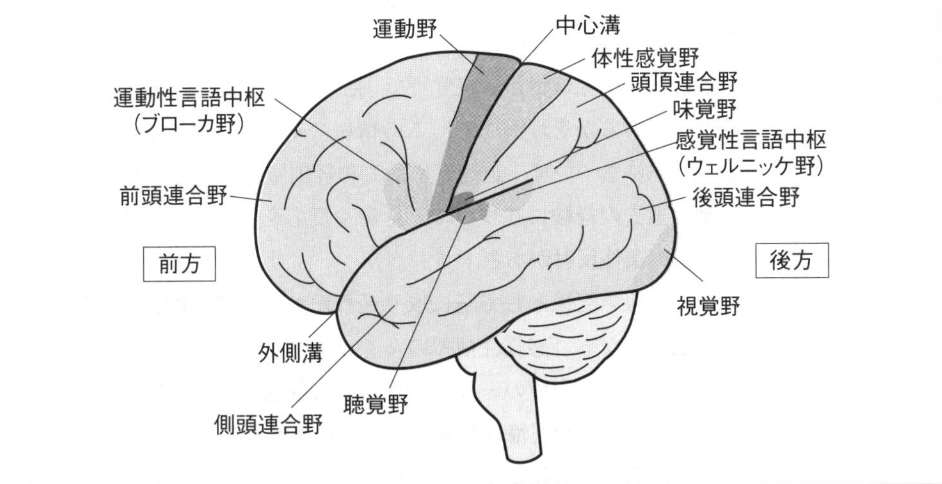

図2-14　大脳皮質の機能局在（左側面図）

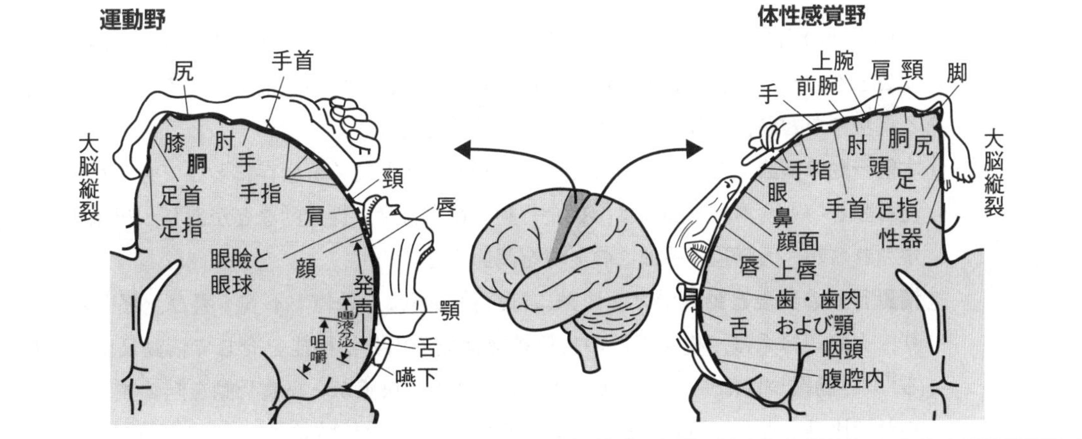

図2-15　運動野と体性感覚野
（Penfield ら，1950.[3]を参考に作成）

は**左半球**に存在する．

i）**運動性言語中枢：ブローカ野**という．**前頭葉**の運動野の近くにあり，話したり書いたり，**言葉を発したりする**のに関与する．言葉を発するときには舌・口・喉《のど》の運動を調節する運動野に命令を出す．

ii）**感覚性言語中枢：ウェルニッケ野**という．**側頭葉**の聴覚野の近くにある．**言葉を聞いて理解**するときに働く．

④**連合野**：運動野や感覚野は大脳皮質の一部にすぎず，残りの広い新皮質を連合野という．連合野は認知や判断などの**高次脳機能**を担当する[注13]．前頭葉の連合野を**前頭前野**《ぜんとうぜんや》

注13★ 認知症：いったん獲得した精神機能（知能，記憶，判断，見当識など）が障害されて持続的に低下し，独立した日常生活・社会生活や円満な人間関係を営めなくなった状態．

といい，ヒトで特に発達が著しく，**意思や思考**，高度な感性などにかかわる．

ⅰ）**意思決定**：連合野では感覚性情報の統合，理解，判断を行い，意思決定がなされる．たとえば，視覚の情報は視覚野で「見えた」と認識し，視覚野周辺の連合野で見たものが何であるかを理解する．この情報に基づいて判断を行った結果，意思が決定され，意思に基づいて，運動野にある神経細胞を組み合わせて行動を遂行する．

ⅱ）**学習**：過去の経験に基づいて，行動や反応を変化させる能力を学習という．単純な例として条件反射がある．

ⅲ）**記憶**：情報を記憶として脳に取り込む**記銘**《きめい》，記憶を貯蔵する**保持**，記憶を呼び起こす**想起**からなる．感覚性情報の多くは忘却され，一部は短期記憶として数秒間だけ保持され，短期記憶の一部は長期記憶に転送される．**短期記憶**は大脳辺縁系の**海馬**《かいば》で保持され，**長期記憶**は**新皮質**などに蓄積される．

ⅳ）**意識と注意**：覚醒状態で外的刺激に反応できる脳の活動状態を意識という．視覚や聴覚などの感覚情報のなかから，特定の事象に意識を集中させることを注意という．

(3) 大脳辺縁系 limbic system（図2-13B）

大脳半球の内側面にある皮質を合わせて大脳辺縁系という．新皮質より系統的に古く，古皮質ともいう．大脳皮質の内側面にある**帯状回**《たいじょうかい》や**島**《とう》，側頭葉前部にある海馬，皮質下にある**扁桃**《へんとう》**体**などが含まれる．以下のような機能を有する．

①**本能行動の調節**：ある状況のもとで，自動的に生じてくる生存にとって必要な行動を本能行動という．本能行動には，摂食《せっしょく》行動，飲水行動，性行動などがあり，視床下部で発現されるが，大脳辺縁系はこの発現を調節する．

②**情動行動の発現と動機づけ**：情動には，快・不快，恐怖，不安，喜び，怒りなどがあり，大脳辺縁系は，視床下部の自律神経機能や内分泌機能を介して情動反応を表出する[注14]．動機づけは，たとえば血糖低下による不快感から摂食行動を起こすとか，ほめられた快感をもとに勉強するなどのように，内的または外的要因に基づいて起こる．

③**短期記憶**：目，耳，鼻からの短期記憶は，**海馬**で一時的に保持されてから，新皮質などに長期記憶として蓄積される．

(4) 大脳基底核 basal ganglion（図2-13B）

大脳基底核は大脳半球の深部にあり，**尾状核**《びじょうかく》，**被殻**《ひかく》と**淡蒼球**《たんそうきゅう》などからなる．被殻と淡蒼球を合わせて**レンズ核**という．また，被殻と尾状核を合わせて**線条体**という．

大脳基底核は，大脳皮質から運動の計画を受け取ると，運動に関するプログラムをつくり，視床を介して再び大脳皮質に送る．**姿勢の制御**や円滑な運動の遂行に関与する．

(5) 大脳の白質 white matter（図2-16）

白質は新皮質の内側に存在する．

注14●情動：快や不快，怒りや恐れ，喜びや悲しみなど，行動を起こすきっかけとなりうるような強い感情と，それに伴う発汗などの生理的変化を情動という．

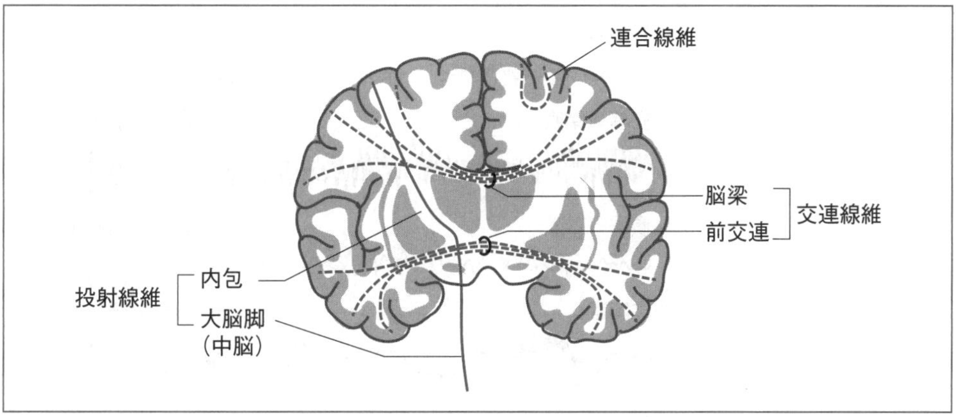

図2-16　大脳の白質（冠状断面図）

①**連合線維**：同一半球内の皮質の間を連絡する短い線維.

②**交連線維**：左右の大脳半球を結ぶ線維で**脳梁《のうりょう》**，前交連《ぜんこうれん》，後交連《こうこうれん》などがある.

③**投射線維**：大脳と脳幹や脊髄などを結ぶ線維. **内包《ないほう》**は太い神経線維の束で，中脳の大脳《だいのう》脚《きゃく》に移行する.

(6) 脳波 electroencephalogram (図2-17)

脳の自発的な電気活動を導出記録したものを脳波(EEG)という. 頭皮の上に電極を置いただけで大脳皮質の脳波を記録できる. α波を基準として，周波数の早い波形を**速波《そくは》**，周波数の遅い波形を徐波《じょは》という. てんかんや脳炎では，異常脳波が出現する. 脳の活動が消失すると脳波は平坦《へいたん》になるため，**平坦脳波**は**脳死**の指標の1つとなる.

正常な脳波は覚醒状態や年齢によって異なり，以下のものがある.

①**α波**：8〜13Hz. **安静**・閉眼時に最もよく現れる.

②**β波**：14Hz以上の速波. 精神活動中や感覚刺激を受けたときなどに現れる.

③**θ《シータ》波**：4〜7Hzの徐波，睡眠時に著明に現れる.

④**δ波**：0.5〜3Hzの徐波，深睡眠時や深麻酔の際に現れる.

(7) 睡眠 sleep

網様体《もうようたい》の働きが抑えられて睡眠が起こると，筋緊張が低下し，反射活動は弱くなり，体温や心拍数，血圧も減少し，身体の活動水準が低下した状態となる.

睡眠はノンレム睡眠とレム睡眠に分けられる. レム睡眠は成人では約90分周期で1晩に4〜5回起こり，睡眠全体の約25％をしめる. 小児ではレム睡眠の割合が高い. 年齢とともに深い睡眠は減少し，ノンレム睡眠もレム睡眠も時間は短くなる傾向がある.

①**ノンレム睡眠**：**脳も身体も休息状態**にある. 大脳皮質の活動が低下し，θ波やδ波などの**徐波**がみられる. 副交感神経が優勢となる. 深いノンレム睡眠は睡眠前半に多い.

②**レム睡眠**：**身体が休息状態**にある. 目を閉じたまま**急速眼球運動**(rapid eye movement：REM)が認められ，全身の**骨格筋は弛緩**し，エネルギーを節約して身体を休める. 心拍数や呼吸が乱れ，**夢**をみていることが多い. 覚醒時に近い速波が現れる.

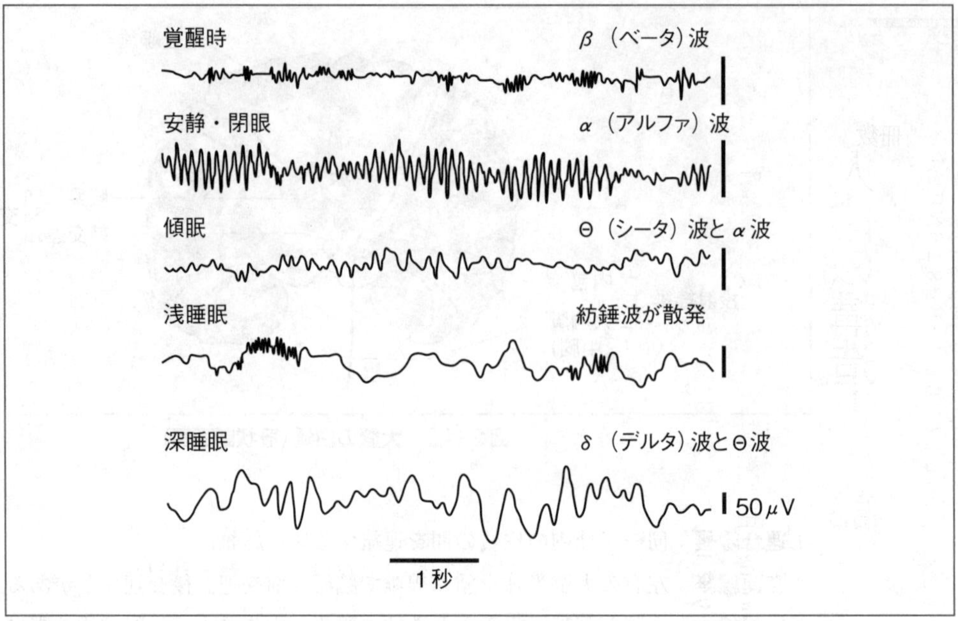

図2-17　意識水準と脳波

3) 間脳 interbrain（図2-18）

間脳は大脳と脳幹の間に位置し，左右の大脳半球にはさまれる．視床《ししょう》と視床下部《ししょうかぶ》からなり，内部に**第3脳室**が存在する．視床の後上方には**松果体**《しょうかたい》が突出し，視床下部には**下垂体**《かすいたい》が下がる．

(1) 視床 thalamus

視床は第3脳室の両側に位置する卵形をした部分で，複数の大型の核の集まりである．外側部と内側部に分けられる．**感覚**，意識などに重要である．

外側部は**感覚伝導路の中継所**をなす[注15]．嗅覚以外のすべての感覚の情報は視床に投射し，視床で処理されて大脳皮質へと送られる．また視床からの感覚情報は大脳皮質を介さずに情動や本能行動などに直接に関与する．

内側部は，灰白質の一部が白質と複雑に絡み合った**網様体**という構造をなす．これは脳幹から上行して大脳皮質に広く投射し，覚醒《かくせい》，意識，注意に関与するため，網様体賦活系《ふかつけい》ともいう．

(2) 視床下部 hypothalamus

視床下部は視床の下部で，第3脳室の下，**視交叉**《しこうさ》の上に位置する．視床下部の底部からは内分泌腺である下垂体がぶら下がる．

視床下部は，脳全体の重量の1%にも満たない小さな領域であるが，自律神経系，内分

注15★ 視床痛：視床に腫瘍のある患者は漠然とした痛みを感じることがある．

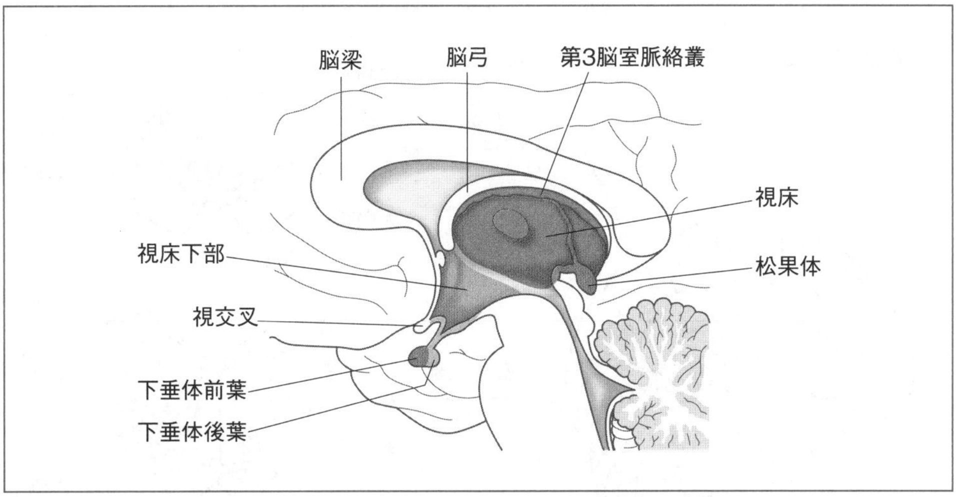

図2-18　間脳の構造（矢状面）
（Schünke ら，2014．坂井ら訳[4]を参考に作成）

泌系への指令を出し，本能行動の発現や内部環境の恒常性の維持に働く重要な場所である．以下の中枢が存在する（第10章参照）．

①**体温調節中枢**：皮膚や視床下部にある**温度受容器**からの情報を統合し，体温を維持する．

②**摂食中枢および血糖調節中枢**：血糖の変化や末梢グルコース受容器からの情報を統合し，血糖を維持する．

③**飲水中枢**：体内の水分量を調節する．

④**サーカディアンリズムの中枢**：約1日の周期的リズムで発信する神経細胞の集まりで，生体の日内リズムをつくる．

⑤**ホルモン分泌の調節中枢**：**視床下部ホルモン**の産生と分泌，**下垂体後葉ホルモン**の産生に働く．射乳反射を起こす．

⑥**緊急事態への反応**：緊急事態に際し，瞳孔散大，立毛，呼吸の亢進，血圧上昇，腸運動の低下，腸血流の減少，骨格筋血流の増加などの骨格筋運動に適した一連の自律性反応を統合する．

4) 脳幹 brain stem

(1) 脳幹の構造（図2-19，口絵参照）

中脳《ちゅうのう》，橋《きょう》，延髄《えんずい》をまとめて脳幹という．中脳は間脳からつながり，延髄は大後頭孔を出て脊髄に移行する．脳幹は長さ約10cm，太さ約1～4cm程度である．

脳幹の**白質**は主として**伝導路**から構成される．脊髄と大脳，間脳，小脳とを連絡する各種の伝導路は束となって脳幹を通過する．**灰白質**は塊となって散在し，**核**や**反射中枢**を形成する．核には伝導路の中継核や**脳神経核**があり，脳幹には嗅神経と視神経以外の10対の脳神経の核が存在する（第12章参照）．

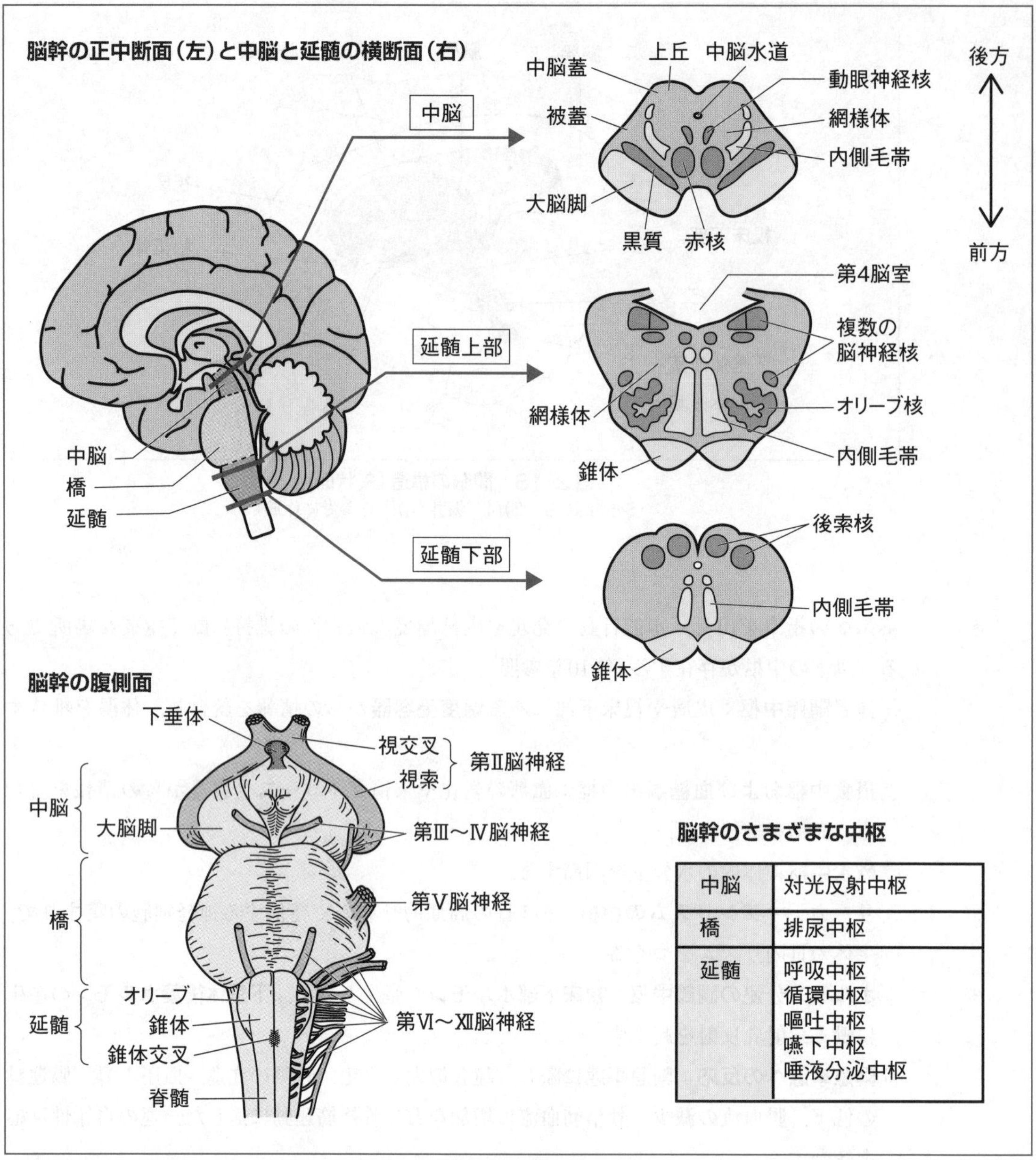

中脳	対光反射中枢
橋	排尿中枢
延髄	呼吸中枢 循環中枢 嘔吐中枢 嚥下中枢 唾液分泌中枢

図2-19　脳幹

脳幹では狭い場所に多くの神経線維や神経細胞が詰め込まれているため，小さな病巣でも重篤な症状を生じやすい．

①**中脳**midbrain：中脳は大脳脚，被蓋《ひがい》，中脳蓋に分けられる．腹側の**大脳脚**は**白質**で，錐体路《すいたいろ》などの伝導路が通る．中央の被蓋には，複数の脳神経核や，運動の調節にかかわる**黒質《こくしつ》**や**赤核《せきかく》**などの**灰白質**，覚醒や意識に働く網様体が存在する[注16]．背側の中脳蓋には四丘体《しきゅうたい》という上下2対の隆起があり，それぞれ上丘《じょうきゅう》と下丘《かきゅう》という．**上丘**は**視覚反射**

注16● 黒質と大脳基底核：黒質は中脳に存在しているが，生理学的には大脳基底核の一部と捉えられることが多い．

に，**下丘**は**聴覚反射**にかかわる．被蓋と中脳蓋の間には**中脳水道**があり，第3脳室と第4脳室を連絡する．

②**橋**pons：中脳と延髄の間に位置し，第4脳室の壁をつくる．第4脳室をはさんで背側には小脳がある．

③**延髄**medulla oblongata：脳の最下部に位置し，大後頭孔を通って脊髄に移行する．前部の錐体は白質で，錐体路が通り，その大部分は**錐体交叉**で交叉する．外側部には運動の調節にかかわる**オリーブ核**が存在する．後部には第4脳室があり，その背側には，脊髄から上行する後索《こうさく》と，それにつながる後索核がある．

(2) 脳幹の反射中枢

中脳には対光反射や姿勢反射などの中枢が，橋には排尿中枢がある．延髄には生命中枢といわれる呼吸中枢と循環中枢の他に，嘔吐《おうと》中枢や嚥下《えんげ》中枢なども存在する．また，脳幹にはさまざまな**姿勢反射**の中枢が存在する（第3章参照）．

①**対光反射中枢**：光が眼に入ると副交感神経活動が高まり，縮瞳が起こる．

②**排尿中枢**：膀胱からの求心性情報を受けて排尿の指令を出す．

③**呼吸中枢**：化学受容器や肺伸展受容器からの求心性情報や橋の呼吸調節中枢からの入力を受けて呼吸を調節する．

④**循環中枢**：心臓や血管の求心性情報，体性感覚情報などを受け取り，自律神経を介して心臓と血管系を調節する．

⑤**嘔吐中枢**：消化管，視覚・嗅覚，延髄化学受容器引金帯の情報で嘔吐を起こす．

⑥**嚥下中枢**：咽頭の情報を受けて嚥下反射を起こす．

⑦**唾液分泌中枢**：口腔粘膜・舌などの刺激を受けて唾液分泌を起こす．

5) 小脳cerebellum（図2-20，口絵参照）

小脳は脳幹の背側に位置し，上面は大脳半球に覆われ，脳の重量の約10%を占める．

正中部の細長い領域である**虫部**《ちゅうぶ》と，その両側に位置する**小脳半球**からなる．小脳は，表面が灰白質よりなる**小脳皮質**，内部が白質よりなる**髄質**で，さらに深部に歯状核などの**小脳核**がある．上・中・下の3対の**小脳脚**によって，中脳・橋・延髄と連絡する．

小脳皮質は表層から分子層，プルキンエ細胞層，顆粒層の**3層**に分かれる．

小脳は**運動調節**や運動の記憶・学習に関与する．大脳から運動の指令に関する情報が入力し，末梢の感覚受容器から運動の実行状態に関する情報が入力する．これらの情報をもとに，小脳は出力を運動神経や大脳皮質に送り出し，**筋緊張**の調節，身体の**平衡**や**姿勢**の保持，運動の計画を修正して運動を微妙に調節する[注17]

注17★ 小脳障害：動きが滑らかでなく不確実となる．随意運動をはじめると手にふるえが起こる（企図振戦）．また，随意運動の距離を誤る推尺障害（測定障害）も起こる．拮抗筋の相互協調がうまくいかず，手の回内，回外をすみやかに繰り返すことができない．一直線上を歩くことが困難となり，酒客歩行を示す．身体の平衡を保つことが困難で，眼を閉じただけで倒れることもある．

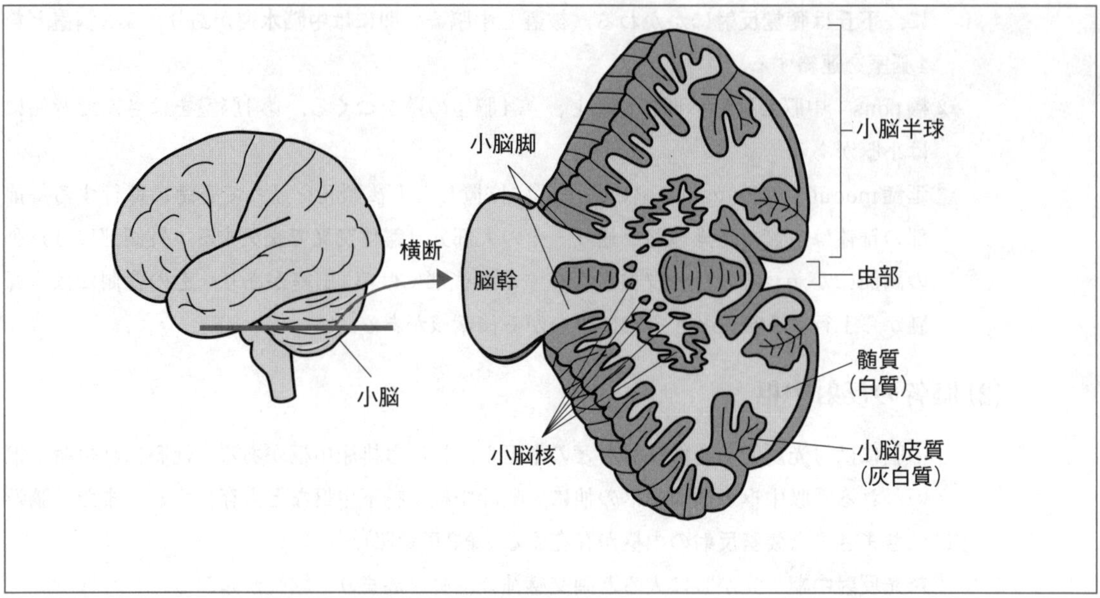

図2-20　小脳

6) 脊髄 spinal cord

(1) 脊髄の外観 (図2-21)

脊柱管の中に納められた神経細胞の集まりを脊髄という．成人で長さ約40cm，太さ約1cmの器官である．上は**大後頭孔**の直下にはじまる．下は成人では**第1～2腰椎の高さ**で終わる．

脊髄からは31対の脊髄神経が各**椎間孔**から出る．脊椎を構成する椎骨と椎骨の間にある椎間孔から，1つの椎骨ごとに1対の脊髄神経が出る．**8対の頸神経**(C1～C8)，**12対の胸《きょう》神経**(T1～T12)，**5対の腰《よう》神経**(L1～L5)，**5対の仙骨神経**(S1～S5)，**1対の尾骨《びこつ》神経**(Co1)に分ける．第1～第7頸神経は，それぞれ第1～第7頸椎《けいつい》の上から出て，第8頸神経は第7頸椎《けいつい》の下から出る．このため頸髄の数は頸神経の数より1つ少ない．胸神経以下の脊髄神経は，それぞれ同名同番号の椎骨の下から出る．たとえば第1胸神経は第1胸椎の下から出る．

脊髄神経に対応する脊髄の部位は，境界は存在しないが脊髄分節に分けられ，**頸髄**，**胸髄**，**腰髄**，**仙髄**に分類される．頸髄の下半分と腰髄の上半分は太いため，それぞれ**頸膨大**と**腰膨大**といい，上肢と下肢へ向かう脊髄神経を出す．

脊髄の下端は細くなり，この部分を脊髄円錐という．脊髄の下端は第3腰椎より下方では脊髄神経が椎間孔まで束になって走行し，これを**馬尾《ばび》**という[注18]．

注18★ 腰椎穿刺：検査のために脳脊髄液を採取する腰椎穿刺は，脊髄が終わっている第4腰椎の高さでよく行われる．髄液圧が亢進しているときには，腰椎穿刺を行って圧が急に下降すると，脳幹が大後頭孔に嵌頓する危険があるので，行ってはいけない．

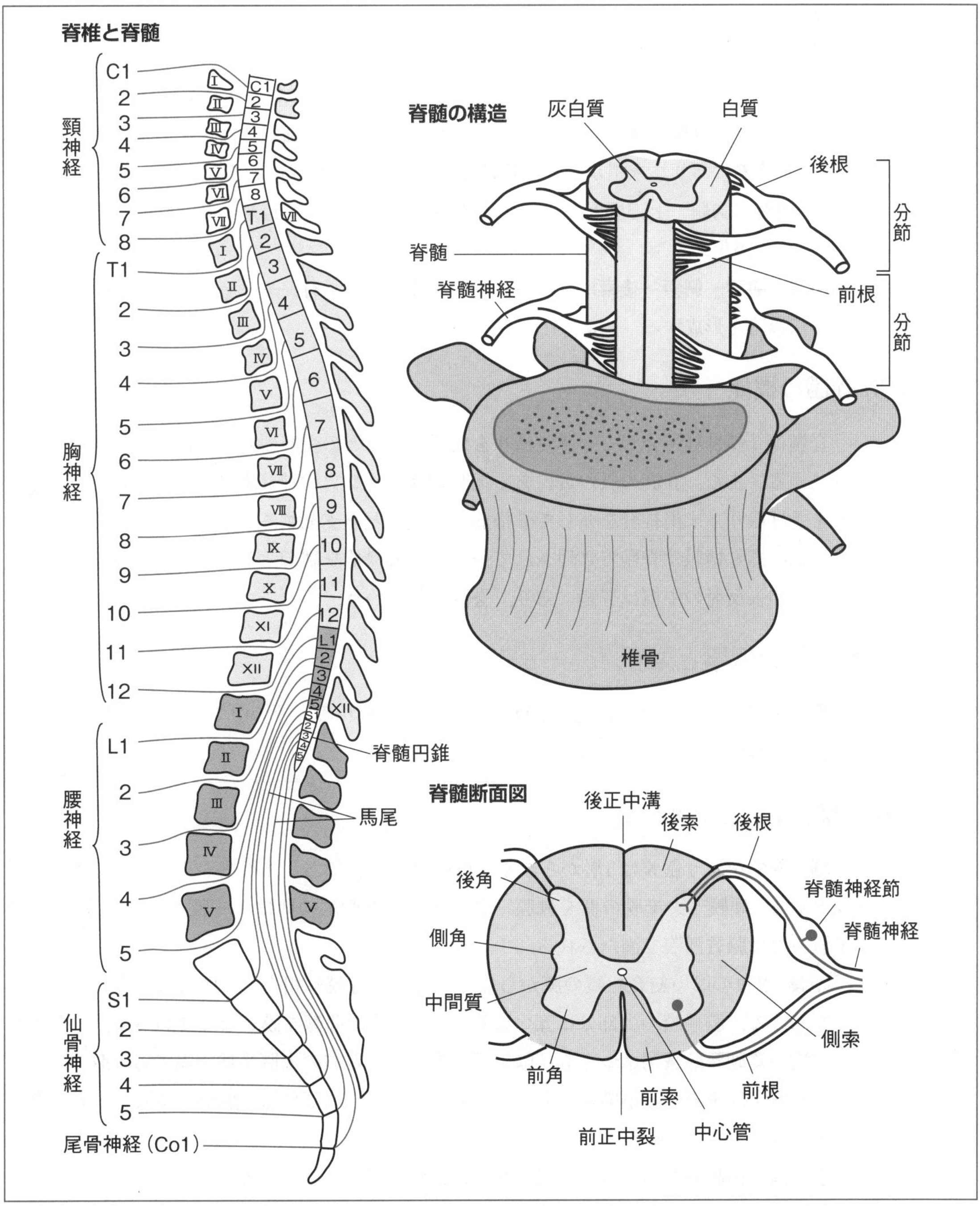

図2-21　脊髄
（右上図：Vander ら，2001.[5]を参考に作成）

(2) 脊髄の断面

脊髄断面は，**中心部は灰白質**，**周辺部は白質**よりなる．灰白質の中央には，縦に走る**中心管**の細い穴が位置する．白質の前面には前正中裂が，後面には後正中溝がある．

①**灰白質**：神経細胞体がある灰白質は蝶《ちょう》型で，前角，後角，中間質に分けられる．小さな

側角を認める部位もある.

ⅰ) **前角**：**α運動神経 (下位運動ニューロン)** という大型の運動神経細胞が集まる. α運動神経の軸索は束となって**前根**《ぜんこん》をつくり, 脊髄を出て骨格筋に至る.

ⅱ) **後角**：**体性感覚神経**からの情報が入る. 感覚神経の細胞体は後根の途中にある**脊髄神経節**にあり, 末梢からの情報は**後根**《こうこん》を通って脊髄に伝わる.

ⅲ) **側角**：胸髄～上部腰髄では前角と後角の間に小さな側角があり, **交感神経**の神経細胞体が集まる.

②**白質**：**前索**, **側索**, **後索**に分けられる. さまざまな上行路や下行路の神経線維が集まって伝導路を形成する.

(3) 脊髄の機能

脊髄は脊髄神経を介して, 感覚情報を皮膚や筋などの受容器から受け取り, その情報を脳に送る. また, 脊髄の灰白質にある運動神経細胞や自律神経細胞は, 脳から下行性の情報を受け取り, 末梢神経を介して骨格筋や内臓などを支配する.

一部の感覚情報は脊髄で処理されて, 骨格筋の機能を制御する. たとえば膝蓋腱《しつがいけん》反射のような伸張反射の中枢は脊髄にあり, **脊髄反射**という.

7) 中枢神経系の保護と栄養

脳と脊髄は, それぞれ頭蓋骨と椎骨の中に収められる. 骨の中で, 脊髄液で満たされ, 髄膜に覆われ, 衝撃から保護される.

(1) 髄膜 meninges (図2-22)

脳と脊髄を覆う髄膜《ずいまく》は3層からなる結合組織性の膜である. 外側から硬膜《こうまく》, クモ膜, 軟《なん》膜《まく》という. 硬膜とクモ膜の間を硬膜下腔《こうまくかくう》, クモ膜と軟膜の間はクモ膜下腔という[注19]. **クモ膜下腔**は**脳脊髄液**で満たされる.

①**硬膜**：2枚の厚い結合組織の膜からなる. 外層は骨膜に相当し, 頭蓋骨や脊柱の内面に密着する. 脳硬膜の大部分は互いに癒着して1枚の強靱な膜となっているが, 一部離れて内部に**硬膜静脈洞**をつくる. 脳硬膜の内層は, 左右の大脳半球を隔てる大脳鎌《かま》, 左右の小脳半球を隔てる小脳鎌, 大脳と小脳を水平方向に隔てる小脳テントなどの仕切りを形成する.

②**クモ膜**：硬膜の内面に接する膜. クモの巣状の細い線維がクモ膜と軟膜をつなぐ.

③**軟膜**：脳脊髄表面に密着する薄い膜.

(2) 脳室 ventricle (図2-23)

脳の中には脳脊髄液を産生し, 互いに連絡する4つの脳室がある[注20]. 大脳半球内部に

注19★ クモ膜下出血：脳動脈瘤の破裂などでクモ膜と軟膜の間に出血した状態.

注20● 第1脳室と第2脳室：以前は左右2つの側脳室を第1脳室・第2脳室と呼び, これに続く脳室を第3脳室, 第4脳室としたが, 現在は2つの側脳室は左側脳室・右側脳室と呼ぶため, 第1脳室・第2脳室という名称はほとんど用いられない.

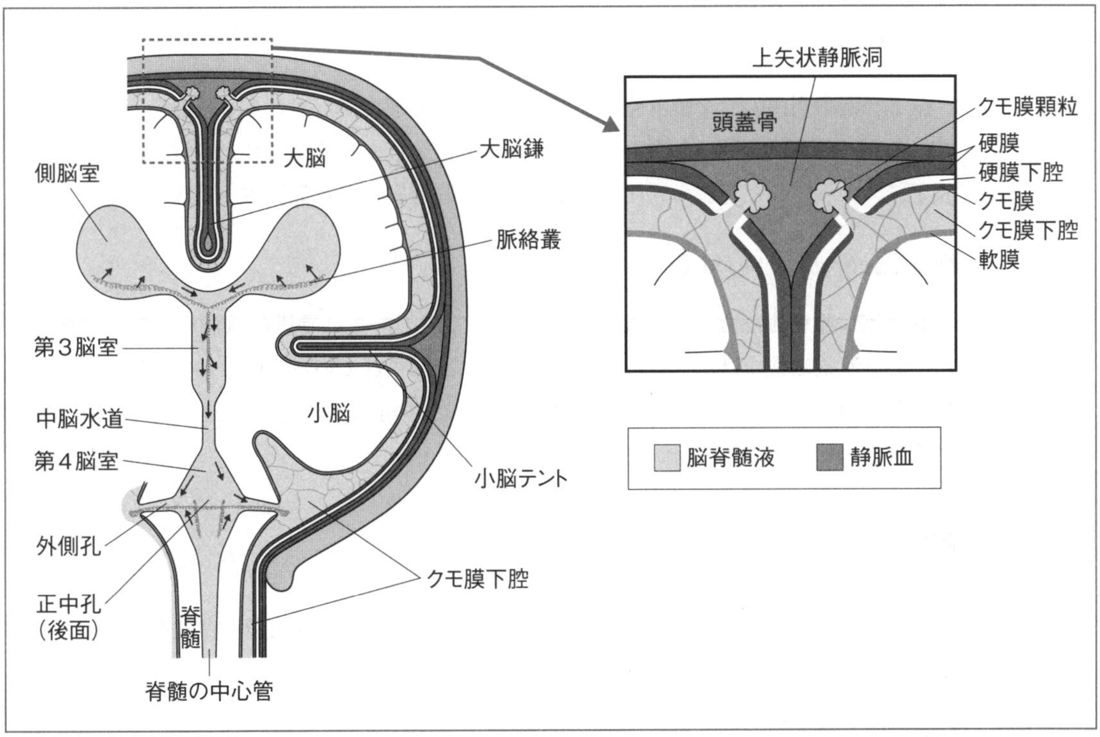

図2-22 髄膜

（Haines，2019．佐藤訳[6]を参考に作成）

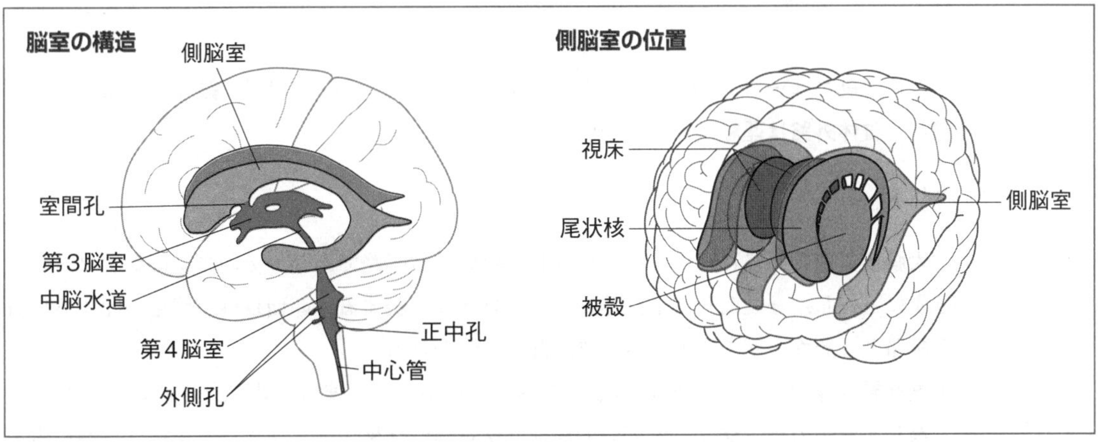

図2-23 脳室

（Schünke ら，2014．坂井ら訳[4]を参考に作成）

は**側脳《そくのう》室**，間脳内部には**第3脳室**，脳幹と小脳の間に**第4脳室**がある．側脳室と第3脳室は室間孔を介して，第3脳室と第4脳室は**中脳水道**を介してつながる．

第4脳室の下端は脊髄の**中心管**に移行する．また，第4脳室は背側の正中孔と両側の外側孔を介してクモ膜下腔に通じる．

脳室の内面には血管に富んだ脈絡叢《みゃくらくそう》という組織があり，脳脊髄液が分泌される．

(3) 脳脊髄液 cerebrospinal fluid (CSF)

脳と脊髄の周囲のクモ膜下腔および脳室は脳脊髄液で満たされる．脳脊髄液は血漿と似ているが，タンパク質はわずかである．脳室の脈絡叢から分泌され，脳室を満たし，クモ膜下腔に入って脳と脊髄の周囲を循環した後，脳静脈洞から静脈中へ吸収される．

(4) 脳血流 cerebral blood flow (CBF)

脳血流は**椎骨動脈**と**内頸動脈**から供給され，脳の静脈は**硬膜静脈洞**から**内頸静脈**に注ぐ．脳血流量は常にほぼ一定に保たれるように調節されている．脳は神経細胞の活動のために常にO_2とエネルギーを必要としており，脳への血流が少しでも途絶えると神経細胞は障害される(第12章参照)．

C　神経伝導路 neural pathways

脊髄内を走行する神経伝導路には，脳から情報を送る下行路と脳へ情報を送る上行路がある．

1) 運動系の下行路 descending tracts

上位運動ニューロンは，脳からの運動の指令を脊髄前角に伝え，そこで下位運動ニューロンであるα運動神経に接続する．**下位運動ニューロン**は骨格筋に接続し，運動を生じる(第3章参照)．

上位運動ニューロンの経路は錐体路と錐体外《すいたいがい》路《ろ》に分けられる[注21]．**錐体路**は**随意運動**に働き，**錐体外路**は**運動調節**にかかわる[注22]．

(1) 錐体路

大脳皮質運動野に存在するベッツ細胞に起始する経路であり，その軸索はシナプスを介さずに下行し，脊髄前角で下位運動ニューロンに接続する．顔面以外の筋を支配する皮質脊髄路と，顔面の筋を支配する皮質延髄路に分かれる．

①**皮質脊髄路**(図2-24)：**皮質運動野**のベッツ細胞にはじまり，**内包**と中脳の**大脳脚**を通過し，延髄の**錐体交叉**で大部分の線維は反対側に**交叉**する．交叉した線維は脊髄側索を外側皮質脊髄路として下行し，脊髄前角にある運動神経に連絡する[注23]．

②**皮質延髄路**：皮質運動野からの上位運動ニューロンが，脳神経核にある下位運動ニューロンに接続し，顔面や口腔，咽頭の筋を支配する．

注21● **狭義の上位運動ニューロン**：錐体路を形成するベッツ細胞の線維のみを上位運動ニューロンとすることもある．

注22★ **錐体路障害と錐体外路障害**：錐体路障害は皮質運動野や内包など皮質脊髄路の障害で生じ，運動麻痺を生じる．錐体外路症状は大脳基底核などの障害で生じ，不随意運動が出現し，運動が円滑に行えなくなる．

注23● **前皮質脊髄路**：皮質脊髄路の一部の線維は延髄で交叉せず，脊髄前索の前皮質脊髄路を下行し，その後ほとんどが前角に入る高さで交叉する．

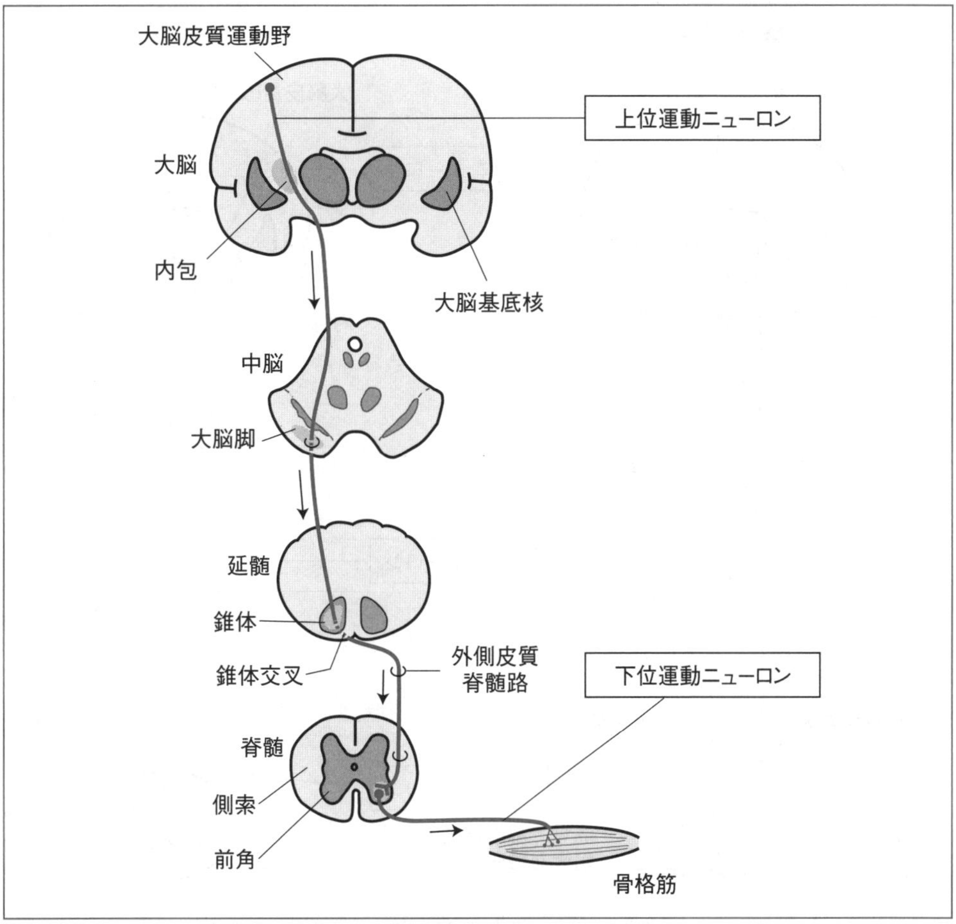

図2-24　皮質脊髄路

(2) 錐体外路

錐体外路系は錐体路以外の運動に関与する系を総称したもので，大脳の運動皮質から**大脳基底核**や脳幹（中脳の**黒質**や**赤核**，延髄の**オリーブ核**など）を経由して脊髄に下行する．姿勢の制御や円滑な随意運動の遂行に重要である．錐体外路の障害による疾患として，**パーキンソン病**とハンチントン舞踏病があり，**不随意運動**が出現する[注24]．

注24★ パーキンソン病：大脳基底核の障害によって起こる代表的な疾患で，主に中年以降に発症する．黒質から線条体に投射するドパミンニューロンが変性・脱落する．ドパミンの前駆物質であるL-ドーパを投与すると，症状が改善される．以下のような特徴的運動障害を示す．

①振戦：安静時に身体の各部が不随意的に振動する．
②固縮：全身の筋緊張が亢進する．
③無動，寡動：動作の開始が緩慢になる．また顔の表情が乏しくなる．
④姿勢保持障害：バランスがとれず容易に倒れてしまう．また特有な前屈姿勢を示す．

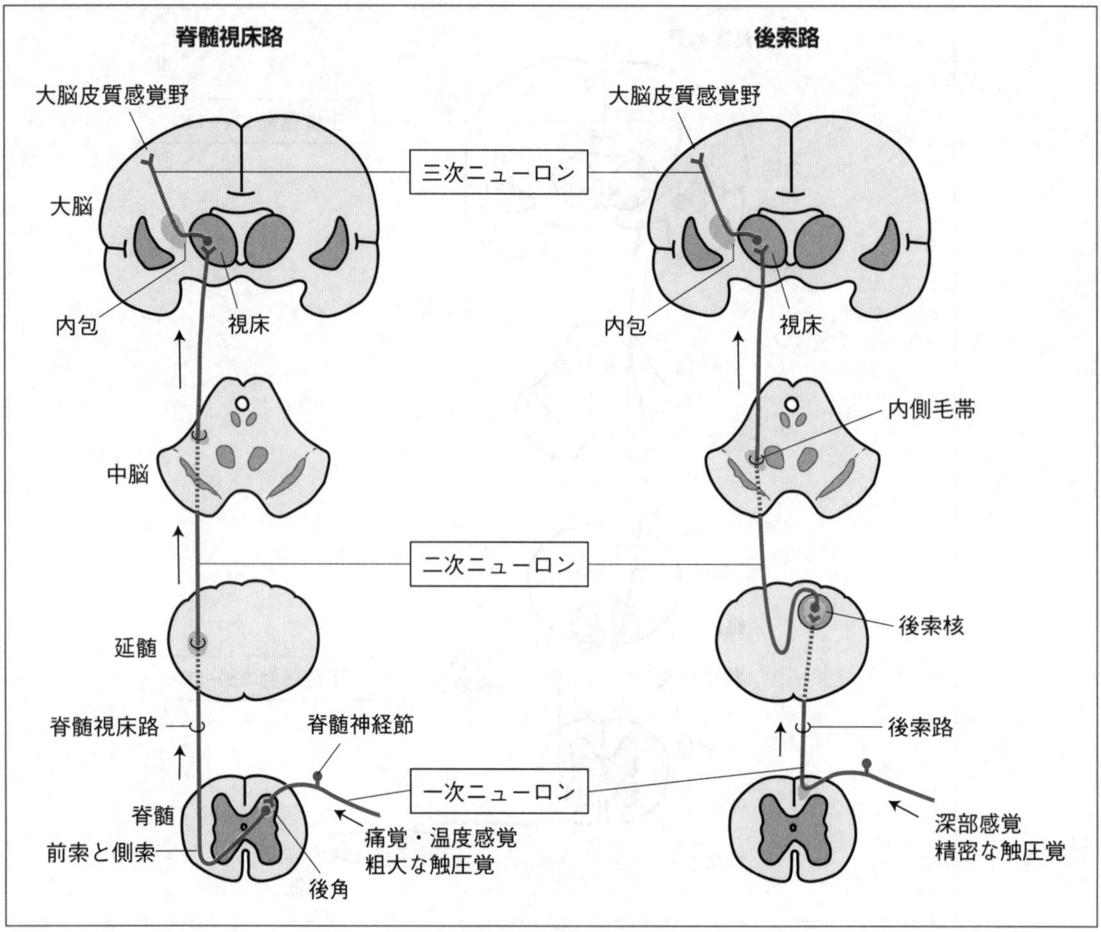

図2-25　体性感覚伝導路

2) 感覚系の上行路 ascending tracts

体性感覚の伝導路と，視覚や聴覚などの特殊感覚の伝導路がある．

(1) 体性感覚の伝導路 (図2-25)

体性感覚には，皮膚受容器からの表在感覚(触覚・温度感覚・痛覚など)と，筋や腱からの深部感覚(位置覚など)がある．

①**脊髄視床路**：**痛覚**と**温度感覚**，粗大な触覚や圧覚を伝える経路である．一次ニューロンの細胞体は**脊髄神経節**に存在し，後根から脊髄に入る．二次ニューロンの細胞体は**脊髄後角**に存在し，すぐに**交叉**して対側の脊髄を上行し視床に達する．三次ニューロンの細胞体は**視床**に存在し，内包を通って**大脳皮質感覚野**に投射する[注25]．

注25● 外側脊髄視床路と前脊髄視床路：脊髄視床路は，外側脊髄視床路と前脊髄視床路に分けられる．外側脊髄視床路は，痛覚と温度覚を伝える伝導路で，脊髄の側索を上行する．前脊髄視床路は，粗大な触覚と圧覚(非識別性触圧覚)を伝える伝導路で，脊髄の前索を上行する．

②**後索路**：**深部感覚**や精密な触圧覚を伝える経路である．一次ニューロンの細胞体は**脊髄神経節**に存在し，後根から脊髄に入り，同側の後索を上行し，延髄の**後索核**にある二次ニューロンに接続する．二次ニューロンは延髄で**交叉**した後，対側の内側毛帯《ないそくもうたい》を上行し，視床に達する．三次ニューロンの細胞体は**視床**に存在し，内包を通って**大脳皮質感覚野**に投射する．

③**顔面の体性感覚**：**三叉《さんさ》神経**を通って脳幹と脊髄に送られた後，視床を経由して大脳皮質頭頂葉の体性感覚野に伝えられる．

④**その他**：体性感覚の伝導路には，**脊髄小脳路**（運動の調節や姿勢維持などに関与する）や脊髄網様体路（多くのシナプスを介して感覚情報を間脳や大脳辺縁系に送る）などもある．

(2) 特殊感覚の伝導路

視覚，聴覚，味覚情報は，視床で中継されて大脳皮質感覚野に送られる．嗅覚の情報は，視床を経由せずに大脳の嗅皮質に送られる（第4章参照）．

D 末梢神経系peripheral nervous system（図2-26）

末梢神経系には**脳神経**と**脊髄神経**があり，それぞれ脳および脊髄より出て全身に分布する．

末梢神経系は機能的には体性神経系と自律神経系に分類され，それぞれに求心性神経と遠心性神経がある．

体性神経系の求心性神経を**感覚神経**，遠心性神経を**運動神経**という．**自律神経系**の求心性神経を**内臓求心性線維**，遠心性神経を**交感神経**と**副交感神経**という．狭義の自律神経は遠心路を指す．

末梢神経系において，神経細胞体の集まりを**神経節《しんけいせつ》**という．

①**感覚神経節**：末梢の受容器と中枢神経系をつなぐ感覚神経の細胞体は，脳と脊髄に入る手前にあり，感覚神経節をつくる．脊髄神経節は感覚神経節である．

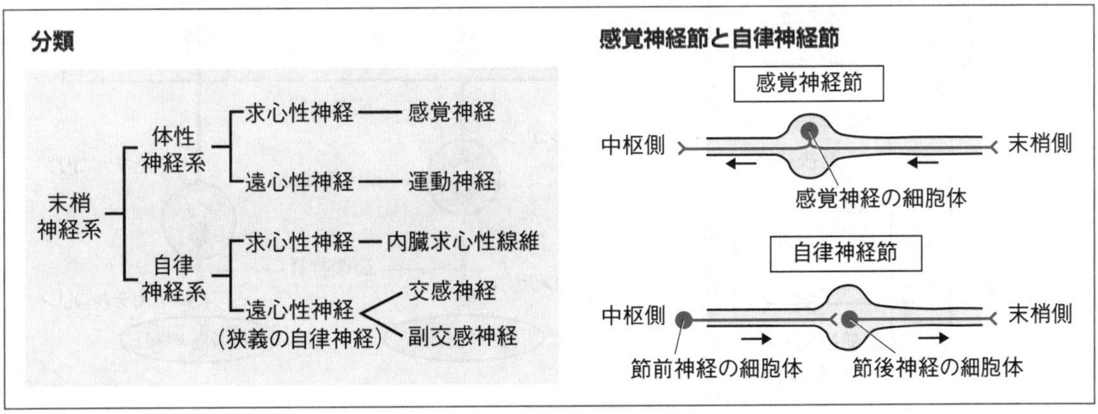

図2-26　末梢神経系の分類

②**自律神経節**：節前神経は中枢神経系に細胞体があり，節後神経とシナプス連絡してから平滑筋や腺を支配する．節後神経の集まりが自律神経節である．

1) 脳神経 cranial nerve

脳神経は**左右12対**あり，脳から出る位置によってⅠ～Ⅻの番号をつける．脳から出て，頭蓋骨のさまざまな孔を通過して頭蓋の外へ出る(第12章参照)．

2) 脊髄神経 spinal nerve

脊髄神経は全部で31対あり，頸神経8対，胸神経12対，腰神経5対，仙骨神経5対，尾骨神経1対からなる．頸神経の数だけは頸椎の数より1つ多い(第12章参照)．

3) 自律神経系 autonomic nervous system

(1) 自律神経系の特徴(図2-27，表2-1，表2-2)

生体にとって最も基本的な機能である，循環，呼吸，消化，代謝，分泌，体温維持，排泄，生殖などを**自律機能**という．自律神経系は**平滑筋**，**心筋**および**腺**を支配し，自律機能を協調的に調節し，**恒常性の維持**に重要な役割を果たす．体性神経系が意識的随意的な制御を受けるのに対し，自律神経系の多くは意識的随意的な制御を受けない．

①**交感神経系と副交感神経系**：自律神経系の遠心路は，**胸髄と腰髄**に起始する**交感神経系**と，**脳幹と仙髄**に起始する**副交感神経系**より構成される．おおまかな特徴として，**交感神経系**は身体や精神の**活動**に適した状態，**副交感神経系**は**休息**や**栄養補給**に適した状態を整える．たとえば，身体活動時には交感神経活動が高まり，その結果血圧が上昇し，心機能が高まり，消化管の機能は抑制される．逆に副交感神経活動が高まると，消化管の働きが活発となり，食物の消化吸収，エネルギーや栄養の蓄積が促進し，心臓などの働きは抑制される．

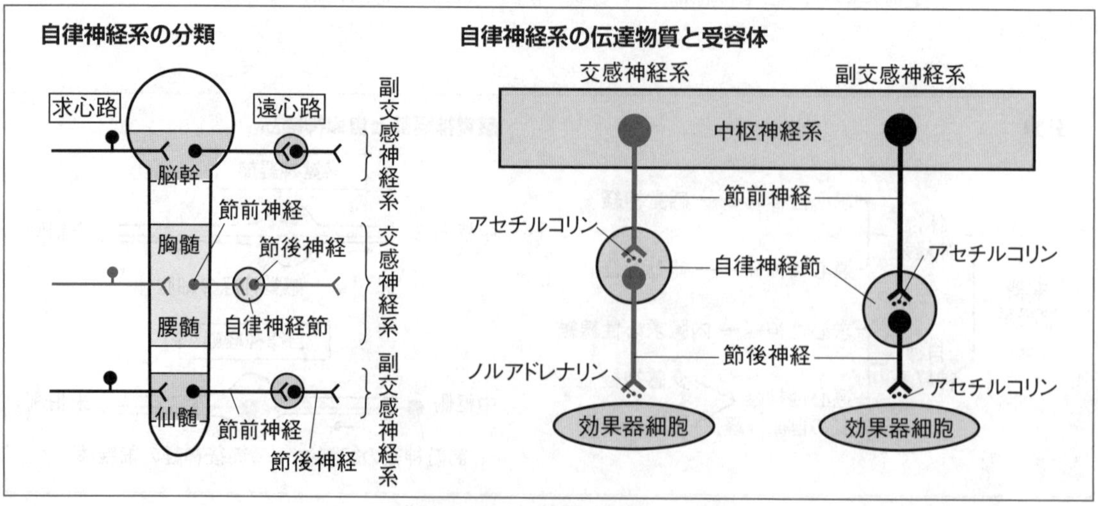

図2-27 自律神経系

表2-1　交感神経系と副交感神経系

効果器	交感神経系	副交感神経系
眼	瞳孔散大筋の収縮（散瞳）	瞳孔括約筋の収縮（縮瞳）
唾液腺	分泌	分泌
心臓	心拍数増加・心筋の収縮力増加	心拍数減少
血圧	上昇	低下
気管支	平滑筋弛緩（気管支拡張）	平滑筋収縮・気管支腺の分泌亢進
消化管	平滑筋弛緩・消化液の分泌抑制	平滑筋収縮・消化液の分泌亢進
直腸・膀胱	平滑筋弛緩・ただし括約筋は収縮	平滑筋収縮・ただし括約筋は弛緩
血糖	上昇（グリコーゲン分解）	低下（グリコーゲン合成）
副腎髄質	カテコールアミン分泌	―
汗腺	分泌	―
立毛筋	収縮	―
血管	収縮（ただし骨格筋では拡張）※	―

※皮膚や粘膜の血管平滑筋にはα受容体が多く分布し，交感神経で収縮する．骨格筋や冠状動脈の血管平滑筋にはβ受容体が多く分布し，交感神経で副腎髄質から放出されたアドレナリンの作用によって拡張する．

表2-2　自律神経系の神経伝達物質と受容体

		神経伝達物質	作用する受容体
交感神経系	節前神経	アセチルコリン	節後神経にあるニコチン受容体
	節後神経	ノルアドレナリン	効果器にあるアドレナリン受容体（α受容体，β受容体）
副交感神経系	節前神経	アセチルコリン	節後神経にあるニコチン受容体
	節後神経	アセチルコリン	効果器にあるムスカリン受容体

②**節前神経と節後神経**：中枢神経系から出た神経は自律神経節においてシナプスを介してから効果器に至る．中枢神経系に細胞体をもつ神経を節前神経，自律神経節に細胞体をもつ神経を節後神経という．

③**神経伝達物質**：**交感神経節前神経**と，**副交感神経の節前・節後神経**から放出される神経伝達物質は**アセチルコリン**である．**交感神経節後神経**から放出される神経伝達物質は**ノルアドレナリン**である．

④**受容体**：ノルアドレナリンやアドレナリンなどが作用するアドレナリン受容体には，α受容体とβ受容体がある．α受容体は，血管収縮などに関与する．β受容体は，心拍数増加，心収縮力増大，脂肪分解促進，血管拡張，気管支拡張，胃腸管平滑筋弛緩に関与する．

アセチルコリン受容体には，ニコチン性受容体とムスカリン性受容体がある．節後神経の細胞体にはニコチン性受容体が存在し，効果器にはムスカリン性受容体が存在する．

(2) 交感神経系 sympathetic nervous system（図2-28）

①**交感神経系の走行**：交感神経の節前神経の細胞体は，およそ第1胸髄～第2腰髄の脊髄側角に存在する．節前線維は前根を通って脊髄を出て，**交感神経節**に達する．交感神経節は脊柱の左右に分節ごとに配列しており，神経幹によって上下に連絡する．交感神経

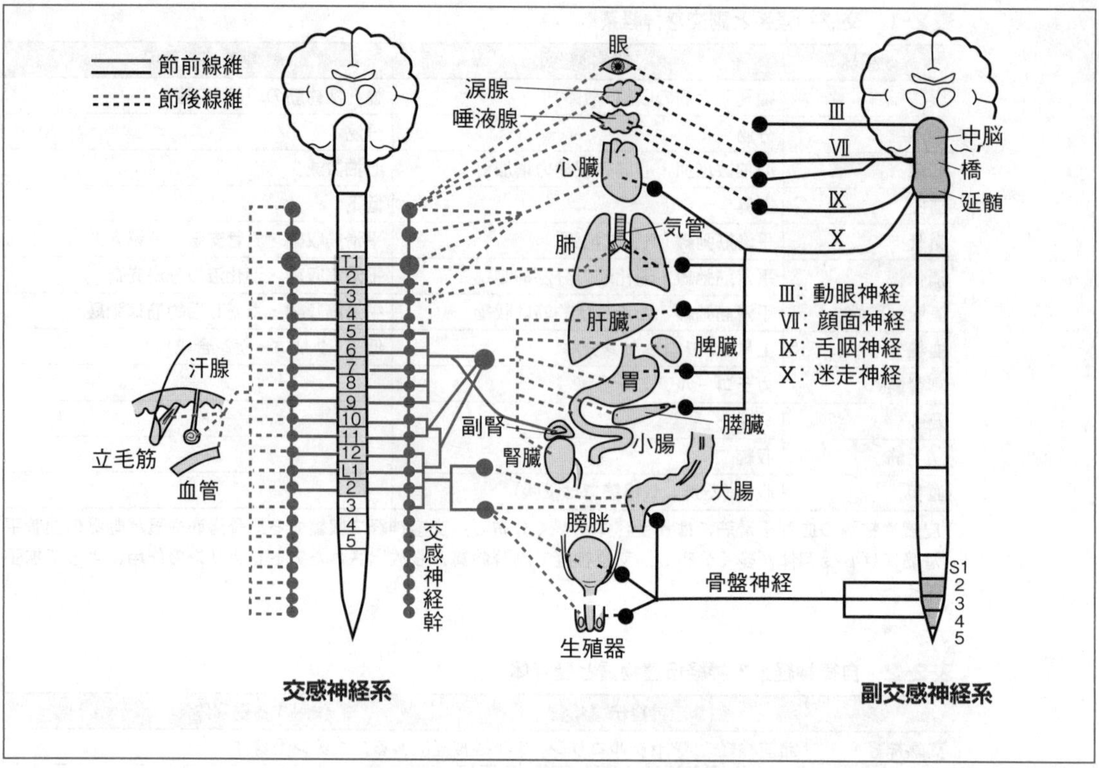

図2-28　交感神経系と副交感神経系

節を結ぶ神経幹を**交感神経幹**という．節前神経は，交感神経幹や内臓の近くにある神経節でシナプスを変え，節後神経が効果器に至る．

胸髄上部からの交感神経は頭部にある器官や胸腔内器官を支配する．胸髄下部からの交感神経は腹腔内器官を支配する．胸髄下部〜腰髄からの交感神経は骨盤腔内器官を支配する．

②**交感神経系の作用**：以下の反応により，活動に適した状態をつくる．

ⅰ）**散瞳**：**瞳孔散大筋**が収縮して散瞳し，眼球に入る光を増やす（第4章参照）．

ⅱ）**心機能の亢進**：**心筋**の収縮力が増強し，**心拍数が上昇**する．血管の収縮も加わって，**血圧が上昇**する（第5章参照）．

ⅲ）**気管支の拡張**：気管支平滑筋が弛緩し，肺の酸素の取り込みが増える．

ⅳ）**消化機能の低下**：胃腸の平滑筋は弛緩し，消化管運動は抑制，消化液の分泌も抑制される．

ⅴ）**排便・排尿の抑制**：直腸壁の筋が弛緩し，内肛門括約筋が収縮して，排便を抑える（第9章参照）．排尿筋が弛緩し，内尿道括約筋が収縮して，排尿を抑える（第8章参照）．

ⅵ）**血糖上昇**：肝臓のグリコーゲンが分解されて血糖が上昇する．膵臓ではインスリン分泌が抑制される．

ⅶ）**血管平滑筋の収縮**：多くの血管では血管平滑筋は収縮して血流は低下し，血圧が上昇する．骨格筋では血流は増加する[注26]．

viii）**汗腺と立毛筋**：発汗を促進し，毛を逆立てる．交感神経のみの支配を受ける．

ix）**副腎髄質**：カテコールアミン分泌を促す[注27]（第10章参照）．

(3) 副交感神経系 parasympathetic nervous system（図2-28）

①**副交感神経系の走行**：副交感神経の節前神経は脳幹および第2～第4仙髄から出て，末梢効果器の近傍で短い節後神経に連絡し，効果器に達する．

脳幹に起始する副交感神経は，**動眼神経**（Ⅲ），**顔面神経**（Ⅶ），**舌咽神経**（Ⅸ），**迷走神経**（Ⅹ）の4つの脳神経を通る．動眼神経，顔面神経，舌咽神経の3つは瞳孔や唾液腺などの頭部にある器官を支配する．迷走神経は，支配範囲が特に広く，心臓，気管支，肺などの胸腔内器官，さらに肝臓，胃腸管，膵臓などの腹腔内器官を支配する．

仙髄からの副交感神経を**骨盤神経**（骨盤内臓神経）という．骨盤神経は，直腸・膀胱・生殖器などの骨盤腔内器官を支配する．

②**副交感神経系の作用**：以下の反応により，休息や栄養補給に適した状態をつくる．

i）**縮瞳**：瞳孔括約筋が収縮して縮瞳し，眼球に入る光を減らす．

ii）**心筋活動の抑制**：**心拍数が低下**し，**血圧が低下**する．

iii）**気管支平滑筋の収縮**：**気管支が収縮**し，肺の酸素の取り込みが低下する．また気管支腺からの分泌が増える．

iv）**消化機能の亢進**：胃腸の平滑筋は収縮し，腸蠕動など消化管運動は亢進，消化液の分泌も増加する．

v）**排便・排尿の亢進**：直腸壁の筋が収縮し，内肛門括約筋が弛緩して，排便を促す．排尿筋が収縮し，内尿道括約筋が弛緩して，排尿を促す．

vi）**血糖低下**：肝臓のグリコーゲンが合成されて血糖が低下する．膵臓ではインスリン分泌が亢進する．

vii）**さまざまな腺分泌の亢進**：涙腺，気管支腺，消化腺など多くの外分泌腺の分泌を促進する．

(4) 自律神経系の調節

①**二重支配**：心臓，肺，胃腸，膀胱，膵臓，唾液腺などは，交感神経と副交感神経によって二重に支配される．多くの臓器では，交感および副交感神経は**拮抗《きっこう》的**に作用するが，**唾液腺**は交感および副交感神経のどちらの活動によっても**分泌が促進**される[注28]．

汗腺や**立毛筋**，**副腎髄質**，大部分の血管は**交感神経のみ**の支配を受ける．

②**トーヌス**：交感および副交感神経は，トーヌスという自発的活動をしている．交感神経

注26● **運動時の血流**：運動時は内臓の血流は減少するが，骨格筋の血流は増加する．

注27● **副腎髄質の神経支配**：副腎髄質の内分泌細胞は交感神経の節後神経細胞と同種の細胞と考えられ，副腎髄質は交感神経の節前神経に直接に支配される．

注28● **唾液と自律神経**：副交感神経が亢進すると漿液性のサラサラの唾液が分泌され，交感神経が亢進すると粘液性のネバネバの唾液が分泌される．

の分布する細動脈の血管はトーヌスにより，常時軽度の収縮状態にある．トーヌスが増えると血管はさらに収縮して，その部分の組織の血流は減少し，トーヌスが減ると，その部分の血管は拡張して血流は増加する．

(5) 内臓求心性線維

自律神経遠心性線維とほぼ並行して走行する求心性線維は，内臓からの情報を中枢へ伝える．情報のあるものは中枢神経系に送られて空腹や渇き，便意，尿意などの感覚を起こす．また感覚として意識に上らなくても，求心性情報が自律機能の反射性反応を引き起こし，恒常性の維持に役立つ．たとえば，血管壁にある圧受容器からの情報による圧受容器反射は，血圧の調節に重要な役割を果たす．

(6) 自律神経系の中枢

①**脊髄**：脊髄には節前神経の細胞体が存在し，末梢からは自律神経および体性神経の求心性情報の影響を受け，脳からは下行性情報の影響を受ける．

②**脳幹**：脳幹には，循環中枢，呼吸中枢，排尿中枢，嘔吐中枢，嚥下中枢，唾液分泌中枢，瞳孔の対光反射中枢などがあり，内臓求心性線維などからの影響を受け，自律神経系を調節する．

③**視床下部**：視床下部は**自律神経系の最高位中枢**とされ，自律神経活動と，ホルモン分泌を介して自律機能の発現と調節に働く．内部環境の変化を受け取る神経群が存在し，体温，血糖値，細胞外液量，浸透圧などの恒常性の調節を行う．摂食，防御，生殖などの本能行動様式の統合中枢でもある．視床下部によって自律神経系，内分泌系，体性神経系が協調的に調節される．

④**大脳辺縁系**：大脳辺縁系は視床下部との密接なつながりをもとに，本能および情動行動を制御する．

第3章 運動器系

キーワード

骨格　骨質　骨髄　骨代謝　軟骨　関節　骨格筋　筋線維　筋原線維　筋収縮　アクチン　ミオシン　α運動神経　神経筋接合部　筋紡錘　反射

学習の指針

A. 運動器系総論

1) 骨は骨質と骨髄から構成され，支持，運動，保護，造血，カルシウム貯蔵などに働く．
2) 破骨細胞は骨吸収に，骨芽細胞は骨形成に働く．
3) 軟骨は軟骨細胞と軟骨基質からなり，柔軟性がある．
4) 関節はその動きの程度によって，可動関節，半関節，不動関節に分類される．
5) 関節の末端は関節軟骨で覆われ，関節の周りを関節包が包む．
6) 骨格筋は運動，姿勢保持，熱産生作用をもつ．
7) 骨格筋は筋線維が束状に集まって構成される．骨格筋には横紋が認められる．
8) 運動神経からの刺激を受けると，筋細胞に活動電位が発生し，続いて収縮が起こる．
9) ミオシンがアクチンフィラメントの上を滑走することによって筋肉が収縮する．
10) 筋収縮のエネルギーはATPの分解による．

B. 骨格筋の神経支配と運動の調節

1) α運動神経が骨格筋とシナプスをつくる部位を神経筋接合部という．
2) 筋紡錘は筋の長さを，腱器官は筋の張力を感受する．
3) 伸張反射は単シナプス反射，拮抗抑制は多シナプス反射である．

同義語

筋細胞＝筋線維　Z板＝Z帯　横行小管＝T管　腱器官＝ゴルジ腱器官　伸張反射＝伸展反射　屈曲反射＝引っ込め反射　前庭反射＝迷路反射　下位運動ニューロン＝α運動ニューロン＝α運動神経

A 運動器系総論

身体の支柱は**骨格系**によりつくられる．骨格系は主に骨で構成され，これに軟骨や関節が加わる．筋が直接あるいは腱を介して骨に付く筋を**骨格筋**という．骨格筋が収縮して骨を引っ張り関節が動くと運動が起こる．このため骨格系と骨格筋を合わせて運動器系という（運動器系各論は第12章参照）．

1）運動の仕組み（図3-1）

神経が骨格筋を収縮させ，骨格筋が骨を引っ張ると，関節が伸展または屈曲する．たとえば以下の過程で肘が屈曲する．

①肘を曲げようと意志が働くと，筋皮《きんぴ》神経の興奮が上腕二頭筋に伝えられ，上腕二頭筋が収縮する．このように意志によって筋が収縮することを**随意的**《ずいいてき》な収縮という．また，筋皮神経が上腕二頭筋を収縮させるため，筋皮神経を上腕二頭筋の**支配神経**という．

②上腕二頭筋は，上は肩甲骨に，下は橈骨に付く．筋が収縮するとこれらの付着点は引き寄せられる．その間に肘関節があるため，肘関節が曲がる．

2）骨 bone

(1) 骨の生理作用

①**支持作用**：身体各部の支柱となる．

②**運動作用**：骨に付着している筋の収縮によって，関節を支点とした運動を行う．

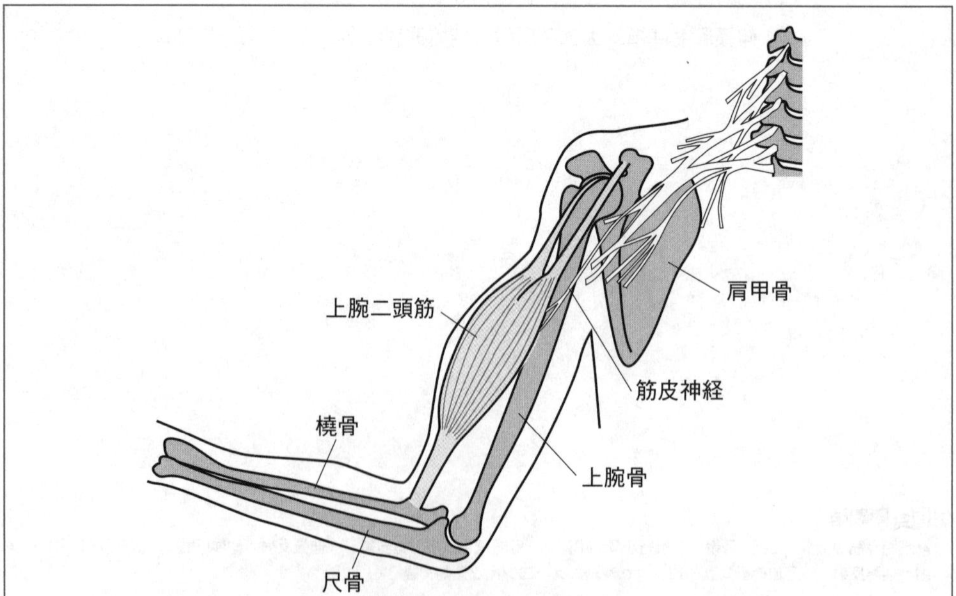

図3-1　運動の仕組み
肘関節の屈曲に働く骨格筋と支配神経の例を示す

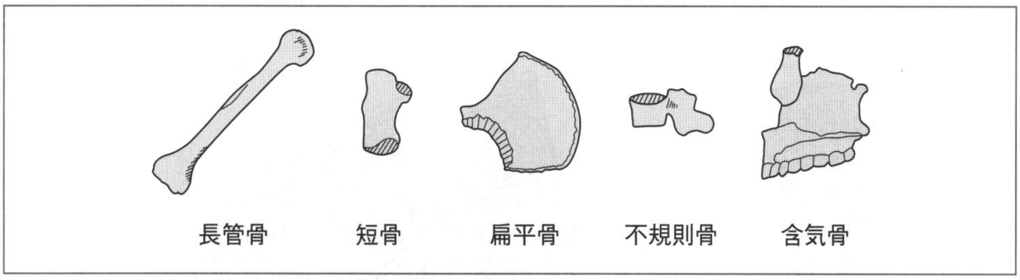

図3-2　骨の形状（中島，2017[7)]を参考に作成）

③**保護作用**：骨格の中に，脳や肺などの臓器を入れて保護する．

④**造血作用**：骨の中にある骨髄において赤血球，白血球，血小板が新生される．

⑤**カルシウムとリンの貯蔵作用**：全身の**カルシウム**の99％を含み，血中のカルシウムを一定に保つ．リンも85％は骨に貯蔵される．

(2) 骨の形状（図3-2）

①**長管骨**：長く伸びた管状の骨で，管状の部分を**骨幹**《こっかん》，両端の膨らんだ部分を**骨端**《こったん》という（例：大腿骨，上腕骨，鎖骨）．

②**短骨**：短く不規則な形の骨（例：手根骨，足根骨）．

③**扁平骨**：板状の扁平な骨（例：頭蓋の骨，骨盤の骨，胸骨）．

④**不規則骨**：複雑な形をした骨（例：椎骨）．

⑤**含気骨**《がんきこつ》：頭蓋の骨に多い．内部に空洞をもつため，骨が軽い（例：篩骨《しこつ》，上顎骨《じょうがくこつ》）．

⑥**種子骨**：腱の中にある小さな骨．（例：膝蓋骨）．

(3) 骨の構造（図3-3）

骨は関節面を除いて骨膜に包まれ，硬い骨質と，内部の軟らかい骨髄より構成される．

①**骨膜**：血管と神経に富む線維性結合組織の膜．骨の保護や栄養，太さの成長や再生に役立つ．

②**骨質**：緻密質《ちみつしつ》と海綿質よりなる．

ⅰ）**緻密質**：骨の表層を占める．ハバース系という円柱状の構造単位が集まって，硬い骨の殻を形成する．ハバース系の中心を，血管が通るハバース管が縦に走る[注1]．ハバース管の周りを同心円状にハバース層板が配列する．ハバース層板の間には多数の小腔《しょうくう》があり，その中には1個ずつ骨細胞が閉じ込められている．

ⅱ）**海綿質**：骨の深層や骨端にある．骨柱と呼ばれる網目状の薄い骨板からなる．海綿質には多数の空洞があり，その中には骨髄が入っている．

③**骨髄**：骨幹の中心部や海綿質中の髄腔にある軟らかい組織．

ⅰ）**赤色骨髄**：**造血作用**が盛んで，血液に富んでいるので赤く見える．成人では**椎骨**，**胸骨**，**肋骨**，**腸骨**などの中にある．

ⅱ）**黄色骨髄**：赤色骨髄に比べ血球が少なく，脂肪に富むので黄色を呈する．造血機能

注1● **フォルクマン管**：骨膜側から血管を導入する管で，ハバース管と交通する．骨質はハバース管とフォルクマン管を通る血管によって養われる．

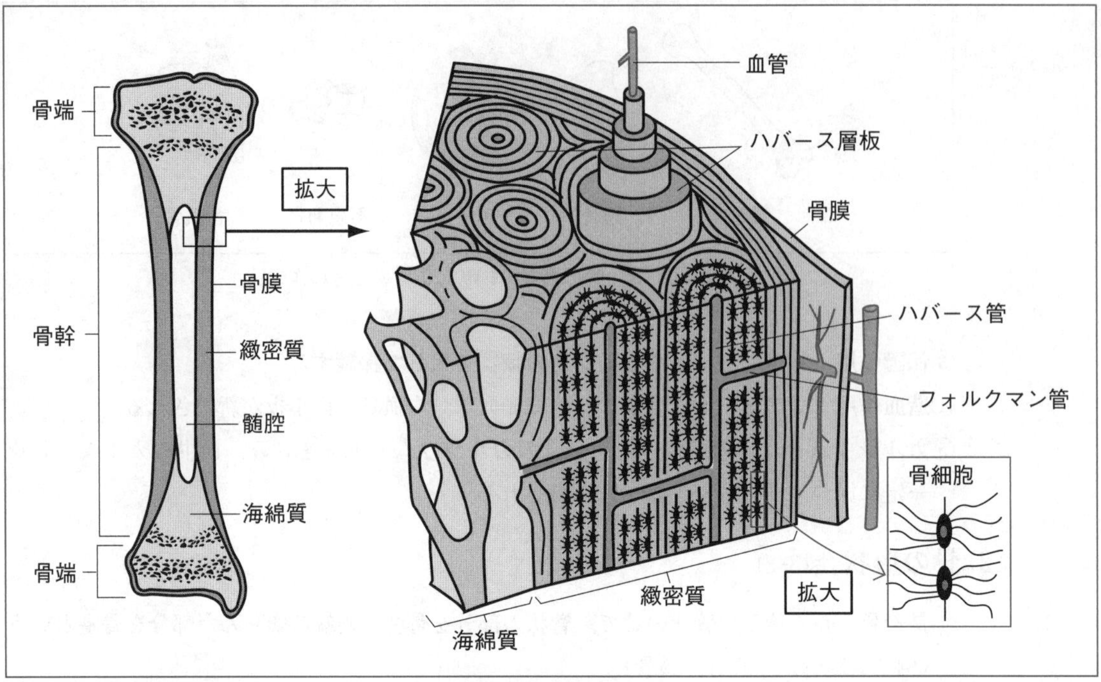

図3-3　骨の構造

がない．**長管骨**の骨幹部の髄腔《ずいくう》中にある．幼時には骨髄はすべて赤色骨髄からなるが，年とともに**脂肪細胞**が増えて黄色骨髄になる．

(4) 骨の代謝

骨の細胞間物質の無機質は主に**リン酸カルシウム**から，有機質は主に**コラーゲン線維**からなる．骨は常に新陳代謝が活発に行われている生きた組織である．

骨の再構築を**骨リモデリング**といい，古い骨を溶かしてCa^{2+}を血中に放出する**骨吸収**と，血中のCa^{2+}を取り込んで新しい骨質をつくる**骨形成**からなる．骨吸収に働くのは**破骨細胞**で，マクロファージの一種である．骨形成に働くのは**骨芽細胞**で，リン酸カルシウムやコラーゲンを合成・分泌する．骨化が進むと骨芽細胞は骨細胞となる．

骨の強度は以下の因子によって左右される．

①**ホルモン：カルシトニン，副甲状腺ホルモン，ビタミンD**によって，骨と血中のCa^{2+}のバランスが調節される[注2]．**成長ホルモン**や**性ホルモン**も骨の強化に関与する（第10章参照）．

②**カルシウム，タンパク質**：骨基質の材料となる栄養を摂取することが，骨の強化に必要である．カルシウム摂取量が少ないと，骨から血液へカルシウムを補うために骨吸収が進み，骨が弱くなる．

注2★ 副甲状腺ホルモンと骨代謝：副甲状腺ホルモンには，骨吸収を促して血中にカルシウムを供給する他に，骨吸収から骨形成への移行を促して骨を修復する作用がある．副甲状腺のホルモンが過剰であれば骨を破壊して骨粗鬆症を生じる．一方で，副甲状腺ホルモンを断続的に途切れ途切れ投与すると，骨形成が促進されるため，副甲状腺ホルモン剤は骨粗鬆症の薬として用いられる．

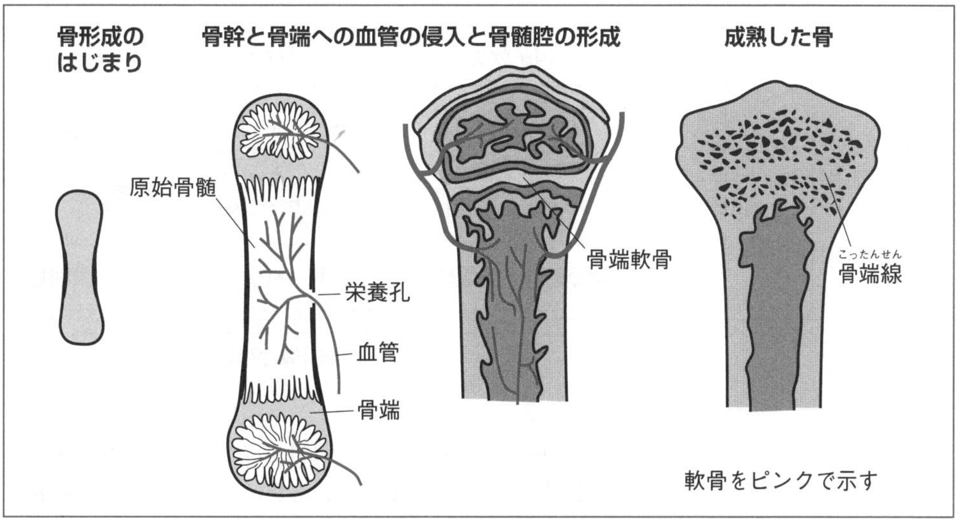

図3-4　骨の成長
（藤田ら，2002[8)]を参考に作成）

③**運動**：骨への荷重や負荷によって骨は強化される．

(5) 骨の代謝障害

骨代謝のバランスが崩れると，強い骨が保たれなくなり，以下の病態を生じる．

①**骨粗鬆症**：骨基質の量が低下するために骨がもろくなり，骨折しやすくなる病態である．エストロゲンは骨量を保つ働きがあるため，**閉経後**の女性は骨密度が低下し，骨粗鬆症になりやすい．副腎皮質ステロイドホルモン剤などの薬やさまざまな疾患も骨粗鬆症の原因となる[注3]．

②**骨軟化症**：骨基質中のカルシウムの割合が低くなるために，骨の石灰化が損なわれ，骨が軟らかくなる病態である．子どもではくる病といい，脚が曲がって成長する．**ビタミンD欠乏**など，カルシウムとリンの代謝異常が原因である．ビタミンDは紫外線を浴びると皮膚で生成されるため，**日光不足**も骨軟化症の原因となる．

(6) 骨の成長（図3-4）

胎児期に骨がつくられるとき，ほとんどの骨は軟骨を鋳型として形成される．このように軟骨が骨に置き換わっていく過程を**軟骨内骨化**という[注4]．

①**軟骨内骨化のはじまり**：長管骨の軟骨内骨化では，軟骨の中央部と骨端に血管が侵入する．ここを骨化点として，軟骨組織の破壊と骨組織の形成が起こる．

②**軟骨内骨化による骨の長軸方向の成長**：生後も，骨幹と骨端の間に，**骨端軟骨**の層が思

注3★ 骨粗鬆症の原因疾患：副甲状腺機能亢進症では，必要以上に分泌された副甲状腺ホルモンが骨からカルシウムを奪い，骨の破壊が徐々に進行する．慢性腎臓病ではビタミンD低下やリンの蓄積などのミネラル代謝異常の他，二次性副甲状腺機能亢進も骨粗鬆症の原因となる．糖尿病では，骨芽細胞を増やす作用のあるインスリンがうまく働かないために骨がもろくなる．

注4● 膜性骨化：前頭骨や頭頂骨など一部の扁平骨では，軟骨ではなく，結合組織性の膜から骨が形成される．

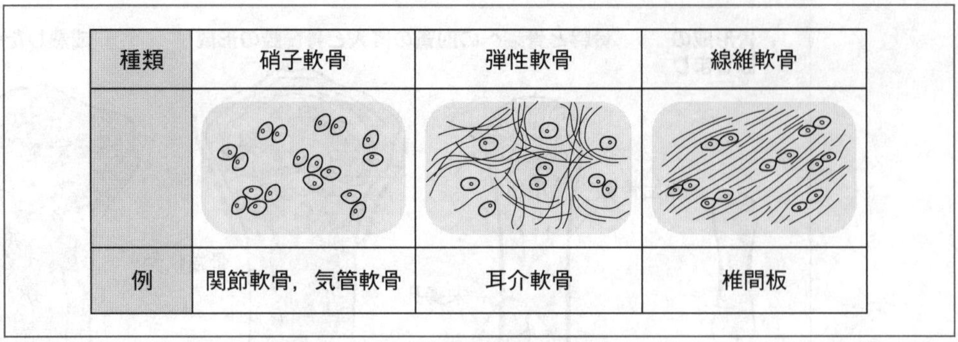

図3-5　軟骨組織の種類

春期まで残る．ここで軟骨が増殖を続け，増殖した軟骨が骨に置き換えられる[注5]．

③**成長の停止**：思春期以降，成長ホルモンの分泌が低下すると，骨端軟骨は骨組織で完全に置換され，それ以降，長管骨は長軸方向に成長できない[注6]．

3) 軟骨 cartilage（図3-5）

軟骨細胞と細胞間物質からなる組織で，**水分**に富み，圧迫と屈曲に対して柔軟性を示す．軟骨基質としては，**コンドロイチン硫酸**などの糖とタンパク質が結合した**プロテオグリカン**や，**ヒアルロン酸**という糖が主成分である．また，線維として**コラーゲン線維**や**弾性線維**を含む．軟骨のなかには血管や神経はほとんどない．

①**硝子《しょうし/ガラス》軟骨**：半透明な軟骨で体内に広く分布する（例：関節軟骨，気管軟骨）．

②**弾性軟骨**：大量の弾性線維を含み，弾力性に富む（例：耳介《じかい》軟骨）．

③**線維軟骨**：大量の膠原線維を含み，圧迫や牽引《けんいん》に強い（例：椎間板）．

4) 関節 joint

骨と骨との連結部を関節という．関節は，骨と骨をつなぎ止め，骨と骨との間の動きを可能にする．

(1) 関節の種類

すべての関節が自由に動くことができるわけではなく，動きの程度によって以下のように分類される．

①**可動関節**（図3-6）：骨と骨とが滑らかに動きうる関節で，大部分の関節はこれに属する．動きうる方向や程度は向かい合う関節面の形によって決まる．

ⅰ）**球関節**：多軸性の関節で，あらゆる方向に動くことができる（例：**肩関節《かたかんせつ》**）．

ⅱ）**鞍《あん/くら》関節**：2つの軸の周りに回転ができる（例：**手根中手関節**）．

ⅲ）**蝶番《ちょうばん/ちょうつがい》関節**：1軸性の関節で，ドアのように屈伸できる（例：**腕尺《わんしゃく》関節**，**指節間《しせつかん》関節**）．

ⅳ）**車軸関節**：1軸性の関節で，回転ができる（例：**正中環軸《かんじく》関節**，**上橈尺《とうしゃく》関節**）．

注5● 骨の太さの成長：成長期の骨では，骨膜からの骨芽細胞が緻密骨をつくることによって，骨は太くなる．

注6★ 仮骨：骨折するとその部位に軟骨と線維骨からなる仮骨が形成され，やがて骨組織に変化して骨折が治癒する．

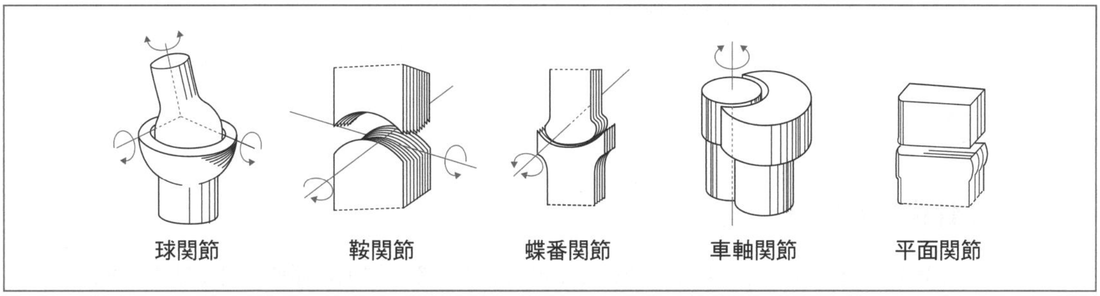

図3-6　関節の種類（中島，2017[7]を参考に作成）

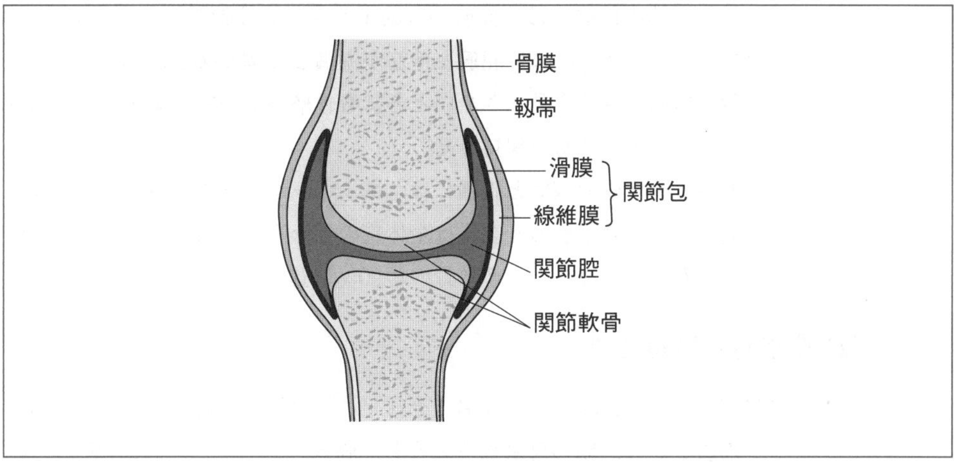

図3-7　関節の構造

ｖ）**平面関節**：平面と平面が擦れ合う関節で動きは少ない（例：**椎間《ついかん》関節**）.

②**半関節**：わずかしか動かない関節（例：仙腸《せんちょう》関節は平面関節であるが，ほとんど可動性がない半関節である）.

③**不動関節**：骨と骨が，軟骨や丈夫な結合組織を介してつながり，動くことができない.

ｉ）**線維性の結合**：骨が結合組織で連結されるもの（例：骨間膜の靱帯結合，頭蓋骨の**縫合**）.

ii）**軟骨性の連結**：骨が軟骨で連結されるもので，硝子軟骨の場合を**軟骨結合**（例：蝶《ちょう》後頭《こうとう》軟骨結合）という．線維軟骨の場合を**線維軟骨結合**という（例：**恥骨結合**や**椎間板**）．なお，線維軟骨結合は可動性があるため，半関節に分類されることも多い.

iii）**骨結合**：骨が骨質によって連結されるもの（例：腸骨・坐骨・恥骨が癒合した**寛骨**）.

(2) 関節の構造（図3-7）

1個の可動関節をつくる2つの骨の末端は，一般に一方が凸面，他方が凹面をなす．各末端部分は数mmの厚さの**関節軟骨**で覆われ，接触部分は滑らかである．**関節包**という結合組織が2つの骨をつなぎ，関節の周りを袋のように包む.

関節包に包まれた内部は**関節腔《かんせつくう》**で，**滑液**という粘稠《ねんちょう》な液で満たされ，この滑液が，機械の接触部の摩擦を減ずる潤滑油に相当する働きをする．関節包の内面は，滑膜という膜に覆われる注7．滑液は滑膜の細胞から分泌される．

靱帯は，関節包の外側にある帯状の結合組織で，骨と骨をつないで関節を補強する．

5) 骨格筋 skeletal muscle

(1) 骨格筋の作用

①**運動作用**：骨格筋が収縮・弛緩《しかん》して運動が生じる．関節の屈曲に働く筋を屈筋《くっきん》，伸展《しんてん》に働く筋を伸筋《しんきん》という．たとえば上腕二頭筋は肘を曲げる屈筋であり，上腕三頭筋は肘を伸展させる伸筋である．関節の屈曲の際は屈筋が収縮するが，伸筋は弛緩したままでいる．逆に関節の伸展では，伸筋が収縮するが屈筋は弛緩したままでいる．このように，運動を円滑に行うためには屈筋と伸筋が協調して働く必要がある．

②**姿勢保持作用**：身体を動かさないときにも骨格筋は一定の緊張状態にあり，関節を安定に支持し，一定の姿勢を保持させる．

③**熱の産生**：骨格筋の収縮と弛緩にはエネルギーが消費されるが，この際に副産物として熱が発生する．骨格筋の総重量は全体重の半分近くを占めるため，運動時には骨格筋による産熱が最大となり，全産熱量の約90％に達することもある．

(2) 骨格筋の構造（図3-8）

骨格筋の多くは紡錘《ぼうすい》形で，両端でそれぞれ別の骨に付着している．筋の中心の膨らんだ部分を**筋腹**《きんぷく》という．筋の付着部位のうち，動きの少ない（または体幹に近い）部位を**起始**《きし》，動きの多い（または体幹から遠い）部位を**停止**という．起始を2つもつ筋を二頭筋，3つもつ筋を三頭筋という．筋の両端は多くの場合，腱に移行して骨に付着する．

骨格筋の表面は**筋膜**という結合組織に緩く覆われ，筋肉は収縮する際に滑らかに動くことができる．

(3) 骨格筋の種類（図3-9）

ⅰ）**紡錘状筋**：中央部が太くて両端が細く，最も典型的な筋である（例：**上腕筋**）．
ⅱ）**羽状筋**《うじょうきん》：長い腱の両側に筋線維が斜めに広がる（例：**腓腹筋**）．
ⅲ）**半羽状筋**：腱の片側に筋線維が広がる（例：**半膜様筋**）．
ⅳ）**方形筋**：四角の筋腹をもつ（例：**方形回内筋**）．
ⅴ）**鋸筋**《きょきん》：付着部がのこぎり状をなす（例：**前鋸筋**《ぜんきょきん》）．
ⅵ）**多腹筋**：複数の筋腹が**中間腱**で直列につながる（例：**腹直筋**）．

(4) 筋線維 muscle fiber と筋原線維 myofibril（図3-8）

骨格筋は**筋線維**（筋細胞）という細長い細胞が多数集まって束状になる．筋線維は直径が約10～100 μm，長さが数mmから数10 cmになる大きな細胞で，複数の核をもつ**多核細胞**である．

注7★ 関節リウマチ：滑膜に炎症が起こり，滑膜が増殖してやがて関節が侵される自己免疫疾患の1つである．

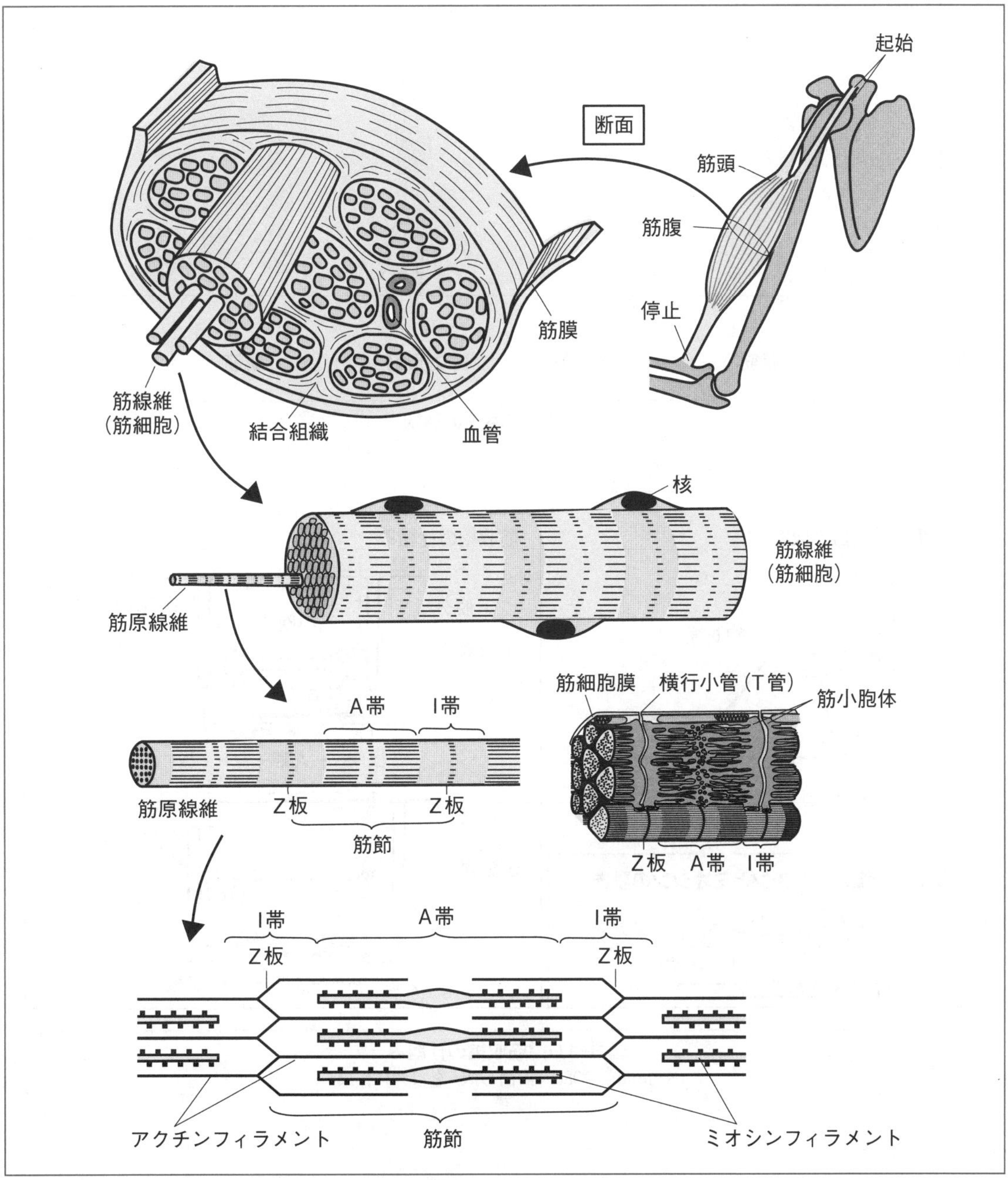

図3-8 骨格筋の微細構造（中島，2017[7]を参考に作成）

1個の筋線維の中には多数の**筋原線維**《きんげんせんい》が縦方向に密に並ぶ．筋原線維には規則正しい明暗の縞模様が認められる．この縞模様を**横紋**といい，横紋をもつ筋を**横紋筋**という．

筋原線維は，**筋小胞体**という袋状の構造物や横行小管《おうこうしょうかん》（T管）という管状の構造物によって取り巻かれる．筋小胞体中には大量のCa^{2+}が貯えられる．

筋原線維の中には**アクチン**というタンパク質からなる細いフィラメントと，**ミオシン**というタンパク質からなる太いフィラメントが規則正しく配列する．アクチンの一端はZ板《ばん》という仕切りに付着し，他端はミオシンと部分的に平行して走る．筋の収縮はミオシンが

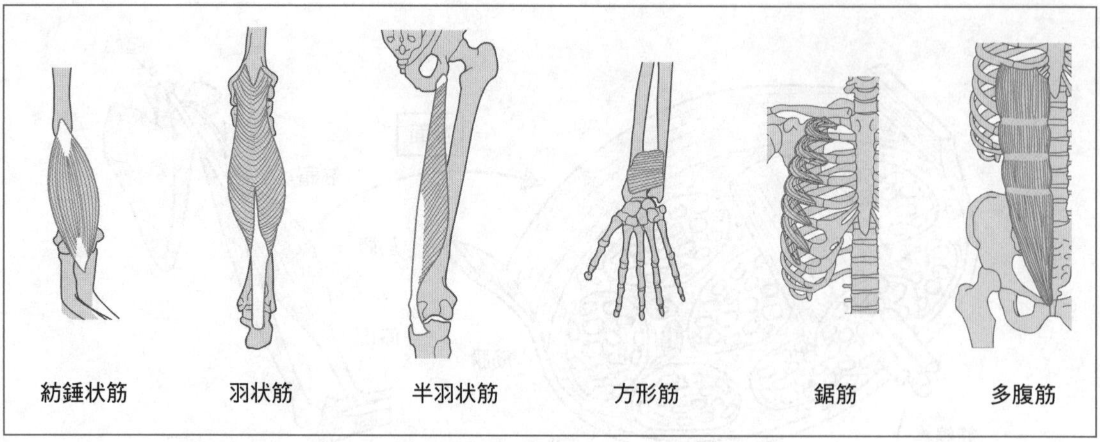

図3-9　骨格筋の形状

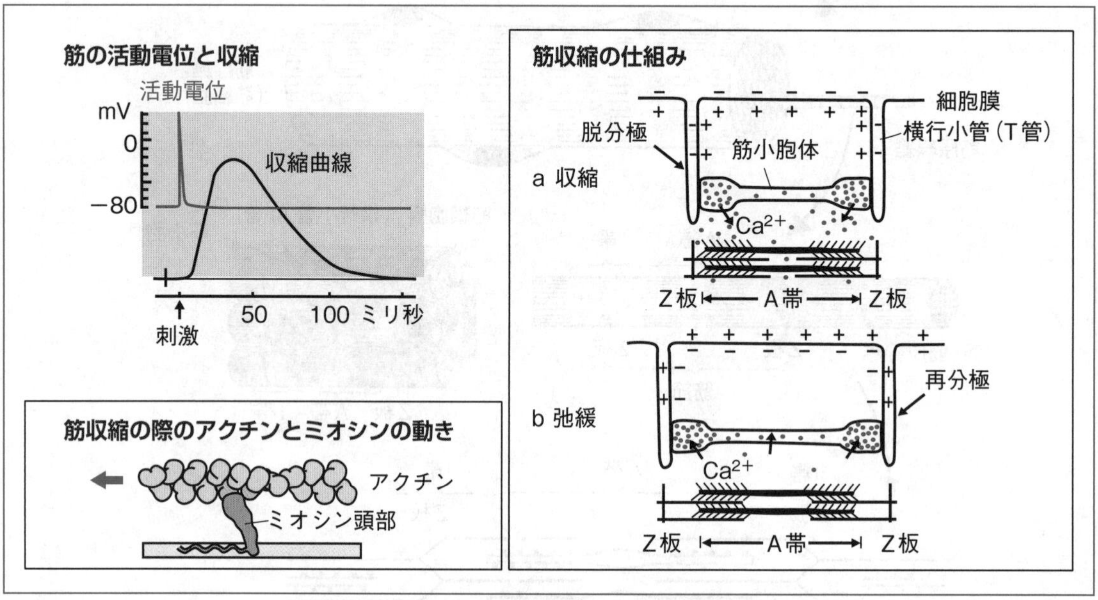

図3-10　筋収縮の仕組み
（Schmidt，1986，内薗ら訳[2]を参考に作成）

ミオシンのフィラメントとアクチンのフィラメントが互いに滑走すると筋が収縮する[注8].

(5) 筋収縮の機構（図3-10）

運動神経からの刺激を受けると，最初に筋細胞に活動電位が発生し，続いて（約10ミリ秒後）収縮が起こる．これは以下の過程で引き起こされる．

①運動神経の興奮が**神経終末**に達し，神経伝達物質である**アセチルコリン**が放出される．

注8● A帯とI帯：太いミオシンが存在する部分は暗く見え，A帯という．ミオシンのない部分は明るく見え，I帯という．A帯とI帯が規則正しい明暗の縞模様をつくるのが横紋である．

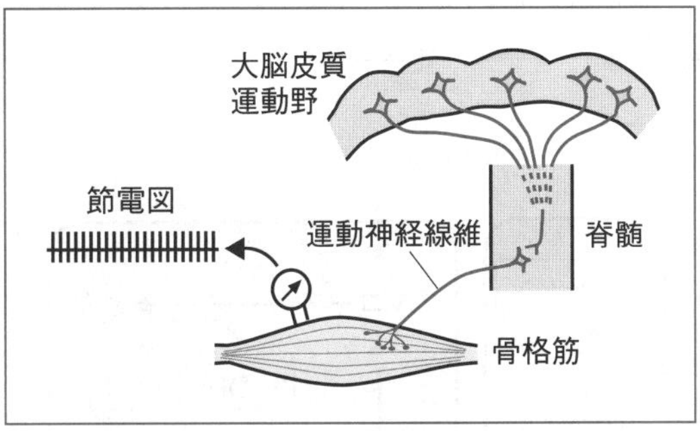

図3-11　骨格筋の神経支配と筋電図

②アセチルコリンが筋細胞膜にある受容体に結合すると，筋細胞に**活動電位**が発生する．これを筋細胞の**興奮**という．

③筋細胞の興奮は横行小管（T管）に沿って筋細胞の中に伝えられ，**筋小胞体**からCa^{2+}を細胞内に放出させる．

④**アクチン**の表面をブロックしているタンパク質がCa^{2+}の作用によってはずれ，**ミオシン**の頭部がアクチンに結合できる状態になる．

⑤ミオシン頭部が首を振るようにしてアクチンを引っ張り，力が発生する．Ca^{2+}と**ATP**のある状態では，ミオシン頭部の動きによりミオシンがアクチンフィラメントを滑らせて，筋が収縮する．この間にATPが分解されてADPになる．

⑥活動電位が終了すると，Ca^{2+}は筋小胞体にATPを使って取り込まれ，アクチンの表面がブロックされてミオシンが離れ，筋は弛緩《しかん》する[注9]．

(6) 骨格筋と筋電図 electromyogram (EMG)（図3-11）

骨格筋は，大脳皮質の指令によって随意的に，あるいは意志とは関係なく反射性に収縮する．いずれの場合にも，脊髄や脳幹の運動神経を介して興奮が伝わり，筋が収縮する．

筋の収縮に先立って起こる筋の電気的な活動を記録したものが筋電図である．電極を皮膚の上に置くか筋肉内に刺入《しにゅう》して測定する．筋電図は以下のことを反映する．

①運動神経が正常に働いているか．

②運動神経からの情報が筋に正確に伝わっているか．

③筋に損傷がないか．

(7) 筋収縮のエネルギー代謝（図3-12）

筋収縮のエネルギーは**ATP**の分解によってもたらされる．

まず，筋線維内に蓄えられているATPが利用されるが，これは数秒程度で消費されるため，すぐに以下に述べるようなATPを供給する仕組みが作動する．クレアチンリン酸（後述①）と乳酸系（後述②）ではO_2を使わないが，クエン酸回路と電子伝達系（後述③）で

注9● 筋肉の硬直と融解：ATPが不足すると筋肉は硬直する．死後，ATPが産生されないために筋肉は硬直するが，さらに時間が経つとアクチンやミオシンが壊されて，筋肉は融解して軟らかくなる．

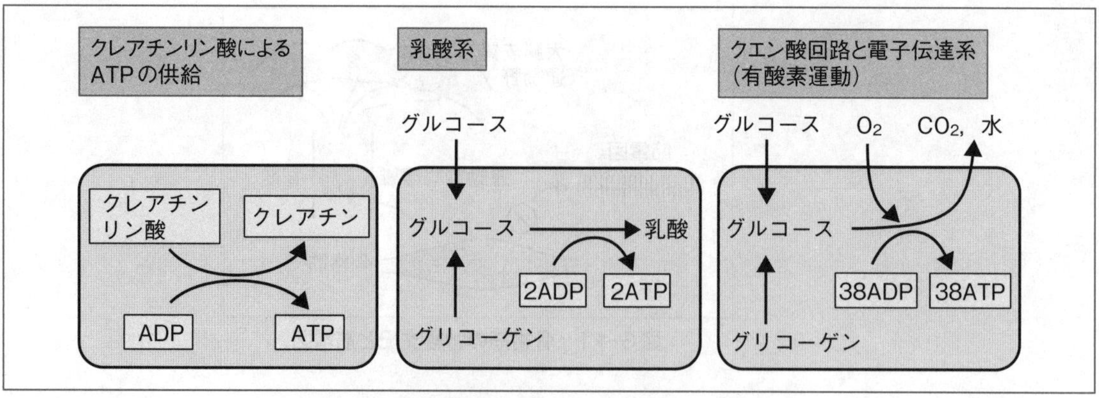

図3-12　筋収縮のエネルギー代謝を表す模式図

は，呼吸することで取り込んだO_2を使って効率的にATPを生成する[注10]．

①**クレアチンリン酸**によるATPの供給：**O_2を使わない**嫌気的反応である．ADPがクレアチンリン酸からリン酸を受け取ってATPに再生される．この反応はO_2を必要としない．筋線維内に貯蔵されているクレアチンリン酸の量は，運動を10秒間行える程度であり，運動を続けるために以下の②の系が働く．

②**乳酸系**：①と同様に，**O_2を使わない**嫌気的反応である．筋線維内に貯蔵されているグリコーゲンや血液から取り込まれた**グルコース**が**ピルビン酸**に分解される過程でATPが補給される．この反応を**解糖系**という．O_2がない状態では，ピルビン酸から乳酸が生成される．40～50秒程度の運動時に重要であるが，この過程では1モルのグルコースからATPは2モルしか生成されない．

③**クエン酸回路と電子伝達系**：**O_2が供給**されると，解糖系で生じたピルビン酸は**ミトコンドリア**に運ばれ，クエン酸回路と電子伝達系によって最終的にH_2OとCO_2に分解される．この過程では1モルのグルコースから最大38モルという大量のATPが補給される．これによる長時間の持久性運動を**有酸素運動**という（第8章参照）．

(8) 等張性収縮と等尺性収縮

何ももたずに肘を屈曲させるような運動では，筋肉は収縮して短くなるが，筋肉にかかる張力はほぼ一定である．このような収縮を等張性《とうちょうせい》収縮という．

肘を動かさない状態で重い物を支える場合は筋の収縮によって力は生じるが，筋の長さは変化しない．このような収縮を等尺性《とうしゃくせい》収縮という．

筋肉が伸びても縮んでもいない状態を**静止長**という．静止長で筋の**収縮力**は**最大**となる．

注10●白筋線維と赤筋線維：骨格筋線維には白筋線維と赤筋線維とがある．赤筋線維はミオグロビンというヘモグロビンに似たタンパク質が豊富で，酸素を多く取り込むのに適している．白筋線維は速い運動に，赤筋線維は姿勢保持のような持続的な筋収縮に関与する．一般には1つの筋の中にこの2種類の筋線維が混在する．

(9) 運動時の各器官の働き

運動に必要なグルコースとO_2は血液によって供給されるため，運動時には心拍出量が増大し，骨格筋への血流量が増大し，運動に関与しない臓器への血流量は減少する．運動時には呼吸器系も活性化される．また運動によって熱が体内に貯まると皮膚が熱を逃がすように働く．

B 骨格筋の神経支配と運動の調節

1) 骨格筋の神経支配

脳からの運動の指令は，上位運動ニューロンによって錐体路と錐体外路からなる下行路を通って脊髄前角や脳幹に達し，そこで下位運動ニューロンに接続する．**下位運動ニューロン**は**骨格筋**に接続し，筋肉を収縮させる[注11]．

(1) α運動神経 α motor neuron と運動単位 motor unit（図3-13）

骨格筋に接続する**下位運動ニューロン**を**α《アルファ》運動神経**という．α運動神経の細胞体は**脊髄前角**または脳幹に位置する．軸索は，骨格筋に近づくにつれ多数の枝に分かれ，個々の枝がそれぞれ1本の骨格筋線維に分布する．

α運動神経が骨格筋とシナプスをつくる部位を**神経筋接合部**という．このシナプスは興奮性シナプスで，神経伝達物質は**アセチルコリン**である．

1個のα運動神経は枝分かれをして数本から数百本の筋線維を支配する．1個のα運動神経とこれによって支配されている筋線維群を**運動単位**という．1つの運動単位に属する筋線維の数は，手指の筋や眼球運動の筋など細かい運動に関与する筋では少なく，体幹の筋

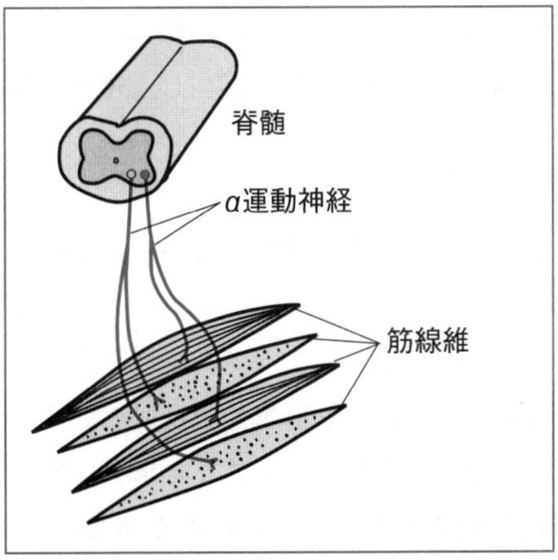

図3-13　2つの運動単位の模式図

注11★ 筋萎縮性側索硬化症（ALS）：下位運動ニューロンと上位運動ニューロンが進行性に変性・消失していく疾患で，筋萎縮と筋力低下を生じる．その一方で，身体の感覚や知能，内臓機能などは保たれる．

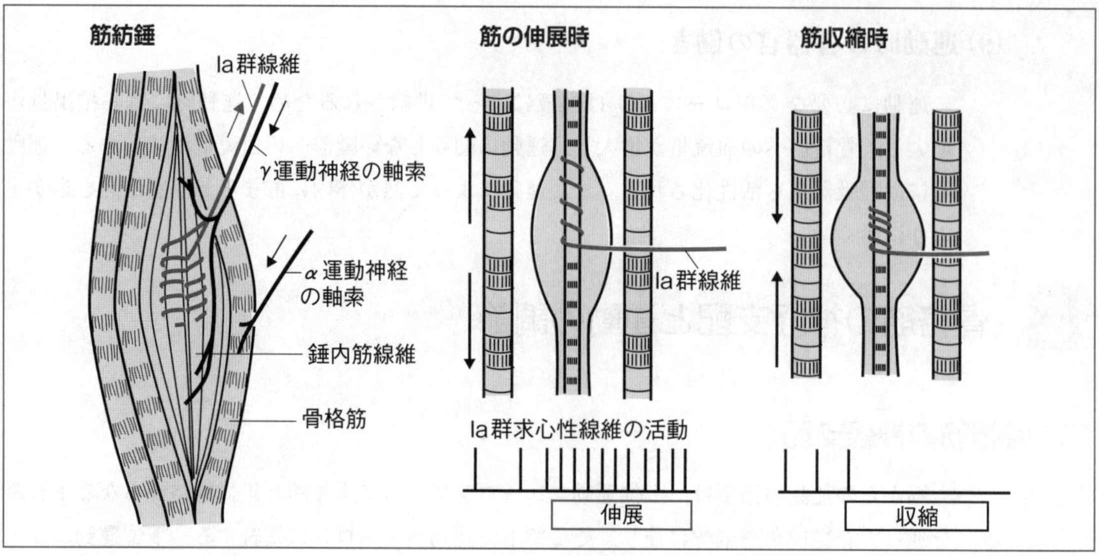

図3-14　筋紡錘
（Vander, 2001.[5)] を参考に作成）

などおおまかな運動に関与する筋では多い．

(2) 筋紡錘 muscle spindle と腱器官 tendon organ（図3-14）

骨格筋や腱には，筋の状況を中枢神経系に伝える**感覚神経**が分布する．

筋紡錘《きんぼうすい》は紡錘形をした感覚受容器で，**筋の長さ**を測定する．中には錘内《すいない》筋線維という特殊な筋線維群が存在する．筋が伸展すると求心性神経のIa群線維の活動が増加し，その情報は中枢神経に伝えられる[注12]．

腱器官は**筋の張力**を感受する受容器である．

2) 運動反射と運動の調節

運動反射では特定の刺激によって，筋に不随意な収縮が自動的に引き起こされる．脊髄や脳幹には運動反射の中枢が多く存在し，運動の調節にかかわる．

(1) 脊髄反射 spinal reflex

脊髄を中枢とする反射を脊髄反射という．単純な反射が多く，反射を生じるまでの時間が短い．

①**伸張反射**：腱を叩くことによってある筋を引き伸ばして筋紡錘を刺激すると，反射性にその筋が収縮する．この反射を伸張反射という．

伸張反射は脊髄内で1個のシナプスを介する**単シナプス反射**である．求心路は**筋紡錘**につながるIa群線維である．Ia群線維の興奮はシナプスを介して，遠心路である脊髄前角の**α運動神経**を興奮させる．α運動神経の活動は刺激された筋の筋線維に伝えられ，

注12● γ《ガンマ》**運動神経**：錘内筋線維はγ運動神経という運動神経の支配も受ける．これは筋紡錘の感度を調節する．

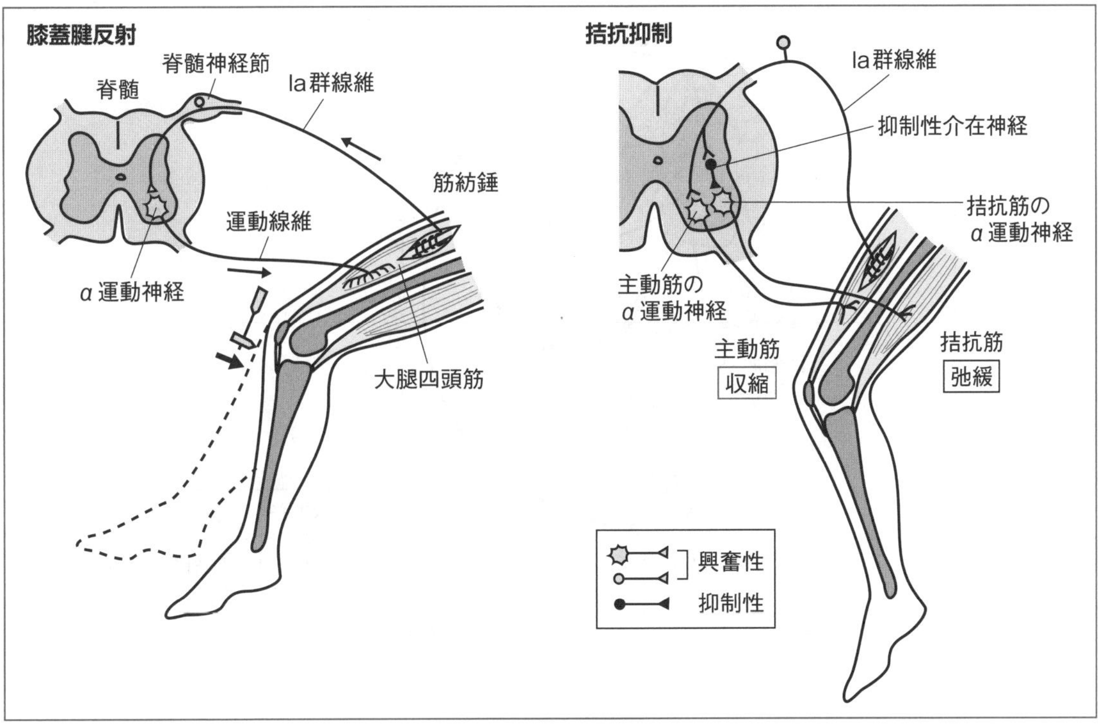

図3-15　脊髄運動反射

その筋を収縮させる．

臨床では伸張反射を伸展反射という．臨床の診断でよく用いられる伸張反射の例として以下の反射がある．

i）**膝蓋腱《しつがいけん》反射**（図3-15A）：膝蓋骨の下にある大腿四頭筋の腱を叩打《こうだ》すると，筋長が瞬間的に伸び，筋紡錘が刺激されて，大腿四頭筋が収縮して膝関節が伸展する．

ii）**アキレス腱反射**：アキレス腱を叩打すると，下腿三頭筋が収縮して足が底屈する．

iii）**上腕二頭筋反射**：肘窩《ちゅうか》部で上腕二頭筋の腱を叩打すると，上腕二頭筋が収縮して肘関節が屈曲する．

iv）**上腕三頭筋反射**：肘頭《ちゅうとう》の上の上腕三頭筋の腱を叩打すると，上腕三頭筋が収縮して肘関節が伸展する．

②**拮抗抑制**（図3-15B）：ある筋が引き伸ばされると，伸張反射を生じるのと同時に，その筋と反対の動きをする**拮抗筋を弛緩**させる拮抗抑制が働く．拮抗抑制は脊髄内で2個のシナプスを介する**多シナプス反射**である．求心路は，筋紡錘につながるIa群線維である．Ia群線維は脊髄内で抑制性の介在神経を興奮させ，拮抗筋のα運動神経を抑制し，拮抗筋が弛緩する．

③**屈曲反射**（図3-16）：皮膚や筋・関節などに強い侵害《しんがい》性刺激を加えると，同側の屈筋が収縮し，伸筋が弛緩する．たとえば足に熱刺激あるいは釘を踏みつけるような痛み刺激が加えられると，同側の足全体を引っ込める反射が起こる．新生児期には弱い刺激でも屈曲反射が認められるが，成長に伴って上位中枢からの制御を受け，検出され難くなる．

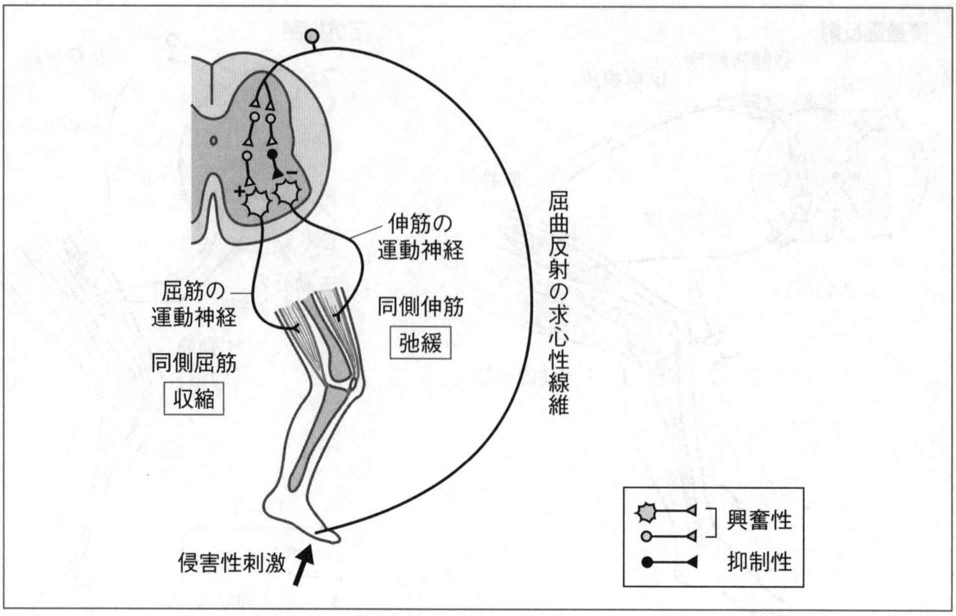

図3-16　屈曲反射

(2) 姿勢反射 postural reflex

起立時には，伸筋や体幹の筋が常時収縮して重力に抗して姿勢を維持する．外力によって姿勢が崩されたり，床面が傾いたりしても，前庭からの平衡感覚，筋紡錘からの深部感覚，目からの視覚などの情報に基づいて姿勢を維持する反応が反射性に行われ，これらを姿勢反射という．姿勢反射の反射中枢の多くは脳幹に存在する．

①**前庭脊髄反射**：つまずいて倒れそうなときのように，頭部が重力に対して傾くと，前庭器官が刺激され，頭部を地面に対して垂直に戻す動きが引き起こされる．

②**頸反射**：首の筋や関節の刺激によって四肢に起こる反射である[注13]．

③**立ち直り反応**：身体を正常な姿勢に立て直すための反応．身体に加わったねじれを戻す反応や，身体を地面に対して垂直方向に保つ反応などがある[注14]．

④**平衡反応**：急にバランスが崩れたときに平衡や重心を保とうとする反応．**パラシュート反射**は平衡反応の一種で，抱きかかえた乳児を急に落下するように前に傾けると，両腕を伸ばして身体を支えて保護しようとする．この反射は生後6カ月以降に認められるようになり，生涯持続する．

注13●緊張性頸反射：首の筋や関節の刺激によって四肢に起こる反射である．非対称性緊張性頸反射では，乳児を仰臥位で寝かせて頸を右に向けると，左側の上下肢が屈曲し，右側の上下肢は伸展し，フェンシングのような姿勢になる．乳児に認められ，成長に伴って上位中枢の制御を受けて消失するが，その後も反射弓は残り，姿勢の制御に働く．

注14●立ち直り反応の種類：頸部からの立ち直り反応では，仰臥位の乳幼児の頭を一方に向けると，頸筋の筋紡錘が刺激されて，身体が頭と同じ方向に回転する．身体（体表面）の立ち直り反応では，身体の一部が支持面に触れることで，姿勢が保たれる．迷路性立ち直り反応では，身体が傾くと，蝸牛や前庭器の働きにより頭が垂直方向に立ち直る．視覚性立ち直り反応では，視覚情報により頭部の位置を保持する．

(3) 原始反射 primitive reflex

新生児や幼児期のみにみられる反射を原始反射という．神経系が発達するにつれ，大脳など高次の中枢によって修飾され，検出されなくなる．

吸引反射（口の周りを指や乳首で刺激すると吸いつく反射）や**手掌《しゅしょう》把握反射**（手掌を指などで刺激すると握って離さない反射），**モロー反射**（頭を少し持ち上げてから離すと，両腕をパッと開いてから，しがみつくように閉じる反射）などは，生後3～6ヵ月頃までに消失する．

(4) その他の反射

日常的に遭遇することの多い反射として以下のものがある．

①**皮膚運動反射**：皮膚に軽い刺激を加えたときに，反射的にある特定の筋が収縮する．たとえば腹壁の皮膚をこすると腹壁筋が収縮する．**バビンスキー反射**は，足底の皮膚の刺激で母趾の背屈などを生じる反射で，2歳頃までの乳児で検出される．成人でも錐体路が障害されると，病的なバビンスキー反射が現れる．

②**脳神経を介する脳幹反射**：**角膜反射**（角膜を刺激すると眼瞼が閉じる），**嚥下《えんげ》反射**（第9章参照），**咳《せき》反射**（第7章参照），**前庭動眼反射**（第4章参照）などがある．

(5) 運動の調節

中枢神経系内には，さまざまな調節を担う仕組みを備えた領域が存在し，これらの領域を**運動中枢**と呼ぶ．運動中枢は，脊髄・脳幹・大脳基底核・小脳・大脳皮質など広い領域に存在する．

大脳皮質の連合野で運動の計画が立てられると，その情報は大脳基底核に送られ，運動を行うためのプログラムが呼び出される．このプログラムに沿って大脳皮質運動野の神経細胞が運動の指令を出す．

小脳による調節は，姿勢の調節や，学習された速い目標到達運動（たとえばスポーツの習得など）に重要である．

視床は大脳基底核や小脳を，運動野と連絡する．感覚入力を運動に組み込むのに重要である．脳幹と脊髄には反射の中枢が多く存在し，運動調節に働く．

第4章 感覚器系

キーワード

特殊感覚　視覚　眼球　網膜　聴覚　蝸牛　平衡感覚　前庭器官　味覚　味蕾　嗅覚
嗅上皮　皮膚　体性感覚　内臓感覚　痛覚

学習の指針

A. 感覚の一般的性質

1) 生体には特定の種類の刺激に応じる感覚器官がある.

2) 感覚は特殊感覚，体性感覚，内臓感覚に大別される.

3) 特殊感覚には視覚，聴覚，平衡感覚，嗅覚，味覚がある.

B. 視覚

1) 眼球は，眼球壁と，内部の水晶体，硝子体，眼房からなる.

2) 眼球壁は強膜，角膜，虹彩，毛様体，脈絡膜，網膜からなる.

3) 視覚は物体の色，形，明るさに関する情報を網膜の視細胞で受容する.

4) 遠近の調節は水晶体の厚みで，明るさの調節は瞳孔の大きさで調節される.

C. 聴覚と平衡感覚

1) 耳は外耳，中耳，内耳に区分される．外耳と中耳は鼓膜で区分される.

2) 音波による鼓膜の振動は，耳小骨で増幅され，内耳の蝸牛のコルチ器官の有毛細胞で受容される.

3) 平衡感覚は，頭の向きや身体運動の加速度を，内耳の前庭器官の有毛細胞で受容する.

D. 味覚と嗅覚

1) 味覚は舌表面の舌乳頭に分布する味蕾の味細胞で受容される.

2) 味覚には甘味，酸味，苦味，塩味，うま味がある．辛味は体性感覚である.

3) 嗅覚は鼻腔の天井にある嗅上皮の嗅細胞で受容される.

E. 体性感覚と内臓感覚

1) 皮膚は，表皮，真皮，皮下組織から構成され，毛，爪，汗腺や脂腺などの付属器官がある.

2) 体性感覚には表在感覚と深部感覚がある．表在感覚には機械感覚，温度感覚や痛覚がある.

3) 内臓感覚には空腹感，渇き，尿意，便意などの臓器感覚と内臓痛覚がある.

4) 痛覚には表在性痛覚，深部痛覚，内臓痛覚がある.

5) 表在性痛覚は局在がはっきりしているが，深部痛覚と内臓痛覚は局在性が乏しい.

同義語

外膜＝線維膜　中膜＝ぶどう膜　錐体細胞＝錐体　杆体細胞＝杆体　盲斑＝マリオットの盲点　眼瞼＝まぶた　輻輳＝うちよせ
聴力計＝オージオメータ　らせん神経節＝蝸牛神経節　平衡砂＝耳石　半規管＝三半規管　回転角加速度＝角加速度＝回転加速度
表在感覚＝皮膚感覚　メラニン細胞＝メラノサイト　コラーゲン線維＝膠原線維　脂腺＝皮脂腺　筋肉注射＝筋肉内注射

A 感覚の一般的性質

生体には環境の変化を捉《とら》えるための感覚器官が備わっている．たとえば，音の変化を受け取る耳，味の変化を受け取る舌はおのおの感覚器官である．個々の感覚器官は環境の変化のうち，ある特定の範囲の刺激に反応して情報を受け取って脳に伝える．

(1) 感覚の種類（表4-1）

感覚は特殊感覚，体性感覚，内臓感覚に分類される．特殊感覚には視覚，聴覚，平衡感覚，嗅覚，味覚があり，体性感覚には表在感覚と深部感覚がある．同じ種類の感覚のなかで質を区別できる．たとえば，視覚での青と赤，聴覚での高音と低音の区別などである．

(2) 感覚の特徴

①**適刺激** adequate stimulus：感覚器官は特定の刺激に敏感に応じる感覚受容器を備えている．ある感覚受容器に最適な刺激をその感覚受容器の適刺激という．たとえば，光は視覚の適刺激であり，音は聴覚の適刺激である．

②**刺激の強さと感覚**：刺激が強いと受け取る感覚は強まり，刺激が弱いと感覚は弱まる．異なる強さの刺激を区別するのに必要な刺激の差の最小量を弁別閾《べんべついき》という．

③**感覚の順応**：持続的な刺激は，次第に弱く感じるようになる．これを感覚の順応という．触覚や嗅覚などは順応が速く，**痛覚**は順応が起こりにくい．

④**感覚の認識**：感覚受容器で受け取られた感覚の情報は，大脳皮質の感覚野に伝えられて感覚を起こす．感覚野には体性感覚野，視覚野，聴覚野，味覚野などがある．感覚野に投射した感覚情報は連合野で処理され，過去の記憶と照合されて認識される．

⑤**感覚入力の調節**：感覚受容器によって受容された感覚は，中枢神経系に伝えられる過程で調節を受ける．たとえば視覚や表在感覚では，刺激部位の周辺の感覚情報は抑制される．これを周辺抑制といい，刺激された部分の感覚を浮き出させる．また大脳皮質連合野の働きにより特定の感覚に集中して，ある感覚を敏感に感じ取ることも可能である．

⑥**感覚と情動**：感覚情報は大脳皮質感覚野の他に視床下部と大脳辺縁系にも伝えられ，情

表4-1　感覚の種類

感覚の種類		感覚器官	感覚の質
特殊感覚	視覚	眼（網膜）	光，色など
	聴覚	耳（コルチ器官）	高音，低音など
	平衡感覚	耳（前庭・半規管）	頭の向きなど
	嗅覚	鼻（嗅上皮）	花の香り，刺激臭など
	味覚	舌（味蕾）	甘味，塩味など
体性感覚	表在感覚	皮膚，粘膜	触覚，温度感覚，痛覚など
	深部感覚	筋，腱，関節	位置覚，痛覚など
内臓感覚	臓器感覚	内臓	空腹感，尿意など
	内臓痛覚	内臓	痛覚

動を生じさせる．感覚の認識とは関係なく，発汗などの情動反応を起こすこともある．

⑦**感覚刺激と反射**：感覚が反射を生じることがある．たとえば対光反射では，眼に強い光が入ると縮瞳《しゅくどう》が起こる．

B 視覚 visual sensation（図4-1）

視覚とは光の情報であり，眼によって感受される．眼は眼球とその付属器からなる．

眼はカメラに例えることができる．カメラのレンズに相当する屈折系が角膜《かくまく》と水晶体《すいしょうたい》であり，カメラの絞りに相当するのは虹彩《こうさい》である．感光フィルムに相当する部分が網膜《もうまく》で，波長400〜800nmの範囲の可視光を受容する．網膜上では視細胞という光感受細胞によって，光の情報が電気信号に変えられ，視神経を通って大脳皮質後頭葉の視覚野へ伝えられる．物体の形，動き，遠近，方向などを認識するには，大脳皮質の関与が必要である．

1）眼球 eyeball（図4-2，表4-2）

成人の眼球は直径約2.5cmの球形の器官である．眼球は，眼球を取り巻く眼球壁と，内部の水晶体，硝子体《しょうしたい》，眼房《がんぼう》からなる．

眼球の後部は眼窩《がんか》の中に埋まっており，前部1/6が外界に露出し，眼瞼《がんけん》で保護される．

(1) 眼球壁

眼球壁は，外膜，中膜，内膜に分けられる．

①**外膜**：白目に当たる**強膜**とレンズの役割をする**角膜**からなる．

②**中膜（ぶどう膜）**：光の量を調節する**虹彩**，水晶体の厚さを調節する**毛様体《もうようたい》**，血管の豊富な**脈絡膜《みゃくらくまく》**からなる．

③**内膜**：光を感受する**網膜**からなる．

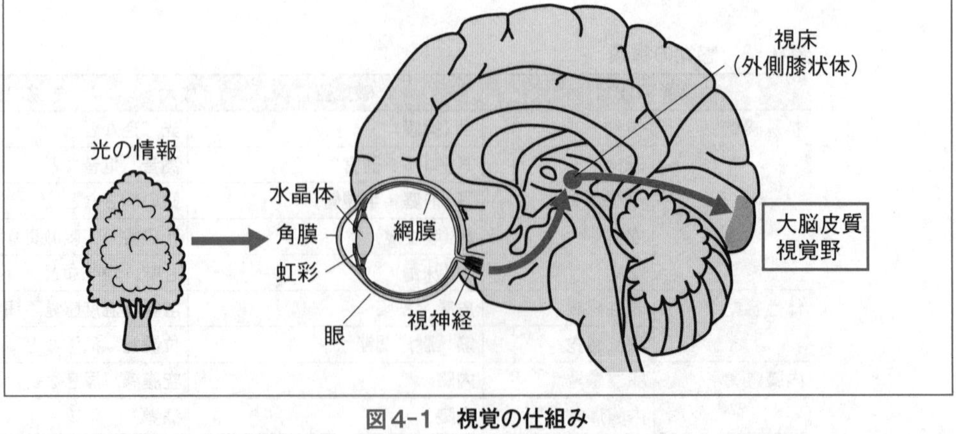

図4-1　視覚の仕組み

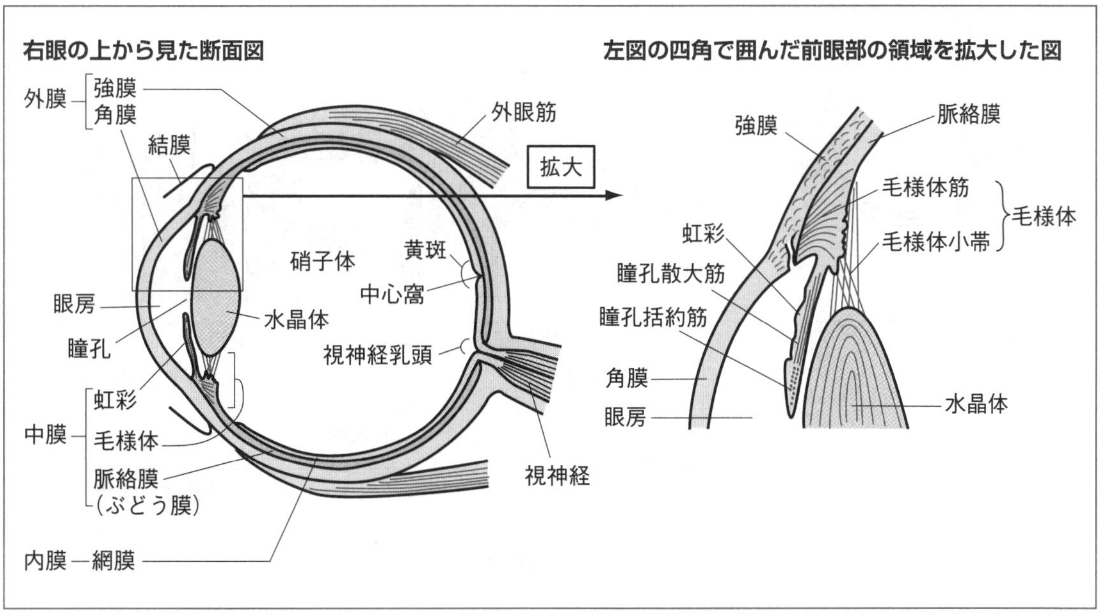

図4-2　眼の構造

表4-2　眼球の構造と機能

眼球壁	外膜（線維膜）	前部	角膜	直径約10～12mm，厚さ約1mmのコンタクトレンズ状の膜. 強膜よりも強く弯曲し，水晶体とともに屈折系として働く. 感覚神経が豊富に分布する.
		後部	強膜	厚み約1mmの白く強靱な膜. 角膜の周りの強膜前部は眼球結膜に覆われる.
	中膜（ぶどう膜）	前部	虹彩	水晶体の前方に伸びる膜状組織. 瞳孔散大筋と瞳孔括約筋を含み，光の量を調節する. 虹彩中央の開口部が瞳孔である.
			毛様体	虹彩のつけ根にあり，中に毛様体筋が走る. 毛様体筋が収縮すると毛様体小帯が緩んで水晶体は厚くなる.
		後部	脈絡膜	強膜と網膜の間にある薄い組織で，血管とメラニンに富む.
	内膜	後部	網膜	光を感受する視細胞を含む神経部と色素細胞よりなる.
眼球内部	水晶体	直径約9mm，厚み約4～5mmの透明な凸レンズで，角膜とともに屈折系として働く.		
	硝子体	眼球内の大部分を占め，透明なゼリー状物質よりなる.		
	眼房	角膜の後，水晶体の前にあり，眼房水で満たされる.		

(2) 網膜 retina（図4-3）

網膜には神経節細胞，視細胞，色素細胞など，種々の細胞が層状に分布する[注1].

①**視細胞**：光に反応する**光受容器**で，錐体《すいたい》細胞と杆体《かんたい》細胞からなる[注2]. **錐体細胞**は明る

注1● **網膜の神経部**：視細胞層，内顆粒層（双極細胞，水平細胞，アマクリン細胞），神経節細胞層よりなる．視覚情報の主な経路は，視細胞-双極細胞-神経節細胞である．この経路を通る視覚情報は水平細胞とアマクリン細胞によって修飾される．

注2● **ロドプシンとオプシン**：視細胞には視物質（感光色素）が含まれ，これに光が当たると細胞が反応する．杆体の視物質をロドプシンという．青，緑，赤の錐体には，それぞれ青オプシン，緑オプシン，赤オプシンが存在する．

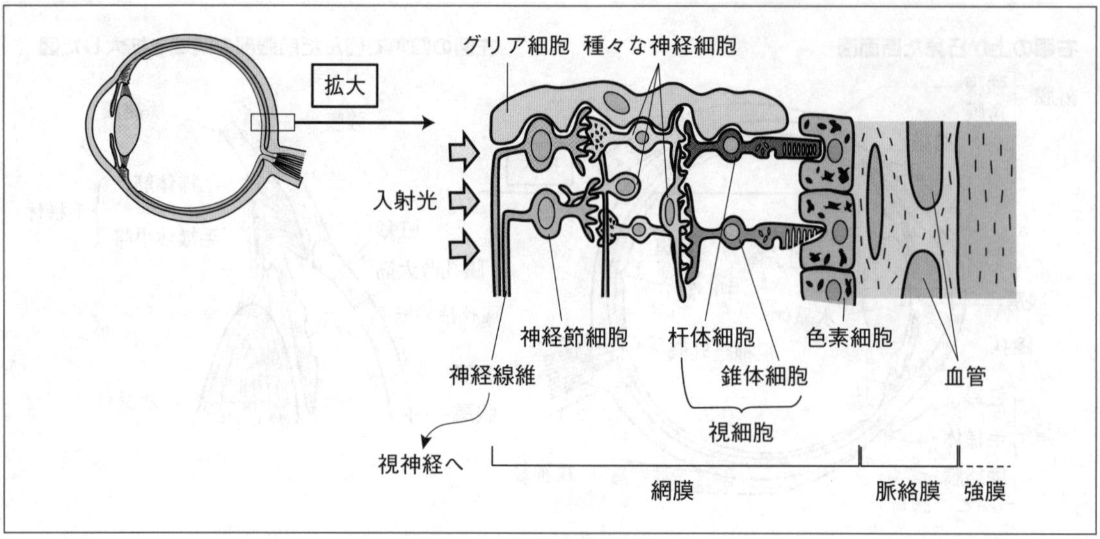

図4-3 網膜の構造

い場所での分解能がよく，**色**や形を識別するが，明暗の識別は弱い．**杆体細胞**は**薄暗い**場所で働き，明暗や形を識別する[注3]．視細胞は網膜の深部にあるため，光は複数の神経細胞を通過して視細胞に達する．

②**神経節細胞と視神経**：視神経は神経節細胞の軸索である．眼に入った光は視細胞で感受され，その情報は複数の神経細胞で修飾され，神経節細胞にまとまり，視神経となって眼球を出る．

③**色素細胞**：視細胞と脈絡膜の間にあり，メラニン色素に富み，光の散乱を防ぐ．

④**黄斑**《おうはん》**と中心窩**《ちゅうしんか》(図4-4)：網膜の中心付近やや耳側よりに，黄斑という領域があり，その中心に中心窩というくぼみがある．中心窩は錐体細胞が密に分布し，血管を欠き，最も**分解能**が高い．

⑤**乳頭部**(図4-4)：視神経が眼球を出る部位を乳頭部という．乳頭部には視細胞はなく，視野の中に**盲斑**《もうはん》となって現れる．網膜に分布する網膜中心動静脈も乳頭部を通る[注4]．

(3) 眼球の内部構造(図4-2，表4-2)

眼球の内部は以下の構造物で占められ，光の通路となるため，いずれも**透明**である．

①**水晶体**《すいしょうたい》：凸レンズの働きを担う[注5]．

②**硝子体**《しょうしたい》：眼球内の大部分を占める．

③**眼房**：眼房は角膜と水晶体の間を占め，眼房水で満たされる．眼球の内圧を眼圧と

注3★ 夜盲症：薄暗いときの視力が著しく低下した状態を夜盲症という．杆体細胞の感光色素であるロドプシンの産生にはビタミンAが必要であるため，ビタミンAの不足により夜盲症となる．

注4● 網膜中心動脈：高血圧症や動脈硬化症による中枢神経系の血管の変化を判断するのに，眼底検査による網膜中心動脈の観察は重要である．

注5★ 白内障：水晶体の混濁《こんだく》を白内障という．加齢現象によるものが最も多く，糖尿病など全身疾患に合併することもある．

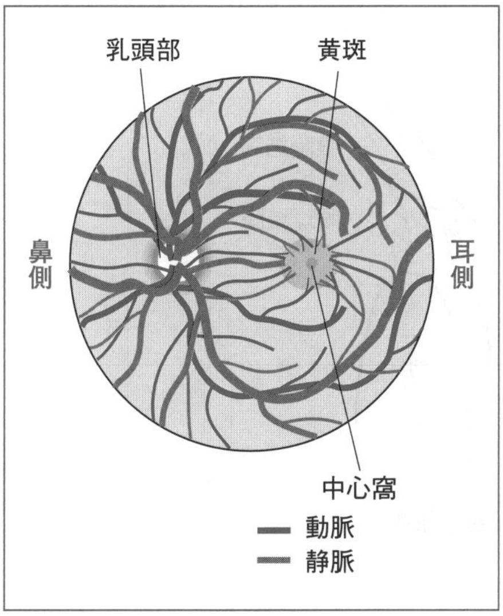

図4-4　網膜の血管

いう[注6].

(4) 眼球の付属器

眼球の主な付属器には眼瞼と結膜，涙器，眼筋（後述）がある．

①**眼瞼《けん》と結膜**（図4-5）：眼瞼は眼球を保護する作用をもつ．上下の眼瞼の間を眼瞼裂という．目を開けるための骨格筋は動眼神経支配の**上眼瞼挙筋**で，眼瞼の中にある瞼板に付着する．目を閉じるための筋は顔面神経支配の**眼輪筋**である．眼瞼の内側は，**眼瞼結膜**により覆われ，折り返して**眼球《きゅう》結膜**となり強膜を覆う．

②**涙《るい》器《き》**（図4-6）：**涙腺**は眼球上外側にある外分泌腺で，涙を絶えず分泌する．涙は眼球表面を潤した後，眼瞼内側の涙点から涙小管に入り，涙嚢《るいのう》，鼻《び》涙管《るいかん》を通って鼻腔の下鼻道に排泄される．

2) 視覚の特徴と調節

(1) 視力 visual acuity

視力とは視覚の分解能のことで，空間の2点を2点として識別し得る能力をいう[注7,8]．最適の眼鏡やコンタクトレンズを装用して測定した視力を矯正《きょうせい》視力，装用しない視力を裸

注6★ 緑内障：眼圧の上昇などにより，網膜や視神経が侵されて視覚障害をきたす状態を緑内障という．

注7● 視力の測定法：わが国ではランドルト環という一部に切れ目のある黒色の環を用いて測定する方法が用いられている．ようやく見分けられる切れ目の視角が1分（1度の1/60）のとき，視力を1と定める．その半分の視角まで識別できれば視力2とする．正常視力は1と2との間である．

注8● ジオプトリ：眼の屈折力はジオプトリ（D）で表される．これは焦点距離（m）の逆数である．たとえば，若齢者の正常な眼の場合，無限大の距離の逆数1／∞＝0ジオプトリから10cmの距離の逆数1／0.1m＝10ジオプトリまで調節可能である．水晶体の弾力は年齢とともに減少して厚みの増加が困難になるので，調節力も落ちる．

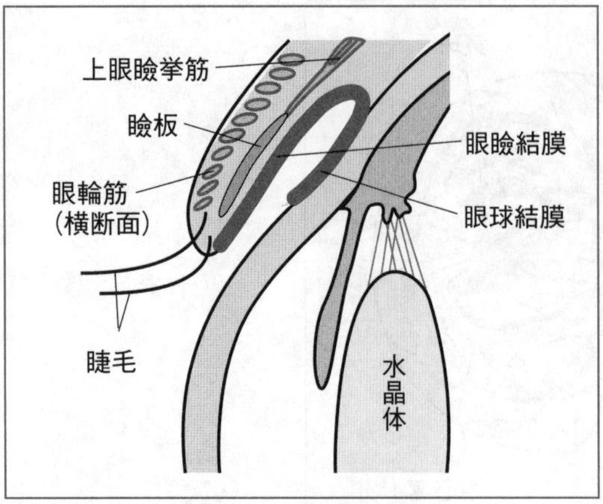

図4-5　眼瞼と結膜

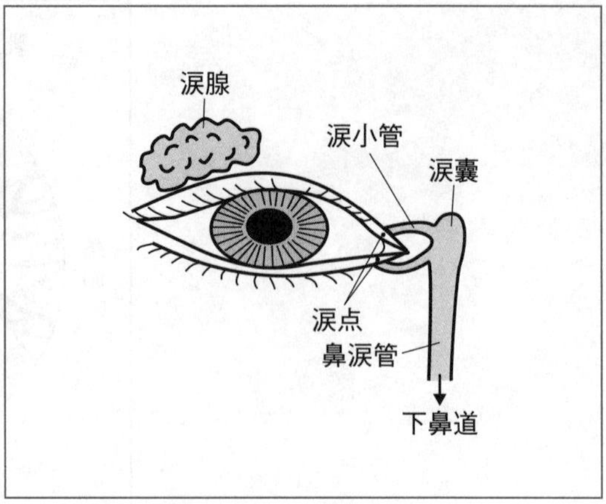

図4-6　涙器の構造

眼視力という.

視力は屈折や調節の異常，角膜や水晶体などの中間透光《とうこう》体の異常，網膜の異常の他，視覚伝導路や視覚野など中枢神経系の異常によっても障害される.

(2) 遠近の調節 (図4-7)

眼に入る光は眼球で屈折して網膜に結像する．光の屈折にかかわる部分を眼の**屈折系**といい，**角膜**と**水晶体**の役割が大きい.

近くの物体を見るときには水晶体を厚くし，遠くの物体を見るときには水晶体を薄くすることによって，網膜上にはっきりとした像ができる．水晶体は毛様体小帯を介して**毛様体筋**につながっている．毛様体筋は水晶体の周りの同心円状の平滑筋で，収縮すると毛様体小帯が緩んで水晶体の厚みが増す．毛様体筋が弛緩すると逆の過程で水晶体は薄くなる．毛様体筋は動眼神経の副交感神経に支配される.

屈折異常には近視や遠視，乱視がある.

①**正視** (図4-8A)：正常では，遠くの物体の像は水晶体の無調節状態で網膜に焦点を結ぶ.

②**近視** (図4-8B)：遠くの物体の像は無調節状態で網膜より前に結像する．眼球の前後径が長すぎる場合と，水晶体などの屈折率が大きすぎる場合がある．凹レンズで補正する.

③**遠視** (図4-8C)：遠くの物体の像は無調節状態で網膜より後ろに結像する．眼球の前後径が短すぎるか，水晶体の屈折力が不足するためである．近い物体を見るときには，凸レンズによる補正が必要である.

④**乱視**：水晶体の水平方向と垂直方向で屈折力が異なるものを正乱視といい，レンズで補正する．角膜の表面が不規則で，光線の屈折も不規則となったものを不正乱視といい，コンタクトレンズで補正する.

(3) 明るさの調節

①**虹彩《こうさい》と瞳孔《どうこう》** (図4-2)：眼球の色がついている部分を虹彩，その中心の黒目の部分を瞳孔という．虹彩の色はメラニン色素の量によって個人差があり，茶色や青色，緑色と多彩

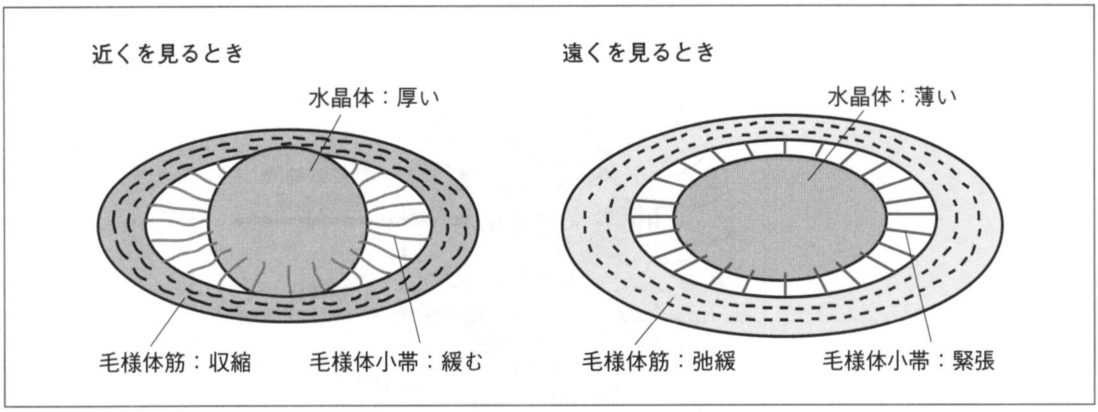

図4-7　毛様体筋による遠近の調節

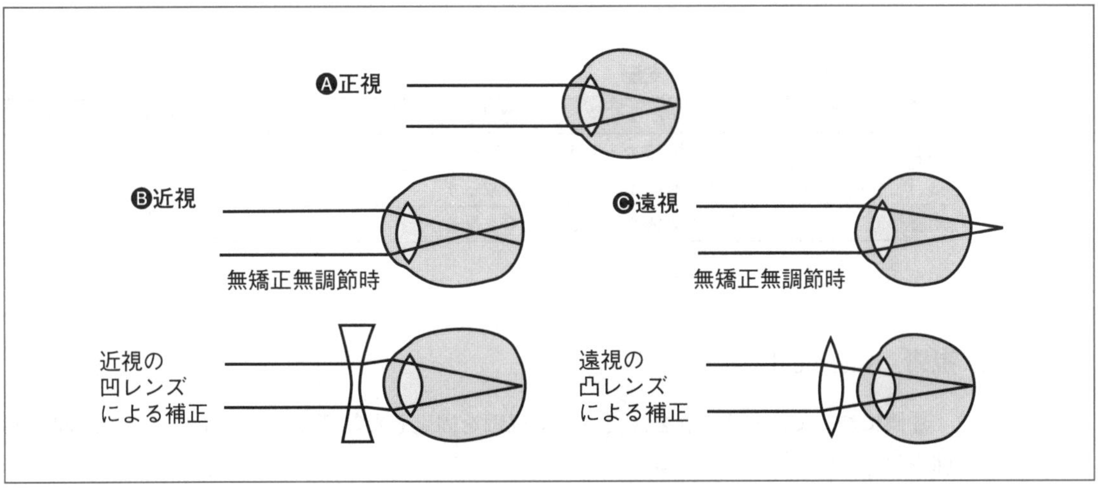

図4-8　正視と近視と遠視

である．瞳孔は虹彩の中心に空いた穴で，ここを光が通過する．

入射光の量は瞳孔の大きさで決まる．日差しが強く明るいところでは瞳孔が縮小して入射光を減少させ，薄暗いところでは瞳孔が広がって，多くの光を受ける．

②**瞳孔括約《かつやく》筋と瞳孔散大筋**（図4-9）：虹彩の中には同心円状に走る瞳孔括約筋と放射状に走る瞳孔散大筋がある．**瞳孔括約筋**は**動眼神経**の**副交感神経**の支配を受け，収縮すると**縮瞳**する．**瞳孔散大筋**は**交感神経**の支配を受け，収縮すると**散瞳《さんどう》**する[注9]．

(4) 内眼筋 intraocular muscles（表4-3）

瞳孔括約筋，瞳孔散大筋，毛様体筋を合わせて内眼筋という．内眼筋は眼球内部にある**平滑筋**で，**自律神経**によって無意識的に支配される．

注9● 明暗順応：明るいところから薄暗がりに入ってしばらくすると，しだいに暗やみに慣れて，光に対する感受性がよくなってくる．この視覚閾値の低下を暗順応という．暗順応は20〜30分でほぼ一定となる．暗順応は網膜の視細胞で起こる．薄暗がりから明るいところへ急に出たとき，初め光は強く見えるが，すみやかに明るさに慣れる．これを明順応という．

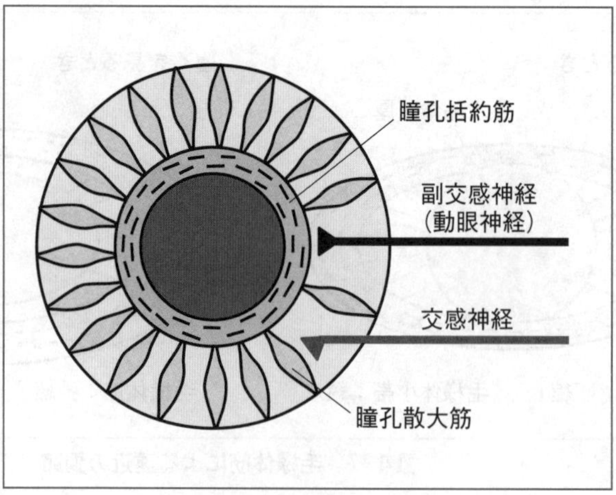

図4-9　瞳孔の支配神経

表4-3　内眼筋の機能と神経支配

<table>
<tr><th>筋</th><th>機能</th><th>神経支配</th></tr>
<tr><td>瞳孔散大筋</td><td>散瞳によって入射光を増やす</td><td>交感神経</td></tr>
<tr><td>瞳孔括約筋</td><td>縮瞳によって入射光を減らす</td><td rowspan="2">副交感神経（動眼神経）</td></tr>
<tr><td>毛様体筋</td><td>水晶体を厚くして近くを見る</td></tr>
</table>

(5) 視野 visual field

片眼について，ある1点を注視させて視軸を固定した状態で，その眼で見える空間の範囲を視野という[注10].

(6) 色覚 color vision

網膜の視細胞である錐体細胞には3種類あり，それぞれ**赤**，**緑**，**青**に最大感度を有する．すべての色が3原色の混合で得られるように，3種類の錐体細胞の応答の組み合わせで色の感覚を生じる[注11].

3) 視覚伝導路（図4-10）

網膜の視細胞で受容された視覚情報は，**視神経**を通り**視交叉**を経て視床の**外側膝状体《しつじょうたい》**に至る．ここでシナプスを介した後，内包を通って大脳皮質後頭葉の**視覚野**に投射する．

視交叉で神経線維の半分が交叉し，残りの半分は交叉せずに同側の視覚野に達する．交

注10● 視野と盲斑：視野は中心点からの角度で表し，通常，鼻側は60°，耳側は100°，上方は60°，下方は70°である．中心点から外方へ約15°の付近に小円形の見えない部分がある．これが盲斑（盲点）である．両眼視では，視野は重なり合って盲斑はなくなる．視野狭窄は緑内障や網膜剝離のほか，下垂体腫瘍などでも認められる．

注11★ 色覚異常：色覚が正常でない場合を色覚異常という．正常な色覚を3色型色覚というが，色覚がまったくない場合を1色型色覚（全色盲），色覚を一部欠如するものを2色型色覚（色盲）という．2色型色覚では赤緑色盲が最も多い．色覚はあるが，正常より劣っている場合を異常3色型色覚（色弱）という．

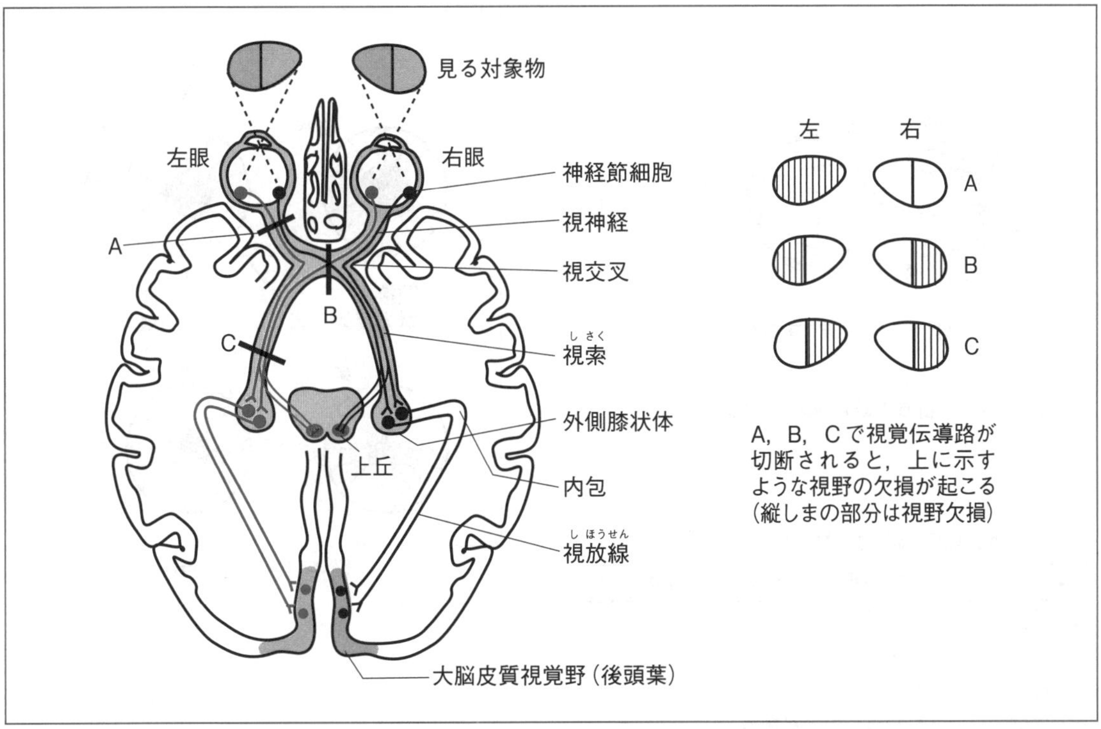

図4-10　視覚伝導路（Ganong, 1999. 星ら訳[9]を参考に作成）

叉するのは両眼網膜のおのおの内側半分から出てくる線維で，外側半分から出てくる線維は交叉しない．この結果，左脳は右半分の視野を，右脳は左半分の視野を担当する[注12].

4) 眼球運動（図4-11，表4-4）

眼球には，6つの外眼筋が付着している．上方は上直筋と下斜筋，下方は下直筋と上斜筋，内側方は内側直筋，外側方は外側直筋が分担し，さまざまな方向への眼球運動が可能となる[注13]．外側直筋は外転神経，上斜筋は滑車神経，その他は動眼神経により収縮する．外眼筋はすべて骨格筋で，運動神経によって意識的に支配される．

実際にものを見るときには，高次神経系が眼球を支配する神経を調節して両眼が協調して動く[注14]．たとえば，近くのものを注視するときには，両眼は対称的に内転する．

注12★ 視覚伝導路の障害：視覚伝導路の一部が障害されると，その障害部位に応じて特異的な視野欠損が生じる．視野の半分が欠ける症状を半盲という．たとえば，視交叉が障害されて左右の連絡が絶たれると，視野の外側半分が欠ける（外側半盲）．

注13● 上斜筋と下斜筋：上・下斜筋の作用は複雑で，正面を見る状態では主に眼球の回旋運動（矢状軸を中心として眼球を時計・反時計方向に回す運動）に働き，鼻側を見る状態では，上斜筋は眼球を下転，下斜筋は上転させる．

注14● 追跡眼球運動：ゆっくり動く物体の動きに合わせて，視線を滑らかに動かす眼球運動を追跡眼球運動という．網膜中心窩に像を留める働きがある．

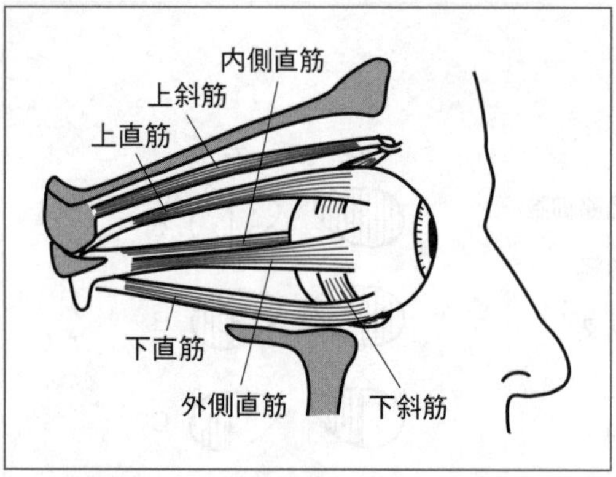

図4-11　右眼の眼球運動を司る外眼筋

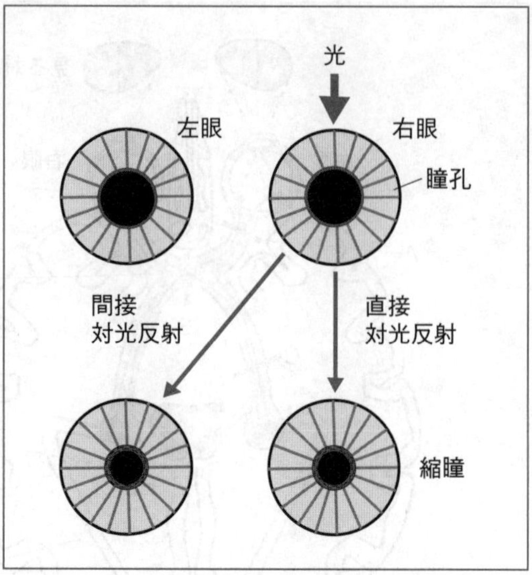

図4-12　対光反射

表4-4　外眼筋の機能と神経支配

筋	神経支配	眼球の回転方向
上直筋	動眼神経	上方
下直筋	動眼神経	下方
内側直筋	動眼神経	内側方
外側直筋	外転神経	外側方
上斜筋	滑車神経	下方など
下斜筋	動眼神経	上方など

5）眼に関する反射

(1) 対光反射 light reflex（図4-12）

光が眼に入ると反射性に瞳孔括約筋が収縮して**縮瞳**が起こる．これを対光反射といい，求心路は**視神経**，遠心路は**動眼神経**の副交感神経で，反射中枢は**中脳**にある．

対光反射は一側の眼に光が入ると**両側**の眼に起こる．光が入った側の縮瞳を直接対光反射，光が入っていない側の縮瞳を間接対光反射という．

(2) 近見反応 near reaction

近くの物体を見るときには，以下の反応が起こる．

①**水晶体の厚みの増大**：毛様体筋が収縮する．

②**縮瞳**：瞳孔括約筋が収縮する．

③**輻輳《ふくそう》運動**：両眼が**内転**して視線を内方に向ける．

(3) 瞬目反射 blink reflex

角膜や結膜，眼瞼への刺激に対して，眼輪筋が収縮して眼瞼が閉じる反射運動で，眼を防御する役割がある．求心路は**三叉神経**，遠心路は**顔面神経**である（第12章参照）．

C 聴覚と平衡感覚

1) 耳 ear（図4-13）

耳は**聴覚**と**平衡感覚**を感受する器官であり，外耳，中耳，内耳に区分される．

(1) 外耳 outer ear

耳介《じかい》と外耳道《がいじどう》よりなる．耳介は音波を集めて外耳道に導く．外耳道は鼓膜《こまく》に至るやや屈曲した細長い通路で，外耳道壁の外側1/3は軟骨，内側2/3は骨でできている．軟骨部には**耳道《じどう》腺**，毛，脂腺が存在し，異物が入るのを防ぐ[注15]．

(2) 鼓膜 tympanic membrane

外耳と中耳を区分する，直径約9mm，厚さ約0.1mmの漏斗《ろうと》状の薄い膜である．さまざまな振動数の音に共鳴して同じ振動数で振動する．外界と接するために破れやすい．

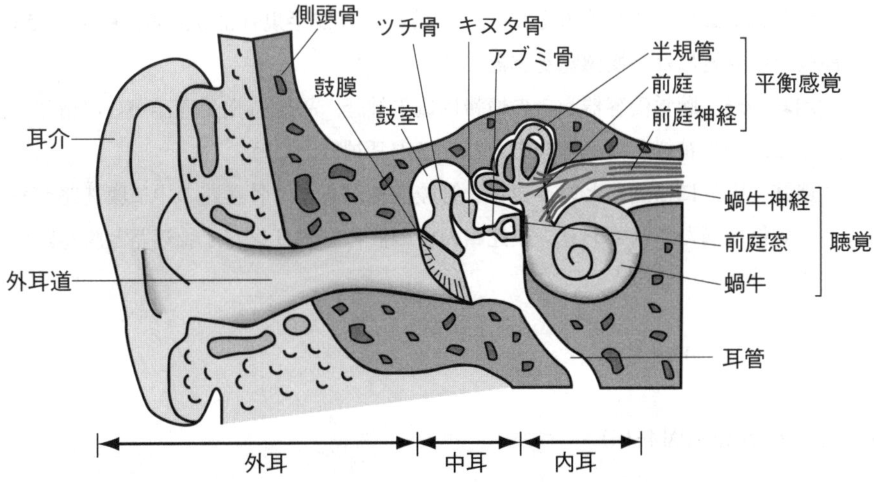

図4-13 耳の構造

注15● 耳道腺：耳垢《じこう》腺ともいい，アポクリン腺の一種である．一般に，腋窩のアポクリン腺のよく発達した人では耳道腺もよく発達し，耳垢は粘性を示す．耳道腺の発達の悪い人では耳垢は乾性を呈する．日本人は乾性耳垢が多い．

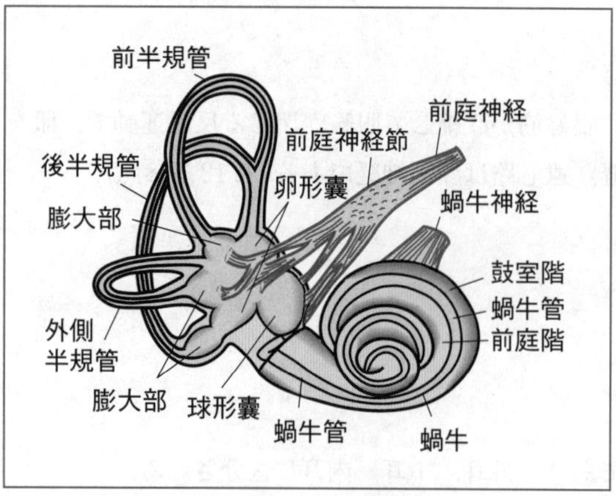

図4-14　内耳の構造
骨迷路をグレーで，膜迷路を薄い赤で示す
（本郷ら，1996[10]を参考に作成）

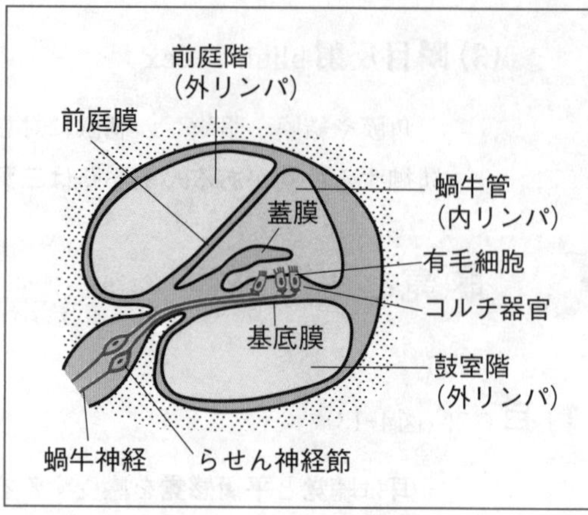

図4-15　蝸牛の構造

(3) 中耳 middle ear

中耳は鼓室《こしつ》と耳管《じかん》からなる．

①**鼓室と耳小骨《じしょうこつ》**：鼓室の中に耳小骨がある．鼓膜の振動は，ツチ骨，キヌタ骨，アブミ骨の3つの耳小骨を介して伝わり，**増幅**されて中耳と内耳の境にある前庭窓《ぜんていそう》の膜を振動させる．

②**耳管**：鼓室と咽頭《いんとう》を連絡する細長い管で，通常は閉じているが，**嚥下《えんげ》**運動の際に開いて鼓室の内圧を調節する[注16]．

(4) 内耳 internal ear（図4-14）

内耳は側頭骨の中に存在し，蝸牛《かぎゅう》，前庭および半規管よりなる．**蝸牛**には**聴覚受容器**，**前庭**と**半規管**には**平衡感覚受容器**がある．

①**内耳神経**：聴覚受容器からの情報は蝸牛神経，平衡感覚受容器からの情報は前庭神経を通る．蝸牛神経と前庭神経を合わせて内耳神経という．

②**迷路**：内耳には迷路という複雑な管腔構造があり，骨迷路の中に膜迷路がある．迷路は組織液で満たされており，膜迷路の中の液体を内リンパ，骨迷路と膜迷路の間の液体を外リンパという[注17]．

2) 聴覚 auditory sensation

(1) 蝸牛 cochlea（図4-15）

蝸牛は**内耳**にある，ラセン形に約2回転半巻かれた管である．蝸牛管の基底膜上にある**コルチ器官**に**聴覚受容器**である**有毛細胞**が並ぶ．

注16★ 中耳炎：風邪などで咽頭の炎症が耳管にそって中耳に感染すると，中耳炎になる．

注17● 内リンパと外リンパの組成：内リンパの組成は細胞内液に似ている．外リンパは脳脊髄液と交通しているため，その組成は脳脊髄液に近い．

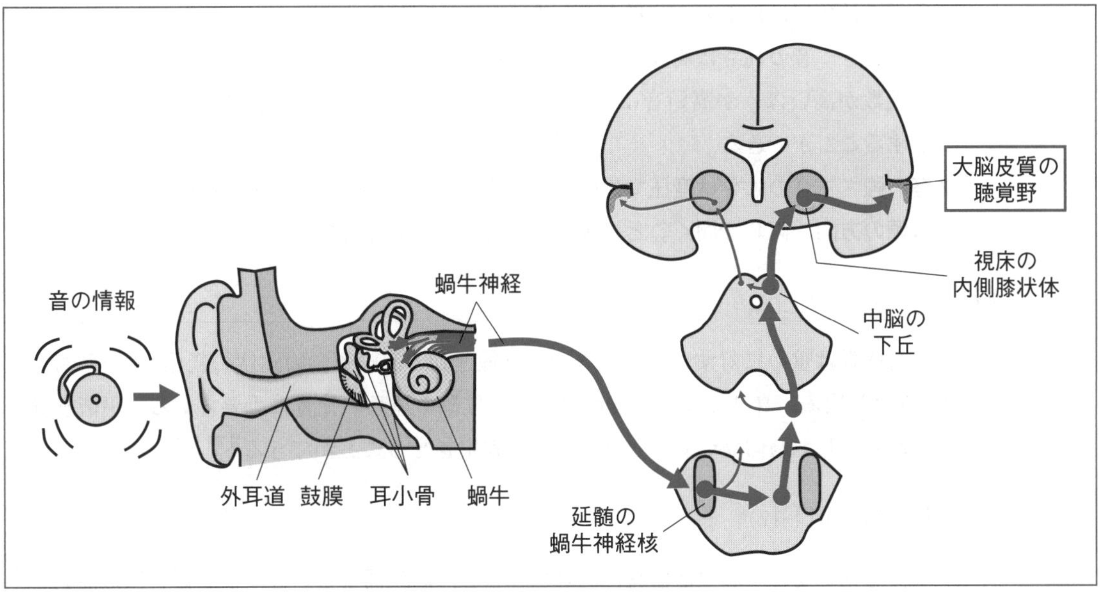

図4-16　聴覚の仕組み

蝸牛の内部は基底膜と前庭膜によって，前庭階，蝸牛管，鼓室階の3つの階に分けられている．蝸牛管は内リンパ，前庭階と鼓室階は外リンパで満たされる．

(2) 音の受容と聴覚伝導路（図4-16）

音波は，外耳道を通って**鼓膜**を振動させる．鼓膜の振動は，3つの**耳小骨**で増幅されて，前庭窓をへて前庭階の外リンパに伝わり，前庭膜を介して**蝸牛**の内リンパを振動させる．その振動によって，**コルチ器官**の**有毛細胞**が刺激され，有毛細胞で電気信号に変えられる．

コルチ器官の有毛細胞で受容された聴覚情報は，**蝸牛神経**，延髄の蝸牛神経核，中脳の下《か》丘《きゅう》，視床の**内側膝状体**《ないそくしつじょうたい》などを経由した後，大脳皮質側頭葉の**聴覚野**に投射する[注18]．

(3) 聴力

音刺激に対する聴覚の感受性を聴力という．聴力の検査では聴力計（オージオメーター）を用いて高周波から低周波までの音を聞かせる[注19, 20]．

注18★ 伝音性難聴と感音性難聴：難聴は障害部位によって伝音性難聴と感音性難聴などに分けられる．伝音性難聴は外耳や中耳の障害によるもので，鼓膜の損傷や中耳炎などで起こる．感音性難聴は内耳や聴覚伝導路の障害によるもので，コルチ器官や蝸牛神経，大脳皮質聴覚野の障害などで起こる．大きい音に持続的にさらされて，コルチ器官の有毛細胞が変性して感音性難聴をきたす病態を騒音性難聴という．

注19● オージオメトリー：正常聴力の人が聞こえる最小音量の平均値が0dBである．周波数ごとに聴力損失をdB単位で表す．この聴力測定（オージオメトリー）によって表される図を聴力図（オージオグラム）という．標準的な正常聴力と比べ30dB以上聴力が低下すると難聴とされる．

注20● 気導聴力検査と骨導聴力検査：聴力検査には気導聴力検査と骨導聴力検査がある．気導聴力検査ではヘッドフォンからの音が鼓膜や中耳を介して内耳に伝えられる．骨導聴力検査では振動板を耳の後ろの乳突部に当て，音の振動を側頭骨から内耳に直接伝える．伝音性難聴は外耳から中耳までの異常によって生じ，気導聴力は低下するが骨導聴力は正常である．感音性難聴は内耳や蝸牛神経，脳に生じた障害のために起こる難聴で，気導聴力とともに骨導聴力も低下する．

聴覚の種類には以下のようなものがある．

①**音の高さ**：音の高さは**周波数**によって決められ，単位としてヘルツ（Hz）が用いられる．周波数が高いほうが高い音に聞こえる．ヒトの耳は，おおよそ20〜20,000 Hzの音を感受することができる．

②**音の強さ**：音の強さは**音圧**で感受する．単位としてデシベル（dB）が用いられる．

③**音源の方向**：両耳で聞くことにより，音源の方向を立体的に聞き分ける．

3）平衡感覚 equilibrium，static sense

平衡感覚は重力に対する頭の傾きや，直線運動と回転運動の速度の変化（すなわち加速度）を感じ取る．身体や頭部の空間における位置や運動の知覚に重要である．平衡感覚を手がかりとして適切な姿勢をとり，身体を安定させることができる[注21]．

（1）前庭器官（図4-17）

平衡感覚を受容する平衡器官は内耳に存在し，**前庭器官**という．前庭器官には前庭と半規管がある．**前庭**は重力の方向（**頭の傾き**）や直線的な動き（**直線加速度**）を，**半規管**は回転運動（**角加速度**）を検出する．

①**前庭** vestibul：前庭は鼓室の奥にあり，中に球形嚢《きゅうけいのう》と卵形嚢《らんけいのう》という耳石器《じせきき》が存在する．耳石器の内部にある**平衡斑**の表面には有毛細胞が並び，その上を平衡砂（耳石）が覆う．**有毛細胞**は平衡砂との相対的なずれによって興奮する．

球形嚢と卵形嚢は頭の傾きなど，重力の方向を検出する．また卵形嚢は電車の発進などの前後方向，球形嚢はエレベータなどの上下方向の直線加速度を検出する．

②**半規管（三半規管）** semicircular canals：前半規管，後半規管および外側半規管よりなり，互いにほぼ垂直に交わる．各半規管の**膨大部稜**《ぼうだいぶりょう》には**有毛細胞**が並ぶ．半規管は回転

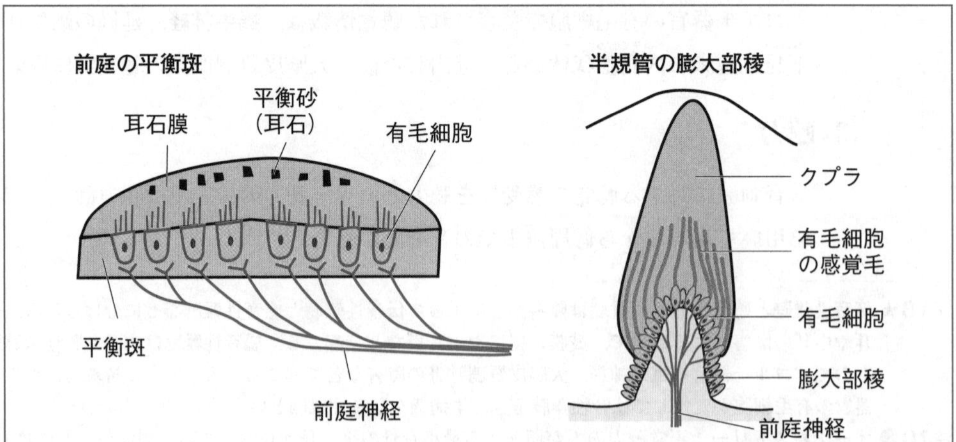

図4-17　前庭器官

注21★ **めまい**：自分も周囲も動いていないのに回転や揺れなどを感じる異常感覚をいう．めまいはメニエール病などの内耳性疾患のほか，脳神経疾患や心因性にも生じる．

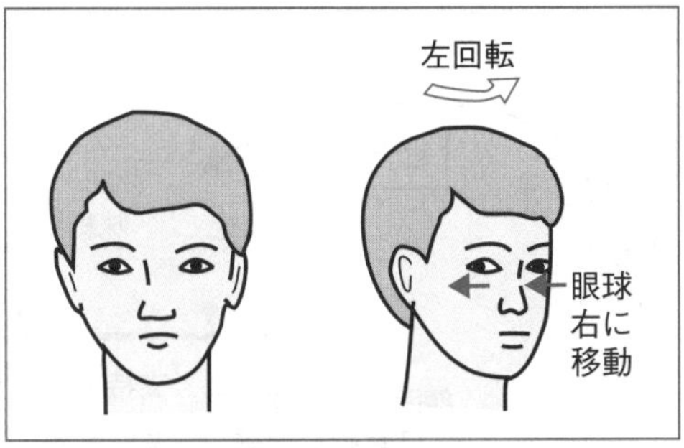

図4-18　前庭動眼反射

の角加速度を検出する．半規管の中の内リンパが回転に伴って相対的な流れを起こすと，有毛細胞が刺激される．

(2) 平衡感覚の伝導路

前庭器官の有毛細胞からの情報は，**前庭神経**によって延髄の前庭神経核に伝えられ，視床を経由して大脳皮質に達し，平衡感覚の知覚・認識を起こす．同時に前庭神経核からの情報は**外眼筋の運動核**，**小脳**および**脊髄**と連絡しており，眼球運動や姿勢調節の反射を引き起こす．

(3) 平衡感覚と姿勢の調節

平衡感覚による姿勢の調節には，前庭器官からの情報に加え，**視覚**や**体性感覚**の情報が重要である．

①**姿勢の調節**：直線加速度は前庭で，角加速度は半規管で感受されるが，両者は協力し合って身体の位置や動きの情報を得ている．さらに**視覚**の情報や，筋肉・腱・関節からの**深部感覚**の情報も平衡感覚と統合され，身体の姿勢の調節に働く．

②**平衡感覚による反射**（図4-18）：前庭器官の刺激により，頭の傾きや動きが変化したという情報が入ると，身体が倒れないように姿勢を保とうとする**姿勢反射**が引き起こされる．また，視野を保つために**前庭動眼反射**が引き起こされ，頭部の回転と逆方向に眼球が動く．たとえば頭を左に回すと眼球は右に動き，物体に対する視野は保たれる．

D 味覚と嗅覚

味覚と嗅覚はともに，**化学物質**が感覚上皮に作用して生じる感覚である．味覚や嗅覚情報は，それぞれ特有な感覚を起こす一方で，視床下部や大脳辺縁系に作用して快や不快の情動を引き起こし，本能行動にも関与する．

1) 味覚 gustatory sensation

(1) 味覚受容器（図4-19）

味覚を受容する味覚受容器は**味蕾**《みらい》である．舌表面には4種の**舌乳頭**が存在し，味蕾は茸《じ》

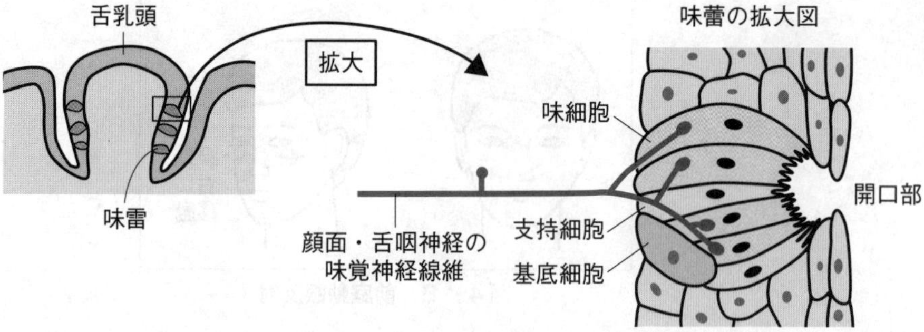

図4-19　味蕾

状《じょう》乳頭，有郭《ゆうかく》乳頭，葉状乳頭に存在するが，糸状乳頭には存在しない．味蕾は軟口蓋や咽頭などにも存在する[注22]．

味蕾には複数の種類の味細胞《みさいぼう》が分布する[注23]．水に溶けた化学物質は，味蕾の開口部から入って味細胞を活性化する．味細胞の寿命は短く，10日くらいで新しい細胞と入れ替わる．

(2) 味覚と舌の体性感覚

味の基本感覚として，甘味《かんみ》，酸味《さんみ》，苦味《にがみ》，塩味《えんみ》，うま味が区別されている[注24]．これらが組み合わさり多種多様な味が構成される．

舌ではこれらの味覚のほかに，触圧覚や温度感覚，痛覚などの体性感覚も感受する．辛《から》味《み》は痛覚や温度感覚として感受される体性感覚である[注25]．

食物の味の要素はこの他に，鼻からの香り・匂《にお》いの情報，口唇・歯の触覚や温度感覚の情報，さらには視覚や聴覚からの情報も加わって総合的に感知される[注26,27]．

(3) 味覚伝導路

舌の前2/3に分布する味蕾からの味覚は**顔面神経**，後1/3からの味覚は**舌咽神経**によって伝えられ，延髄，視床を中継して大脳皮質の中心溝下部付近に存在する**味覚野**に伝わる．

注22● **舌以外の味覚**：味蕾は軟口蓋や咽頭・喉頭にも存在し，これらの味覚は迷走神経によって伝えられる．咽頭・喉頭の味覚は，のど越しの味を感じるのに役立つ．

注23● **味細胞**：味細胞には甘味受容体などを発現する細胞，酸味受容体などを発現する細胞，グリア細胞様の細胞など，さまざまな性質をもつ細胞がある．

注24● **うま味**：昆布に含まれるグルタミン酸やかつお節に含まれるイノシン酸などによって生じる．

注25● **味覚と知覚**：味覚に対して，体性感覚を知覚または一般知覚ということがある．広義の知覚は味覚を含むため，紛らわしい表現である．

注26★ **味覚障害**：味覚減退や異常味覚などがある．亜鉛やビタミン欠乏によって味蕾細胞の産生が障害されたり，顔面神経麻痺などによって感覚神経が障害されたり，風邪による嗅覚低下によっても生じたりするが，原因不明のものも多い．

注27● **味覚と温度**：味は温度の影響を受ける．たとえば甘味は体温に近いほど強く感じ，塩味は低温で強く感じる傾向がある．

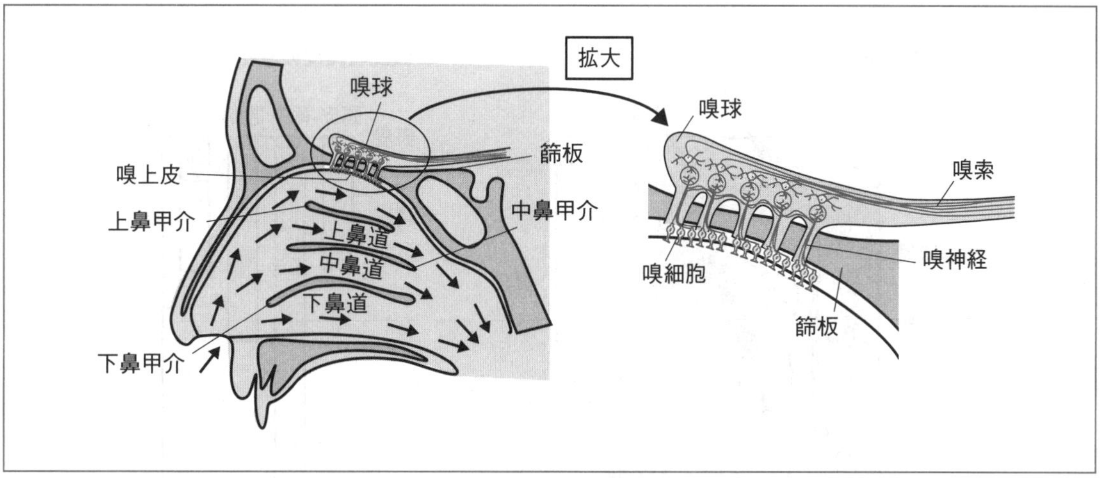

図4-20　鼻腔の構造

舌の前2/3の体性感覚は**三叉神経**によって，舌の後1/3の体性感覚は**舌咽神経**によって大脳皮質の**体性感覚野**に伝えられる．

2) 嗅覚 olfactory sensation

(1) 嗅覚受容器と嗅覚伝導路 (図4-20)

嗅覚は，鼻腔の天井部分，すなわち総鼻道の上部にある**嗅上皮**の**嗅細胞**によって感受される．息を吸い込むと空気は主に中鼻道および下鼻道を通過するが，一部は上鼻道を通って嗅上皮に向かう．この吸気中の匂いの分子が嗅細胞を刺激する．

嗅細胞は神経細胞であり，その軸索は**嗅神経**となって**篩板**《しばん》を通り抜け，嗅覚の一次中枢である大脳の**嗅球**に投射する．嗅球からの情報は，嗅索を経て大脳辺縁系，視床下部，大脳皮質嗅覚野などに伝えられ，匂いとして認識される．

(2) 嗅覚の性質

ヒトは2,000〜10,000種類の匂いをかぎ分けることができる．嗅覚の感受性は，鼻腔の構造により個人差がある．嗅覚は非常に**順応**が速く，1つの匂いはすぐ感じなくなるが，他の匂いは感じる．

E 体性感覚と内臓感覚 (表4-1)

体性感覚には，触覚・温痛覚などの皮膚感覚と，位置覚・運動覚などの深部感覚があり，その情報は体性神経系によって脳に伝えられる．内臓感覚には臓器感覚と内臓痛覚があり，自律神経系によって脳に伝えられる．

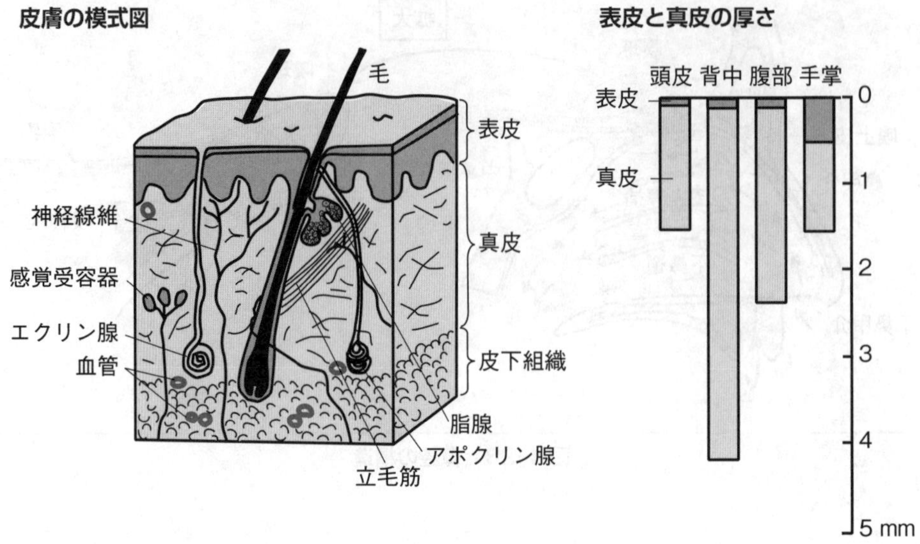

図4-21　皮膚の構造
（右図：Jacobら，1978.[11]を参考に作成）

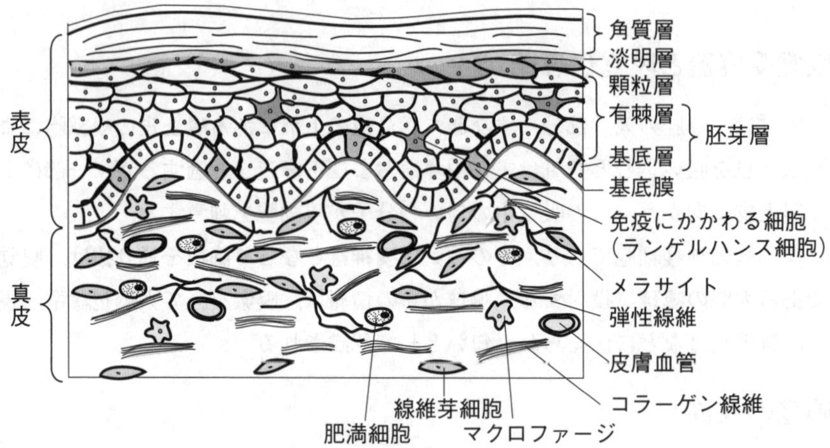

図4-22　表皮と真皮の細胞

1）皮膚，粘膜と漿膜

皮膚の総表面積は成人で約1.6 m^2を占める．皮膚は外部環境から身体を保護し，感覚を受容する．人体を構成する代表的な膜には，皮膚の他に，粘膜，漿膜，滑膜などがある．

(1) 皮膚 skin（図4-21, 22）

皮膚は，表皮，真皮，皮下組織の3層から構成される．手掌や足底では表皮が特に厚く，背中では真皮が厚い．

①**表皮** epidermis：皮膚の最外側にある表皮は，上皮細胞が数層重なって形成されている上皮組織である．表皮の最下層には基底層，最上層には角質層《かくしつそう》がある[注28]．表皮細胞は約4週間をかけて分裂→角化→剥離《はくり》を繰り返す．

i）**基底層**：細胞分裂が盛んに起こる．基底層で作られた細胞は**ケラチン**という不溶性の線維性タンパク質を産生しながら上層へ移動し，核を失って死滅する．この過程を**角化**という．

ii）**角質層**：細胞がケラチンで完全に満たされた死んだ細胞の集まりで，皮膚の保護作用をもつ．角化細胞は垢《あか》となってはげ落ちる．

iii）**その他の細胞**：メラニンを産生する**メラノサイト**や，免疫にかかわる細胞がある．

②**真皮** dermis：真皮は柔軟性と弾力性を備えた密性結合組織で，**コラーゲン線維《せんい》**と，エラスチンよりなる**弾性線維**を豊富に含む[注29]．真皮には**感覚受容器**や神経終末，**血管**やリンパ管，毛根・立毛筋・汗腺・脂腺など多くの**付属器官**があり，感覚の受容や皮膚血流の調節などの働きをもつ．真皮と表皮の接触面は表皮のくぼみとかみ合って，はがれにくい構造となっている．

③**皮下組織** subcutaneous tissue：皮下組織は皮膚と筋膜などの組織との間をつなぐ疎性結合組織で，**皮下脂肪**を含む．皮下脂肪は保温や栄養貯蔵としての働きをもつ．

④**皮膚の色**：皮膚の色は色素の量や血流量などで左右される．

i）**メラニン色素**：**メラノサイト**でつくられ，表皮細胞の中に移行し，皮膚に色を与え，細胞のDNAを紫外線から保護する[注30,31]．皮膚が紫外線にさらされると，メラニン細胞でのメラニン合成が促進され，皮膚が褐色になる．

ii）**真皮の毛細血管の血流量**：発熱や炎症などで皮膚血管が拡張して血流が増えると，皮膚は赤く紅潮《こうちょう》する[注32]．

iii）**ヘモグロビン量**：貧血で血液のヘモグロビン量が低下すると，皮膚と粘膜は蒼白《そうはく》になる．眼瞼結膜や爪で観察しやすい．

iv）**酸素飽和度**：血液の酸素飽和度が低下してくると，爪先や口唇は**暗紫色**の**チアノーゼ**を呈する．

v）**黄疸《おうだん》**：ビリルビンの血中濃度が上昇すると，皮膚や眼瞼結膜は黄色を呈する．

注28● **表皮の層**：表面より角質層，淡明層，顆粒層，胚芽層の4層よりなる．胚芽層は最下層の基底層とその上の数層の有棘層からなる．

注29● **真皮を構成する細胞**：真皮にある線維芽細胞はコラーゲン線維や弾性線維を生成する．線維芽細胞はまた基質（タンパク質やヒアルロン酸を含み，水分に富んだゲル状の物質）を生成する．基質は皮膚に水分を保持し，皮膚に張りをもたらす．真皮にはその他に免疫担当細胞（肥満細胞やランゲルハンス細胞など）も存在する．

注30● **メラニン色素産生能力**：メラニン細胞のメラニン色素産生能力は人種や個人によって異なる．

注31★ **メラニン細胞の異常**：先天性白皮症ではメラニン細胞がメラニン産生能力をもたない．ほくろはメラニン細胞を多く含む良性腫瘍である．悪性腫瘍はメラノーマ（悪性黒色腫）と呼ばれる．

注32★ **褥瘡**：皮膚が圧迫されると，その部位の血流が障害される．この状態が長く続くとやがて皮膚は壊死・潰瘍をきたす．これを褥瘡といい，長期間体を動かさずに臥床すると発生する．仙骨部や踵など，皮膚の下にすぐ骨があって皮膚血管を圧迫する部位に生じやすい．初期の褥瘡では皮膚は赤みを呈し，褥瘡が進行すると皮膚が壊死した組織で覆われて黒く乾燥する．

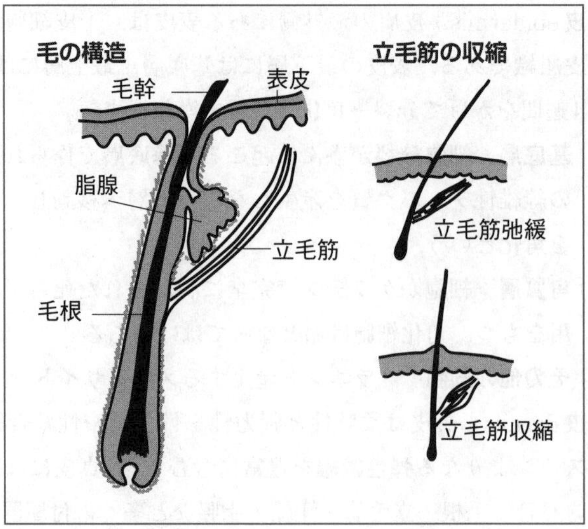

図4-23　毛の構造と立毛筋の収縮

(2) 皮膚の付属器官

①**毛** hair (図4-23)：表皮が変形して真皮と皮下組織の中に入り込んだ角質器であり，手《しゅ》掌《しょう》，足底，口唇などを除いて全身の皮膚に分布する．触覚や皮膚の保護，保温に役立つ．毛の皮膚に埋もれている部分を**毛根**，毛の皮膚から表面に出ている部分を**毛幹**という．毛根の底部で細胞が分裂・増殖して角化することにより毛が成長する．

立毛筋は毛の下方から表皮の下に向かって斜めに走る**平滑筋**で，**交感神経**によって収縮し，動物では毛が逆立ち，人では鳥肌を生じる．これは寒いときや恐怖を感じたときなどに起こる．

②**爪**《つめ》 nail：手足の指先の背面で表皮の角質層が変化したもので，半透明で下層の血管が透過してピンク色に見える．爪は手足の指先を保護し，ものをつまむときに役立つ．爪の皮膚から表面に出ている部分を**爪体**《そうたい》，皮膚に隠れた部分を**爪根**《そうこん》と呼ぶ．爪根の深部で爪が成長し，爪体へと押し出されていく．

③**皮膚の腺**：皮膚の腺には汗腺《かんせん》・脂腺・乳腺がある．汗腺にはエクリン腺とアポクリン腺とがある．

i）**エクリン腺**：口唇と亀頭を除くほぼ全身の皮膚に分布し，汗《あせ》を分泌する**注33**．エクリン腺は分泌能が高く，体温調節の際に重要である．エクリン腺の分泌する汗は99％以上が水であり，NaClなどの電解質を含んでいる．

ii）**アポクリン腺**：**腋窩**や乳頭周囲などの特定の部位に分布する．アポクリン腺の分泌物はエクリン腺からの汗の成分に加えて**有機物**を多く含む．

iii）**脂腺**：脂腺は毛根に開口して皮脂を分泌する．皮脂は毛を潤し皮膚を滑らかにし，

注33● 半側発汗：発汗は皮膚の圧迫刺激によって反射性に変化する．一側の側胸部および側殿部に圧迫刺激を加えると，刺激を加えた側の上半身・下半身のそれぞれの発汗が抑制され，反対側の上半身・下半身の発汗が促進される．

水分の蒸発を防ぐ他，抗菌作用をもつ[注34].

(3) 皮膚の機能

①**保護作用**：細菌の体内への侵入を防ぎ，有害な化学物質・機械的刺激・熱・紫外線・乾燥などから身を守る[注35, 36]．皮膚の表面は弱酸性に保たれ，多くの微生物が繁殖しにくい環境をつくる（第6章参照）.

②**皮膚感覚**：触覚や温痛覚などの体性感覚を受容する.

③**体温調節**：放熱の大部分は皮膚表面から行われる．一方，皮下脂肪は熱を通しにくく，断熱材として内部器官を守る．発汗と皮膚血流の調節は，体温調節に重要である.

④**経皮吸収**：皮膚は化学物質を通しにくいバリアとして働くが，わずかな吸収機能をもつ．脂溶性の薬物などは比較的容易に皮膚から吸収される．これを利用して，局所への作用を目的とした軟膏薬や，全身作用を目的とした貼付薬がある.

⑤**排泄作用**：汗には大部分の水，わずかの$NaCl$に加えて，微量の尿素・尿酸・アンモニア・乳酸などの代謝産物が含まれる.

⑥**ビタミンD産生作用**：皮膚の中で紫外線の作用によりコレステロール誘導体からビタミンDがつくられる.

⑦**皮膚への注射**（図4-24）：真皮に薬物を注入する**皮内注射**と，皮下組織に薬物を注入する**皮下注射**がある．静脈内注射や筋肉注射（筋肉内注射）に比べて薬物の吸収は緩徐《かんじょ》である[注37].

(4) 粘膜 mucous membrane

粘膜は器官を保護し，**粘液**を分泌して潤し，物質を吸収する．口腔・食道・胃腸などの消化管，鼻腔・気管などの呼吸器，膀胱・尿管・尿道などの泌尿器，卵管・子宮・精管などの生殖器など，中空《ちゅうくう》器官の内腔は粘膜で覆われる．眼の結膜も粘膜であり，耳の中耳・内耳も粘膜で覆われる[注38].

注34★ **皮脂欠乏性湿疹**：皮脂の量が減ると，角質が乾燥してはがれ，皮膚のバリア機能が低下し，かゆみや炎症を生じやすくなる．加齢が原因となることが多い.

注35● **角質層の役割**：バリアの働きをもつ角質層がはがされると，その下の組織からの水分の喪失量は正常の10～20倍に増加すると考えられる.

注36★ **熱傷**：火傷《やけど》は医学用語では熱傷といい，過剰な熱などによって皮膚組織のタンパク質が変性した症状である．傷害が皮膚のどの層に及んでいるかによって第1度，第2度，第3度に分けられる.

①第1度：最も軽い表皮のみの傷害で，皮膚の機能は失われない．たとえば日光によって皮膚が炎症を起こして赤くなる（日焼け）のは，第1度のやけどである．2～3日で治る.

②第2度：傷害が真皮に及ぶものである．真皮の深層にまで傷害が及んだ場合には，真皮中の多くの付属器官も破壊されるため，再生能力は悪く，やけどの痕が残る可能性が高い.

③第3度：傷害が皮下組織にまで及び，皮膚の機能が失われる．この場合，神経終末も破壊されて，触っても痛くないことが多い．水分を保持する機能が失われるので，蒸発によって身体から多量の水分が失われ，感染の恐れもある．体液の補給・抗生物質の投与・皮膚移植などの医療処置が必要である.

注37★ **皮膚への注射と筋肉への注射**：皮内注射はツベルクリン反応などの検査のために用いられることが多い．皮下注射は多くの予防接種やインスリン注射などに用いられる．筋肉内に薬物を注入する筋肉注射は，混濁液などで皮下注射が適さない場合や，mRNA ワクチンなどに用いられ，三角筋や中殿筋が用いられることが多い.

注38● **粘膜の色**：粘膜上皮は皮膚と異なり，通常角化していないので，血管が透けて赤く見える．チアノーゼや貧血を結膜の色で見分けることができる.

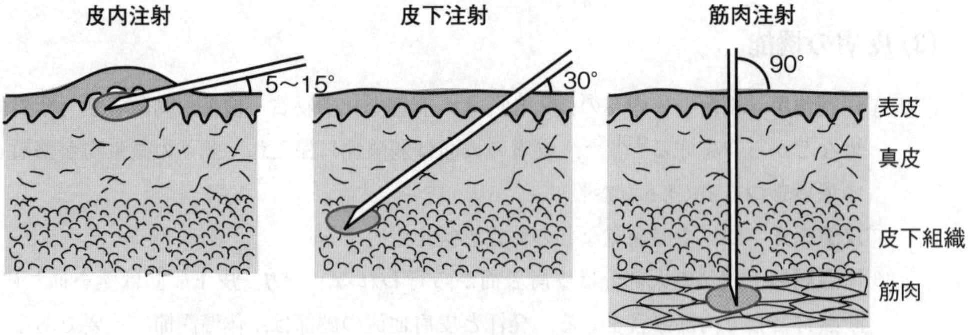

図4-24　皮膚への注射と筋肉注射

粘膜は最表層から，**粘膜上皮**，**粘膜固有層**，**粘膜下層**よりなる．これらは皮膚における表皮，真皮，皮下組織に対応し，身体外部との開口部位で皮膚から粘膜に自然に移行する．粘膜固有層と粘膜下層は疎性結合組織からなり，いずれも神経や血管を含む．消化管では，粘膜固有層と粘膜下層の間に平滑筋からなる粘膜筋板がある．

(5) 漿膜 serous membrane

漿膜《しょうまく》は閉鎖された身体内部にあり，外部とのつながりはない．単層扁平上皮である薄い漿膜上皮(中皮という)と，その下にある薄い結合組織からなる．**腹膜**，**胸膜**，**心膜**などがある(第5，7，9章参照)．

内臓表面を覆う**臓側膜**《ぞうそくまく》と体壁内面を覆う**壁側膜**《へきそくまく》の2枚の漿膜がひと続きになる．臓側膜と壁側膜は互いに近接し，その間に狭い腔があり，**漿膜腔**(腹膜腔，胸膜腔，心膜腔)という．漿膜腔は漿膜から分泌される少量の**漿液**《しょうえき》で満たされ，臓器は摩擦なく滑らかに動くことができる[注39]．

2) 体性感覚 somatic sensation

(1) 表在感覚(皮膚感覚) cutaneous sensation

表在感覚は**皮膚**や**粘膜**の感覚であり，触覚・圧覚・振動覚などの機械感覚，温覚や冷覚の温度感覚，および痛覚がある．体表にはこれらの感覚を感ずる部位が点状に散在しており，それぞれ触圧点，温点，冷点，痛点という[注40]．

①**機械感覚**(図4-25)：触覚は，皮膚の表面に軽く触れたときに感じる．**圧覚**は，圧迫されたり引っ張られたりすることで生じる．**振動覚**は振動によって起こる感覚である．指

注39★ 漿膜の炎症：漿膜が炎症を起こすと，漿液が多量に分泌され漿膜腔にたまる(急性心膜炎など)．

注40● 感覚点：平均すると皮膚$1cm^2$当たり，触圧点は25，温点は1～4，冷点は2～13，痛点は100～200個存在するが，これらの点の分布密度は身体部位によって著しく異なる．

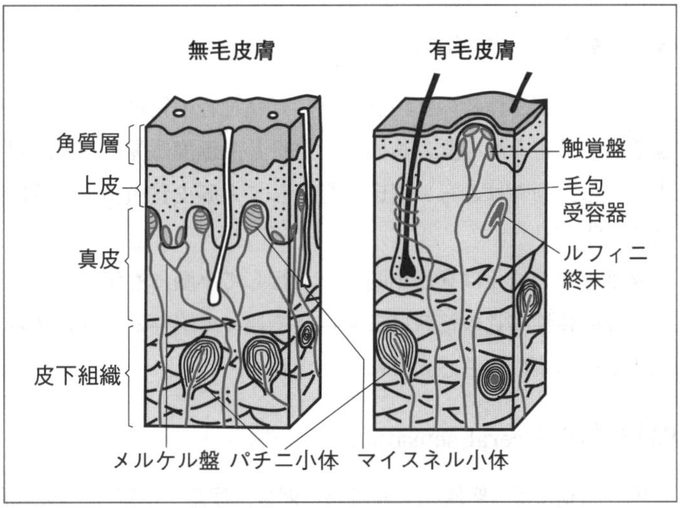

図4-25　皮膚の機械受容器

（Schmidt，1978．岩村ら訳[12]を参考に作成）

先や口唇など触圧点の密度の高いところは触圧覚が敏感である[注41]．

機械感覚に関与する受容器にはさまざまなものがある．メルケル盤とルフィニ終末と触覚盤は順応が遅く，刺激の強度を検出する．マイスネル小体と毛包受容器は，刺激が移動する速度を検出する．パチニ小体は振動覚にとって重要である[注42]．

②**温度感覚** thermal sensation：温度を感受する温度受容器には，さまざまな温度領域で活動する受容体がある[注43]．

③**痛覚** pain：皮膚の痛覚は**自由神経終末**によって感受される[注44]．

④**くすぐったい感覚** tickling：腋窩，足底などに軽く触れられたときに起こる．心理的要因が大きい．

(2) **深部感覚** deep sensation

筋紡錘や**腱器官**は，四肢の相互の位置関係を認識する**位置覚**や，運動の方向を認識する**運動覚**を受容する．これら位置覚や運動覚を深部感覚という．

皮下，筋，筋膜，腱，骨膜，関節にある受容器で感受されるその他の感覚も深部感覚に含まれる．皮下組織には振動覚を受容するパチニ小体が存在する．温度刺激や痛みに応じる受容器は筋や関節などに広く分布する[注45]．

注41● **2点弁別閾**：皮膚上の2点に刺激を加えたとき，2点間の距離が短いと1点として感ずる．2点として識別できる最小距離を2点弁別閾という．指先や顔面など，触圧点の密度の高いところでは2点弁別閾は小さい．

注42● **パチニ小体**：皮下組織以外に骨膜などの深部組織や内臓（腸間膜）にも広く分布して，伝播してくる振動を捉える．

注43● **温度受容器**：温度を感受する受容体は，感覚神経終末や皮膚の角化細胞などに存在する．

注44● **自由神経終末**：髄鞘のない感覚神経の終末部で，ここに侵害刺激を感受するさまざまなイオンチャネルや受容体が存在する．

注45● **関節受容器**：関節や骨膜には皮膚と同様にルフィニ終末，パチニ小体，自由神経終末などが存在し，位置や動き，痛みなどを感受する．

(3) 体性感覚の伝導路（図4-26，図2-25）

手足，頭部，体幹の体性感覚は，脊髄神経の**後根**を通って脊髄に送られる．その後，**深部感覚**と精密な触圧覚は**後索路**を上行し，**温度感覚**と**痛覚**，粗大な触圧覚は**脊髄視床路**を上行する．両者はさらに**視床**を経由して大脳皮質頭頂葉の**体性感覚野**へ伝えられ，認識される[注46]．

深部感覚の情報は脊髄小脳路を上行して**小脳**にも伝えられ，姿勢制御に働く．

顔面の体性感覚の情報は**三叉神経**を通って脳幹と脊髄に送られた後，視床を経由して大脳皮質頭頂葉の体性感覚野に伝えられる．

(4) 内臓感覚 visceral sensation

内臓感覚には，**空腹感**，**満腹感**，**渇き**，**尿意**，**便意**などの**臓器感覚**と，内臓の障害によって起こる**内臓痛覚**がある．内臓感覚は自律神経の内臓求心性線維によって脳に伝えられる．

3) 痛み pain

組織に傷害を与えるような刺激が加わると痛みを生じる．急性的な痛みは有害な刺激から身を守るために有益である．痛みは苦痛を伴い，痛みの悪循環を引き起こすこともあるため，特に慢性的な痛みは臨床的に有害である．

(1) 痛みの原因による分類

痛みは原因によって以下に分類されるが，原因不明の痛みも多い．

①**侵害受容性疼痛**《しんがいじゅようせいとうつう》：怪我《けが》や炎症などで侵害受容器が刺激されて生じる．

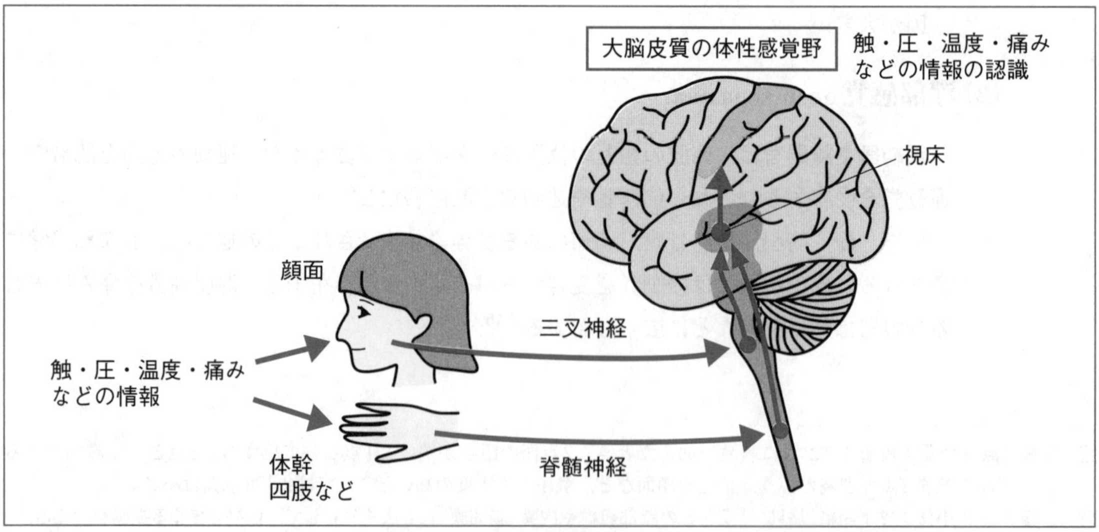

図4-26　体性感覚の仕組み

注46★ 感覚障害：感覚を感じにくい場合を感覚鈍麻，完全にわからない場合を感覚麻痺という．また，しびれの感覚は異常感覚という．位置覚が障害されると，姿勢や歩行のバランスが崩れ，運動失調が起こる．糖尿病性ニューロパチーでは，四肢の感覚鈍麻，異常感覚，位置覚の低下などの感覚障害を生じる．

②**神経障害性疼痛**：痛覚伝導路の神経線維の圧迫や損傷などによって生じる．

③**心因性疼痛**：明らかな身体的原因がなく，心理社会的因子の関与が考えられ，痛みの知覚異常や過敏も要因となる．

(2) 痛みの発生部位による分類

体性痛覚と内臓痛覚に分けられる．体性痛覚はさらに表在性痛覚と深部痛覚に分けられる．

①**表在性痛覚**：皮膚や粘膜に由来する疼痛である．針で皮膚を突き刺すと，瞬間的に鋭い痛みを感じる．これを**早い痛み**といい，局在性が明確で，刺激がやむと急速に消失する．刺激が強い場合，**遅い痛み**が続くことがある．この遅い痛みは鈍く，空間的な広がりをもち，ゆっくりと消失する．

②**深部痛覚**：皮下組織，骨格筋，筋膜，腱，骨膜，血管，関節などから生じる痛みを深部痛覚という．筋肉痛や頭痛が代表的で，局在性に乏しく，持続的な鈍痛である．

③**内臓痛覚**：腹部内臓を切ったり熱を加えたりしても痛みは生じないが，**腸間膜を伸展**したり，**内臓平滑筋**が**痙縮《けいしゅく》や過伸展**を起こしたりした際に痛みを生じる．胆石や尿管結石の痛みが代表的である．内臓の血行不良による**循環障害**や，虫垂炎などの**炎症**では，発痛物質が遊離されて痛みを起こす．内臓痛覚は局在がはっきりせず，持続性のうずく痛みで，吐き気や自律神経反射を伴うこともある．

(3) 侵害受容器と発痛物質

組織を損傷するような刺激を**侵害刺激**といい，機械刺激，熱刺激，化学刺激がある．侵害受容器である**自由神経終末**が刺激されることにより痛みが発生する．

熱傷《ねっしょう》や剥離《はくり》などで皮膚が傷害を受けると，損傷された細胞からブラジキニンやヒスタミンなどの**発痛《はっつう》物質**が放出される．発痛物質は侵害受容器に作用して痛みを引き起こす．

(4) 痛覚伝導路

表在性痛覚と深部痛覚は体性感覚の伝導路を介して中枢に伝えられる．内臓痛覚は自律神経の内臓求心性線維によって中枢に伝えられる．これらの感覚は視床で中継された後，大脳皮質の感覚野に伝えられて痛み感覚を生じる．また大脳辺縁系にも伝えられ，情動的要素を含む生体反応を引き起こす[注47]．

注47● 痛みの抑制系：

①脳からの下行性抑制系：間脳や脳幹から脊髄に下行し，脊髄後角での侵害情報の伝達を抑制する系が知られている．

②内因性鎮痛物質：中枢神経系には，モルヒネと同様の効果をもつ生体内物質である内因性オピオイドを産生して放出する神経細胞がある．また，オピオイドが特異的に作用するオピオイド受容体が広く存在する．

③ゲートコントロール説：痛みを生じている傷口の周りを軽く抑えたりなでたりすると，痛みが軽減する．痛みは末梢神経の細い線維により，触ったりなでたりする刺激は太い線維によって伝えられるが，太い線維の情報は細い線維の情報の伝達を，脊髄後角で抑えると考えられる．入り口で抑えることからゲートコントロール説と名づけられた．

④物理療法：温刺激や冷刺激，体操やマッサージ，鍼灸，電気刺激など，さまざまな物理療法が鎮痛に有効である．たとえば温熱には，心地よさから気分を楽にさせる作用や，血流を増加させて発痛物質を洗い流す作用がある．さらに皮膚の温受容器からの情報が，侵害受容器からの情報を抑制する作用もある．

⑤痛みの心理的コントロール：軽度の痛みは偽薬（プラセボ）によって軽減されることがある．

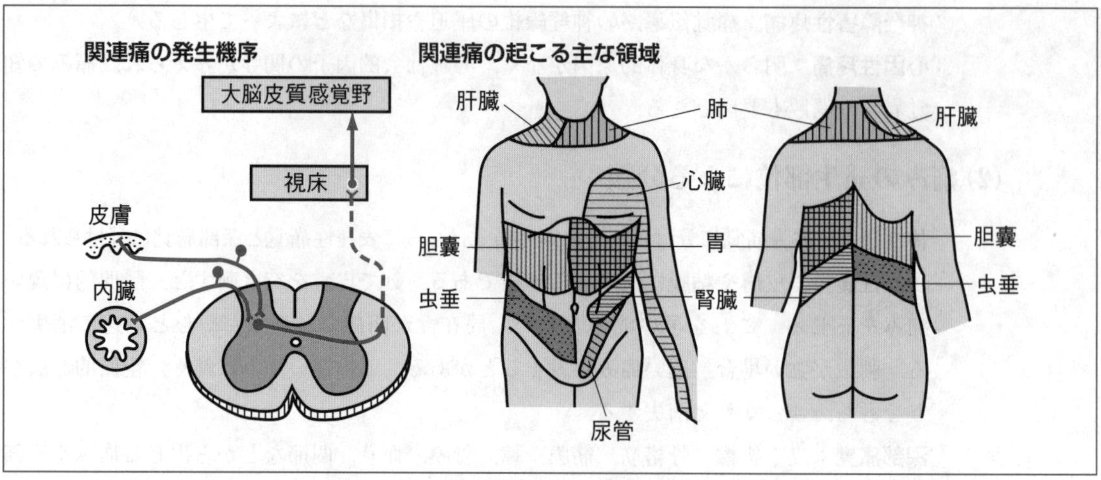

図4-27 関連痛
（右図：House ら，1967．川北ら訳[13]を参考に作成）

(5) 筋性防御

内臓痛覚および深部痛覚は，近くの骨格筋に強い反射性収縮を引き起こす．腹部の内臓痛に伴って**腹壁の筋緊張**が亢進した場合を筋性防御という．

(6) 関連痛（図4-27）

内臓や胸膜，腹膜などに異常があるとき，その内臓の求心性神経と同じ脊髄分節に属する皮膚に感覚過敏または痛みを感じることがある．これを関連痛という．病変臓器によって特異的な皮膚部位に起こるので，臨床診断上重要である．たとえば狭心症《きょうしんしょう》では左胸や左手に痛みを感じることが多いが，実際にはみぞおちや左肩，顎，歯まで痛みが放散《ほうさん》することもある．

第5章 循環系

キーワード

体循環　肺循環　心臓　心筋　刺激伝導系　心拍数　心電図　血管　動脈　静脈　毛細血管　血圧　心拍出量　末梢血管抵抗　循環血流量　リンパ液　リンパ管

学習の指針

A. 循環系

1) 循環系は心臓血管系とリンパ系からなる．心臓血管系は体循環と肺循環よりなる．

B. 心臓

1) 心臓には右心房，右心室，左心房，左心室があり，それぞれの出口には弁がある．
2) 心筋は横紋筋，不随意筋で，自律神経の支配を受け，自動能をもつ．
3) 心臓の拍動リズムは，洞房結節で発生し，心房・心室に伝えられる．
4) 心周期は等容性収縮期と駆出期，等容性拡張期と充満期に区分される．
5) 心臓の電気的活動は心電図により記録できる．

C. 血管系

1) 動脈と静脈は内膜・中膜・外膜の３層から，毛細血管は１層の内皮細胞と基底膜からなる．
2) 動脈は中膜が発達している．静脈は径が大きく，壁が薄く，伸展性が高く，弁がある．
3) 毛細血管は血液と組織の間の物質交換の場である．
4) 肺循環系では右心室から肺動脈が出て，肺で毛細血管となり，肺静脈として左心房に入る．
5) 体循環系では左心室から動脈が出て，組織で毛細血管となり，静脈として右心房に入る．

D. 血液循環と循環調節

1) 血圧は大動脈で最も高く，動脈，細動脈，毛細血管，静脈と低下する．
2) 血圧は，心拍出量と末梢血管抵抗と循環血流量の３要素によって調節される．
3) 血圧は局所性調節，自律神経性調節，ホルモン性調節を受ける．

E. リンパ系

1) リンパ系には水分やタンパク質の回収，異物の除去，脂肪の吸収などの働きがある．
2) リンパ液はリンパ本幹から鎖骨下静脈に入る．

同義語

体循環＝大循環　肺循環＝小循環　O_2＝酸素　CO_2＝二酸化炭素＝炭酸ガス　心外膜＝臓側心膜　介在板＝境界膜　洞房結節＝洞結節　拡張期＝弛緩期　前下行枝＝前室間枝　後下行枝＝後室間枝　収縮期血圧＝最高血圧　拡張期血圧＝最低血圧　筋型動脈＝筋性動脈

A 循環系circulatory system

循環系とは血液やリンパを体内で循環させるシステムのことをいう．血液を運ぶ心臓血管系と，リンパを運ぶリンパ系からなる．

(1) 心臓血管系 cardiovascular system

循環は心臓にはじまり，血管系を通って再び心臓に戻る閉鎖系である．O_2やCO_2，栄養素や老廃物，ホルモンや血球，血漿タンパクなど多様な物質を輸送する．心臓から流出した血液が心臓に戻るには，安静時の成人の場合，約1分を要する．

心臓は血液を送るポンプであり，左心房《さしんぼう》，左心室《さしんしつ》，右心房《うしんぼう》，右心室《うしんしつ》という4つの部屋に分けられる．

(2) 体循環と肺循環 (図5-1)

①**体循環**：血液が**左心室**から**動脈**，**全身の組織の毛細血管**，**静脈**を経て**右心房**に戻る．O_2や栄養素は動脈系により運ばれ，毛細血管壁を通って血管外に出て，細胞に供給される．細胞の代謝によって生じたCO_2や老廃物は，毛細血管から静脈系に入り除去される．

②**肺循環**：血液が**右心室**から，**肺動脈**，**肺の毛細血管**，**肺静脈**を経て**左心房**に戻る．肺循環によって血中のCO_2が肺より呼気中に排出され，吸気中のO_2が肺より血中に取り込まれる．

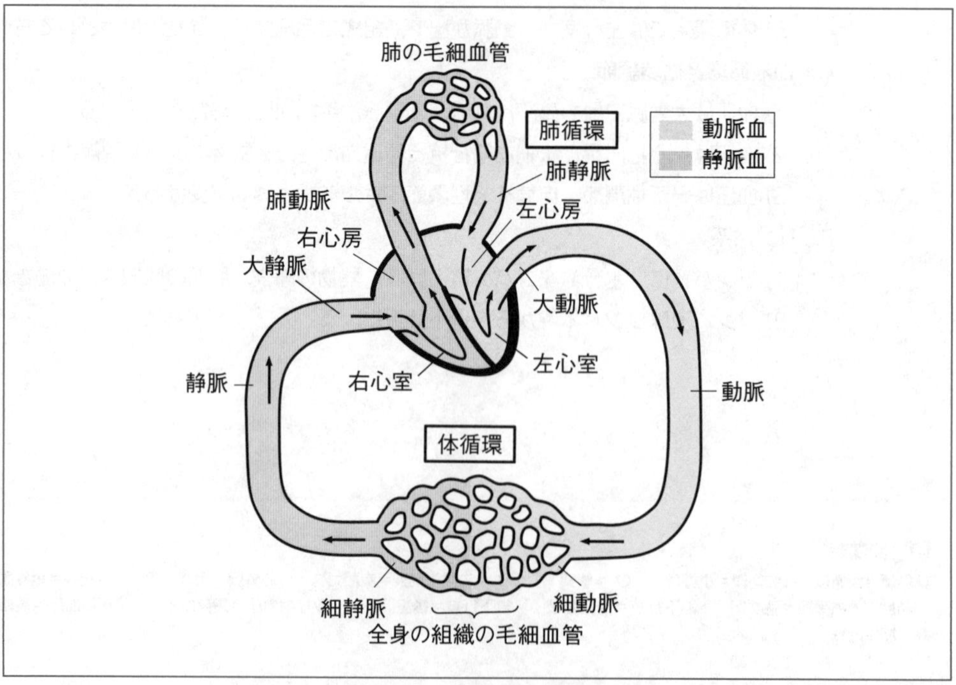

図5-1　体循環と肺循環

(3) 血管と血液 (図5-1)

心臓から出る血液を運ぶ血管を**動脈**といい，**心臓に入る**血液を運ぶ血管を**静脈**という．一方，O_2に富む**鮮紅色**の血液を**動脈血**といい，CO_2に富む**暗赤色**の血液を**静脈血**という．つまり，体循環系の動脈は動脈血を，静脈は静脈血を運ぶが，肺動脈は静脈血を，肺静脈は動脈血を運ぶ．

動脈と静脈の間には一般に**毛細血管**の領域が存在する．

B 心臓heart

1) 心臓の構造

(1) 心臓の外形 (図5-2)

心臓は血液を送るポンプである．成人では握りこぶしより少し大きい[注1]．胸腔内にある縦隔《じゅうかく》という空間の中で，正中からやや左よりに偏って位置する．

心臓上部の大血管が出入りする部分を心底《しんてい》という．心底の上端はほぼ第2肋間の高さにある．心臓の下部先端を心尖《しんせん》という．心尖は成人では第5肋間の高さ，正中線から7～9cm左にあり，体表から心尖拍動《しんせんはくどう》を触れる．心底は右後方を向き，心尖は左前方に尖《と》がる．

(2) 心室ventricleと心房atrium (図5-3)

心臓は左右2つの部分に分けられ，左心と右心はそれぞれ，心房と心室に分けられる．左右の心房間の壁を**心房中隔《ちゅうかく》**，心室間の壁を**心室中隔**という[注2]．

全身の組織から大静脈を経て心臓に戻ってきた静脈血は右心房に入り，右心室を経て肺動脈に流出する．肺でガス交換した動脈血は，肺静脈を経て左心房に入り，左心室から大動脈に押し出されて全身に送られる．このため，心室は心房より壁が厚く，全身に血液を送り出す**左心室**は右心室よりも**壁が厚い**．

(3) 心臓の弁valve (図5-3，5-4)

心臓の4室の出口には一方向にのみ開く弁があり，血液の逆流を防ぐ[注3]．

左心房の出口には**僧帽弁《そうぼうべん》**(または二尖弁《にせんべん》)，**右心房**の出口には**三尖弁**がある．これらを**房室弁**という．房室弁の縁は腱索《けんさく》によって心室の乳頭筋とつながり，弁が反対方向に翻《ひるがえ》らないよう帆状《はんじょう》になっている．

注1★ 心肥大：心臓は高血圧などの循環器障害によって肥大する．スポーツ心臓のように病的でない場合もある．胸部X線写真で知ることができる．

注2★ 心室中隔欠損：1,000人に3人くらいの割合で生じる先天性心臓奇形で，聴診で固有の心雑音が聞かれる．小さな欠損では自然閉鎖するが，大きな欠損では肺に負荷がかかり重症となる．

注3★ 弁膜症：リウマチ熱により心内膜炎が起こると，弁の閉鎖不全や狭窄などの後遺症(弁膜症)を生じやすい．聴診により固有の心雑音が聞かれる．

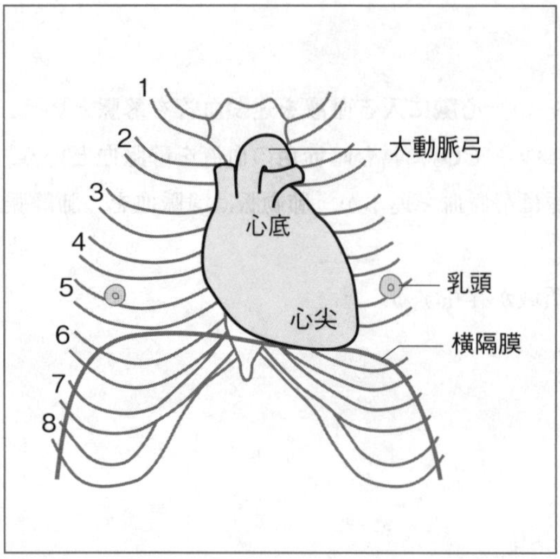

図5-2　心臓の外形（大谷ら，2000.[14] を参考に作成）

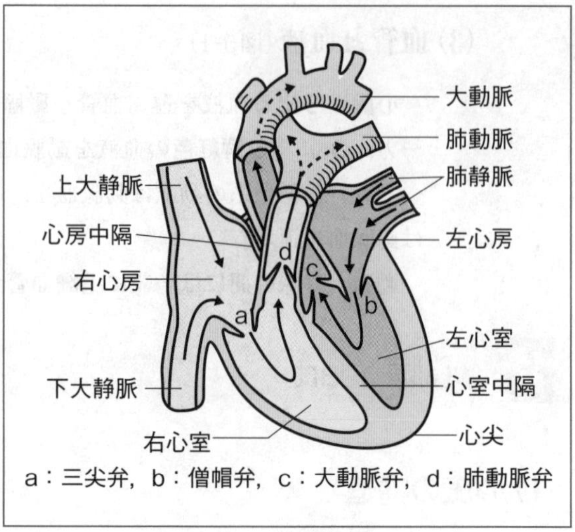

図5-3　心臓の構造

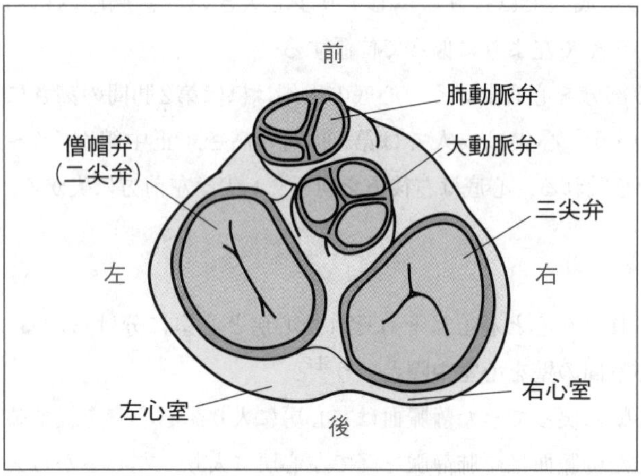

図5-4　心臓の弁
心臓の横断面を真上から見た図

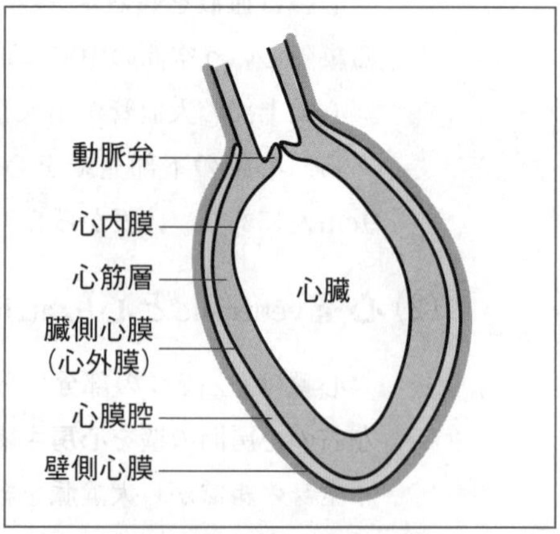

図5-5　心臓の壁と心膜
（大谷ら，2000.[14] を参考に作成）

左心室の出口には**大動脈弁**，**右心室**の出口には**肺動脈弁**がある．これら動脈弁は，下に凸の袋状の形をした，**3枚の半月状の弁**からなる．

(4) 心臓壁と心膜（図5-5）

心臓壁は内側から外側に向かって，心内膜，心筋層，心外膜の3層からなる．外側をさらに結合組織性の膜がゆるく覆う．

①**心内膜**：内皮細胞と薄い結合組織からなる．

②**心筋層**：最も厚い層で，心筋線維がらせん状に心臓を取り囲む．

③**臓側《ぞうそく》心膜（心外膜）と壁側《へきそく》心膜**：心筋は薄い漿膜性の臓側心膜に覆われ，これを**心外膜**という．臓側心膜は大血管の起始部で折り返して壁側心膜となり，線維性の結合組織と合流して心臓を包む．これら心臓の外側を覆う膜を**心膜**という．臓側心膜と壁側心膜の

表5-1　心筋と骨格筋の比較

	心筋	骨格筋
筋線維	横紋筋	横紋筋
細胞間の電気的連絡	介在板のギャップ結合により電気的に連絡する機能的合胞体	絶縁
活動電位の絶対不応期	長い（ポンプ機能に適する）	短い
単収縮/強縮	単収縮のみ	強縮が多い
自動能	有（刺激伝導系）	無
随意筋/不随意筋	不随意筋	随意筋
神経支配	自律神経	運動神経
その他	固有心筋（収縮に適する）と特殊心筋（興奮の発生と伝導に適する）に大別	

間にある**心膜腔**は心膜液という漿液で満たされ，心臓の滑らかな動きを助ける[注4].

2) 心筋cardiac muscle

心筋は**横紋筋**であり，**不随意筋**で，**自律神経**の支配を受ける．また，心筋は**自動能**をもち，心臓を体外に取り出しても自動的に拍動を続ける．

心筋には収縮に適した固有心筋と，興奮の発生と伝導に適した特殊心筋がある．

(1) 固有心筋（表5-1，図5-6）

固有心筋は骨格筋と同様に横紋筋細胞からなり，アクチンとミオシンの筋フィラメントの滑走によって収縮する[注5,6].

①**機能的合胞体《ごうほうたい》**：心筋細胞は枝分かれをし，多数の心筋細胞が互いに介在板《かいざいばん》というギャップ結合によって電気的に連絡する．このため心房や心室は，おのおのがあたかも1個の細胞であるかのように電気的興奮が同期して収縮が起こる．

②**プラトー相**：心筋細胞の活動電位は，細胞外Na^+の細胞内への流入に続いて，Ca^{2+}も細胞内に流入する．このため心筋に特有なプラトー相という**長い脱分極**が生じる．次いでK^+の膜透過性が増加してK^+が細胞外に流出し，元の電位に戻る．

③**不応期《ふおうき》**：心筋は，新たな活動電位を発生できない**不応期が長い**．このため骨格筋のような持続的な収縮（強縮）は起こらず，心筋は常に単収縮である．これは心臓がポンプとしての役割を果たすために重要である．つまり一定時間以上，心筋が弛緩する間に，血液が心臓に流入する．

④**スターリングの法則**：心筋は伸展の度合いに応じて大きな収縮力を発生する．これをス

注4★ **心膜炎**：ウイルス感染などで心膜に炎症が起きた状態をいう．胸痛や息切れが起こる．心膜液が増加するため，心臓が圧迫され循環不全を生じる（心タンポナーデという）．

注5★ **心筋梗塞**：心筋の細胞は，ほとんど再生しない．心臓への血流が途絶えて心筋が壊死する病態を心筋梗塞というが，壊死した心筋は結合組織に置き換えられて瘢痕となるため，心臓のポンプ機能が低下する．

注6★ **心不全**：心臓のポンプ機能が低下して身体に十分な量の血液を拍出できなくなり，末梢組織に必要な血液を送ることができなくなった状態をいう．

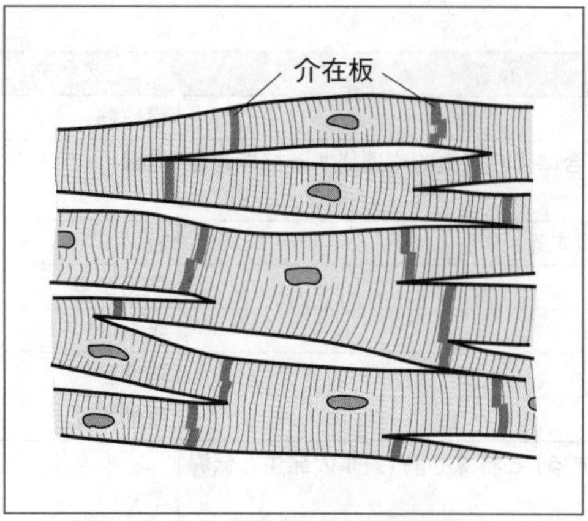

図5-6　固有心筋の組織像

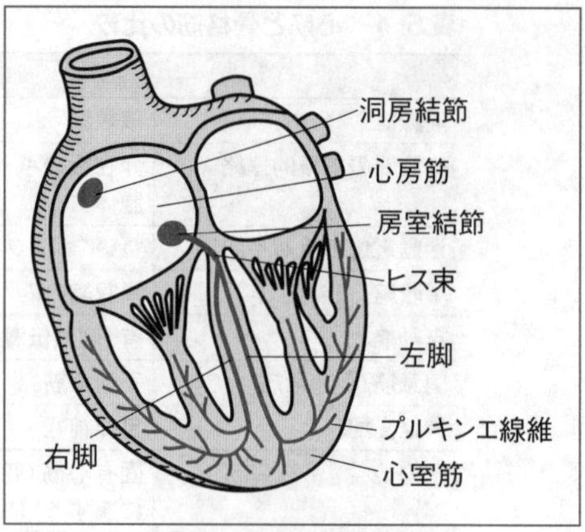

図5-7　刺激伝導系

ターリングの法則という．この特性のために，心房に流入する静脈還流量《かんりゅうりょう》が多いほど，心臓の拍出量が増加する．

(2) 刺激伝導系とペースメーカー (図5-7)

特殊心筋は，自動的に**興奮を発生**し，心臓全体に**興奮を伝導**するのに適した心筋である．興奮は洞房《どうほう》結節，房室結節，ヒス束，左脚と右脚，プルキンエ線維の順に伝えられ，これらを**刺激伝導系**という[注7,8]．

心臓の拍動リズムは，右心房の上大静脈の開口部近くにある**洞房結節**で発生する．ここを**ペースメーカー**という．洞房結節の電気的活動は心房筋に伝わり，心房を収縮させる．

心房と心室は線維束という結合組織で隔たれているため，心房の固有心筋から心室の固有心筋へ興奮は直接には伝わらない．右心房と右心室の境界近くにある**房室《ぼうしつ》結節**に達した興奮は，線維束を貫通する**ヒス束《そく》**を通って心室に伝わる．心室において，興奮はヒス束，さらに枝分かれした左脚《さきゃく》と右脚《うきゃく》を伝って心室中隔を下行し，プルキンエ線維を通って心室筋全体に伝わり，心室が収縮する．

(3) 心機能の神経性調節

交感神経が亢進すると，**心拍数は増加**し，**心筋収縮力は増大**する．**副交感神経**である**迷走神経**が亢進すると，**心拍数が減少**する．

3) 心臓の活動

(1) 心周期 cardiac cycle (図5-8)

心臓の収縮，弛緩の周期を心周期という．収縮期は等容性収縮期と駆出期《くしゅつき》に，拡張期は

注7● **心臓のリズム**：房室結節も自動性をもつが，洞房結節の興奮のリズムのほうが房室結節のリズムより速いため，正常では心臓全体が洞房結節のつくるリズムで興奮する．

注8★ **刺激伝導系の障害**：刺激伝導系が心房と心室の間で障害を受けると，心房と心室が病的にそれぞれのリズムで収縮を始めることがある (房室ブロック)．

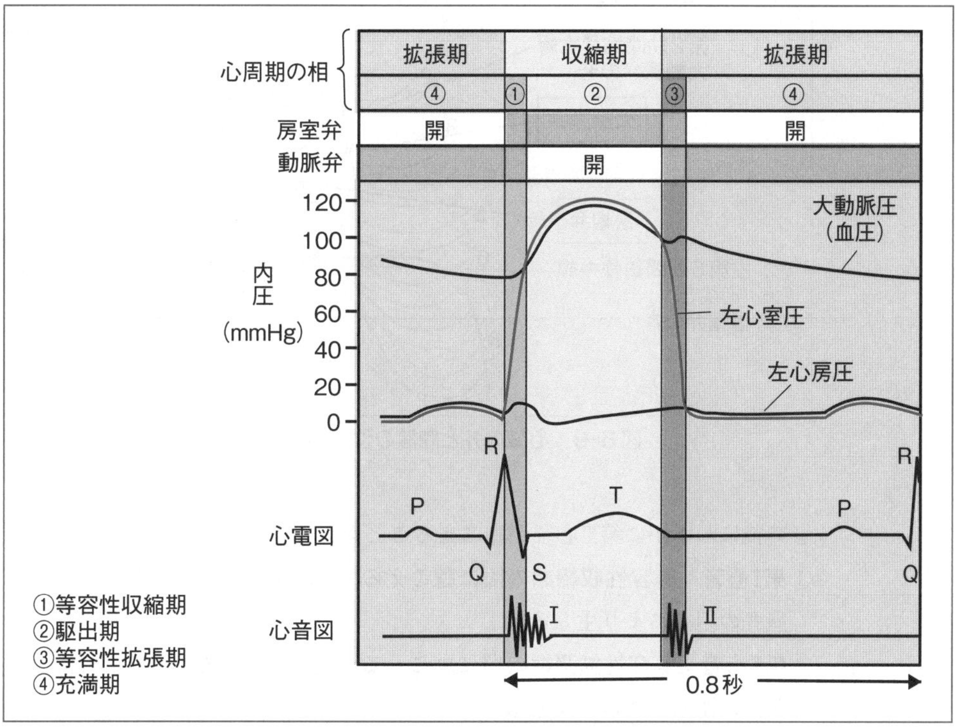

図5-8　心周期とそれに伴う諸現象

等容性拡張期と充満期《じゅうまんき》に区分される．心周期は約0.8秒，このうち収縮期は約0.3秒，拡張期は約0.5秒持続する．

収縮期：

①**等容性収縮期**：心室の収縮がはじまってから，動脈弁が開くまでの期間．**すべての弁が閉鎖**した状態で**心室が収縮**する．心室内容積は一定で心室内圧が上昇する．

②**駆出期**：心室内圧が動脈圧を越えると**動脈弁が開き**，血液が動脈に駆出される．心室収縮が終わると心室内圧が低下しはじめ，動脈圧よりも低下すると動脈弁が閉鎖する．

拡張期：

③**等容性拡張期**：動脈弁が閉鎖してから房室弁が開くまでの期間．**すべての弁が閉鎖**した状態で**心室が弛緩**する．心室容積は一定で，心室内圧が下降する．

④**充満期（流入期）**：心室内圧が心房内圧より低下すると**房室弁が開き**，血液が心室に流入する．動脈弁は閉じており，血液は心室に充満する．

(2) 心音 heart sound（図5-8，5-9）

胸壁に聴診器を当てると，心臓の拍動ごとに発生する音を聴くことができる．これを心音という[注9]．第Ⅰ心音の直後に第Ⅱ心音が続き，第Ⅱ心音と次の第Ⅰ心音との間隔はやや長い．心音を「ドックン」とすると，「ドッ」が第Ⅰ心音，「クン」が第Ⅱ心音に当たる．第Ⅱ心

注9★ 心雑音：心音が変化し，雑音が聴かれるようになる病態としては，先天性心疾患や弁膜症の他に，貧血や発熱による血液粘度の低下などがあげられる．

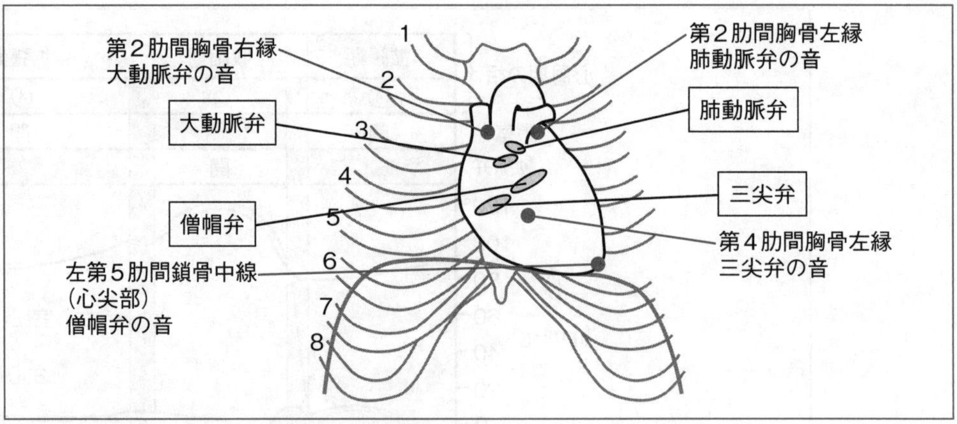

図5-9　心臓の弁と聴診の位置（大谷ら，2000.[14]を参考に作成）

音の後にわずかに第Ⅲ心音が聴こえることもある．

①**第Ⅰ心音：等容性収縮期**の頃に聴こえる，**低音**（30～45 Hz）でやや長く続く音．主に房室弁の閉鎖により生じる．

②**第Ⅱ心音：等容性拡張期**の頃に聴こえる，**高音**（50～70 Hz）で短い持続性の音．主に動脈弁の閉鎖によって生じる．

(3) 心電図 electrocardiogram (ECG)（図5-8，5-10）

心筋は収縮に先行して活動電位を発生する．心筋の活動電位の総和を体表から記録したものが心電図である．

①**心電図の波形**：心電図では心拍動に伴って規則正しく波形が出現する．**P波**は**心房興奮**，**QRS群**は**心室興奮開始**，**T波**は**心室興奮消退**の過程を表す．

②**心電図の記録方法**：心電図の記録には通常，標準肢誘導（3誘導），増幅単極肢誘導（3誘導），単極胸部誘導（6誘導）からなる合計12誘導が用いられる．

ｉ）**標準肢誘導（Ⅰ，Ⅱ，Ⅲ）**：右手，左手，左足に電極を置く．そのいずれか2つを組み合わせて誘導点とし，2点間の電位差を記録する．第Ⅰ誘導（右手―左手），第Ⅱ誘導（右手―左足），第Ⅲ誘導（左手―左足）の3つの組み合わせがある．

ⅱ）**増幅単極肢誘導（aVR，aVL，aVF）**：電極の置き方は標準肢誘導と同じである．右手の電位変動を，他の2カ所（左手と左足）の電位の平均値を基準として記録する．同じく，左手の変動，左足の電位変動を他の2カ所の電位の平均値を基準として記録する．

ⅲ）**単極胸部誘導（V1-V6）**：心臓の近くの胸壁の6カ所に電極を置く．各部位の電位変動を，右手，左手，左足の電位の平均値を基準として記録する．心臓の各部位の状態を直接的に計測できる．

(4) 心電図の異常（図5-11）

心電図の異常には，リズムの異常と波形の異常がある．

①**不整脈**：心臓のリズムの異常を不整脈という．脈の速くなる頻脈，脈の遅くなる徐脈，

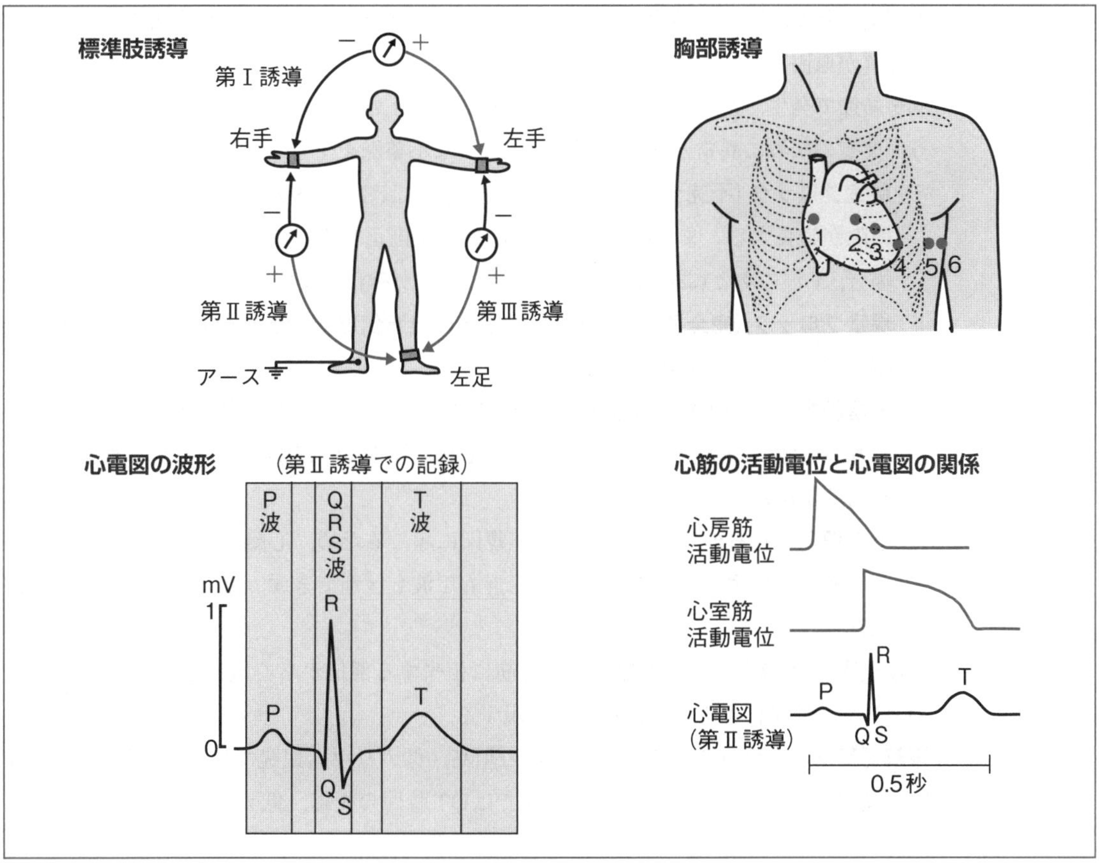

図5-10　心電図

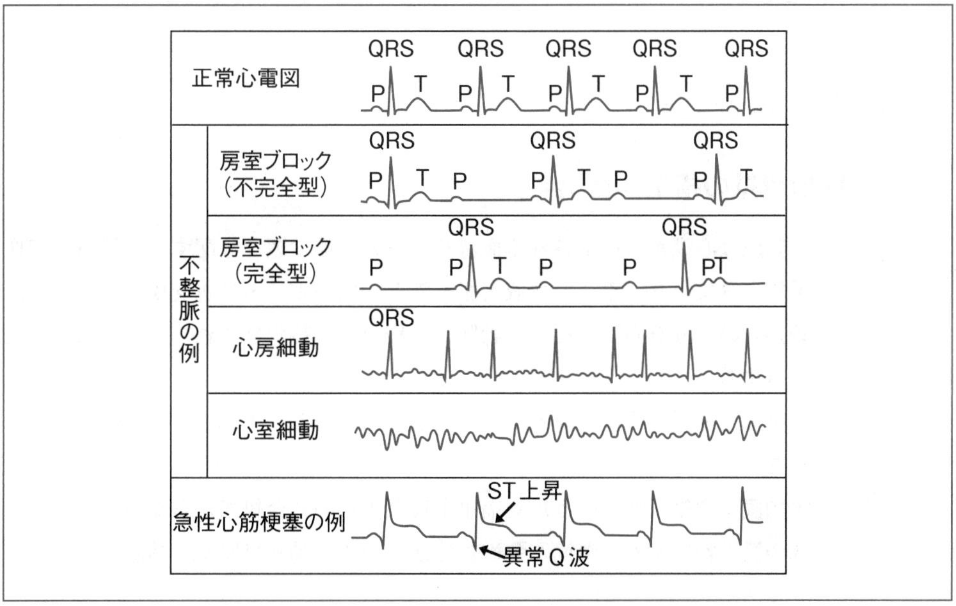

図5-11　心電図の正常例と異常例を示す模式図

不規則な脈が現れる期外収縮に分けられる．心筋梗塞などの病気が原因となるが，加齢や体質が原因のことも多い．

洞房結節で発生した興奮が，刺激伝導系を介して正常に心室に伝わる状態を洞調律という．興奮の伝導に異常があると，以下のような不整脈を生じる．

ⅰ）**房室ブロック（不完全型）**：心房と心室の間の伝導（房室伝導）が遅延するため，PQ間隔が延長する．また心房の興奮が心室に規則正しく伝わらないこともあり，その場合，P波のあとに規則正しいQRS群とT波がみられない．

ⅱ）**房室ブロック（完全型）**：心房から心室への興奮伝導が全然行われないため，P波とQRS群がバラバラに出現する．

ⅲ）**心房細動**：心房の興奮が高頻度で不規則に起こる．P波は欠如し細動波（f波）と呼ばれる心電図の基線の不規則なゆれが記録される．QRS群は認められるが，間隔に規則性がない．

ⅳ）**心室細動**：心室の興奮が高頻度で不規則に起こるため，心臓のポンプ機能が損なわれ，非常に危険な状態である．QRS群もT波も区別できず，不規則な基線のゆれが記録される[注10]．

②**心筋梗塞（急性期）**：梗塞を起こした心筋に相当する部位から心電図を導出すると，STの上昇や，異常に大きなQ波などが出現する．

③**電解質異常**：高カリウム血症ではT波の増高，低カリウム血症ではT波の減弱とPR間隔延長がみられる．高カルシウム血症ではQT時間の短縮，低カルシウム血症ではQT時間の延長がみられる．

C　血管系

1）血管 blood vessel

(1) 血管壁の構造（図5-12）

動脈は心臓から拍出される血液を全身の組織に運び分配する．組織中で血液は動脈から毛細血管に入り，そこで血液と組織液との間のガス・物質交換が行われる．静脈は毛細血管からの血液を心臓に戻す．動脈・毛細血管・静脈はこれらの機能に適した血管壁の構造を有する．

動脈と静脈は内膜・中膜・外膜の3層からなる．毛細血管は1層の内皮細胞と基底膜からなる．

①**内膜**：**内皮細胞**という単層扁平《へんぺい》上皮と少量の結合組織からなる．

②**中膜**：輪走する**平滑筋**と**弾性線維**からなる．動脈で厚く，静脈では薄く平滑筋もまばらである．

注10★ 除細動：心房や心室の細動を除去することをいう．自動体外式除細動器（AED）は，一般の人にでも使えるようになっている．

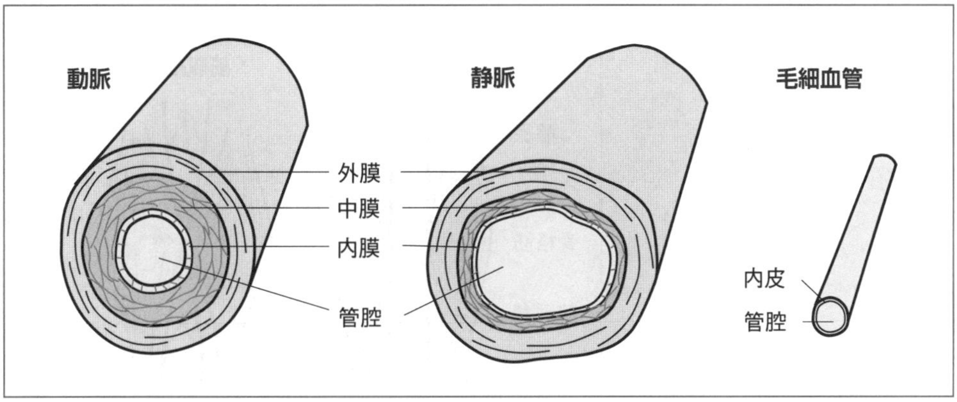

図5-12 血管壁の構造(Schaeffler ら，1994．三木ら訳[15]を参考に作成)

③**外膜**：血管周囲の結合組織．

(2) 動脈 artery

大きな動脈から毛細血管に至るまで，各管の大きさや管壁の特徴は連続して移行するが，働きに基づいて以下の3つの型に分類することができる．

①**大型の動脈**：**弾性型動脈**という．心臓に近い大動脈・鎖骨下動脈・総頸動脈などは中膜が弾性線維に富む[注11~13]．

②**中等大の動脈**：**筋型**《きんがた》**動脈**といい，中膜は輪走《りんそう》筋に富む．筋の収縮・拡張によって血管径を変え，その領域の**血流量を調節**することから，**分配型動脈**ともいう．

③**細動脈**：**抵抗血管**という．内膜と中膜の輪走筋から構成される細い動脈で，毛細血管につながる．交感神経が活動すると細動脈が収縮し，血流に対する抵抗が増し，血液が流れにくくなる．そのため，**血圧**の主な決定要因となる（後述）．

(3) 静脈 vein（図5-13）

静脈は**径が大きく**，**壁が薄く**，**伸展性が高い**．容量が大きく，血液を貯蔵して心臓に戻る血流量を変えるため，**容量血管**という．静脈圧は平均約15mmHgと動脈圧に比べ著しく低いが，細静脈，静脈，大静脈，右心房と順次低下するので，血流は心房に向かって流れる．右心房の近傍で測定する静脈圧を**中心静脈圧**という．中心静脈圧は，正常で4～8mmHgであり，右心房に戻る**静脈還流量**《かんりゅうりょう》の指標となる．脱水などで体液量が減ると中心静脈圧は低下する．

静脈還流量を促す因子として以下のようなものがある．

注11● **弾性型動脈と血流**：心臓の収縮期には血管壁が押し広げられ，心臓の拡張期には血管壁が弾性的に収縮する．このため心臓から押し出される血流が間欠的であるにもかかわらず，連続した血流を保持できる．

注12★ **動脈硬化症**：コレステロールの沈着などによって血管壁が肥厚し，血管の弾力性が減弱する病態をいう．血管内腔が狭くなるために血栓ができやすく，血管に弾力がないために破れやすくなる．

注13★ **大動脈瘤**：動脈硬化などが原因で大動脈が部分的に拡張し，こぶ状になった状態．大動脈壁全体が拡張する真性大動脈瘤や，内膜に亀裂ができて血液が中膜に流れ込み動脈壁が2層に解離する解離性動脈瘤などがある．

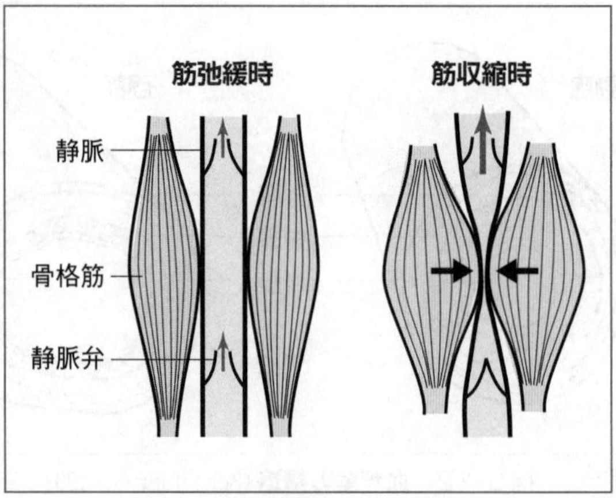

図5-13　静脈弁と骨格筋ポンプ

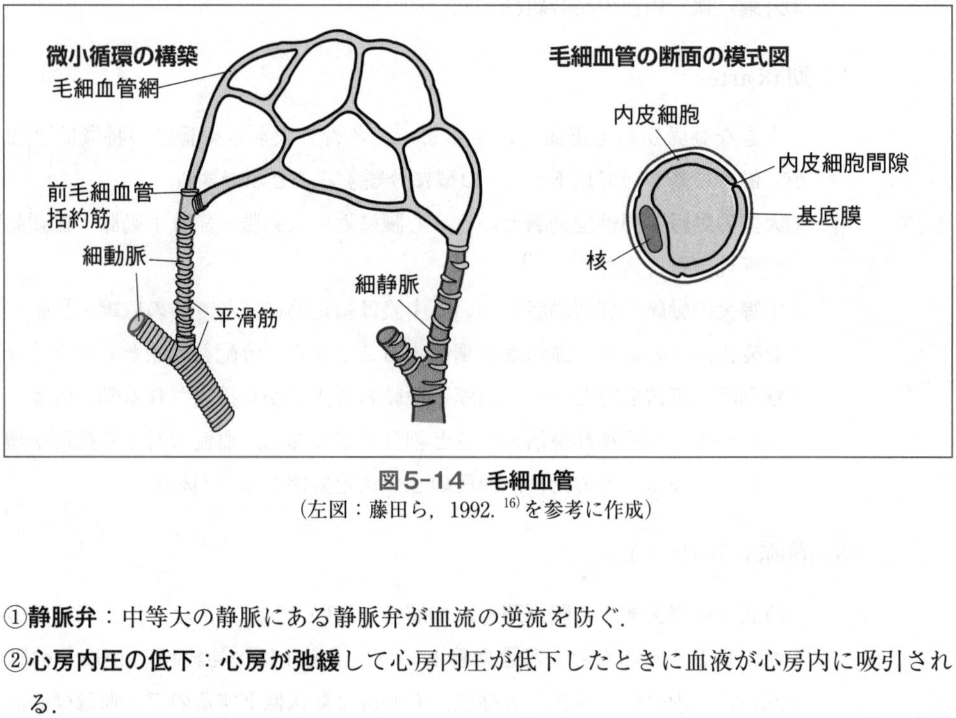

図5-14　毛細血管
（左図：藤田ら，1992.[16]を参考に作成）

①**静脈弁**：中等大の静脈にある静脈弁が血流の逆流を防ぐ.

②**心房内圧の低下**：**心房が弛緩**して心房内圧が低下したときに血液が心房内に吸引される.

③**骨格筋ポンプ**：骨格筋の収縮・弛緩が静脈内の血液をポンプのように押し出す．特に**歩行時**には静脈還流量が増加する.

④**吸息**：吸息時に胸腔内圧が低下して血液が胸腔内に吸引される.

(4) 毛細血管 capillary（図5-14）

細動脈と細静脈との間には**毛細血管**が存在する[注14]．細動脈の末端部の前毛細血管括約筋が収縮・弛緩することによって毛細血管の血流を調節する.

注14● 毛細血管の種類：毛細血管には，血流が持続的に流れる比較的太い毛細血管と，間欠的に流れる細い毛細血管がある．また，内皮細胞と基底膜の間に周皮細胞が存在する毛細血管や，内皮細胞に多数の孔がある有窓型毛細血管など，さまざまな種類がある.

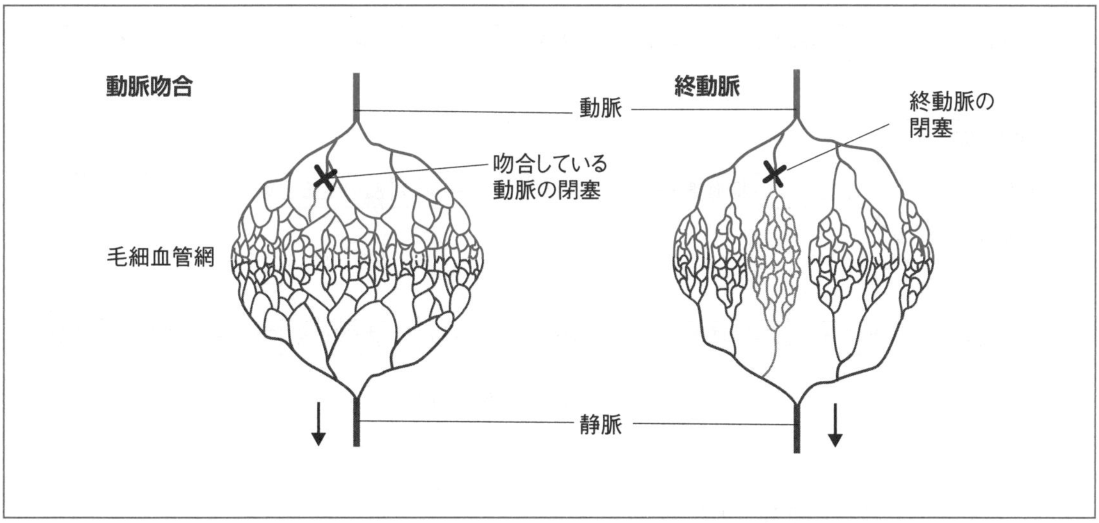

図5-15　動脈吻合と終動脈
動脈閉塞時に毛細血管床に及ぼす影響を説明する図

多くの毛細血管は，組織内で互いに吻合して網目状の**毛細血管網**を形成する．

毛細血管は血液と組織の間の物質交換を行う場で，**1層の内皮細胞**とそれを取り囲む基底膜からなる直径約8 μmの血管である．毛細血管は物質の**透過性が高く**，O_2やCO_2は毛細血管壁を通過できる．水や電解質，アミノ酸，グルコースなどは内皮細胞間隙《かんげき》を通過できる．血漿タンパク質のような高分子の物質は毛細血管壁を通りにくい．

(5) 側副血行路と終動脈 (図5-15)

毛細血管網の前では，**側副《そくふく》血行路**という細動脈の**吻合《ふんごう》**がある場合が多く，血行が滞りにくい．

脳の灰白質，網膜，心臓(冠動脈)，肺，脾臓，腎臓などの動脈は，細動脈に吻合が少ない．吻合がない動脈を**終動脈**という．これらの組織では，ある領域は1本の細動脈からの血液に依存する．終動脈が血栓や塞栓《そくせん》によって閉塞すると，組織の血行が停止して壊死する．これを**梗塞《こうそく》**という．

静脈では，特に皮静脈で複雑な吻合があり，多くの静脈叢あるいは静脈網を形成する(第12章参照)．

皮膚には毛細血管を通らずに細動脈から細静脈に短絡する**動静脈吻合**があり，体温調節に働く(第10章参照)．

(6) 門脈 (図5-16)

毛細血管網と，もうひとつの毛細血管網をつなぐ血管のことを門脈という．門脈には**静脈血**が流れ，血管壁は静脈と似た構造である．

一般に門脈は肝門脈のことをいう．その他に下垂体門脈がある．

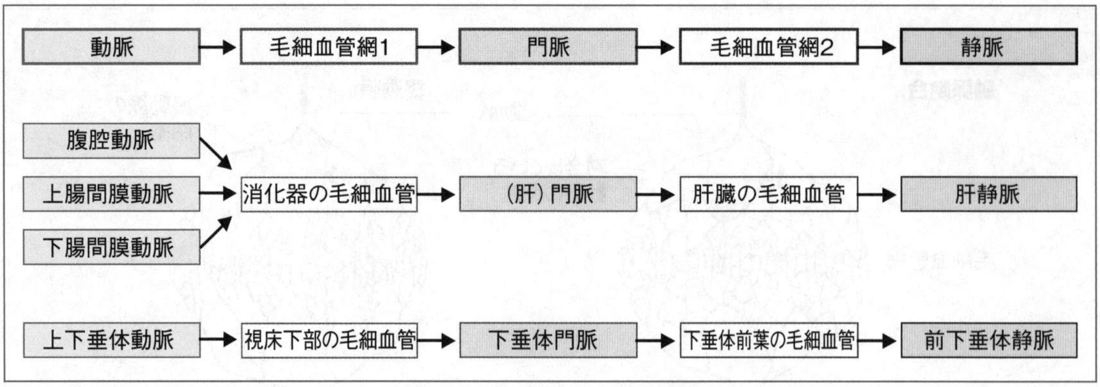

図5-16　門脈と下垂体門脈

(7) 血管の自律神経支配

交感神経は主に細動脈に分布し，**平滑筋を収縮**させる（後述）[注15]．

2) 肺循環 pulmonary circulation

肺循環系の動脈は**右心室**を**1本の肺動脈幹《かん》**として出て，大動脈弓の下で左右の肺動脈に分かれて肺門を通り，分枝を繰り返して**毛細血管**となって**肺胞**を取り囲む[注16]．左右の各肺の静脈が合流して，最終的におのおの2本の静脈が各肺門を出て合計**4本の肺静脈**となって**左心房**に入る．

肺動脈は肺で酸素を取り込むための動脈であるため，酸素の少ない静脈血を肺に送る．肺にO_2や栄養に富んだ動脈血を供給するのは体循環系の**気管支動脈**である（第7章参照）．

肺動脈のように臓器の機能に必要な血管を**機能血管**，**気管支動脈**のように臓器のO_2や栄養を供給する血管を**栄養血管**という．

3) 体循環 systemic circulation

体循環系の動脈は**左心室**を**1本の大動脈幹**として出て，分枝を繰り返して**毛細血管**となって各組織を栄養する．大動脈が1本で左心室を出るのに対し，**右心房**に入る静脈は上大静脈，下大静脈，冠状静脈洞の3本である（第12章参照）．

注15● **副交感神経支配の血管**：大部分の血管は交感神経のみに支配されるが，外生殖器や唾液腺は，交感神経に加えて副交感神経の支配も受ける．

注16★ **肺塞栓症**：長時間の座位や脱水などで血流うっ滞を生じると，下肢などの静脈に血栓ができる．体循環系の静脈の血栓は肺に流れ着く可能性が高く，これによって肺動脈が詰まると，肺塞栓症を生じる．胸痛や呼吸困難，ショック状態に陥ることもある．

D 血液循環と循環調節

1) 血圧 blood pressure（図5-17）

血管内に生じる圧を血圧という．一般に血圧というと，動脈血圧を指す（狭義の血圧）．

血圧（広義の血圧）は**大動脈**で最も**高く**，動脈から細動脈・毛細血管と末梢に行くにつれて低くなり，大静脈でさらに低下してほとんど0となる．

(1) 収縮期血圧と拡張期血圧，脈圧

血圧は，心臓の拍動に伴って変動する．血圧は心臓の収縮期において最も高くなり，これを**収縮期血圧**（**最高血圧**）という．反対に心臓の拡張期において最も低くなり，これを**拡張期血圧**（**最低血圧**）という[注17]．収縮期血圧と拡張期血圧の圧差を**脈圧**という[注18]．

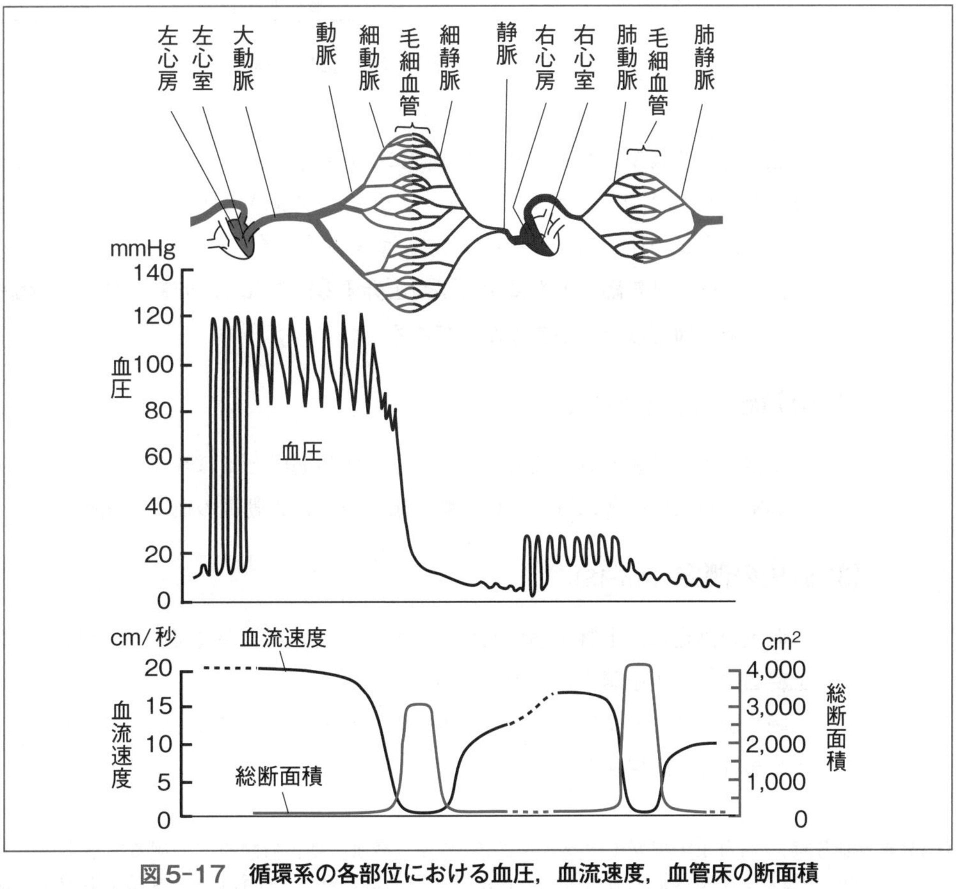

図5-17　循環系の各部位における血圧，血流速度，血管床の断面積

注17● 平均血圧：心周期にみられるすべての圧の平均を平均血圧という．収縮期が拡張期より短いので平均血圧は最高血圧と最低血圧の単純な平均値より少々低くなる．平均血圧は，最低血圧に脈圧の1/3の圧を加算した値に近い．

注18★ 脈圧の増加：心室の拡張期には大動脈圧が左心室内圧より高い．大動脈弁閉鎖不全症では，心室の拡張期に大動脈の血液が左心室に逆流して拡張期血圧が著しく低下し，脈圧が増加する．動脈硬化でも血管の弾性が低下し，脈圧は増加する．

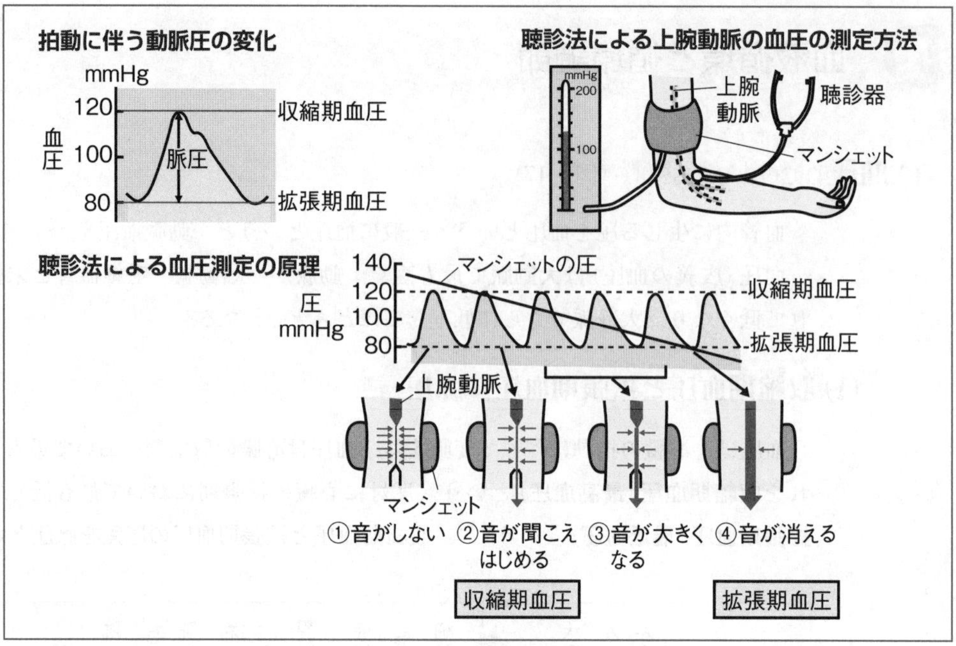

図5-18 血圧の測定

血圧には個人差があり，性別や年齢により異なる．さらに，同一人物でも精神的および身体的状態により変動する．正常成人男子の安静時血圧は，最高血圧約120（100～140）mmHg，最低血圧約70（60～90）mmHgである[注19~21]．

血圧と脈圧は**年齢**とともに少しずつ**上昇**する．これは，年齢に伴って**動脈壁の弾性が低下**し，**末梢血管抵抗が高まる**ためである．

(2) 肺動脈の血圧（図5-17）

正常では大動脈の収縮期血圧は左心室の駆出期圧とほぼ等しく，肺動脈の収縮期血圧は右心室の駆出期圧とほぼ等しい．肺動脈の血圧は大動脈の血圧に比べて著しく**低い**．

(3) 血圧の測定（図5-18）

血圧の測定は，上腕に巻いたマンシェット（カフ）の圧を血圧計で測定することにより，**上腕動脈**の血圧を測る方法が多く用いられる．

聴診法の場合，まずマンシェットに空気を入れて上腕部を圧迫し，肘《ちゅう》窩《か》部に聴診器を当てて血管音を聴取する[注22]．

注19★ 高血圧症：「高血圧治療ガイドライン2019」では，高血圧は，病院などで測る診察室血圧が，収縮期血圧140mmHg以上または拡張期血圧90mmHg以上の状態をいう．自宅で測定する家庭血圧では，収縮期血圧135mmHg以上または拡張期血圧85mmHg以上を高血圧とする．

注20★ 低血圧症：最高血圧が100mmHg以下の場合を低血圧症という．

注21★ ショック：血圧が著しく低下し，脳・腎臓・肺・心臓などの臓器血流が悪化し，機能が低下した状態をいう．ショックを起こす原因には，出血や心疾患，細菌毒，アナフィラキシーなどがある．

注22★ 触診法：聴診する代わりに橈骨動脈や上腕動脈の拍動を指で触れる方法も用いられる．この場合は収縮期血圧のみ測定できる．

マンシェットの圧が十分高いと，上腕動脈の血流が阻止されて音が聴こえないが，圧を徐々に下げて血液が流れはじめると，血管壁が振動して音が聴こえ出す．この点が収縮期血圧である．

ついで圧を下げていくと音が大きくなり，さらに下げるとある点で音が聴こえなくなる．この点が拡張期血圧である．

血圧は以下の条件で影響されるので，注意が必要である．

ｉ）**腕の位置**：上腕の位置を心臓と同じ高さにする．

ⅱ）**精神状態**：不安状態では交感神経の活動が高まり，血圧は高くなる．

ⅲ）**室温**：適度な室温で測定する．

ⅳ）**周囲の音**：できるかぎり静かにして精神的に安定にする．

ｖ）**サーカディアンリズム**：血圧はサーカディアンリズムを示し，日中活動時に高めとなり，夜間睡眠時に低めとなる．

2）心臓のポンプ作用

(1) 血流 blood flow（図5-17）

心臓のポンプ作用によって血管系に拍出された血液は，血管の中を圧の高いほうから低いほうへ向かって流れる．これを血流という．

血管系の**総断面積**は血管が分枝を繰り返すにつれて大きくなり，**毛細血管**の部分で**最大**になる．総断面積の増加に反比例して，**血流速度**は毛細血管部で**最小**になる．毛細血管の部分の血流速度は非常に遅いので，間質液と血液の間のガス・物質交換が行われやすい．

(2) 心拍数 heart rate（HR）

1分間の心臓の拍動数を心拍数という．健常成人の安静時の心拍数は約70回/分である．心拍数が高い場合を頻脈《ひんみゃく》（>100回/分），低い場合を徐脈《じょみゃく》（<60回/分）という．運動時，発熱時，精神的な興奮時などに生理的な頻脈がみられる．

心拍のリズムはほぼ一定だが，吸息時は呼息時よりわずかに速い．これを呼吸性不整脈といい，小児で著しい[注23]．

(3) 脈拍 pulse

体表に近い動脈では血管の拍動に触れることができる．これを脈拍という．健康成人の安静時の脈拍数は，個人差はあるが，およそ60〜100回/分である．正常では，脈拍数と心拍数は同じである[注24]．

手首の母指側で**橈骨動脈**の脈拍を測定することが多い．その他にも，**総頸動脈**，**大腿動脈**，**足背動脈**などで脈拍を触れやすい（第12章参照）．

注23● 呼吸性不整脈の機序：肺にある伸展受容器と，延髄を介した迷走神経反射が関与する．

注24★ 脈拍欠損：心房細動などで1回拍出量が非常に少ない場合に，心拍数よりも脈拍数が少なくなる現象．

(4) 心拍出量 cardiac output

1回の心臓拍動によって左心室から拍出される血液量を**1回拍出量**という．正常成人安静時の1回拍出量は約70mLである．

心拍出量は**1回拍出量**×**心拍数**で表される．心拍数が70回の場合，心拍出量は70mL×70回/分で約5Lである．

激しい運動をすると，1回拍出量と心拍数が増加して心拍出量は25L程度にも達しうる．

正常では左心室からの拍出量と右心室からの拍出量は等しい（胎児循環は第12章参照）．

心拍出量は以下の影響を受ける．

①**前負荷**：**静脈還流量**，つまり心室に流入する血液の容量が多いほど，1回拍出量は**増加**する．

②**心収縮力**：心室の心筋収縮力が増加すると，1回拍出量は**増加**する[注25]．

③**後負荷**：**大動脈圧**や**末梢血管抵抗**が高いと，その圧に逆らって血流を送り出す必要があるため，1回拍出量は**低下**する．

④**心拍数**：1回拍出量が同じであれば，心拍数が高いほど心拍出量は**増加**する．

3) 血圧の調節

(1) 血圧を調節する要因（図5-19）

血圧は，**心拍出量**と**末梢血管抵抗**と**循環血流量**の3要素によって調節される．さらに大動脈の弾性や血液の粘性など，多くの要因が血圧に影響を与える．これらの調節は局所性，ホルモン性，および自律神経性に行われる．

①**心拍出量**：1回拍出量または心拍数が増加すると血圧は上昇する．

②**末梢血管抵抗**：細動脈全体の抵抗のことを表す．**細動脈**の血管壁の**平滑筋が収縮**して血管径が細くなると，末梢血管抵抗が増加して血圧が上昇する．

③**循環血流量**：**塩分**（Na^+）の過剰摂取などによって**循環血流量が増加**すると血圧は上昇し，出血などによって循環血流量が減少すると血圧は低下する．

④**大動脈の弾性**：**動脈硬化**や**加齢**によって大動脈の弾性が失われると，血圧は上昇する．

⑤**血液の粘性**：高コレステロール血症などによって血液の粘性《ねんせい》が高まると，血圧は上昇する．

(2) 局所性調節

①**末梢血管収縮による血圧上昇**：細動脈の血管壁の平滑筋は，血圧が上昇して伸展されると筋原性に収縮して，循環血流量が増えないように調節する．また局所で産生されて血管に作用する収縮物質（セロトニン，エンドセリンなど）も血圧を上昇させる．

注25★ 心収縮力に影響を及ぼす因子：スターリングの法則により，静脈還流量，つまり前負荷が増えると，心臓の収縮力は強くなり，1回拍出量が増加する．交感神経の活動などで心臓の収縮性が増加すると，同じ前負荷でも1回拍出量は増加する．反対に心筋梗塞などで心臓の収縮力が弱まると，1回拍出量は減少し，心室内に血液が貯留する．

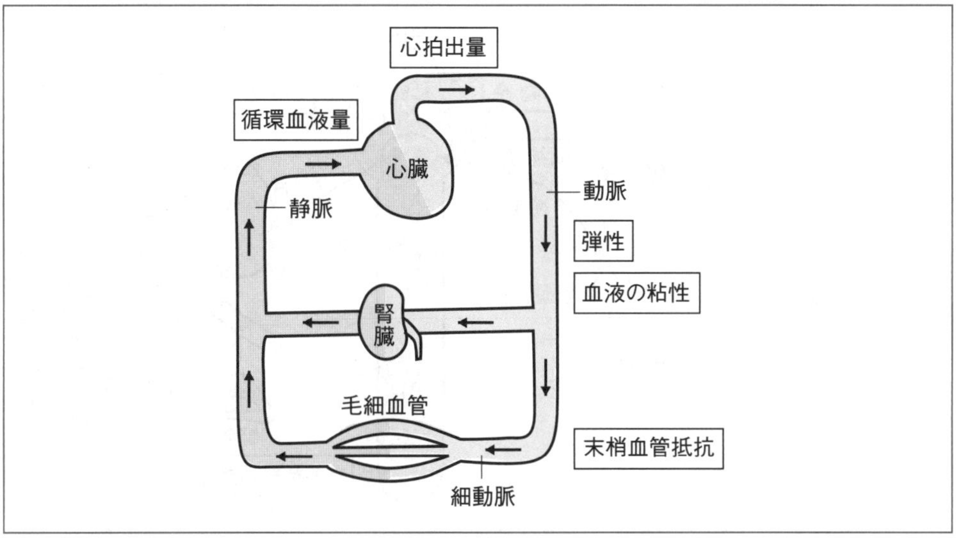

図5-19　血圧に影響を与える因子

②**末梢血管拡張による血圧低下**：**一酸化窒素**，**ブラジキニン**や**ヒスタミン**は**血管を拡張**させる作用があり，血圧を低下させる[注26]．また，血流が組織の需要を下回ると，**代謝産物**である乳酸やCO_2，アデノシンが蓄積して血管は拡張する．

(3) 自律神経性調節

自律神経は，**秒単位**の短時間で血圧を調節する．

①**交感神経**：交感神経は**1回拍出量**と**心拍数**を増加させ，さらに細動脈の**血管平滑筋を収縮**させて，**血圧を上昇**させる．

②**副交感神経**：副交感神経である迷走神経は，**心拍数を抑制**することによって，**血圧を低下**させる．

③**循環中枢**：**延髄**には循環器系に関わる中枢が存在し，自律神経を介して心臓と血管系を調節する[注27]．血圧を維持するのに重要である．

④**圧受容器反射**（図5-20）：**頸動脈洞**《けいどうみゃくどう》や**大動脈弓**の血管壁には，血圧をモニターする**圧受容器**が存在する．体位変化や運動によって**血圧が上昇**すると（図5-20a），圧受容器の情報が循環中枢に伝えられる（図5-20b）．すると，**副交感神経**（**迷走神経**）が**亢進**し，**交感神経**が**抑制**される（図5-20c）．その結果，**徐脈**となり，1回拍出量が減少し，**血圧が低下**する（図5-20d）[注28,29]．

注26★ 一酸化窒素（NO）とニトログリセリン：ニトログリセリンは体内で分解されて一酸化窒素を生じて血管を拡張させるため，狭心症の薬として用いられる．

注27● 循環中枢：延髄の腹外側にある吻側延髄腹外側部は昇圧部として，尾側延髄腹外側部は降圧部として重要である．

注28● 頸動脈洞の圧迫：頸動脈洞の圧受容器を外から強く圧迫すると，圧受容器反射によって血圧は急に低下し，意識を失うこともある．

注29● 眼球の圧迫：眼球を圧迫すると，その刺激が三叉神経を介して脳幹に伝えられ反射性に心臓を支配する副交感神経が興奮して徐脈が起こる．

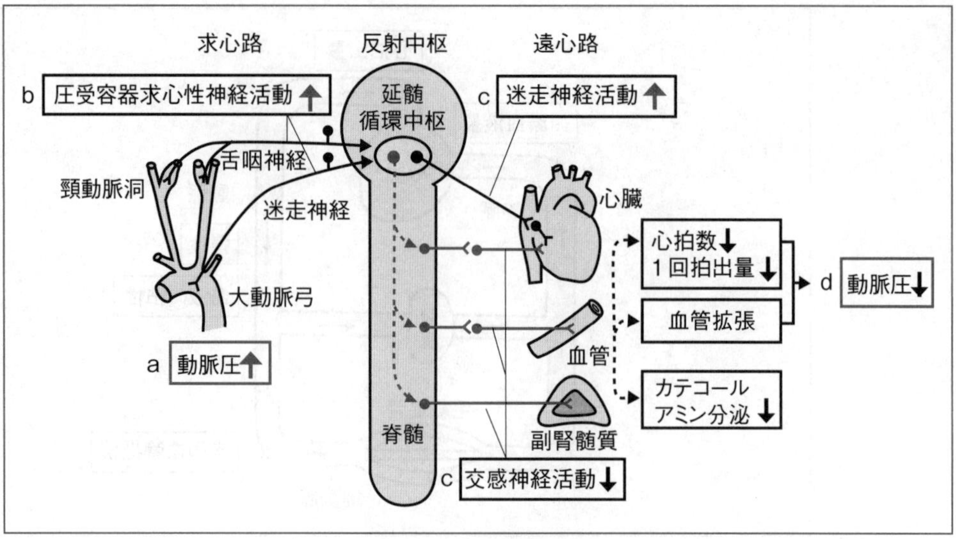

図5-20　圧受容器反射
血圧が上昇したときの反応を↑↓で示す

反対に血圧が下降すると，圧受容器の活動が減少し，交感神経の興奮と副交感神経の抑制が起こり，血圧は上昇して元の値で安定する[注30].

(4) ホルモン性調節

ホルモンは，分，時間，日単位の中期・長期にわたって血圧を調節する（第10章参照）.

①**カテコールアミン**：交感神経の刺激によって**副腎髄質**から**カテコールアミン**（**アドレナリン，ノルアドレナリン，ドパミン**）が分泌され，心臓と血管に作用して**血圧を上昇**させる[注31].

②**レニン・アンジオテンシン・アルドステロン系**：循環血液量や血圧が低下すると活性化される．アンジオテンシンは，血管平滑筋を収縮させ，アルドステロンは腎臓に作用して循環血液量を増加させて，**血圧を上昇**させる.

③**バソプレシン（抗利尿ホルモン）**：循環血液量の減少などによって**下垂体後葉**から分泌され，尿量を減少させて，循環血液量を増加させて，**血圧を上昇**させる.

④**心房性ナトリウム利尿ペプチド（ANP）**：循環血流量が増加して心房壁が伸展すると，**心房壁**から分泌されて，**血圧を低下**させる[注32]（第8章参照）.

注30★ 起立性低血圧：横になった姿勢から立位に体位を変えると，血液が下肢に貯留するために心臓に戻る静脈血が減って心拍出量が低下する．この際に，圧受容器反射がうまく作動しないと血圧が低下して立ちくらみや失神を引き起こす.

注31★ ドパミン：ドパミンは強心作用がある．また，末梢血管を収縮させ，昇圧効果をもたらす．ただし腎血管は拡張する．急性心不全やショック時などに薬剤として用いられることがある.

注32● ANPとBNP：ナトリウム利尿ペプチドにはANPの他にBNP（脳性ナトリウム利尿ペプチド）がある．ANPは主に心房の伸展刺激により心房から分泌され，BNPは主に心室の負荷により心室から分泌される．どちらも血管拡張作用と利尿作用があり，心臓の負荷を軽減させる心臓ホルモンである．ANPは心不全の治療薬として使用され，BNPは心不全の診断に用いられる.

(5) 高位中枢の影響

精神的活動，運動，本能行動に伴い，循環機能は著しく変化する．感情が高ぶったりするときには，大脳皮質の連合野・大脳辺縁系などが働き，循環中枢を介して循環機能に影響を及ぼす．

E リンパ系lymphatic system

リンパ系は血管系と同様に体液の循環の経路であり，リンパ管とリンパ組織（第6章参照）で構成される．

1) リンパ液の働き

リンパ液は血漿と似た成分で，リンパ球や各組織から回収した成分なども含み，以下のような働きを有する．

(1) 間質液中の水分の回収（図5-21，5-22）

組織では毛細血管において血液と間質液との間の物質交換が行われるが，この際，血漿《けっしょう》もわずかに濾過されて間質液に漏出《ろうしゅつ》する．大部分は毛細血管から再び吸収されて血液中に戻るが，残りは毛細リンパ管に吸収され，リンパ液となり，リンパ管を通って静脈系に戻る．

腎臓を除く全身の毛細血管において血液から組織間隙へ濾し出される血漿量は，成人で約20L/日にも及ぶ．毛細血管の静脈側で再吸収される量は約17L/日なので，約3L/日が組織間隙に取り残される．リンパはこの余分な血漿濾過液を血液中に戻す．

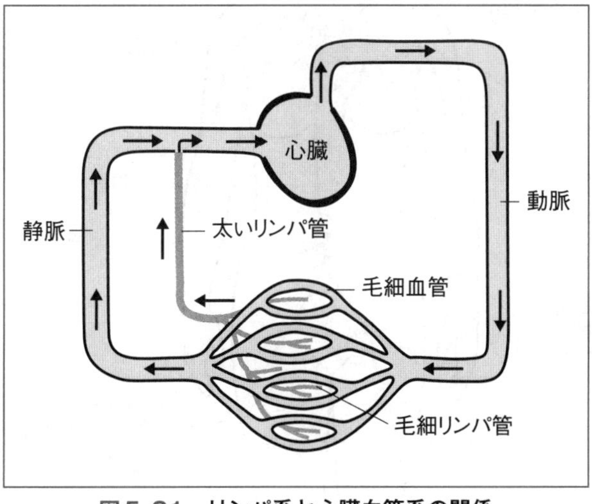

図5-21　リンパ系と心臓血管系の関係
（Jacobら，1978.[11]を参考に作成）

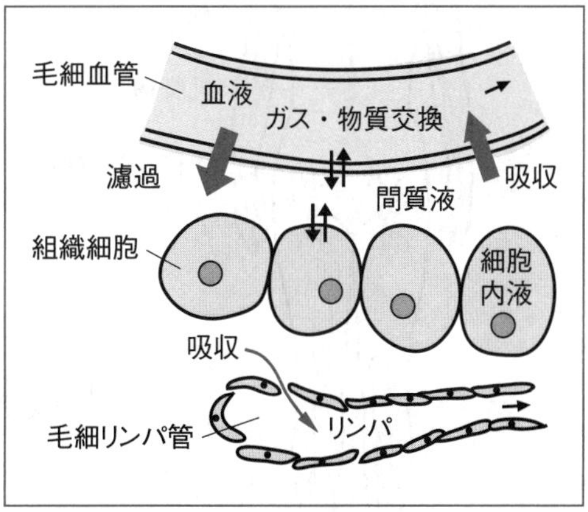

図5-22　毛細リンパ管

(2) 間質液中の物質の回収

毛細リンパ管は毛細血管に比べて**大きな隙間**が空いているため，タンパク質などの大きな分子をはじめ，体内に侵入した細菌などの異物を間質液から運び去ることができる．

(3) 脂肪の吸収

小腸で吸収された脂肪は，カイロミクロンという微粒子となって，小腸絨毛《じゅうもう》にある**乳糜《び》管**というリンパ管に吸収される．乳糜管のリンパ液を乳糜といい，脂肪を多く含んで乳白色である（第9章参照）．

(4) 病気に対する防衛

体内に侵入した病原菌などの異物は透過性の高いリンパ管に取り込まれ，リンパ節での食作用やリンパ液中の抗原抗体反応によって除かれる（第6章参照）．

2) リンパ循環

(1) リンパ管の特徴（図5-23）

リンパ系は**毛細リンパ管**に起始し，複数の毛細リンパ管が集まって**集合リンパ管**とな

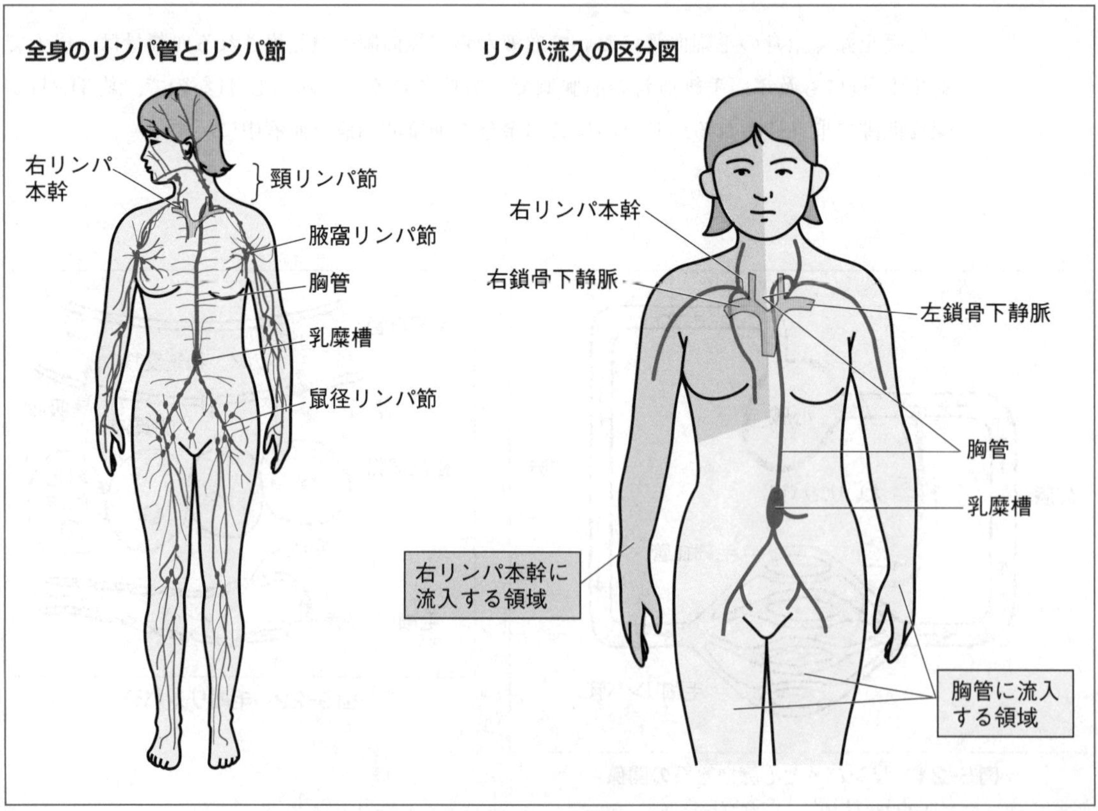

図5-23 リンパ系

り，さらに太くなって**リンパ本幹**となり，最終的には**鎖骨下静脈**に注ぐ．

毛細リンパ管は一層の内皮細胞からなる．集合リンパ管の壁は静脈に似た構造で，多数の**弁**があり逆流を防ぐ．

リンパの流れは毛細リンパ管から鎖骨下静脈に向かう一方通行であり，心臓のようなポンプをもたず，周囲の骨格筋の収縮や胸腔内の陰圧によって還流する．

(2) リンパ管の走行

全身のリンパ液を集めるリンパ本幹は左右に1本ずつあり，**左リンパ本幹**を**胸管**《きょうかん》という．**胸管**は**左の静脈角**（内頸静脈と鎖骨下静脈との合流点）で，**右リンパ本幹**は**右の静脈角**で，それぞれ**鎖骨下静脈**に注ぐ．

左上半身のリンパ管は胸管に注ぐ．右上半身のリンパ管は胸管に合流せず，右リンパ本幹に注ぐ．両下肢からのリンパ管と，腸からの乳糜管は，合流して**乳糜槽**をつくる．乳糜槽は**胸管**に移行し，脊柱の前を上行する．

つまり，**下肢**，**腹部**，**左上半身**からのリンパ系は**胸管**に入るのに対し，**右上半身**からのリンパ系は**右リンパ本幹**に入る．

(3) リンパ節の分布

リンパ節はリンパ管が走行する途中にあるリンパ組織で，主要なものは大きな血管に沿って集まる．

顎下《がくか》リンパ節，浅頸《せんけい》リンパ節，腋窩《えきか》リンパ節，浅鼠径《せんそけい》リンパ節は，感染などで腫大すると体表から触れることができる（第6章参照）[注33, 34]．

注33★ がんのリンパ節への転移：がん細胞がリンパ管によって運ばれると，がんの転移を引き起こす．まず所属リンパ節（付近の一定範囲からのリンパを集めるリンパ節）に転移してがん細胞の増殖によるリンパ節腫脹を引き起こし，さらに遠隔のリンパ節へと転移していく．たとえば，胃がんでは左鎖骨上窩リンパ節に転移することが多い（ウィルヒョウ転移という）．

注34★ リンパ節の炎症：リンパ管はときには炎症巣から病原菌を取り込んで炎症の波及を抑える．リンパ節にトラップされた病原菌がそこで炎症を引き起こすと，リンパ節に腫脹をきたす．

第6章 血液と生体防御機構

キーワード

血漿　造血　赤血球　ヘモグロビン　O_2運搬　血小板　止血　血液凝固　線維素溶解（線溶）　ABO式血液型　Rh式血液型　生体防御機構　抗原　抗体　白血球　食作用　顆粒球（好中球　好塩基球　好酸球）　単球　マクロファージ　リンパ球（B細胞　T細胞　NK細胞）　サイトカイン　アレルギー　リンパ系組織　骨髄　胸腺　脾臓　リンパ節　扁桃

学習の指針

A. 血液

1) 血液は血漿と血球成分よりなる．細胞成分は骨髄の造血幹細胞からつくられる．
2) 赤血球はO_2をヘモグロビンと結合させて運搬する．ヘモグロビンは鉄を含む．
3) ヘモグロビン量が減少した状態を貧血という．ヘモグロビンは分解されるとビリルビンになる．
4) 止血には血小板血栓による一次止血と，血液凝固による二次止血がある．
5) 血液凝固では，凝固因子が次々に反応してフィブリンの網が形成される．
6) 凝固した血液が溶解する現象を線溶という．
7) 血液型にはABO式血液型やRh式血液型などがある．

B. 生体防御機構

1) 生体防御機構には，非特異的に起こる自然免疫と特異的に起こる獲得免疫がある．
2) 免疫系が認識する分子を抗原という．抗体は特定の抗原と特異的に結合する．
3) 皮膚や粘膜は，異物の侵入を防ぐ生体表面のバリアである．
4) 白血球は生体防御機構に働く．顆粒球やリンパ球，単球などに分類される．
5) 好中球，マクロファージ，樹状細胞は，食作用により異物を排除する．
6) 単球は血管から組織中に出てマクロファージとなる．
7) T細胞は胸腺で分化・成熟する．ヘルパーT細胞やキラーT細胞などがある．
8) B細胞は抗原を認識すると分裂し，形質細胞に分化して抗体を産生する．
9) 炎症は異物を除去するための反応で，肥満細胞からヒスタミンが放出される．
10) 免疫系を構成するリンパ系組織には，骨髄，胸腺，脾臓，リンパ節，扁桃などがある．

同義語

ヘモグロビン＝Hb　自然免疫＝非特異的防御機構　獲得免疫＝特異的防御機構＝適応免疫＝狭義の免疫　HLA＝ヒト白血球抗原　抗体＝免疫グロブリン＝γグロブリン　食作用＝貪食作用　B細胞＝Bリンパ球　T細胞＝Tリンパ球　キラーT細胞＝細胞傷害性T細胞　免疫記憶細胞＝メモリー細胞

A 血液

1) 血液とその成分

(1) 血球と血漿 (図6-1，6-2)

血液は粘稠性をもった比重1.06，**pH7.40±0.05**，**弱アルカリ性**の液体である．成人の血液量は体重の約8%を占める．

血液は液体成分の**血漿**《けっしょう》と，その中に浮遊する**血球**成分よりなる．血球には**赤血球**，**白血球**，**血小板**がある．血液を血液凝固阻止剤の入った採血管に入れ，遠心分離すると赤血球が沈澱し，その上層に白血球と血小板からなる白い薄層が形成され，上澄みに血漿が分離する[注1]．血球成分は血液の40～45%を占める．

血液を抗凝固剤のない採血管で採血して放置すると，血液は凝固し，凝固部分を**血餅**《けっぺい》，上澄みを**血清**《けっせい》という．血清は，フィブリノゲンなど血液凝固にかかわるいくつかの物質を血漿中より除いたものである．

(2) 血液の働き (表6-1)

①**物質運搬**：全身の組織にO_2や栄養素，ホルモンなどを運ぶ．組織で生じたCO_2や老廃物を組織から運び去る．酸素の運搬には赤血球が働く．

②**生体防御**：白血球やさまざまな血漿タンパクが生体防御に働く．

③**止血作用**：血小板は止血に働き，さまざまな血漿タンパクが血液凝固に働く．出血の際に血液の損失を防ぐ．

④**内部環境の維持**：体液の浸透圧やpHの維持（緩衝《かんしょう》作用）し，体温を保つ．

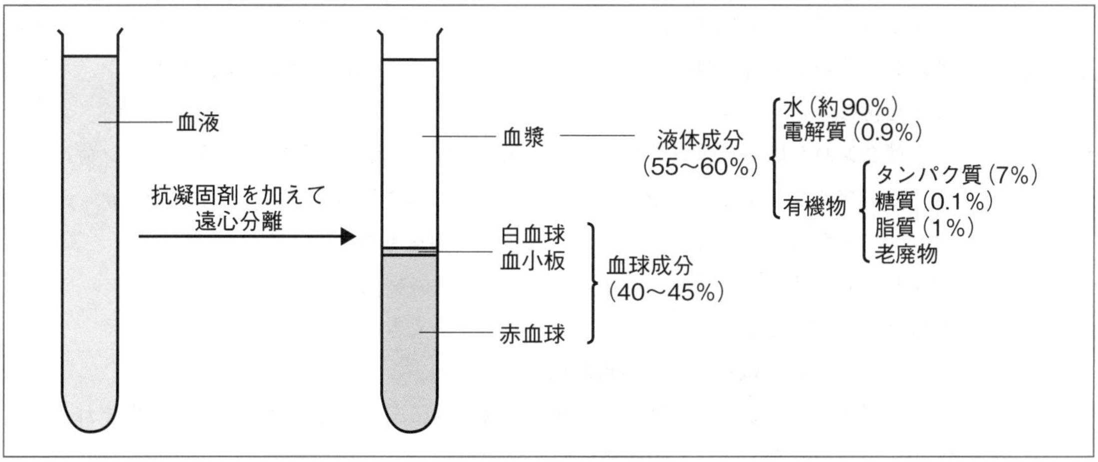

図6-1　血液の組成

注1● **採血管内の血液の凝固阻止法**：クエン酸ナトリウムやシュウ酸ナトリウム，EDTAなどを血液に加えて，Ca^{2+}を除く方法がよく用いられる．

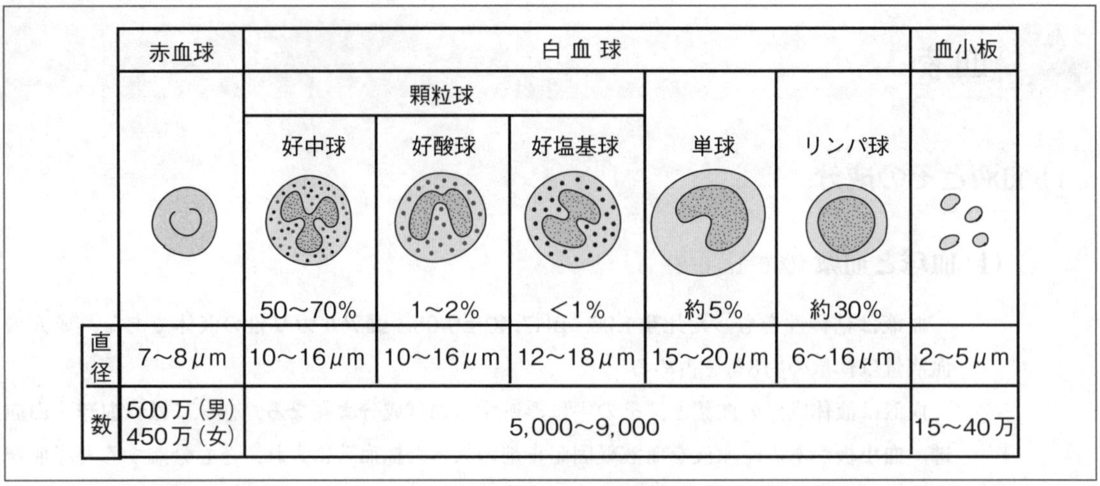

図6-2　血球の分類

白血球は分類と全白血球に占める比率を示す．数は血液$1mm^3$（1μL）中の血球数を示す．

表6-1　血液成分の主要な働き

血液の成分	主な働き	
細胞成分（血球）	赤血球	酸素の運搬
	白血球	生体防御（免疫）
	血小板	止血
液体成分（血漿）	水	物質の溶解，運搬
	電解質	細胞へのミネラル補給，体液の浸透圧の維持，緩衝作用
	血漿タンパク	細胞のアミノ酸供給，膠質浸透圧の維持，血液凝固，物質運搬，免疫

(3) 血漿 blood plasma

血漿は淡黄色・透明の液体で，約90%は水である．その他，ナトリウムイオンや塩素イオンなどの電解質，血漿タンパク，糖，脂質，アミノ酸，ホルモン，ビタミン，老廃物などを含む．

血漿タンパクは血漿重量の約7%を占め，大部分は肝臓で合成される．イオン荷電や大きさからアルブミンとグロブリンに分けられ，グロブリンはさらに$\alpha 1$，$\alpha 2$，β，γ-グロブリンに分かれる[注2]．血漿タンパクは以下の作用をもつ．

①細胞の**アミノ酸供給源**．アルブミンは栄養状態の指標となる．

②**膠質《こうしつ》浸透圧の維持**に働く．アルブミンの関与が大きい．

③γ-グロブリンは抗体として**免疫反応**に関与する．

④フィブリノゲンなどの血漿タンパクは**血液凝固**に関与する．グロブリンに含まれる．

⑤ホルモンやビタミンなどの**運搬**にかかわる．

注2● A/G比：アルブミンとグロブリンの比で，疾患の診断の指標となる．A/G比の基準値は1.5～2.0で，γ-グロブリンの増加（慢性感染症など）やアルブミンの減少（肝疾患など）などで低下する．

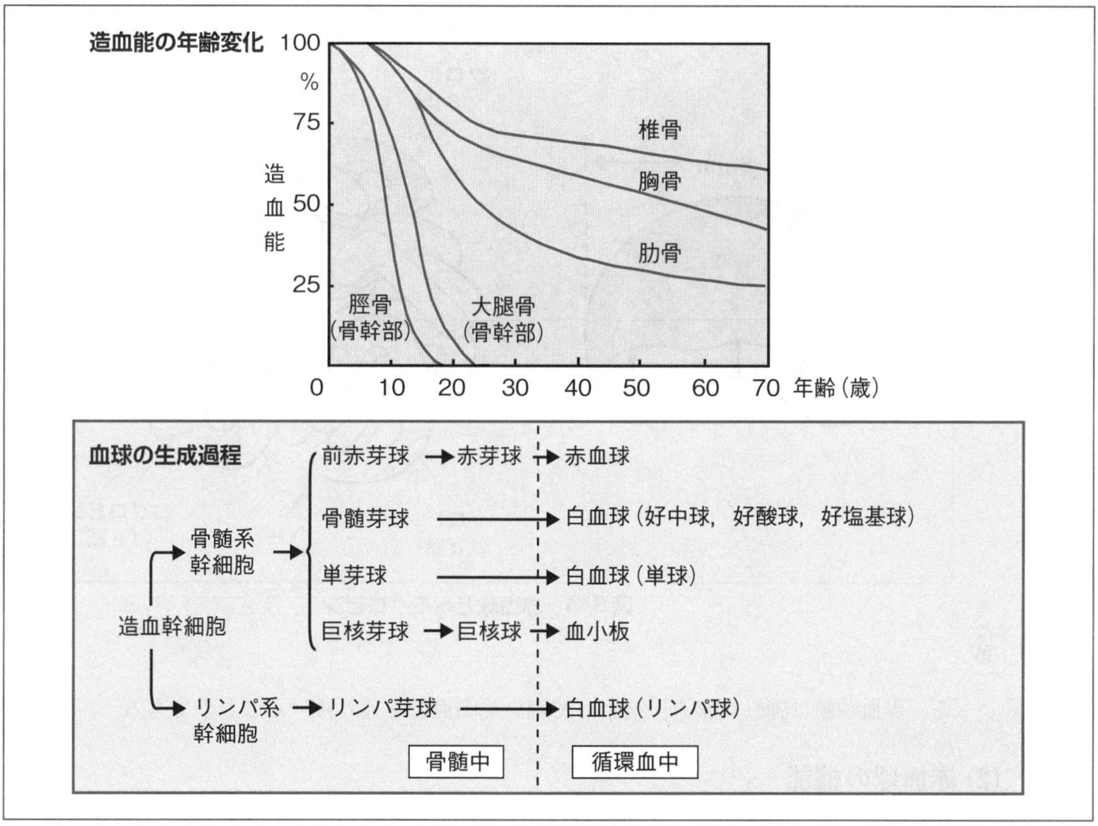

図6-3　造血能の年齢変化と血球の生成過程

(4) 造血と造血因子 (図6-3)

血球は**骨髄《こつずい》**で産生される[注3]．骨髄には赤色《せきしょく》骨髄と黄色《おうしょく》骨髄（脂肪髄）があり，**赤色骨髄**のみが造血機能をもつ．成人では椎骨，胸骨，肋骨，寛骨などで造血される．

すべての血球は，骨髄に存在する**造血幹細胞《ぞうけつかんさいぼう》**からつくられる．造血幹細胞の分裂や，造血幹細胞から各種の血球への分化・成熟は，さまざまな造血因子によって調節される．

胎生期の造血は肝臓・脾臓でも行われる．そのため臍帯血には造血幹細胞が豊富に含まれる．

2) 赤血球 erythrocyte, red blood cell (RBC)

(1) 赤血球の形状 (図6-4A)

赤血球は血球の大部分を占める．ヘモグロビンという赤い色素（血色素）を多量に含有するため，赤色を呈する．赤血球は核もミトコンドリアももたない細胞で，自己増殖できない．直径は約7〜8 μm，厚さ約1〜2 μmの円盤状で，両面の中央がくぼんだ形をしてい

注3★ 白血病：造血系細胞が腫瘍化して増殖した状態をいう．腫瘍化した造血系細胞（白血病細胞）が骨髄中で大量に増殖することにより，正常の血液細胞の増殖が妨げられ，赤血球減少に伴う貧血，正常白血球の減少に伴う感染症，血小板減少による出血などを生じる．

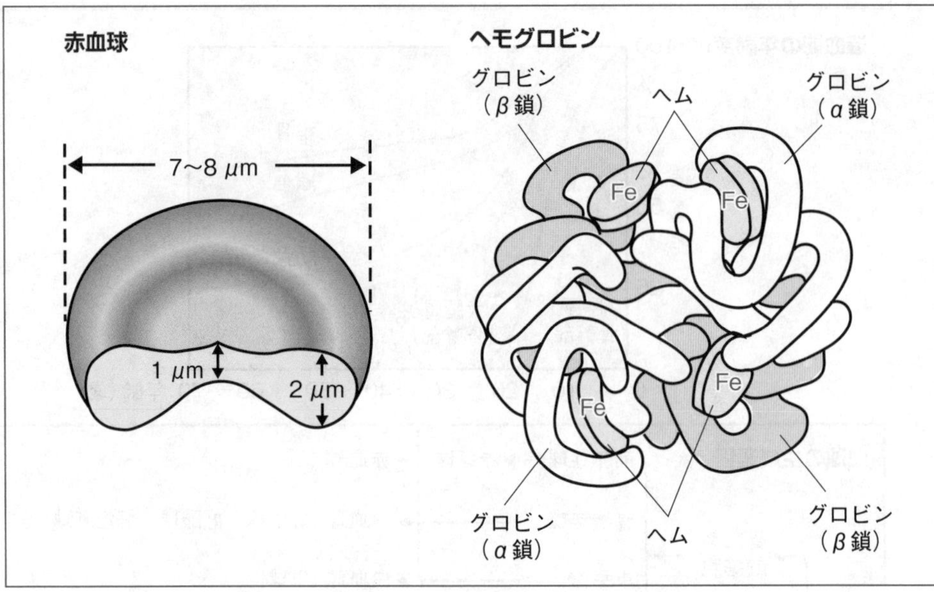

図6-4　赤血球とヘモグロビン

る．赤血球膜は弾性に富み，変形して細い毛細血管を通り抜けることができる．

(2) 赤血球の機能

赤血球はヘモグロビンを含み，組織にO_2を運搬する．100 mLの動脈血は約20 mlのO_2を溶かす．成人の心臓は1分間に約5Lの血液を拍出するので，1分間に約1LのO_2を運ぶことができる．また赤血球は炭酸脱水酵素を含み，pH調節にも関与する．CO_2も一部はヘモグロビンと結合して運ばれるが，大部分はヘモグロビンと無関係に重炭酸イオンとして運ばれる．

(3) ヘモグロビン hemoglobin (Hb)（図6-4B）

ヘモグロビンは**鉄**を含む赤色素であるヘムと，グロビンというタンパクからなる．ヘモグロビンはO_2分圧の高い肺でO_2と結合し，O_2分圧の低い組織でO_2を解離し，その結果，O_2は組織に供給される（第7章参照）．O_2と結合した**酸素化ヘモグロビン**（HbO_2）は**鮮紅色**《せんこうしょく》で，O_2を解離した**還元ヘモグロビン**は**暗赤色**《あんせきしょく》を示す．このため動脈血は鮮紅色，静脈血は暗赤色を呈する．動脈血中の還元ヘモグロビンが増加すると皮膚や粘膜が暗紫色になり，これを**チアノーゼ**という．

動脈血中のヘモグロビンのうち，酸素化ヘモグロビンの占める割合を動脈血酸素飽和度といい，正常では95〜98%である（第7章参照）．

(4) 赤血球の生成と寿命

赤血球は骨髄で，造血幹細胞→前赤《ぜんせき》芽《が》球《きゅう》→赤芽球と分化・成熟する．赤芽球は核を失って**網状**《もうじょう》**赤血球**となり，網状赤血球は骨髄から血液中に出るとすぐにミトコンドリアを失って赤血球となる．赤血球の生成に約7日間を要する．

骨髄から血中に出た赤血球の寿命は約120日である．1日に全赤血球の約1％が破壊されて，新しい赤血球に置き換えられる．

赤血球の生成には一般の細胞と同様，タンパク質，脂質，糖質などの栄養素に加えて次の因子が欠かせない．

①**鉄**：ヘモグロビンの構成材料である．女性では月経時の出血，妊娠中の胎児への鉄の供給，分娩時の出血などで多量の鉄を失うので，鉄の補給が必要である．

②**抗貧血ビタミン**：**ビタミンB12**や**葉酸**は赤血球の生成を促すビタミンで，抗貧血ビタミンともいう．ビタミンB12の吸収には，胃液中の内因子が必要である．胃がんなどで胃を全摘出《ぜんてきしゅつ》すると，ビタミンB12吸収不全が起こり，貧血になる．

③**エリスロポエチン**：腎臓で分泌されるエリスロポエチンは，赤血球の増殖と成熟を促す．標高の高い場所ではO_2が少ないため，血中O_2濃度が低下し，エリスロポエチン分泌が増加する．

(5) 赤血球の破壊

老化して変形能を失った赤血球は，脾臓《ひぞう》で破壊される．放出されたヘモグロビンは分解されて，**ビリルビン**という黄色色素になる．

①**ビリルビン代謝**：ヘモグロビンが分解されると間接ビリルビンとなる[注4]．間接ビリルビンは肝臓で処理されて水溶性の直接ビリルビンとなり，肝臓から**胆汁**成分として十二指腸へ排泄される．腸内に出たビリルビンは細菌の作用によりウロビリノゲンとなり，大部分は糞便中に排泄される．ヘモグロビンから遊離された**鉄**は**肝臓**や**脾臓**に蓄えられ，赤血球の生成に再利用される．

②**溶血**：赤血球が壊れて，ヘモグロビンが細胞外に流出する現象を**溶血《ようけつ》**という．たとえば赤血球を低張液に入れると溶血が起こる．細菌の毒素や血液型不適合輸血でも起こる．

③**黄疸**：血中ビリルビン濃度が増加すると，**眼球結膜**が黄色に染まり，皮膚が黄色味を帯びる．これを**黄疸**という．**溶血**の亢進によってヘモグロビン放出が増えたり，**肝細胞の障害**や**胆汁の通過障害**などによって血中ビリルビンの代謝が遅れたりすると，血中ビリルビン濃度が増加して，黄疸をきたす．

(6) 貧血

血液中に含まれる**ヘモグロビン量が減少**した状態をいう．貧血では眼瞼結膜や口腔粘膜は蒼白となり，倦怠感のような全身症状と，酸素不足を代償するために頻脈などの症状を生じる．貧血の原因として以下のものがある[注5]．

①鉄，ビタミンB12，葉酸，タンパク質不足などの**栄養不足**

②白血病などの**骨髄障害**

③大量の**出血**

④脾臓の機能亢進など**溶血の亢進**

注4● 間接ビリルビン：非抱合型ビリルビンともいう．水に溶けないため，血中ではアルブミンに結合している．

注5★ 貧血：鉄不足による貧血を鉄欠乏性貧血，ビタミンB12不足によるものを巨赤芽球性貧血，骨髄幹細胞の発育障害によるものを再生不良性貧血という．

⑤**エリスロポエチンの分泌障害**

(7) 赤血球に関する検査

思春期以降の女性では**月経時の出血**があるため，以下の検査値は男性より低い．

①**赤血球数**：赤血球は1 mm^3の血液中に，成人男子で約500万個，成人女子で約450万個存在する．

②**ヘモグロビン濃度**：血液100 mL中に含まれるヘモグロビン濃度は，成人男子で約16 g/dL，成人女子で約14 g/dLである[注6, 7]．

③**ヘマトクリット**：全血液容積に占める赤血球容積の割合を，ヘマトクリットという．正常値は成人男子で約45%，成人女子で約40%である．ヘマトクリットは貧血で低下し，脱水状態のときは上昇する．

3) 白血球 leukocyte, white blood cell (WBC)

(1) 白血球の種類

白血球には，外部から侵入した異物を排除する**生体防御機能**がある（後述）．

白血球は赤血球よりも大きく，核をもつ．顆《か》粒球《りゅうきゅう》，単球とリンパ球の3種類がある．顆粒球には好中球，好酸球，好塩基球がある．リンパ球にはB細胞，T細胞，NK細胞がある．血中では**好中球**が最も多い．

(2) 白血球の生成と寿命

顆粒球と単球は骨髄で，幹細胞→骨髄系幹細胞→骨髄芽球または単芽球と成熟して血液中へ移る[注8]．リンパ球は骨髄でリンパ系幹細胞に分化した後，骨髄や胸腺で成熟し，リンパ節や血液中へ移る．

顆粒球の寿命は2～14日であり，リンパ球の寿命は数日間～数十年と幅が広い．老化した白血球は脾臓で破壊される[注9]．

4) 血小板と止血機構

(1) 血小板 platelet

血小板は直径2～5 μm，**無核**の細胞で，**血栓**《けっせん》を形成して**止血**に関与する．血小板は骨髄

注6● MCHとMCV：1個の赤血球に含まれる平均のヘモグロビン量を平均赤血球ヘモグロビン量（MCH），赤血球1個当たりの平均体積を平均赤血球容積（MCV）と呼び，貧血の原因の指標として用いられる．

注7● ヘモグロビンA1c (HbA1c)：血糖値を調べるために，血中のヘモグロビンA1c（ヘモグロビンにグルコースが結合したもの）の割合を測定することがある．ヘモグロビンA1cは過去1～2カ月の血糖値を反映するので，検査前の食事などによる影響を受けにくい．

注8★ コロニー刺激因子 (CSF)：顆粒球や単球の分化・増殖を促進する．このため，白血球減少症の治療に用いられる．

注9★ 白血球増多症と白血球減少症：血中の白血球数は，およそ5,000～9,000個/mm^3である．白血球増多症は，種々の感染症や白血病の際などに起こる．白血球減少症は，放射線照射や薬物投与などにより骨髄の造血機能が障害された際などに起こる．

で，幹細胞→巨核芽球《きょかくがきゅう》→巨核球《きょかくきゅう》と分化し，**巨核球**の突起が分離して血中に出たものである．寿命は5〜10日で，老化した血小板は脾臓で破壊される．

(2) 止血機構（図6-5）

血管が傷害されると以下のような止血機構が働く．

①**損傷血管の収縮**：血管の傷害が刺激となって，局所の血管収縮が起こり，傷害部位の血流が減少する．

②**一次止血**：血管壁の傷害部位に凝集した血小板が**血小板血栓（一次血栓）**を形成する．

③**二次止血**：血管収縮や血小板血栓による止血作用は一時的で，**血液凝固**機構が働いて，フィブリン線維が血小板血栓を強化する．強化された血栓を**フィブリン血栓（二次血栓）**という．

④**血栓溶解**：血管壁の修復が終了すると，**線溶系**が働いて血栓を溶解して除去する．

(3) 血小板血栓による一次止血

血管が傷害されると，血液中の血小板は，血管内皮の傷害部位に粘着する[注10]．粘着した血小板はセロトニンやADPを含む顆粒を放出する．セロトニンは血管収縮，ADPは血小板の凝集を促し，傷害部位に血小板が凝集して血小板血栓を形成する．血管収縮および血小板血栓による止血作用は一時的なものである．

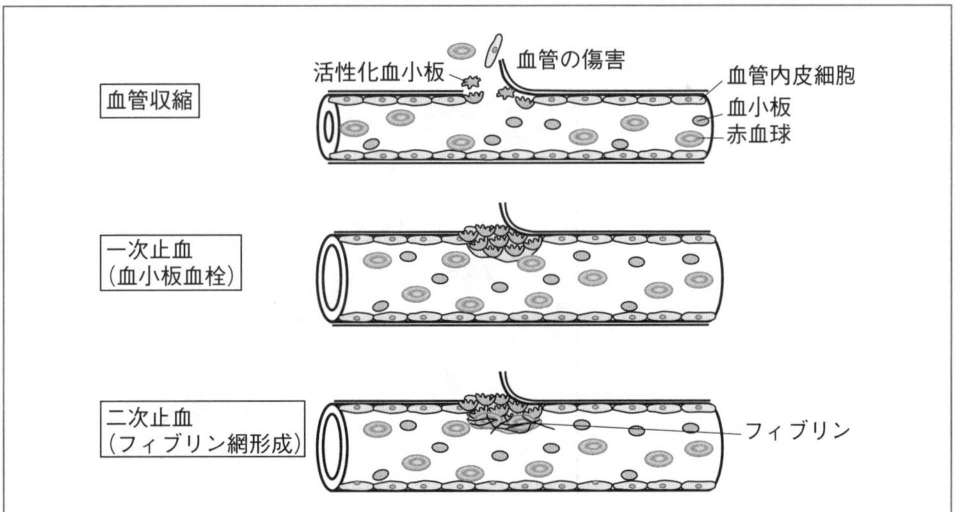

図6-5　止血機構

注10● 血小板凝集：血管の内皮細胞はコラーゲン線維（膠原線維）を主成分とする基底膜の上に並んでいる．内皮細胞が傷つくと基底膜のコラーゲン線維が露出して，ここに血液中の凝固因子が接触し，この凝固因子に血小板が粘着する．

(4) 血液凝固 (フィブリン血栓による二次止血) (図6-6)

血管壁の損傷による出血では，血小板血栓の形成に続いて血液凝固が起こる．血液凝固は，**フィブリン**の線維網に血球が捕捉されて起こる．血液凝固にかかわる因子を**血液凝固因子**といい，損傷された組織から遊離される因子，血漿中に存在する因子，血小板から遊離される因子などがある．

血管外に流出した血液も，血液凝固によって5〜10分ほどで固まって，やがて不溶性の血餅となる．

血液凝固は，以下の血液凝固因子が連鎖反応的に活性化されて形成される．

①**第1相 (種々の血液凝固因子が活性化される相)**：凝固反応の引き金は外因系と内因系に分けられる．**外因系**では**組織**が傷害され，組織因子が血管内に流れ込む．**内因系**では，血液中の凝固因子が血管内皮細胞以外の**異物**に接触する．これらが引き金となって，複数の凝固因子と Ca^{2+} が作用し合い，**第X《じゅう》因子**が活性化される．

②**第2相 (トロンビンの生成される相)**：活性型第X因子は，Ca^{2+} の存在下で血漿中の**プロトロンビン**を活性化して**トロンビン**に変える．プロトロンビンの産生には**ビタミンK**が必要である．

③**第3相 (フィブリンの生成される相)**：トロンビンは，Ca^{2+} の存在下で血漿タンパクの**フィブリノゲン (線維素原)** に作用して，**不溶性**の**フィブリン (線維素)** に変える．血球がフィブリンの線維網に捉えられて血液凝固が完了する．

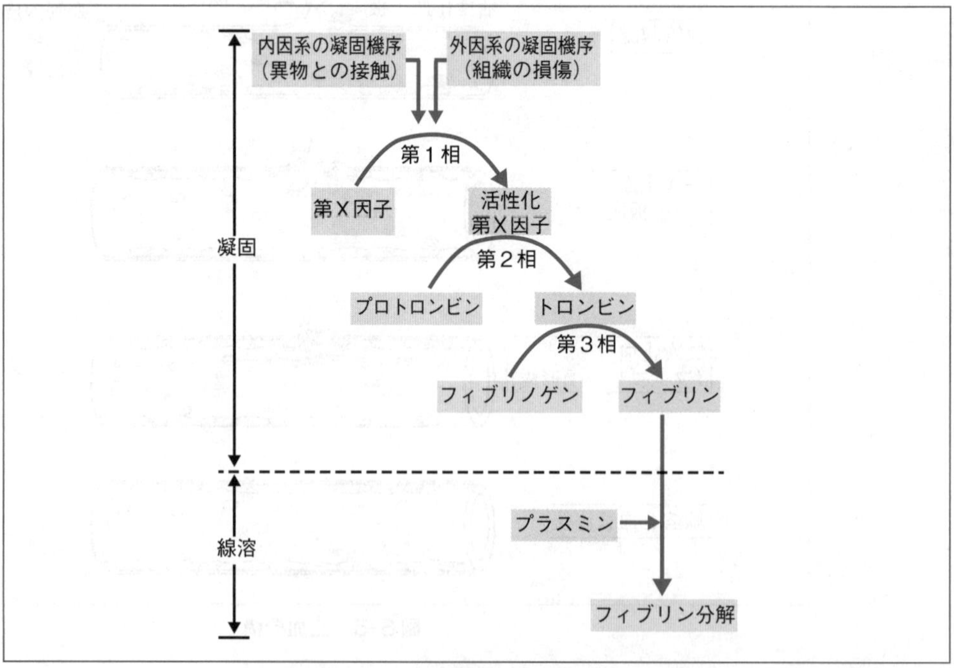

図6-6　血液凝固系と線溶系

(5) 線溶系 (図6-6)

血管が完全に修復されると，**プラスミン**がフィブリンを分解し，血栓はゆっくりと溶解される．この過程を**線維素溶解**，略して線溶《せんよう》という．線溶系は血管内の凝固血液を取り除き，特に細い血管の閉塞や血栓が生じるのを防ぐ．

プラスミンは，循環血液中では不活性型のプラスミノゲンとして存在し，**プラスミノゲン活性化因子**の作用により活性型のプラスミンとなる．

(6) 止血機構の検査

①**血小板数**：血小板は血液1 mm^3中に約15〜40万個存在する．血小板が減少すると出血傾向をきたす．

②**出血時間と凝固時間**：出血時間は皮膚を少し傷つけて出血が自然に止まるまでの時間で，血小板数が減少すると延長する．凝固時間は採血した血液が凝固するまでの時間で，血液凝固因子が不足すると延長する．

③**PTとAPTT**：凝固機能を調べる血液検査である．PT (プロトロンビン時間) は外因系，APTT (活性化部分トロンボプラスチン時間) は内因系の凝固因子の活性を反映する．

(7) 止血機構の異常

①**出血傾向**：出血が起こりやすく血が止まりにくい状態．**血小板が減少**すると皮下出血や粘膜出血を生じやすくなる[注11]．**血友病**など**血液凝固の障害**では，関節内や内臓など身体の深い部位に出血を生じやすい[注12]．

②**血栓症**：血栓を形成して血管が閉塞する病態．血小板血栓は血流の速い動脈で生成されやすく，フィブリン血栓は血流の遅い静脈で生成されやすい．血栓による血管の閉塞が脳血管に起こると脳梗塞に，肺に起これば肺塞栓症となる[注13]．凝固系の機能亢進や線溶系の機能低下では血栓症を生じやすくなる[注14]．

(8) 抗凝固因子

抗凝固作用のある物質は血栓症の治療薬として用いられる．

①**プラスミノゲン活性化因子**：血管内皮細胞で産生される組織プラスミノゲン活性化因子 (t-PA) や，尿中に分泌されるウロキナーゼなどがある．

②**ヘパリン**：アンチトロンビンⅢの作用を増強して，トロンビンなどを不活性化すること

注11★ 血小板減少性紫斑病：血小板が少ないため，特に細い血管の止血が障害され，紫斑という紫色の出血斑が全身至るところに生じる．

注12★ 血友病：先天性に血液凝固因子の中の第Ⅷ因子あるいは第Ⅸ因子が欠如しているため種々の程度の出血傾向を示す．まれに自己免疫性の後天性血友病もある．

注13★ 抗血小板薬：アスピリンは解熱鎮痛薬として使用されるが，少量で血小板の働きを抑えて血栓を防ぐ作用があり，脳梗塞や心筋梗塞の再発予防にも投与される．

注14★ 播種性血管内凝固 (DIC)：悪性腫瘍，感染症，産科的疾患などの際に，凝固系が異常に活性化されて全身性に微小血栓が多発する病態．DICでは血栓に伴う血管閉塞により臓器が障害される．また血栓の材料として凝固因子が消費された結果，凝固因子は減少し，出血傾向をきたす．

表6-2　ABO式血液型

血液型	抗原（凝集原）（赤血球の膜）	抗体（凝集素）（血漿）	遺伝子型
A型	A抗原	抗B抗体	AA，AO
B型	B抗原	抗A抗体	BB，BO
AB型	A抗原とB抗原	なし	AB
O型	なし	抗A抗体と抗B抗体	OO

によって血液凝固を阻止する．

③**ビタミンK拮抗薬**：ワルファリンはビタミンKの作用を阻止して，肝臓における凝固因子の生成を妨げる．

5）血液型 blood group, blood type

血液型の異なる血液を混ぜると赤血球が互いに接着して塊をつくる．これを赤血球の**凝集反応**という．凝集した赤血球は溶血や細い血管の閉塞を起こし，悪心《おしん》やショック症状となって現れる．

血液は血球に遺伝的に備わっている抗原の種類によって，複数の血液型に分類される．

(1) ABO式血液型（表6-2）

ABO式血液型は，**赤血球膜**に存在する2種類の抗原（**凝集原**）の有無によって分類される．A型の人はA抗原のみ，B型の人はB抗原のみ，AB型の人はA抗原とB抗原をもち，O型の人はどちらの抗原ももたない．また抗原に対する2種類の抗体（**凝集素**）が血漿中に含まれる．A型の人は抗B抗体のみ，B型の人は抗A抗体のみ，O型の人は抗A抗体と抗B抗体をもち，AB型はどちらの抗体ももたない[注15,16]．

凝集はA抗原＋抗A抗体，または，B抗原＋抗B抗体の組み合わせのときに起こる．輸血は原則として同型輸血を行う．血液型が同型同士でも副作用を起こすことがあるので，輸血の前には供血者の血液と受血者の血液の間で交叉適合試験を行い，凝集反応の有無を調べる必要がある．

(2) Rh式血液型（図6-7）

Rh式血液型のRh因子は，**赤血球膜**にある抗原で，Rh因子をもつ人をRh陽性（Rh＋），もたない人をRh陰性（Rh－）という．日本人では，約99.5％がRh＋である．

Rh式血液型は，輸血や妊娠時に問題となる．母親がRh－，父親がRh＋の場合，胎児はRh＋となることが多い．第1子は無事出産することが多いが，出産の際に胎児の赤血

注15● ABO式血液型と遺伝：ABO式血液型はメンデルの遺伝法則に従って遺伝する．A，B，Oの3種の遺伝子が2個ずつ組み合わさって染色体に含まれる．したがって，遺伝子の組み合わせはAA，AO，BB，BO，AB，OOの6通りであるが，OはAとBに対して劣性で，AとBの間には優劣関係はないので，AA，AOはA型，BB，BOはB型，ABはAB型，OOはO型として現れる．

注16● 凝集素の表記：抗A抗体をα抗体，抗B抗体をβ抗体ということもある．

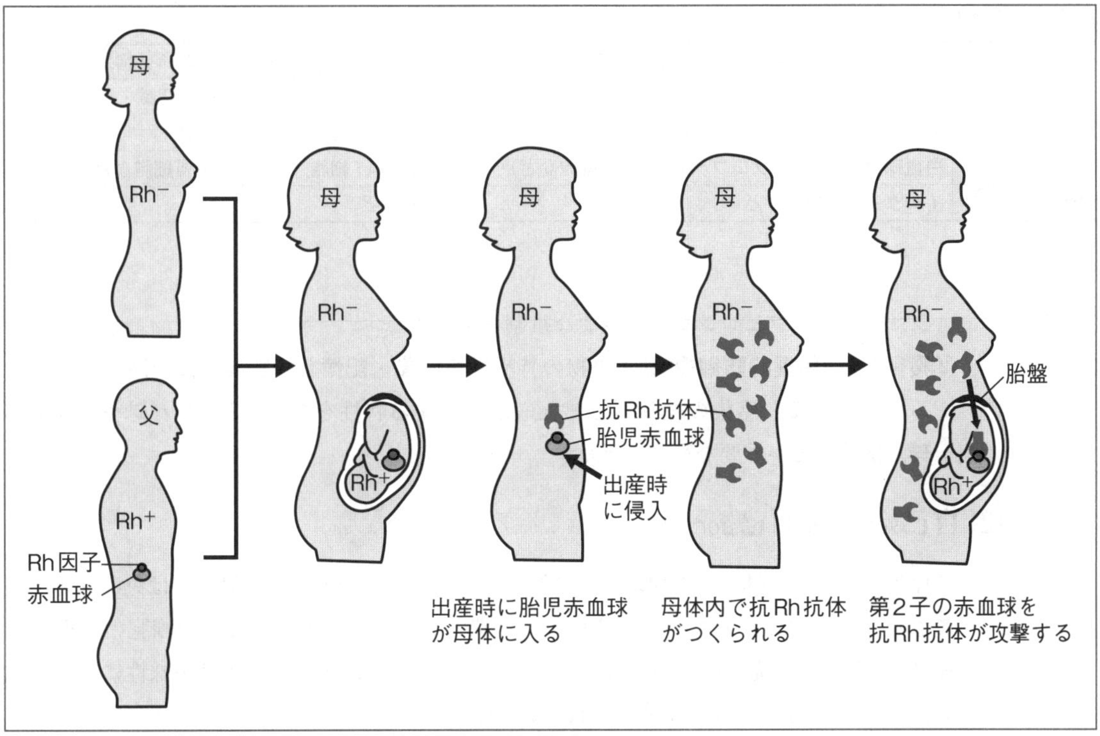

図6-7　Rh式血液型不適合妊娠の発生機序（Tortoraら，1987.[17]を参考に作成）

球が母体内に入ると，母体内で抗Rh抗体の産生を誘発する．第2子を妊娠したとき母体内の抗Rh抗体が胎盤を通って胎児に移行し，胎児の赤血球が凝集反応を起こし，流産を招くことがある．

B 生体防御機構

1) 生体防御機構とは

生体には病原微生物などの異物の侵入を防ぎ，さらに侵入した異物を排除する生体防御機構がある．最初に皮膚や粘膜が物理的・化学的に異物の侵入を防ぐ．このバリアを突破して侵入した異物に対し，生体はこれを異物と認識し，破壊して排除しようとする．白血球を中心とした細胞や，さまざまな液性因子が関与する．

(1) 自然免疫 innate immunity と獲得免疫 acquired immunity（表6-3）

生体防御機構には，異物の特異性と無関係に起きる自然免疫と，異物の特異性を認識することによって起こる獲得免疫がある．両者は互いに影響を及ぼし合って働くが，一般に感染の初期においては自然免疫の関与が高く，免疫系が病原体を記憶するようになるにつれて獲得免疫の関与が高くなる．

①**自然免疫（非特異的防御機構）**：異物の特異性と無関係に起きる免疫である．はじめて侵入してきた微生物などに対してすみやかに排除しようと働く．**顆粒球**やマクロファー

表6-3　自然免疫と獲得免疫

	自然免疫（非特異的防御機構）	獲得免疫（特異的防御機構）
特徴	生まれつき備わった抵抗性	刺激を受けた抗原を特異的に認識・記憶する
反応	感染の繰り返しで変化しない	感染の繰り返しで上昇していく
細胞	白血球（好中球，マクロファージ，NK細胞など）	白血球（T細胞，B細胞，形質細胞など）
液性因子	インターフェロンなど	抗体など

ジ，インターフェロンなどが重要な役割を果たす．

②**獲得免疫（特異的防御機構）**：異物の特異性を**認識**・**記憶**し，特異的に排除しようとする免疫である．感染の繰り返しで反応が増強する特性をもつ．**Bリンパ球**や**Tリンパ球**，**抗体**などが重要な役割を果たす．

(2) 自己selfと非自己nonself

免疫系は通常，外来の異物は攻撃の対象にするが，自分の細胞に対しては免疫反応を起こさない．この仕組みを自己と非自己の識別という．生体のほとんどの細胞の表面には**HLA**（ヒト白血球抗原）という自己のマーカーが分布している．HLAは多様性に富み，他人同士でHLAが一致する確率は非常に低い[注17]．

胸腺の働きによって，自己の正常な組織に対して免疫は抑制される仕組みがあり，これを自己寛容という．

(3) 抗原antigenと抗体antibody（図6-8）

①**抗原**：免疫系が認識する分子を抗原という[注18]．代表的なものは，ウイルス・細菌・寄生虫などの微生物表面に存在するタンパク質や糖である．スギ花粉など動植物の成分や，さまざまな化学物質も抗原として認識される．自分のがん細胞なども抗原となる．

②**抗体（免疫グロブリン，γグロブリン）**：特定の抗原と**特異的**に結合するタンパク質である．抗体は抗原と結合し，無毒化して排除する働きをもつ（後述）．

(4) 皮膚や粘膜による生体表面のバリア（図6-9）

皮膚と粘膜には微生物の侵入を防ぐさまざまな防御機構が備わっている．自然免疫の関与が高いが，皮膚組織や粘膜にはさまざまな抗体も存在し，獲得免疫も重要である．

①皮膚の最外層には**角質層**があるため，健常な皮膚を通過できる微生物はほとんどない．

②皮膚の表面は**脂肪酸**によって**弱酸性**に保たれ，多くの微生物を排除する[注19]．

③皮膚や粘膜表面は，**常在菌**による細菌叢《そう》が形成されており，病原菌が生育しにくい環境

注17● **臓器移植**：臓器移植の際は，HLAが一致しないと臓器は非自己として認識され，拒絶反応を生じる．拒絶反応を抑えるために免疫抑制剤が用いられる．骨髄移植ではHLAが一致することが望ましいため，骨髄バンクでは多くの人の登録が必要になる．

注18● **抗原の認識**：抗原として認識されるのは適当な大きさの分子に限られる．たとえば細菌全体は大きすぎて認識されない．また，ペニシリン（ペニシリンショックを引き起こすことがある）などの低分子は，適当な大きさの分子と結合してはじめて抗原として認識される．

注19● **皮膚と脂肪酸**：皮脂に含まれる脂肪が常在菌によって分解されて脂肪酸を生じる．

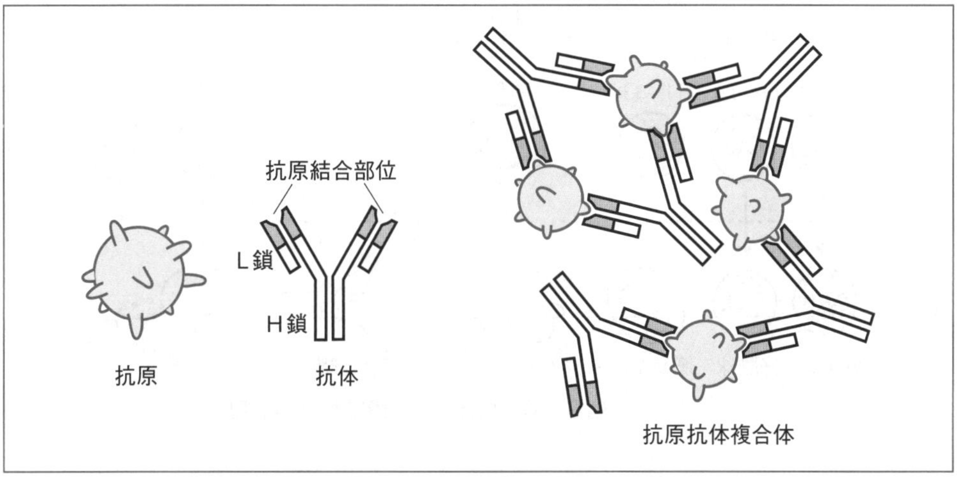

図6-8　抗原，抗体および抗原抗体複合体（Solomonら，1978.[18]を参考に作成）

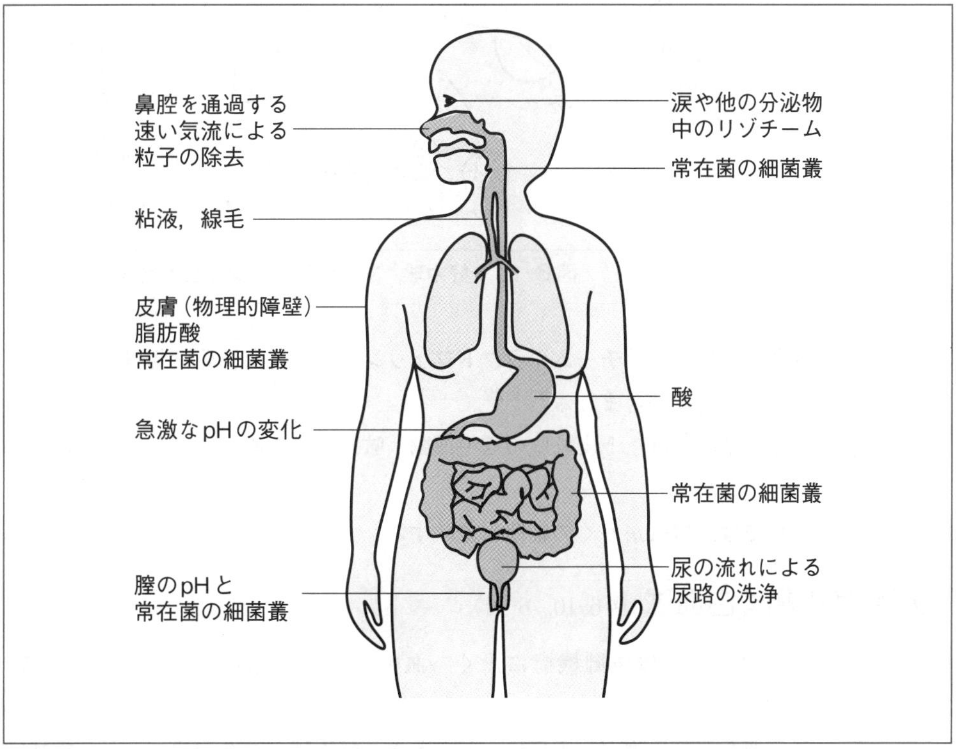

図6-9　皮膚および粘膜による非特異的な感染防御障壁
（Roittら，1997．多田ら訳[19]を参考に作成）

に保たれている[注20]．

④外界と接する粘膜表面は，粘液や唾液・涙・尿などの**体液**で覆われ，常に新しく産生されて体外へ排出されており，微生物を洗い流すのに役立つ．

注20● 膣の常在菌：健康な膣内に常在する桿状菌は膣粘膜細胞内のグリコーゲンを分解して乳酸を産生し，外来菌の繁殖を防ぐ．

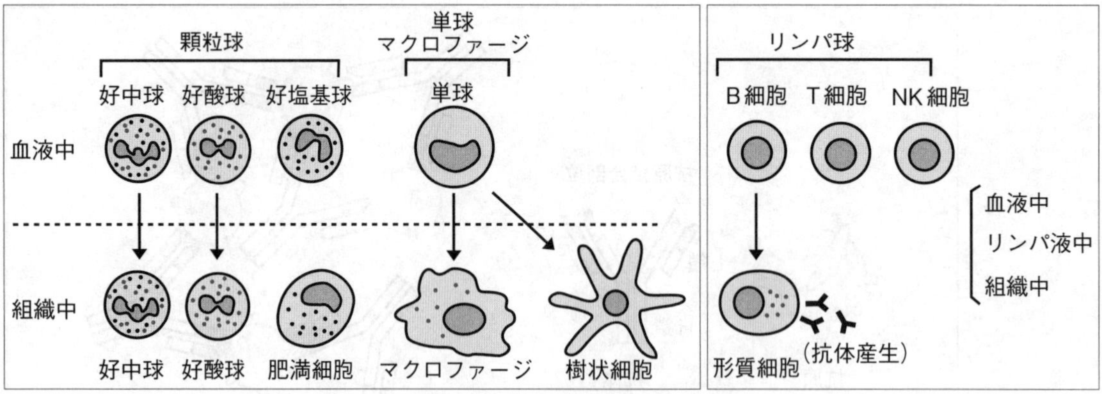

図6-10　生体防御機構にかかわる細胞

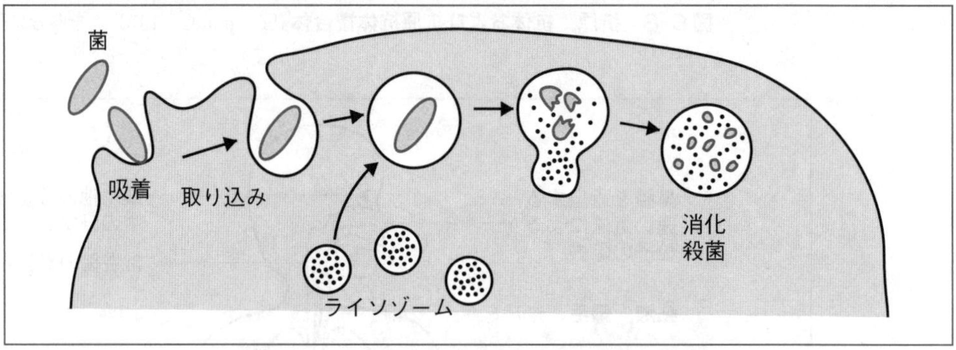

図6-11　好中球，マクロファージなどの食作用

⑤体液中には**リゾチーム**や**ラクトフェリン**など，抗菌性化学物質や，ウイルスを無害化する化学物質が含まれる[注21,22].

⑥気管粘膜には，上皮細胞の**線毛運動**，**咳**や**くしゃみ**によって異物や微生物を吐き出すしくみがある.

⑦胃では，**胃酸**が多くの細菌を破壊する.

2) 免疫に働く白血球 (図6-10，6-11)

白血球は生体防御機構に働く．血中では好中球が最も多く，次いでリンパ球が多い[注23].

細菌などの異物が体内に侵入したとき，**好中球**や**マクロファージ**，**樹状《じゅじょう》細胞**は異物に向かって**遊走**する．さらに，**食作用**（貪食《どんしょく》作用）によって異物を取り込み，分解，消化する．食作用をもつ細胞を食細胞という．食細胞は**ライソゾーム**に富み，貪食された異物を含ん

注21● リゾチーム：加水分解酵素で，ある種の細菌を破壊する．涙，鼻汁，唾液などの体液中に存在する.

注22● ラクトフェリン：母乳に多く含まれる他，唾液や涙などにも含まれるタンパク質で，ウイルスが細胞に感染するのを防ぐ作用をもつ．細菌に対しても，働きを抑えたり破壊したりする.

注23★ 血液像（白血球分画）の判定：感染症や外傷などによる急性炎症の際，最も早く増加を示すのは好中球である．リンパ球はウイルス感染症で，単球は結核や梅毒などで，好酸球はアレルギー性疾患（花粉症や気管支喘息）や寄生虫病で増加する.

だ小胞はライソゾームと融合し，ライソゾーム中の分解酵素によって異物が分解される．

マクロファージや樹状細胞によって貪食され分解された異物の断片は，**リンパ球**に**抗原として提示**される．これによってリンパ球は抗原を認識し，増殖・分化したリンパ球によって異物が特異的に排除される．

(1) 顆粒球

顆粒球は白血球の一群で，細胞の中に殺菌作用のある成分を含んだ顆粒をもつ[注24]．

①**好中球**：好中球は白血球のなかで最も数が多く，白血球の約50〜70%を占める．**食作用**をもち，**自然免疫**の中心的な役割を担う．感染の初期に異物に向かって遊走し，細菌のような比較的小さい異物を貪食し，分解する．

②**好酸球と好塩基球，肥満細胞**：好酸球は血中白血球の約1〜2%，好塩基球は約1%を占める．**寄生虫感染症**や**アレルギー性疾患**で増加し，細胞毒性をもつ物質や炎症を引き起こす物質を放出する．

組織中には好塩基球と同じ性質をもつ**肥満細胞**が皮下組織や粘膜下組織などに存在し，**ヒスタミン**を放出して炎症を引き起こす．

(2) 単球，マクロファージと樹状細胞 (図6-12)

血中白血球の約5%が単球である．顆粒球よりも大きく，細胞質には少量の顆粒をもつ．

単球は組織中に出てマクロファージや樹状細胞となり，これらは**食作用**や**遊走作用**をもつ．体内に侵入した抗原を貪食し，取り込んだ異物の断片を，T細胞に抗原として提示す

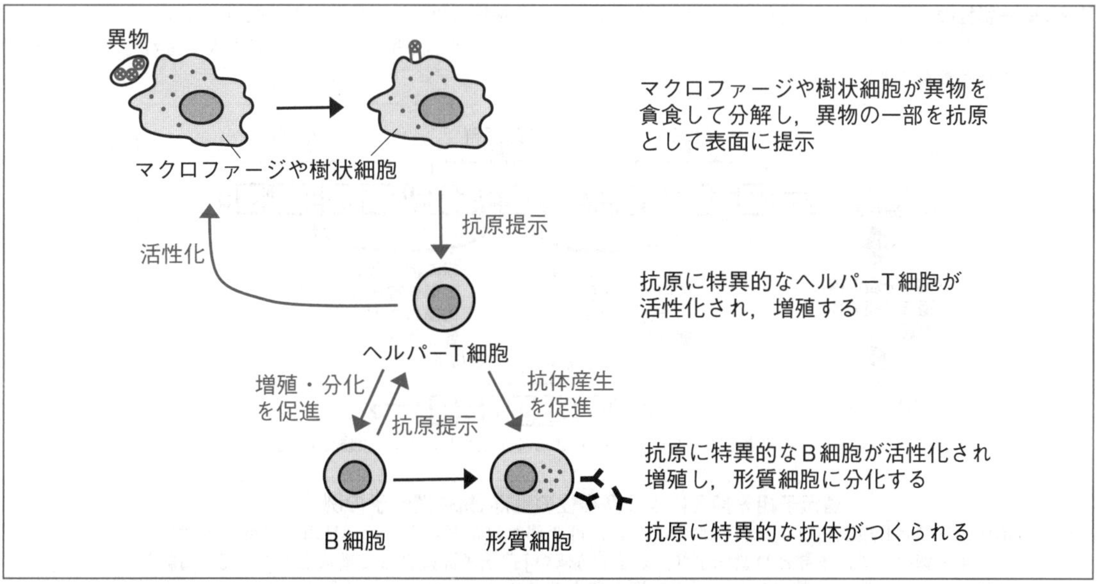

図6-12　獲得免疫にかかわる白血球の相互作用

注24● **顆粒球**：顆粒が赤い色の色素であるエオジンによって染まるものを好酸球，メチレンブルー(青色)に染まるものを好塩基球，中性色素に染まるものを好中球と呼ぶ．

る**抗原提示細胞**として働く．自然免疫と獲得免疫をつなぐ重要な免疫細胞である．

①**マクロファージ**：血中の単球や組織中の前駆細胞から分化し，寿命は長い．好中球が感染の初期に動員されるのに対して，マクロファージは慢性期にも動員されて，病原菌や変性した好中球など比較的大きな異物を取り込んで分解する．

肺や肝臓など，微生物などの異物の集まる部位に多く分布する．肝臓では**クッパー細胞**，脳では**ミクログリア**，骨では**破骨細胞**という固有の名前をもつ．

②**樹状細胞**：マクロファージと類縁関係にあり，末梢で樹状の突起を伸ばして抗原提示に働く．皮膚のランゲルハンス細胞は樹状細胞の一種である．

(3) リンパ球

リンパ球は核の大きさに比べて細胞質が少なく，T細胞，B細胞，NK細胞に分類される．T細胞とB細胞は**獲得免疫**の中心的な役割を担う．

リンパ球の寿命は数日から数十日のものが多いが，一部のリンパ球は**免疫記憶細胞**（メモリーT細胞やメモリーB細胞）に分化し，数十年の寿命をもち，同じ抗原が体内に再び侵入したときにすぐ攻撃できるよう待機する．

免疫系はおびただしい数の抗原を認識する必要があるが，リンパ球は各細胞が1種類の抗原のみを認識する．たとえばB細胞の場合，各抗原に対応するB細胞が存在し，全体として約1億種類の抗原を認識することができる．このような**多様性**は遺伝子組み換えによって獲得されている[注25]．

①**T細胞**：T細胞は骨髄でつくられた後，**胸腺で分化・成熟**する．マクロファージや樹状

注25● 多様性の獲得：限られた遺伝子で多様な抗原を認識する機構は免疫学で最も大きな問題であったが，利根川　進は，この多様性が遺伝子組み換えによって獲得されていることを証明し，1987年に日本人で初めてノーベル医学生理学賞を受賞した．

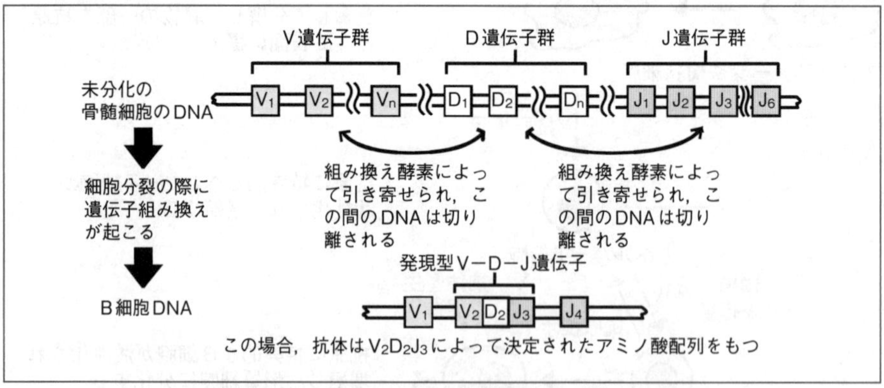

遺伝子組み換えによる多様性の獲得（抗体遺伝子の例）

抗体はH鎖とL鎖からなり，おのおのはさらに可変部と定常部からなる．H鎖の可変部の遺伝子は，数十個のV遺伝子群とD遺伝子群，および6個のJ遺伝子群によって構成されている．B細胞分化の過程でV遺伝子群のひとつが組み換え酵素の働きによってD遺伝子群のひとつに引き寄せられ，その間の遺伝子配列は切り離され，染色体から失われる（VD遺伝子組み換え）．同様にD遺伝子群とJ遺伝子群との間でもDJ遺伝子組み換えを起こす．これらV，D，J遺伝子の組み合わせによって，可変部は多様性を獲得することができる．さらに遺伝子組み換えの部位の不正確さ，細胞分裂の際の積極的な突然変異，多様なH鎖と多様なL鎖との組み合わせ，などの機構も手伝って，B細胞の産生する抗体は非常に大きな多様性をもつことが可能となる．

細胞の抗原提示を受けると，その抗原に対応するT細胞が活性化されて増殖する．

ⅰ）**ヘルパーT細胞**：サイトカインを放出して，B細胞の分裂や抗体産生，マクロファージの病原体破壊作用を促す[注26]．

ⅱ）**キラーT細胞**：ウイルスなどに感染した細胞を破壊する．臓器移植などの際に，他の個体からの移植片に対して拒絶が起こるのも，キラーT細胞の働きによる．

ⅲ）**制御性T細胞**：過剰な免疫反応を制御するT細胞である．

②**B細胞と形質細胞**：B細胞は骨髄でつくられた後，骨髄や脾臓で分化・成熟する．ヘルパーT細胞が特定の抗原を認識するとB細胞を刺激し，その抗原に対応するB細胞は活性化され，分裂して大量に増え，**形質細胞**に分化して**抗体を産生**する．

③**NK細胞**：NK細胞（ナチュラル・キラー細胞）は，がん細胞やウイルス感染細胞などを攻撃して破壊する．自然免疫にかかわる．

3）免疫に働く液性因子

白血球の働きを助ける液性因子としては，**獲得免疫**に重要な抗体や，**自然免疫**に重要なインターフェロンなどがある．これらは白血球だけではなく，さまざまな細胞で産生される．

①**抗体**（表6-4）：**形質細胞**から産生されるタンパク質で，免疫グロブリン（γ《ガンマ》-グロブリン）ともいう．特定の抗原と**特異的**に結合し，獲得免疫において重要な働きをもつ．抗体は，抗原と抗原抗体複合体を作る**凝集作用**や，抗原に結合して感染力を失わせる作用をもつ．また，細菌などの抗原に結合して，好中球やマクロファージの食作用を促進する**オプソニン作用**をもつ．

IgG，IgA，IgM，IgD，IgEの5種類がある．IgGとIgMは血液中の主な抗体で，IgAは粘膜表面に分泌される[注27]．

②**サイトカイン**：サイトカインはさまざまな細胞から分泌され，細胞間の**相互作用**に働くタンパク質である．**インターフェロン**や**インターロイキン**などのサイトカインは，主に白血球から分泌される．インターフェロンは異物の侵入に反応して分泌され，ウイルスの増殖を抑える．また，がん細胞の増殖を抑える働きもある．インターロイキンは免疫系細胞の活性化，炎症や発熱を起こす．

③**補体**：補体系は血漿中のタンパク質の一群であり，炎症反応，食作用亢進，細胞溶解作用，オプソニン作用などをもつ．

4）さまざまな免疫応答

(1) 液性免疫と細胞性免疫

獲得免疫では白血球と液性因子が協調して働く．

注26★ HIVウイルスと日和見感染：HIVウイルスは主としてヘルパーT細胞に感染して細胞性免疫を低下させる．免疫不全により，健康な人では感染症を生じないような微生物によって感染症を発症する病態を日和見感染という．HIV感染者が日和見感染を発症した段階で，AIDS（後天性免疫不全症候群）と診断される．たとえば，カンジダは口腔内の常在菌であるが，AIDSでは口腔・咽頭・食道などにカンジダ症を生じる．

注27● 抗体価：特定の抗原に対して血清の単位容量中に含まれる抗体量を血清反応で測定した値．

表6-4　免疫グロブリンの種類と特徴

抗体	構造	正常値 (mg/mL)	特徴
IgG	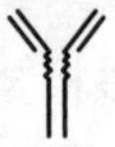	12.4	血清中の主な抗体で，全抗体の約7割を占める．胎盤を通過できるため，母親からのIgGは生後数カ月まで新生児の免疫に働く．
IgA	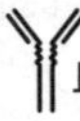 血清IgA 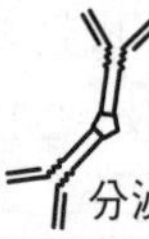 分泌型IgA	2.8	消化管粘膜や気道粘膜の表面に分泌され，粘膜表面からの病原体の侵入を防ぐ．また母乳中にも分泌され，乳児の上気道や腸管粘膜に移行して感染予防に役立つ．
IgM	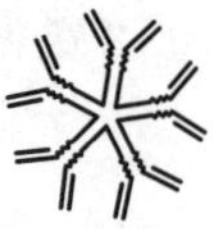	1.2	5個のサブユニットからなり，マクログロブリンともいう．細菌やウイルス感染の際，早期(感染後数日)からIgM抗体が検出され，短期間で抗体価が下降するため，急性感染のマーカーとして用いられる．IgG抗体はIgMに遅れて増える．
IgD	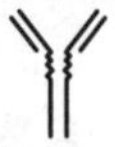	0.03	扁桃腺や上気道組織の形質細胞から放出され，呼吸器系の免疫に働く．
IgE	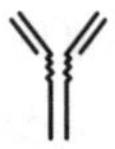	0.0003	好塩基球や肥満細胞に結合して存在し，寄生虫などに対する免疫に役立つ．アレルゲンが鼻粘膜や気道に存在する肥満細胞のIgE抗体に結合すると，肥満細胞からヒスタミンが放出などされ，アレルギー反応が生じる．

(菊地ら，2001.[20]を参考に作成)

①**液性免疫**：抗体の働きを主とした免疫である．形質細胞が抗体を産生し，抗体が細菌などの抗原を攻撃する．

②**細胞性免疫**：免疫細胞が抗原を直接攻撃する機構である．キラーT細胞などがウイルス感染細胞やがん細胞などを攻撃して破壊する．

(2) 一次免疫応答と二次免疫応答 (図6-13)

異物が生体内に侵入し，免疫が確立されるまでの反応を一次免疫応答，再度異物が侵入した際に起こる免疫反応を二次免疫応答という．たとえば，一度麻疹に感染したり，**予防接種**を受けたりすると，免疫系が麻疹ウイルスを記憶し，次に麻疹にかかりにくくなる．

①**一次免疫応答**：体内に侵入した異物に対して，抗体が1～2週間かけてゆっくりつくられ，異物を排除した後，T細胞とB細胞の一部は免疫記憶細胞として体内に残る．

②**二次免疫応答**：同じ異物が再度侵入したときに，免疫記憶細胞は速《すみ》やかに活性化されて，一次応答よりも大量の抗体を長期間にわたって産生し，感染を予防する．

(3) 能動免疫と受動免疫

①**能動免疫**：**感染**や**予防接種**などの際に，自分で抗体をつくる免疫をいう．

②**受動免疫**：他の個体でつくられた抗体をもらい受ける免疫で，母親の抗体が胎盤を経由して胎児に移動されるときに起こる**母子免疫**と，狂犬病やヘビ咬傷など緊急性の高い場合に用いられる**抗毒素**(免疫化した動物の血清)がある．

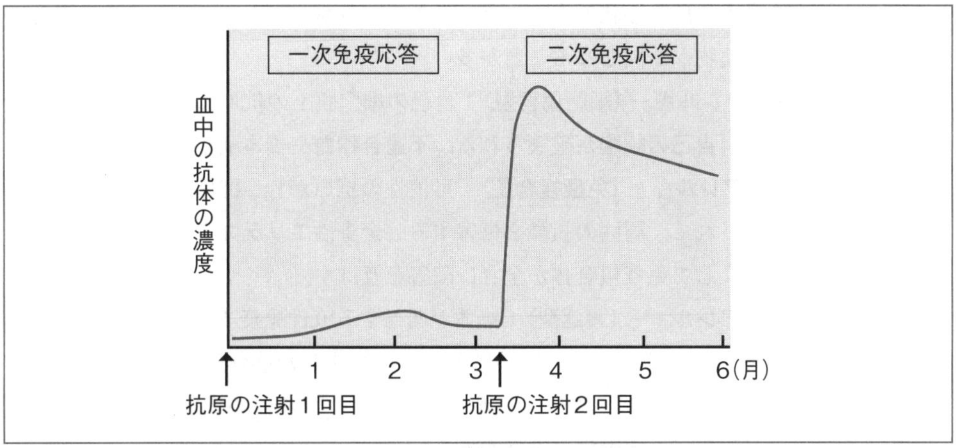

図6-13　はじめて抗原を受けたときと，2回目に同じ抗原を受けたときの抗体産生能の比較

(4) アレルギー allergy (参考図6-1)

アレルギーとは，本来なら害のない物質を異物（**アレルゲン**）と認識・記憶して，これに対して免疫反応が過剰に働き，自分自身の組織を壊すなどの症状を引き起こす反応である．たとえば，スギ花粉が目・鼻の粘膜に侵入し，これに対して生体が結膜炎・鼻炎などの炎症反応を起こして攻撃する花粉症がある．ダニの一部などのアレルゲンが皮膚のバリアを通過して侵入するとアトピー性皮膚炎を生じ，気管支で免疫反応を生じると気管支喘息となる．

アレルギー反応はアレルゲンが侵入した部位で起きるとは限らない．たとえば，食物や薬剤など消化管から入ってきたアレルゲンに対して，急性蕁麻疹《じんましん》や末梢血管抵抗が低下して**ショック症状**（**アナフィラキシーショック**）を生じることがある[注28]．

アレルギーは作用機序によりⅠからⅣ型に分類される．

①**Ⅰ型アレルギー（即時型）**：アレルゲンが侵入すると**すぐ出現**する．**IgE抗体**が**肥満細胞**や**好塩基球**に結合し，そこに抗原が結合すると，**ヒスタミン**などが放出され，かゆみ，血管透過性亢進や血管拡張などのアレルギー症状が現れる[注29]．代表的な疾患としては，花粉症，アトピー性皮膚炎，アレルギー性鼻炎，気管支喘息，蕁麻疹《じんましん》，アナフィラキシーがあげられる[注30]．アナフィラキシーとは，発症後，きわめて短い時間のうちに全身性にアレルギー症状が出る反応で，血圧の低下や意識障害などを引き起こして生命

注28★ アナフィラキシーショックの対処法：アナフィラキシーショックは一刻を争う病態であり，アナフィラキシーショックと強く疑われる場合は，下肢を挙上し，ただちにアドレナリンの筋肉注射，酸素吸入，補液投与などを行い，救急搬送を要請する．アナフィラキシーの既往のある人は，エピペンというアドレナリン自己注射薬を携帯していることが多い．

注29★ アトピー素因：IgE抗体を産生しやすい遺伝的素因をもった人はアレルギーに比較的なりやすく，アトピー素因という．

注30★ 花粉症と季節：関東地方では，2月から4月はスギ花粉，4月から5月はヒノキ花粉，6月から8月はイネ科花粉，8月から10月はブタクサやヨモギなどの雑草類の花粉が飛散する．北海道では4月から6月にかけてシラカバの花粉が飛散する．

を脅かす危険な状態を**アナフィラキシーショック**という．**ハチ毒**や食物，ペニシリンなどの薬物が原因となることが多い[注31, 32]．

②**Ⅱ型アレルギー（細胞傷害型）**：自己の細胞膜上の抗原に対する抗体（IgMやIgG）が産生され，**自己の細胞が破壊**される．**不適合輸血**や橋本病がⅡ型アレルギーに分類される．

③**Ⅲ型アレルギー（免疫複合型）**：可溶性の抗原がIgG抗体や補体と反応して**免疫複合体**が形成されて，周囲の組織を傷害する．**全身性エリテマトーデス**や**関節リウマチ**では，血液を介して免疫複合体が全身に障害を及ぼす．

④**Ⅳ型アレルギー（遅延型）**：抗体が関与する液性免疫ではなく，T細胞が関与する**細胞性免疫**によって起こる．抗原によって活性化した感作T細胞からさまざまなサイトカインが産生され，1〜2日間をかけて，周囲の組織傷害を起こす．代表例としては**ツベルクリン反応**や**接触性皮膚炎**がある．

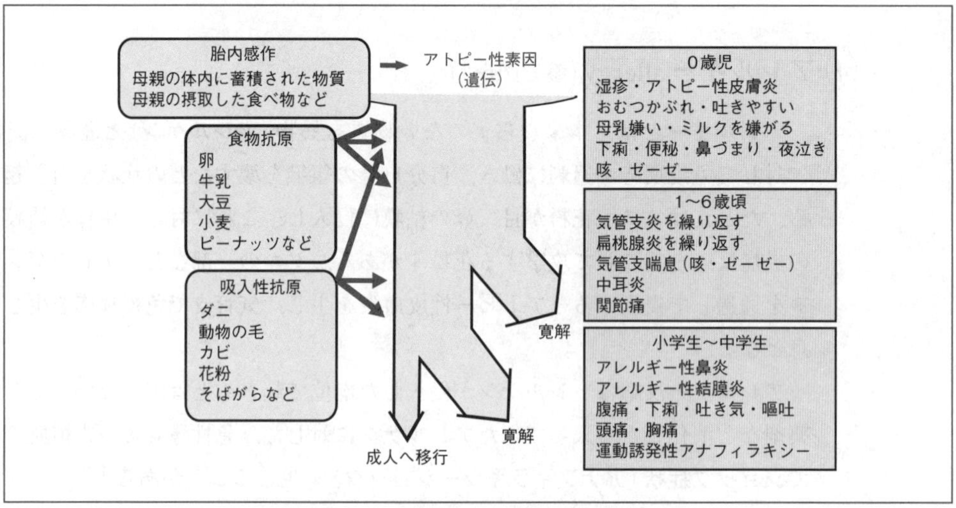

参考図6-1　子どものアレルギー・マーチ

アレルギー素因をもった子どもは，乳幼児期から学童期にかけて，年齢とともにさまざまなアレルギー性疾患を次々と病態を変えて発症してくることが多く，アレルギー・マーチという．生後間もなくは下痢，嘔吐，腹痛などの消化器症状を示し，湿疹や蕁麻疹などの皮膚症状を示すことも多い．次いでヒューヒュー，ゼーゼーという喘鳴が出現し，夜間や早朝の咳込みが季節の変わり目などにみられるようになり，呼吸困難が加わってくると気管支喘息と診断される．さらに一部の症例では，滲出性中耳炎を発症したり，アレルギー性鼻炎やアレルギー性結膜炎などに移行したりする．このような複数のアレルギー疾患の流れは常に一方向に進むのではなく，複数の疾患を交代で発症することもある．適切な治療や生活環境のコントロールによって，多くの子どもは学童期から思春期にかけて寛解に向かうが，成人になっても寛解しない場合は難治化，重症化することがある．

注31★ ハチ毒によるアナフィラキシーショック：ハチ毒によるアレルギー症状の多くは，2回目以降に刺されたときに生じる．1回目に刺された後に体内でIgE抗体を生成し，2回目以降刺された際に，この抗体が異常に反応したときにアナフィラキシーショックが引き起こされる．

注32★ 食物アレルギー：食物アレルギーの多くはⅠ型アレルギーで，最も重症な症状はアナフィラキシーである．原因として最も多いのは卵であるが，そばやピーナッツは重症のアナフィラキシーを起こす人の割合が多い．ある食べ物を食べた翌日や2日後に，湿疹が悪くなるといった症状がみられる場合，Ⅳ型アレルギーの可能性もある．

表6-5　自己免疫疾患の例

	病名	症状	よく検出される自己抗体
全身性の自己免疫疾患（膠原病に代表される）	関節リウマチ	慢性多発性の関節炎を生じ，次第に運動が障害される．	リウマチ因子（IgGに対する自己抗体）
	SLE（全身性エリテマトーデス）	紅斑や関節炎，腎炎など，多臓器障害を生じる．	核の成分に対する抗体（抗核抗体）
特定の器官に限局した自己免疫疾患	バセドウ病	甲状腺機能亢進症を生じる．	甲状腺刺激ホルモン受容体に対する抗体
	橋本病（慢性甲状腺炎）	甲状腺機能低下症を生じる．	甲状腺ホルモンの前駆体や合成酵素に対する抗体

(5) 自己免疫疾患 autoimmune disease（表6-5）

正常では，自己の成分に対して免疫反応は生じない．しかしさまざまな原因で，自己の成分を抗原として認識する免疫反応が起こり，自己の組織が傷害されることがある．この病態を自己免疫疾患という．

(6) 移植と拒絶反応

腎移植のように，機能が低下した臓器を他人の臓器で置き換える治療法を**臓器移植**という．白血病などで正常な造血が行われなくなった人の骨髄を，健康な人の骨髄に置き換える治療法を**骨髄移植**という．

正常な細胞や臓器を提供する人を**ドナー**，移植を受ける人を**レシピエント**という．患者自身の移植片を用いる自家移植，一卵性双生児がドナーである同系移植，遺伝的に異なる人から提供を受ける同種移植などがある．

同種移植では**拒絶反応**のリスクがある．臓器移植では，レシピエントの免疫系がドナーからの移植臓器を異物として認識して攻撃する．骨髄移植では，移植されたドナーの免疫細胞がレシピエントを異物とみなす．どちらも，移植前のスクリーニングや移植後の免疫抑制療法によって，拒絶反応を最小限に抑える必要がある．

拒絶反応は時期によって，細胞性免疫の関与が大きいものと，液性免疫の関与が大きいものに分類される．液性免疫による拒絶反応では免疫抑制剤が無効であることが多い．

(7) 炎症 inflammation（図6-14）

炎症とは，生体に侵入した異物を除去し，また損傷を受けた自己組織を修復する一連の生体防御反応である．**発赤**《ほっせき》，**熱感**，**腫脹**，**疼痛**，**機能障害**の5大徴候を伴う．外傷や熱なども炎症反応の引き金となりうる．

炎症は一般的には以下のような経過で進行する．

①微生物などの異物が組織に侵入すると，組織中の**肥満細胞**から**ヒスタミン**が放出される．この作用により，局所の細動脈が拡張し，毛細血管の**血流が増加**し，発赤と熱感を生じる．また毛細血管壁の**透過性が亢進**して，血漿タンパクが組織液中に拡散し，組織に水がたまり腫脹を生じる．

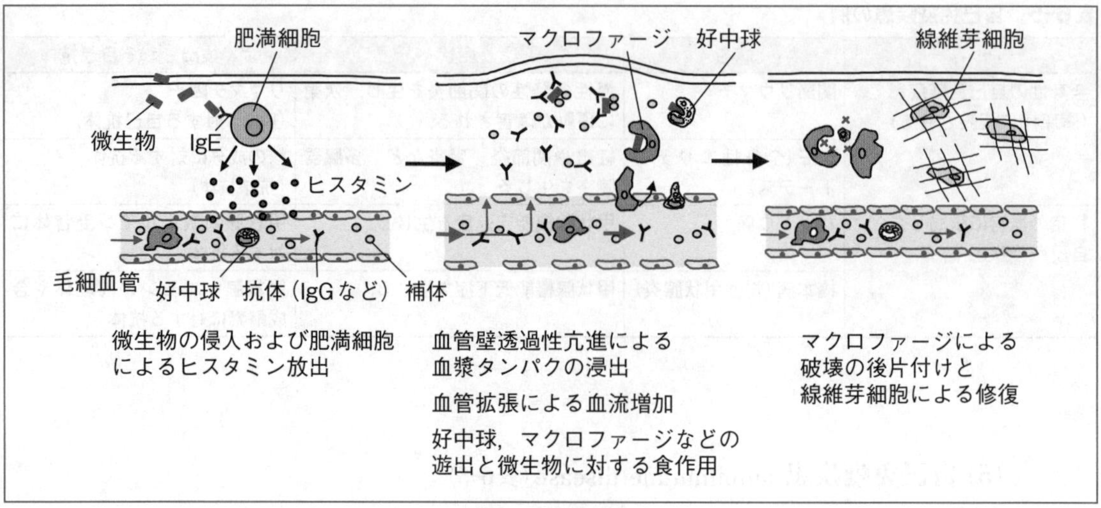

図6-14　炎症

②炎症がはじまると，**好中球**が毛細血管の隙間を通って炎症部位に遊走し，次に血中の単球も**マクロファージ**となって炎症部位に遊走する．好中球やマクロファージの**食作用**によって微生物が体内から除去される[注33]．

③破壊された組織の**修復**が始まり，**肉芽《にくげ》組織**が形成される．

5）リンパ系組織

免疫系を構成する器官をリンパ系組織またはリンパ系器官という．リンパ球がつくられ，成熟する場としては，骨髄と胸腺が重要である．またリンパ球が存在し，免疫を起こす場としては，脾臓，リンパ節，扁桃などが重要である．

(1) 骨髄 bone marrow

骨髄では，幹細胞から**赤血球・白血球・血小板がつくられる**．また骨髄はB細胞が成熟し，最終分化した形質細胞や免疫記憶細胞を蓄積する場として重要である．

(2) 胸腺 thymus

胸骨の裏，心臓の前上方にある白色の器官で，思春期に最大に成長した後は，徐々に退縮して脂肪組織に置き換えられる．**T細胞の成熟・分化**に必要である．

骨髄でつくられたT細胞の前駆細胞は，血中から胸腺に移行すると分裂・増殖する．大量につくられたT細胞のうち，自己を攻撃するものは死滅し，生体にとって有用なT細胞だけが選択される．この作業を**胸腺の教育**という．このようにして成熟・分化を遂げたT細胞は，胸腺から血管・リンパ管を経て脾臓やリンパ節などに送り込まれる．

注33★膿（うみ）：細菌を取り込んで死んだ白血球が集まったものが，膿である．

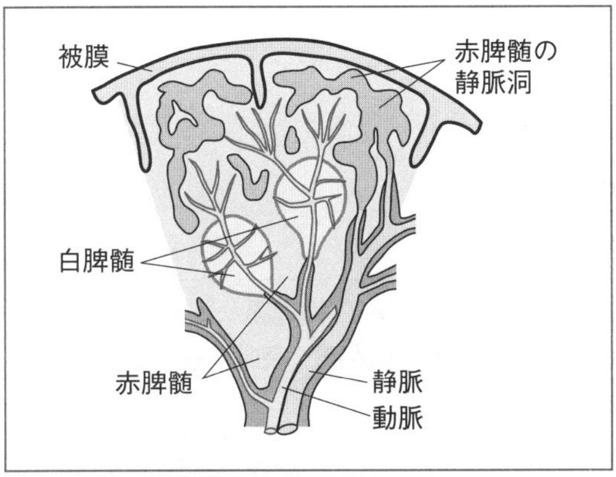

図6-15　脾臓（藤田，1993.[21]を参考に作成）

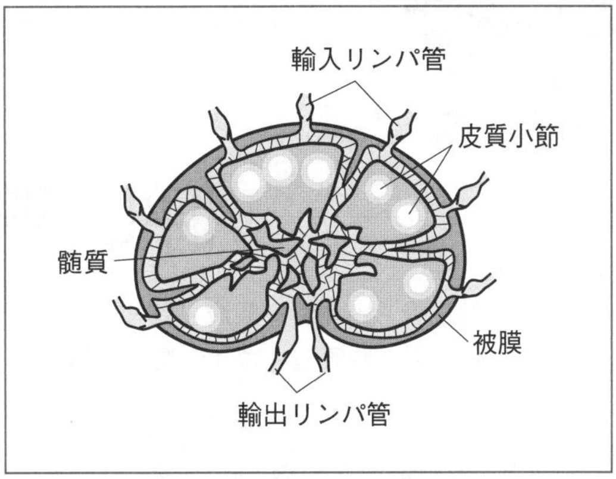

図6-16　リンパ節（藤田ら，1992.[16]を参考に作成）

(3) 脾臓 spleen（図6-15）

脾臓《ひぞう》は，左上腹部，胃の裏側にある，握りこぶしほどの赤い器官である．赤い組織の中には白味を帯びた斑点が点在し，赤い組織を赤脾髄《せきひずい》，白い組織を白脾髄《はくひずい》という．赤脾髄は静脈血を多量に含むために赤く見える．マクロファージが多数存在し，古くなった赤血球や血小板を貪食する．白脾髄にはT細胞やB細胞が存在し，免疫に働く．

(4) リンパ節 lymph node（図6-16）

リンパ節はリンパ管の分岐部などに存在する，直径2〜30mmほどのソラ豆状の器官である．感染などによって大きく腫れることがある．身体の表面や深部のリンパ流を集める頸部，腋窩《えきか》，鼠径《そけい》，腹腔などに多い．リンパ節はリンパ液から抗原を濾し取る関所の働きを担っている．

リンパ節を包む被膜には輸入リンパ管が連結し，リンパ液が流入する．リンパ液は皮質，髄質を経て，輸出リンパ管から流出する．リンパ節にはマクロファージやT細胞，B細胞が分布する．生体内に侵入した抗原は，ここで認識され，記憶され，種々の免疫反応を引き起こす．

(5) 扁桃 tonsil

口腔から咽頭《いんとう》への移行部に存在する．扁桃《へんとう》にはリンパ球が多く存在し，口と鼻から侵入する抗原に対して感染を防御する働きをもつ．**口蓋扁桃《こうがいへんとう》**は口蓋垂の両側に位置し，**咽頭扁《いんとうへん》桃《とう》**は後鼻腔に存在し，**舌扁桃《ぜつへんとう》**は舌根にある（第7章，第9章参照）．これらの扁桃は咽頭の一部をリング状に取り囲んでいるため，ワルダイエルの咽頭輪《いんとうりん》という**注34**．

注34★ アデノイド：口蓋・咽頭扁桃腺は6歳頃に最も大きい．咽頭扁桃はアデノイドともいい，これが病的に肥大するアデノイド増殖症（単にアデノイドともいう）は学童期に多く，中耳炎を起こしたり，常に口を開けていたりするなどの症状がある．

第7章 呼吸器系

キーワード

外呼吸　内呼吸　気道　肺　胸郭　気管　気管支　肺胞　肋間筋　横隔膜　胸腔内圧　発声　肺活量　残気量　ガス交換　酸素分圧　二酸化炭素分圧　酸素飽和度　呼吸中枢　化学受容器

学習の指針

A. 呼吸器系の構造と機能

1) 呼吸器系は気道，肺および胸郭よりなる．
2) 気道は鼻腔，咽頭，喉頭，気管，気管支よりなる．
3) 発声は，呼気時に声門裂を閉じて，声帯を振動させる．
4) 肺は左肺と右肺よりなる．右肺は上・中・下葉，左肺は上・下葉よりなる．
5) 肺胞内の空気と周囲の毛細血管内の血液との間でガス交換が行われる．
6) 胸郭は肺を収め，胸壁と横隔膜よりなる．
7) 左右の胸膜腔にはさまれた部分を縦隔という．心臓，食道，胸腺などが含まれる．

B. 呼吸

1) 吸息時には横隔膜と外肋間筋が収縮して胸郭が広がり，外気が肺内に流入する．
2) 呼息時には横隔膜と外肋間筋が弛緩して胸郭が狭くなり，肺内の空気が呼出される．
3) 肺機能検査には1回換気量，予備吸気量，予備呼気量，肺活量などが用いられる．
4) 肺では，O_2が肺胞気から血中へ，CO_2が血中から肺胞気へ拡散によって移動する．
5) 組織では，O_2が血中から組織へ，CO_2が組織から血中へ拡散によって移動する．
6) O_2は赤血球内のヘモグロビンと結合して全身の各組織へ運ばれる．
7) 組織で生じたCO_2は，血中で大部分はHCO_3^-となって運搬される．
8) 呼吸はH^+を減少させ，血液を弱アルカリ性に保つ．
9) 呼吸中枢は延髄にあり，肺の伸展受容器や化学受容器からの情報で調節される．

同義語

外呼吸＝肺呼吸　内呼吸＝組織呼吸＝代謝　喉頭隆起＝のどぼとけ　声帯ヒダ＝声帯　声門裂＝声門　胸膜＝肋膜　臓側胸膜＝肺胸膜　Torr＝mmHg　HCO_3^-＝炭酸水素イオン＝重炭酸イオン　減圧症＝潜水病＝潜函病

A 呼吸器系の構造と機能

1) 呼吸respiration と換気ventilation（図7-1，7-2）

(1) 外呼吸と内呼吸

空気中のO_2は**吸気→肺→血液→組織-細胞**へと移動して細胞内で代謝に使われる．代謝の結果生じたCO_2は**細胞→組織→血液→肺**へと移動して，呼気中に排出される．O_2とCO_2のガス交換のうち，外気と血液との間のガス交換を外呼吸，血液と細胞間のガス交換を内呼吸または代謝という．

呼吸器系は外呼吸にかかわる器官であり，**気道**，**肺**，**胸郭**よりなる．

(2) 換気

肺で気体の入れ換えが起こる現象を換気という．呼吸運動では吸息と呼息が交互に繰り返される．**吸息**時に胸腔容積が拡大すると外気が肺に流入し，**呼息**時に胸腔容積が縮小すると，肺のガスが押し出される．換気によってO_2が多い吸気とCO_2の多い呼気との交換がなされる．

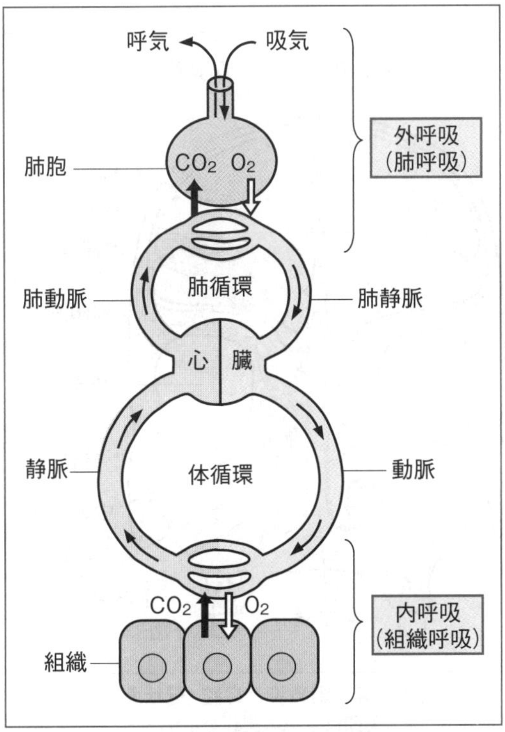

図7-1　外呼吸と内呼吸

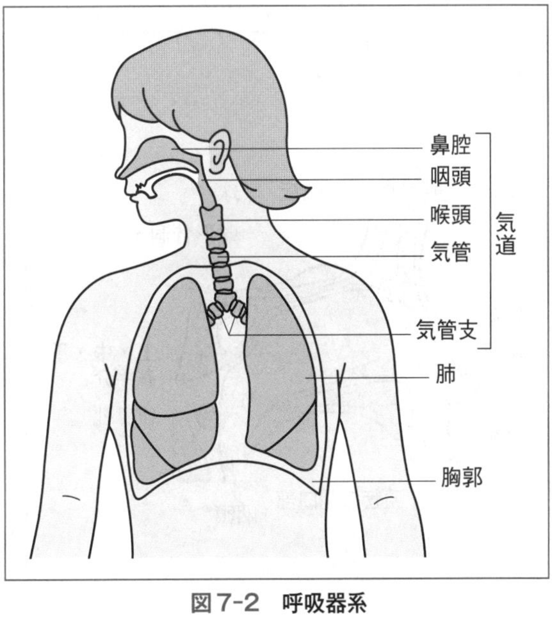

図7-2　呼吸器系

2) 気道

気道は外気と肺との間のガスの通路であり，**鼻腔**《びくう》，**咽頭**《いんとう》，**喉頭**《こうとう》，**気管**，**気管支**よりなる．吸気と呼気は，1本の気管内で吸息と呼息の時間差を利用して往復の流れをつくっている．吸気は気道を通る間に，異物が取り除かれ，温められ，水蒸気で飽和されて，肺に達する．

(1) 鼻腔 nasal cavity と副鼻腔 paranasal sinus（図7-3，7-4）

鼻は**外鼻**《がいび》と**鼻腔**よりなり，**外鼻孔**《がいびこう》により外界と通じ，**後鼻孔**《こうびこう》により**咽頭**に通じる．外鼻孔から1～2 cmの部位を鼻前庭《びぜんてい》といい，皮膚と連続した重層扁平上皮からなる．鼻前庭には鼻毛が生えており，細塵《さいじん》の侵入を防ぐのに役立つ．

外鼻と鼻腔は**鼻中隔**《びちゅうかく》により左右2つに分かれる．鼻腔内には上《じょう》・中《ちゅう》・下**鼻甲介**《かびこうかい》という薄い骨が側壁側から突出する．鼻甲介の下の通路を上・中・下**鼻道**《かびどう》という．下鼻道には**鼻涙**《びるい》**管**《かん》が開く．鼻中隔に近い部位は鼻道に分かれず，総鼻道という．

鼻腔の大部分は多列線毛上皮からなる**鼻粘膜**で覆われる．鼻粘膜は**鼻腺**や毛細血管に富み，吸気を温め湿気を与える．鼻汁《びじゅう》は鼻腺《びせん》の分泌物である．鼻中隔の前下端部には**静脈叢**《そう》があり，キーゼルバッハ部位といい，**鼻出血**（鼻血）の好発部位である．

鼻腔の総鼻道上部にある嗅上皮《きゅうじょうひ》には匂いを感じる嗅細胞が並び，嗅神経が篩骨《しこつ》を通り抜け大脳の嗅球に達する．篩骨は非常に薄く，嗅神経が通るための多くの小孔《しょうこう》をもつ篩板《しばん》がある．

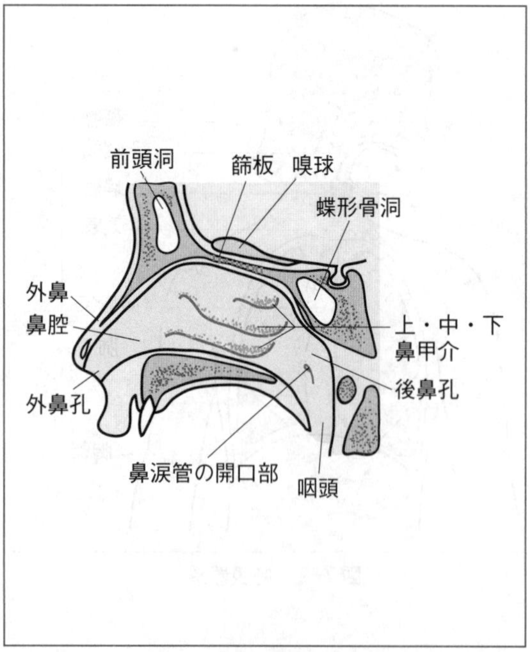

図7-3　鼻腔の構造
鼻中隔より外側の矢状面で鼻腔の壁側を示す．
（藤田，1993.[21]を参考に作成）

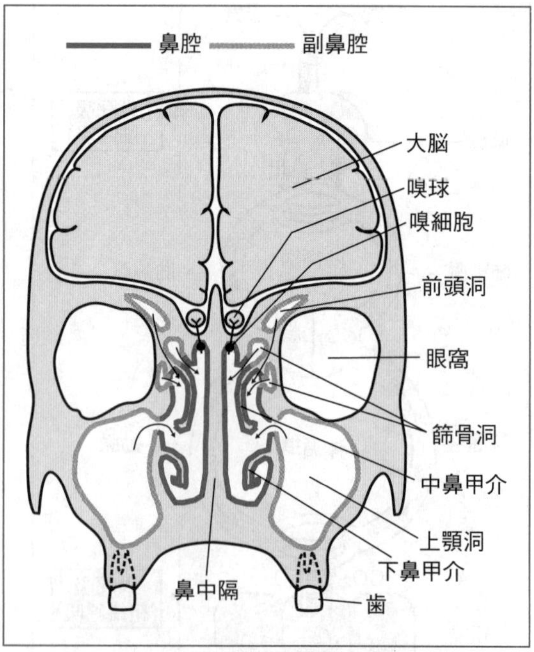

図7-4　副鼻腔と鼻腔（冠状面）
矢印は空気の流れを示す．

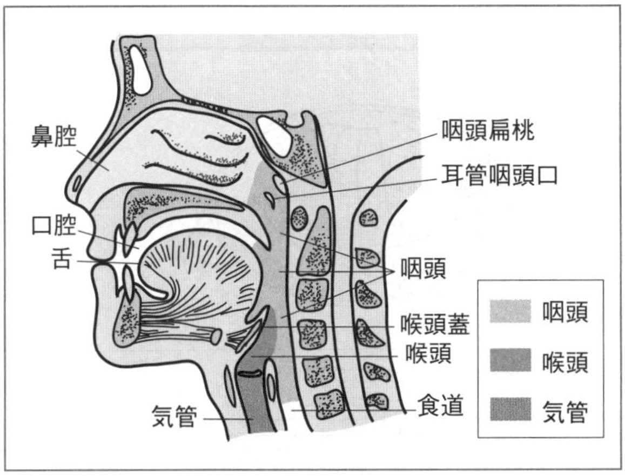

図7-5　咽頭と喉頭
鼻中隔より外側の矢状面

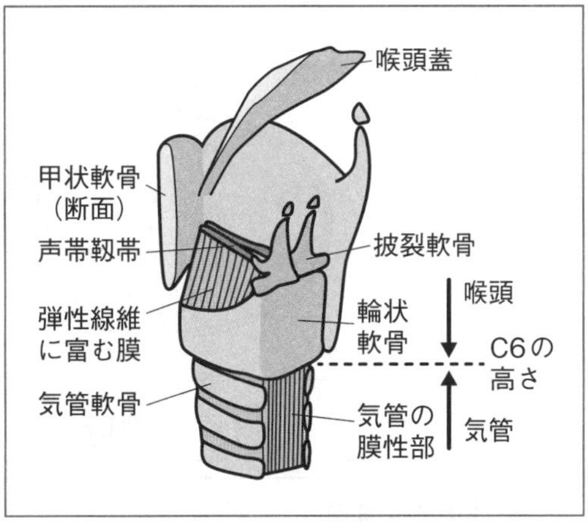

図7-6　喉頭の軟骨
甲状軟骨の左側を切り取り左後方から見た模式図
(藤田，1999.[22])を参考に作成)

鼻腔は，篩骨，前頭骨，蝶形骨および上顎骨に囲まれており，これらの骨の中には，鼻腔と通じる**副鼻腔**がある[注1,2]．副鼻腔があるため頭蓋骨が軽くなる．副鼻腔は声の共鳴にも重要である．

(2) 咽頭 pharynx (図7-5)

咽頭は上方では**鼻腔**と**口腔**に，下方で**喉頭**と**食道**に通じる，長さ約12 cmの扁平な管である．粘膜，横紋筋層，外膜の3層からなる．横紋筋層は縦走筋と輪走筋からなり，**嚥下**運動にかかわる．咽頭壁の上部には**咽頭扁桃《へんとう》**が存在し，咽頭側壁には**耳管咽頭口**が開口する．

咽頭上部には多列線毛上皮や分泌腺があり，空気とともに侵入した異物を分泌物にからめて，線毛が働いて口腔に向かって排出する．

(3) 喉頭 larynx (図7-6)

喉頭は第4～第6頸椎の高さにあり，上方は**咽頭**に，下方は**気管**につながる．喉頭は多くの軟骨により組み立てられ，これに靱帯や筋が付着し，内部は粘膜で覆われる．喉頭の筋は，**嚥下**に重要な外喉頭筋と，**発声**に重要な内喉頭筋に分けられる．

①**甲状軟骨**：不対性．喉頭を形成する最大の軟骨で，後方は開いている．**喉頭隆起**(のどぼとけ)をつくる．

②**喉頭蓋《こうとうがい》軟骨**：不対性．甲状軟骨から突出し，**咽頭と喉頭を隔てる**喉頭蓋を形成し，**食物を気道に入れない**関所の働きをする．食物を飲み込む際には，喉頭が上方へ引き上げられ，喉頭蓋が蓋となり喉頭を咽頭から遮断する．

③**披裂《ひれつ》軟骨**：有対性．三角錐の小さな軟骨で，輪状軟骨の後部に乗る．

注1● 副鼻腔の開口部：蝶形骨洞は上鼻甲介の後方に，篩骨洞の後部は上鼻道に，篩骨洞の前部と中央部，前頭洞，上顎洞は中鼻道に開口する．

注2★ 副鼻腔の障害：鼻腔の炎症が副鼻腔に波及した場合を副鼻腔炎，副鼻腔炎で膿が溜まった状態を蓄膿症という．また上顎洞は歯根に近いため，虫歯の炎症が波及することがある．

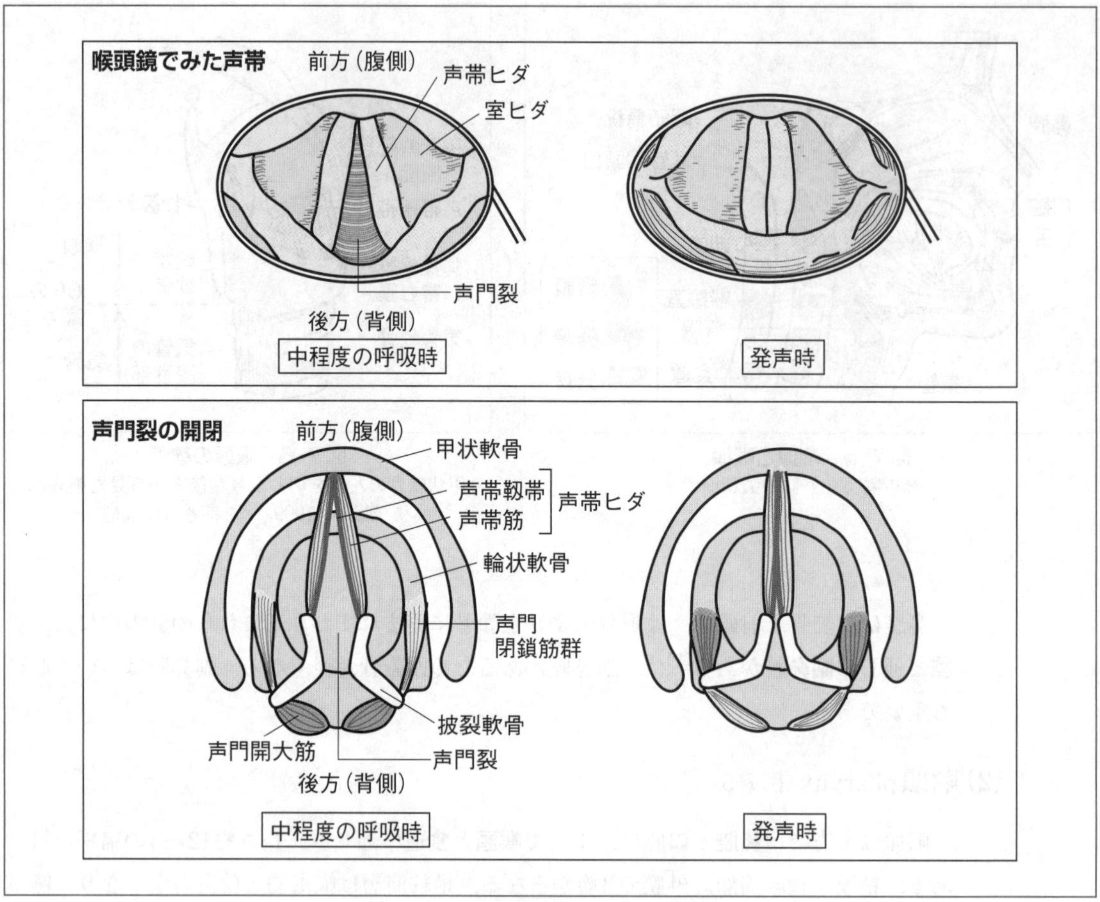

図7-7　喉頭の構造と発声の仕組み
収縮している筋肉を濃い赤で示す.
（Faller，1988．酒井訳[23)]を参考に作成）

④**輪状軟骨**：不対性．喉頭の最下位にある指輪状の軟骨である．

(4) 声帯 vocal cord と発声 phonation（図7-7）

人の**発声器官**は主に**喉頭**である[注3]．声帯筋などの内喉頭筋が関与し，その多くは**迷走神経**の枝である**反回神経**の支配を受ける[注4]．

声門は甲状軟骨の後面にあり，**声帯ヒダ**と**声門裂**よりなる[注5]．声帯ヒダは声帯靱帯と声帯筋からなり，甲状軟骨と披裂軟骨の間に張る．

静かに呼吸しているときには声帯ヒダは弛緩し，声門裂は開いている．

発声のときには声門閉鎖筋群の収縮，声門開大筋の弛緩により，**声門裂が閉じる**．この状態で**呼息**運動を行って，**声帯を振動**させ，発声となる．ここでつくり出された声は，咽

注3● **変声**：喉頭の軟骨は，男性で思春期に増大する．また，声帯の結合組織も増加し声変わり（変声）を生じる．
注4★ **反回神経麻痺**：片側の反回神経麻痺では嗄声（声がかすれること）が生じやすい．両側の反回神経麻痺では声門が閉鎖して呼吸困難を生じうる．
注5● **室ヒダ**：声帯ヒダの上には室ヒダがあり，喉頭鏡では声帯ヒダの上にかぶさったように観察される．

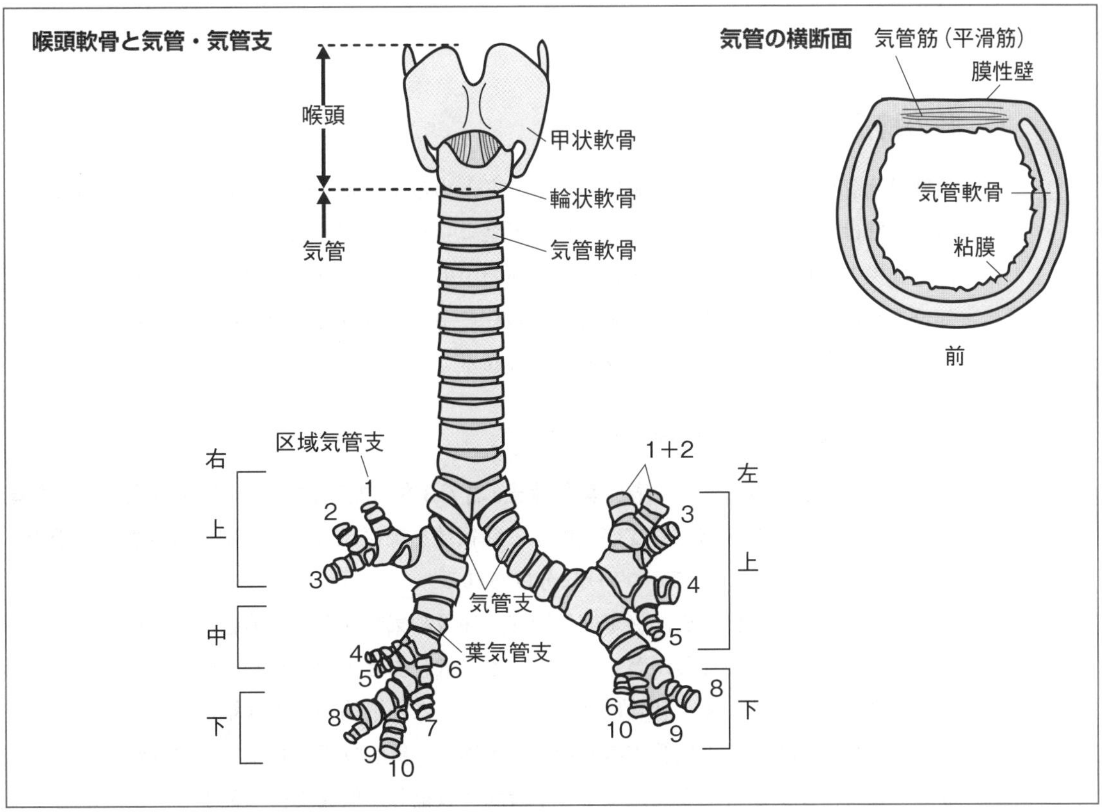

図7-8　喉頭，気管と気管支

頭，口腔，鼻腔や副鼻腔などで修飾されて，母音や子音の区別がつけられる．声の高さは声帯の振動数で，声の大きさは振幅で決まる．

(5) 気管 trachea と気管支 bronchus（図7-8）

気管は喉頭に続く長さ約10〜12 cm，直径約2 cmの管である[注6]．輪状軟骨の下縁に始まり，**食道の前方**に沿って胸腔を下り，胸骨角の高さ（第4〜5胸椎の高さ，大動脈弓の高さ）で左右2つに分かれて気管支となり左右の肺に入る．**大動脈弓が左気管支を越えていくため，左気管支**は右気管支より**細く**，**長く**，**分枝角度が大きい**（つまり傾斜が緩やかで水平に近い）．このため気道に入った**異物**は**右気管支に入りやすい**．

気管・気管支の外壁は，気管軟骨・気管支軟骨と呼ばれる分節状でU字型の**硝子《しょうし/ガラス》軟骨**よりなり，後方（背側）の軟骨の欠けた部位には平滑筋が存在する．内腔は粘膜組織に覆われ，**多列線毛上皮**や**分泌腺**（気管腺，気管支腺）がある．分泌腺からの粘液の大部分は気道壁から吸収されるが，過剰な分泌物は異物と一緒に**痰《たん》**として喀出《かくしゅつ》される[注7]．

注6★ 気管挿管と気管切開：人工呼吸管理が必要な場合，経口あるいは経鼻的に気管内にチューブを入れて気道を確保する方法を気管挿管という．気管切開では気管軟骨を前方で切開して気管内にチューブを入れることによって，長期的な気道確保が可能となる．

注7★ 喀血と吐血：口から血が出たとき，呼吸器系からの出血を喀血，消化器系からの出血を吐血という．喀血は咳を，吐血は嘔吐を伴うことが多い．喀血は気管や気管支，肺などの出血が原因であり，吐血と比べると赤みが強く，泡が混じることが多い．

3) 肺 lung

(1) 肺の構造（図7-9）

肺は胸郭の内腔，すなわち胸腔の大部分を占める半円錐状の器官で，左肺と右肺よりなる．右肺は上・中・下葉，左肺は上葉と下葉よりなる．右肺は左肺よりやや大きい．先端部を肺尖といい，底面を肺底という．各肺の中央部で気管支および肺動静脈が出入りする部位を肺門という．肺の表面は胸膜に覆われ，中では気管支が分岐を繰り返して肺胞に達して，空気と血液との間のガス交換が行われる．

(2) 気管支の枝 bronchiole（図7-8，7-10）

左右の気管支は肺に入った後，**葉《よう》気管支（右で3本，左で2本）**，区域気管支と分岐を繰り返す．おのおのの区域気管支が支配する肺領域を肺区域という．**肺区域は右で10区域，左で8区域**（1+2が合し，7がない）に分けられる．

気管支はさらに細気管支，終末細気管支，呼吸細気管支となり肺胞に達する．分枝を繰り返すことによって断面積が著しく増大する．気管支は末梢に行くに従って軟骨は少なくなる．細気管支に達すると軟骨は消失し，代わりに平滑筋や弾性線維が豊富になる．

交感神経が亢進すると気管支の**平滑筋**は**弛緩**し，**気管支径**は**拡張**し，空気が通りやすくなる．逆に，**副交感神経**が亢進すると**平滑筋**は**収縮**し，**気管支径**は**縮小**し，空気が通りにくくなる．

(3) 肺胞 alveolus（図7-10）

肺胞において，肺胞内の気体と周囲の毛細血管内の血液との間の**ガス交換**が行われる．

肺胞は1層の肺胞上皮細胞に囲まれた球状の小胞であり，内部の気体を肺胞気という．

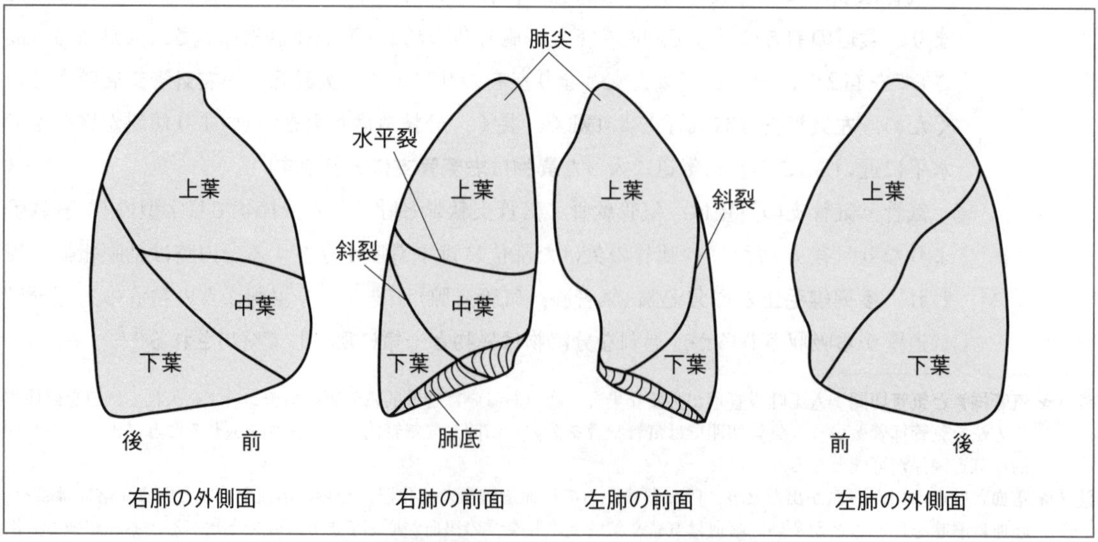

図7-9　肺の構造（坂井ら，2021.[24] を参考に作成）

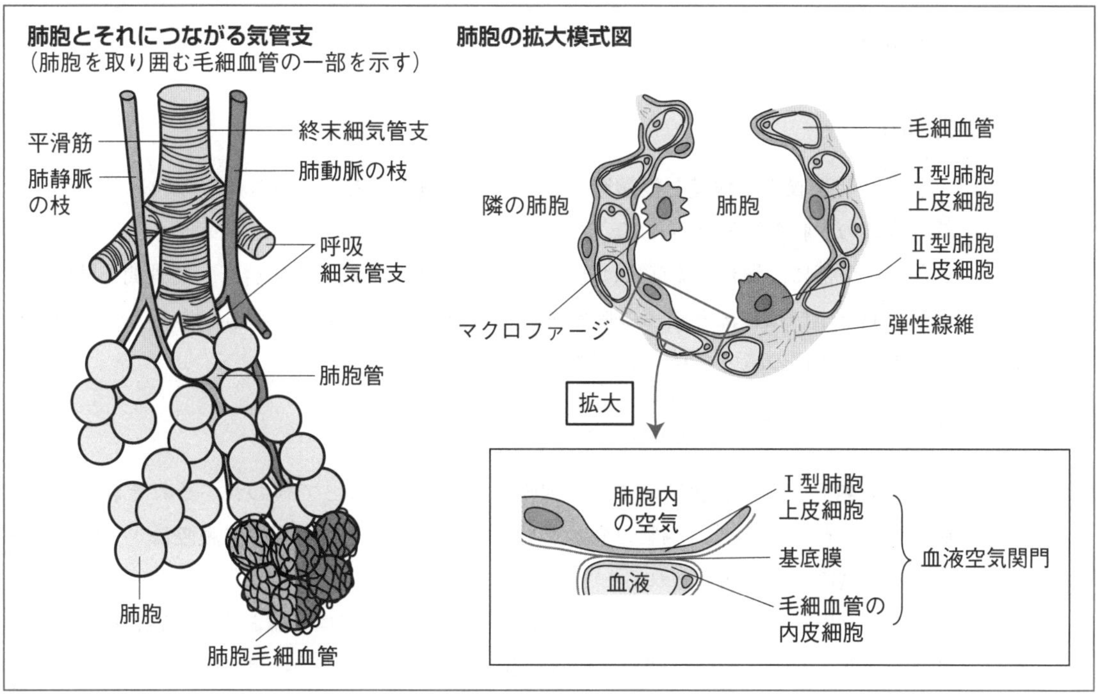

図7-10　気管支と肺胞

肺胞の直径は0.1～0.2 mm，総数は両肺で約3億個，ガス交換の行われる総呼吸面積は約70 m^2と非常に広い．

Ⅰ型肺胞上皮細胞は非常に薄い扁平上皮細胞である．**Ⅰ型肺胞上皮細胞**と**毛細血管内皮細胞**の間には薄い**基底膜**が存在し，これら3層を**血液空気関門**という．血液空気関門は非常に薄いため，効率よく肺胞気と血液の間のガス交換が行われる．

肺胞にはガス交換を行うⅠ型肺胞上皮細胞の他に，肺胞がつぶれるのを防ぐための**表面活性物質**（サーファクタント）を分泌するⅡ型肺胞上皮細胞，免疫に働く**マクロファージ**などが存在する[注8]．1つの肺胞を多数の毛細血管が取り囲む．

肺胞は弾性線維に富むが，平滑筋はなく，自ら収縮，伸展することはできない．呼吸運動に伴う胸腔内圧の変化によって受動的に大きさを変える．

（4）肺の動静脈

肺動静脈は肺におけるガス交換にかかわる**機能血管**である．肺動脈は肺門から肺内に入り気管支とともに分岐しながら肺胞に至り，毛細血管網を形成する．毛細血管が合流して肺静脈となり肺門へ戻る．

気管支動脈は肺の組織に酸素や栄養を供給する**栄養血管**であり，肺門から肺内に入り気管支とともに分岐して肺組織に分布し，毛細血管網を形成した後，気管支静脈となり肺門へ戻る．

注8★ 新生児呼吸窮迫症候群（IRDS）：新生児においてサーファクタントの不足により起こる呼吸不全．妊娠35週前後でサーファクタントの量が十分になるため，それ以前に出生すると起こる．人工のサーファクタント補充療法が行われる．

4) 胸郭，胸膜と縦隔

(1) 胸郭 thorax

胸郭は肺を収め，**胸壁**と**横隔膜**よりなる．胸腔を拡大・縮小させる呼吸運動に関与する．胸郭の内腔を**胸腔**という（第12章参照）．

胸壁の前部には**胸骨**，後部には**脊柱**があり，これらを**肋骨**が結合し，肋骨間を**肋間筋**が覆う．胸郭上口は胸部と頸部の境であり，第1胸椎，第1肋骨，胸骨柄からなる．胸郭下口は胸部と腹部の境であり，横隔膜が張る．

(2) 胸膜 pleura と縦隔 mediastinum（図7-11）

胸壁の内側と肺の表面はいずれも胸膜という漿膜によって覆われ，それぞれを壁側胸膜，臓側胸膜という[注9]．胸膜は狭い袋状につながり，その内部の**胸膜腔**は，少量の漿液からなる胸膜内液で満たされる[注10,11]．

左右の胸膜腔にはさまれた部分を縦隔《じゅうかく》という．縦隔内には心臓および心臓に出入りする血管，気管，食道，胸腺，胸管，横隔神経，迷走神経，交感神経幹などが含まれる（第12章参照）．

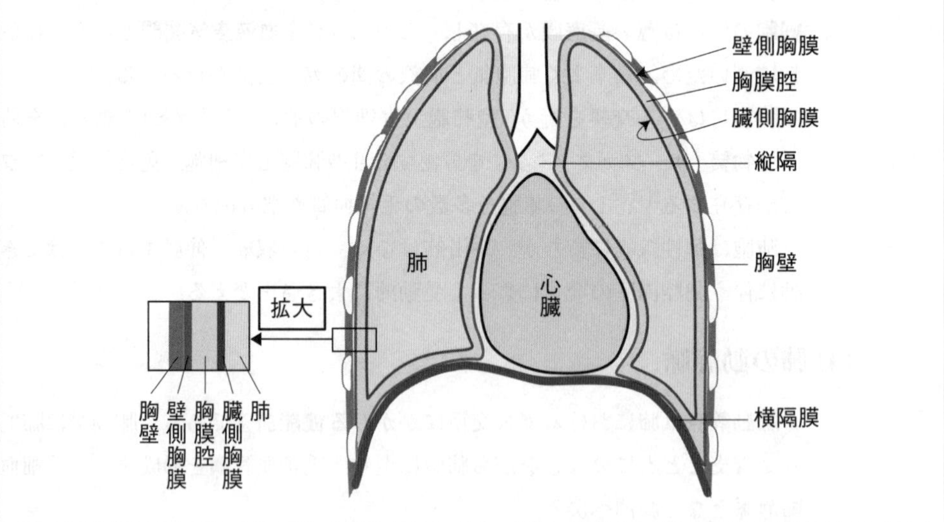

図7-11　胸郭と肺と胸膜

注9● 胸膜：胸膜のことを肋膜，臓側胸膜のことを肺胸膜ということもある．

注10★ 胸膜炎と胸水：胸膜の炎症を胸膜炎または肋膜炎という．胸膜炎や肺炎などの際に胸膜腔に体液が貯まることがある．これを胸水という．

注11★ 胸痛：胸部の痛みの総称で，胸膜炎など胸膜から生じるもの，肋間神経痛など胸壁からのもの，心筋梗塞など縦隔から生じるものなどがある．

B 呼吸とその調節

1）呼吸筋と呼吸運動（図7-12）

(1) 呼吸筋

呼吸筋は**横紋筋**，**随意筋**であり，横隔膜と肋間筋からなる．**横隔膜**は**横隔神経**，**肋間筋**は**肋間神経**の支配を受ける[注12]．

横隔膜は胸腔と腹腔のしきりでドーム型をしている．食道，大動脈，下大静脈が横隔膜を貫く．

外肋間筋は外側上方から内側下方へ，内肋間筋は内側上方から外側下方へ向かって肋骨の間を斜めに走る．

通常の呼吸，つまり**安静呼吸時**は，主として**外肋間筋**と**横隔膜**が働く．深呼吸などの努力呼吸時は内肋間筋と，胸鎖乳突筋や腹壁筋などの補助呼吸筋もかかわる．主に横隔膜による呼吸を腹式呼吸，主に肋間筋による呼吸を胸式呼吸という．通常は両者の共同による呼吸である．

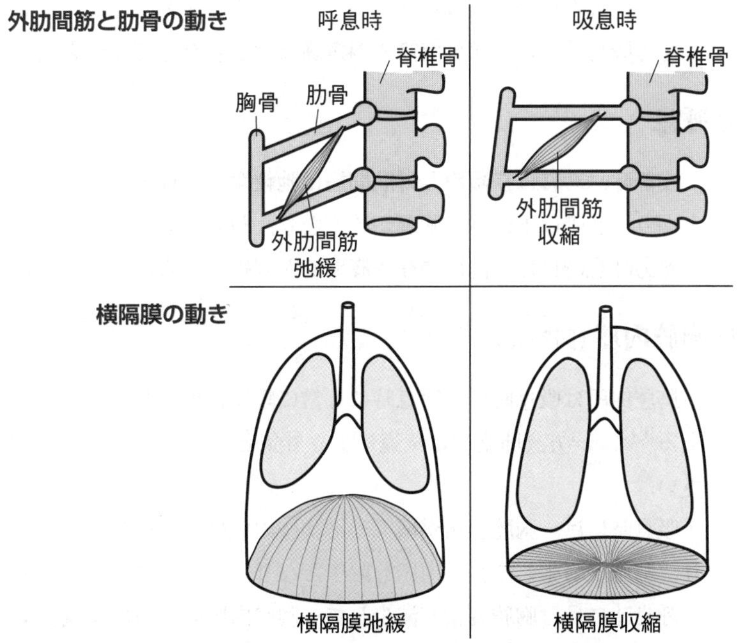

図7-12　呼吸運動による胸郭の動き

注12● 肋間神経と横隔神経：肋間神経は第1～12胸髄に，横隔神経は第3～5頸髄に由来する．これらの神経の損傷により呼吸が障害される．

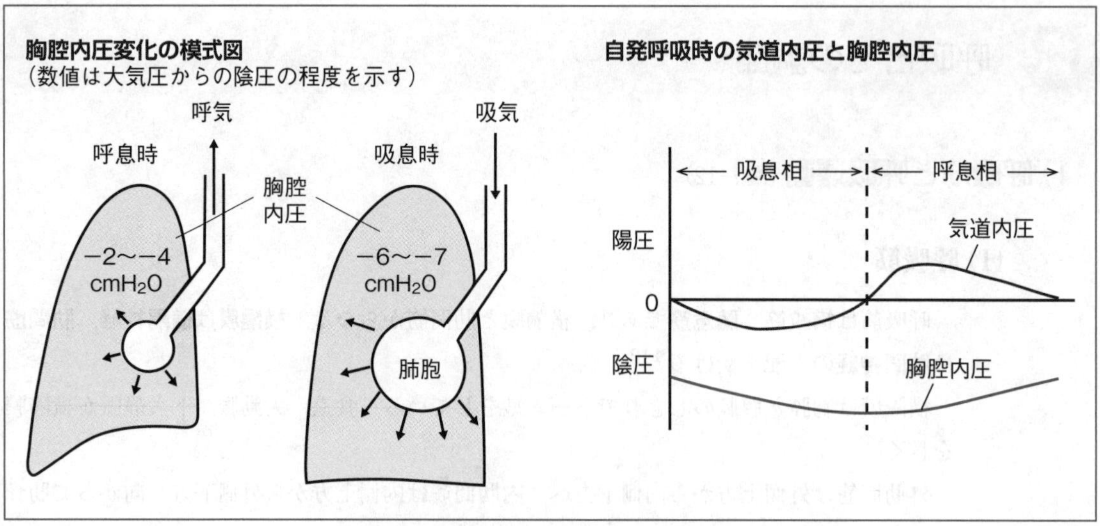

図7-13　呼吸に伴う胸腔内圧の変化
（右図：医療情報科学研究所，2018[25]を参考に作成）

(2) 吸息

安静吸息時には**外肋間筋**と**横隔膜**が**収縮**する．外肋間筋の収縮により**肋骨**は**挙上**する．横隔膜が収縮すると，面積が減り，ドーム状に盛り上がっていた**横隔膜は下がり**水平に近づく．胸郭が広がって胸腔内圧が下がり，空気が肺に流入する．

努力吸息時には**胸鎖乳突筋**や**斜角筋**などが収縮して肋骨を大きく挙上させる．

(3) 呼息

安静呼息時には**横隔膜**と**外肋間筋**は**弛緩**する．横隔膜の面積は広がってドーム状に盛り上がり，肋骨は下がって胸郭が狭くなり，肺の空気が呼出される．

努力呼息時には，**内肋間筋**や**腹壁筋**が収縮し，胸郭がさらに狭くなる．

(4) 胸腔内圧（図7-13）

胸腔内圧は吸息時にも呼息時にも**常に陰圧**に保たれ，肺胞は常時引き延ばされた状態にある[注13]．一方，肺胞内は気道により外気と通じているので，肺胞内圧と大気圧の差は小さい．

吸息時には，胸腔容積が増大して胸腔内圧はさらに陰圧となる．気道内圧の陰圧が強まり，肺胞が膨張して肺胞内圧も陰圧となり，外気が肺胞内に流入する．

呼息時には，胸腔容積が減少して，胸腔内圧の陰圧度は減少する．肺は縮小して，肺胞内圧はわずかに陽圧となり，肺胞気の一部が排出される．

注13★ 気胸：肺が破れたり，胸壁に穴が開いたりして，空気が胸腔内に流入すると，肺は弾性によって収縮する．これを気胸という．外傷性気胸の他，肺嚢胞の破裂などで起こる自然気胸などがある．

(5) 死腔

鼻腔から肺胞までの呼吸器系のうち，血液とガス交換を行わない部分を死腔という．解剖学的死腔は**鼻腔から終末細気管支**までの領域をいう．正常成人では解剖学的死腔は1回換気量の約30％を占める[注14]．

2) 呼吸機能

(1) 肺気量 lung volume（図7-14，表7-1）

呼吸の際に出入りする空気の量を肺気量といい，肺の機能検査に用いられる．スパイロメーターという装置で測定し，その結果を表した図を**スパイログラム**という．

①**1回換気量**：安静呼吸時に1回の吸息あるいは呼息で出入りする空気の量．

②**予備吸気量**：安静吸気位から，さらに吸い込める最大の吸気量．

③**予備呼気量**：安静呼気位から，さらに吐き出せる呼気量．

④**残気量**：最大呼気位で，肺内に残っている気体の量．

⑤**機能的残気量**：予備呼気量＋残気量．

⑥**肺活量**：1回の呼吸で可能な最大の換気量で，最大吸気位から最大呼気位までゆっくり呼出させて測る．1回換気量＋予備吸気量＋予備呼気量．

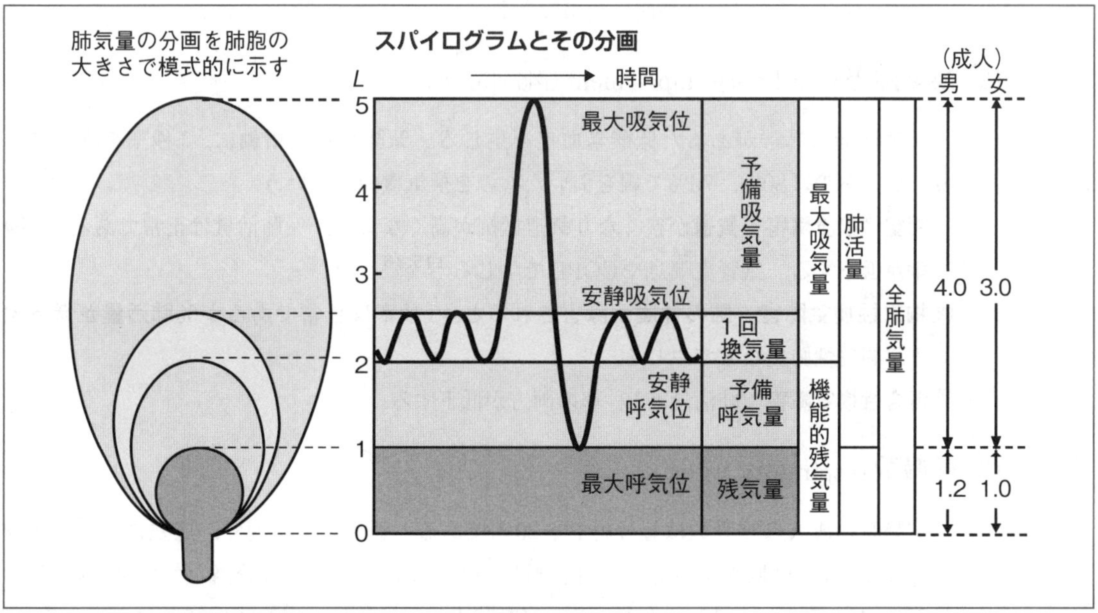

図7-14　肺気量

注14● 生理的死腔：生理的死腔は，解剖学的死腔に肺胞死腔を加えたものである．肺胞死腔とは血流不足などでガス交換が行えない肺胞の領域をいう．健康な肺においては，ガス交換不能な肺胞はほとんどないため，生理学的死腔は解剖学的死腔に等しく，成人で約150mLである．しかし，肺循環障害などの肺疾患の際には，生理学的死腔は解剖学的死腔よりも大きくなる．

表7-1　健康な成人男子のおおよその肺気量分画

肺気量分画	値（健康成人男子）
1回換気量	約0.5L
予備吸気量	2〜3L
予備呼気量	約1L
残気量	1〜1.5L
肺活量	3〜5L

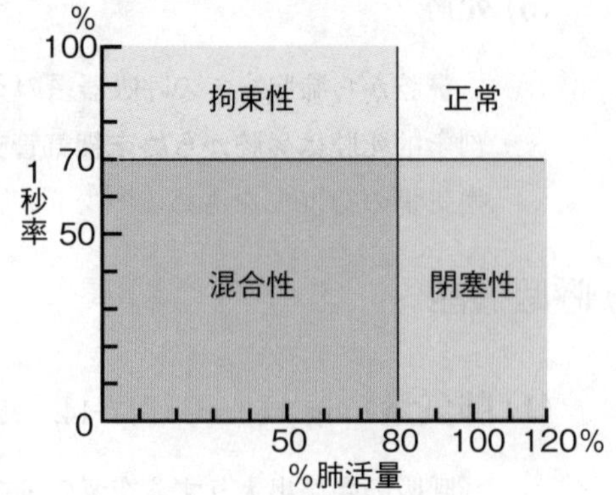

図7-15　換気機能図

⑦**%肺活量**：肺活量は体格，年齢，性別により異なる．これらの因子を加味した予測値に対する実測値の割合を%肺活量という．正常値は80%以上である

⑧**努力性肺活量と1秒率**：努力性肺活量は，最大吸気位から最大呼気位まで，一気に最大速度で呼出して測定する呼気量である（これに対して肺活量はゆっくり呼出して測定する）．努力性肺活量のうち，最初の1秒間で吐き出される量を1秒量，努力性肺活量に対する1秒量の割合が**1秒率**で，正常値は70%以上である．言い換えれば，正常では肺活量の7割以上を最初の1秒間に呼出できる．

(2) 換気障害 ventilatory impairment（図7-15）

換気機能に異常があると低酸素血症を生じる．%肺活量を横軸に，1秒率を縦軸にとり，おのおのに80%，70%で線を引いたものを換気機能図という．

①**閉塞性《へいそくせい》換気障害**：**気道**が狭くなり気道抵抗が高くなると，%肺活量は正常であるが**1秒率が低下**する．気管支喘息《ぜんそく》やCOPD《シーオーピーディー》で生じる[注15,16]．

②**拘束性《こうそくせい》換気障害**：**肺の伸展**が障害されると，1秒率は正常であるが**%肺活量が低下**する．間質性肺炎などで生じる．

③**混合性換気障害**：肺活量と1秒率の両方が低下する．

(3) 呼吸数 respiratory rate

安静時の成人の呼吸数は毎分約12〜20回である．新生児では速く，成熟に伴って減少する．安静時の1回換気量を500mL，呼吸数を16回とすると，1分当たりの換気量（分時換気量）は，500mL×16＝8Lとなる．運動時の分時換気量は安静時の10倍にも達する．

注15★ 気管支喘息：慢性的に気管支に炎症があり，刺激に対して過敏となり，発作時に気管支が狭くなって咳，喘鳴や呼吸困難を生じる．発作は夜間から早朝にかけて多い．

注16★ COPD：慢性閉塞性肺疾患．タバコなど有害物質を長期に吸入することで生じる肺の炎症性疾患で，慢性的な咳，喀痰や呼吸困難を生じる．

(4) 肺胞換気量 alveolar ventilation

1回の呼吸によって吸い込まれた空気のうち，死腔量を差し引いた量が肺内のガス交換にあずかる．この量を肺胞換気量という．

1分間当たりの肺胞換気量を分時肺胞換気量といい，次式で求められる．

分時肺胞換気量＝(1回換気量－死腔量)×呼吸数

分時換気量が等しい場合では，深く遅い呼吸のほうが，浅く速い呼吸よりも，分時肺胞換気量が多い．すなわち呼吸の効率を上げるには，呼吸を速くするよりも深くするほうが有効である[注17]．

(5) 呼吸音 respiratory sound

呼吸運動に伴って気管・気管支・肺胞を空気が通る際に，胸壁上から聴診器を用いて聴くことができる音を呼吸音という．健常時の呼吸音を正常呼吸音といい，気管音・気管支音・肺胞音が含まれる．病的な呼吸音を異常呼吸音または副雑音という[注18]．

3) ガス交換 gas exchange

吸気は空気であり，O_2約21％，CO_2約0.04％，N_2約78％からなる．気道内で水蒸気によって飽和され，死腔の気体と混ざって，肺胞に達するときにはO_2約13％，CO_2約5％となる．肺胞気と血液間でガス交換した後，再び死腔の気体と混ざって，O_2約15％，CO_2約4％の呼気となって吐き出される．

(1) 酸素分圧と二酸化炭素分圧

酸素分圧と二酸化炭素分圧は換気の指標として用いられる．

分圧とはその気体がもっている圧力のことで，空気中の酸素分圧は「1気圧(760 Torr)×酸素の割合(0.21)」でおよそ160 Torrである．二酸化炭素は空気中にほとんど存在しないため分圧はおよそ0 Torrである．

動脈血の酸素分圧をPaO2といい，正常では95 Torr前後である[注19]．動脈血の二酸化炭素分圧をPaCO2といい，正常では40 Torr前後である．

注17● 呼吸型と分時肺胞換気量の例：

	1回換気量 (A)	呼吸数 (B)	分時換気量 (A×B)	死腔量 (C)	分時肺胞換気量 (A-C)×B
浅く速い呼吸	250 mL	32/分	8000 mL	150 mL	3200 mL
正常呼吸	500 mL	16/分	8000 mL	150 mL	5600 mL
深く遅い呼吸	1000 mL	8/分	8000 mL	150 mL	6800 mL

注18★ 異常呼吸音：肺内から発生する異常呼吸音はラッセル音(ラ音)という．断続性のラ音としては，間質性肺炎で聴かれる捻髪音(パリパリ，パチパチ)と，肺水腫や細菌性肺炎で聴かれる水泡音(バリバリ，ブツブツ)がある．連続性のラ音としては気管支喘息で聴かれる笛音(ピーピー，ヒューヒュー)がある．肺外から発生する異常呼吸音には胸膜摩擦音があり，胸膜炎などで聴かれる．また，呼吸音の減弱や消失も異常を示唆する症候として重要である．

注19● PaO2：PaO2のPは分圧，aは動脈血を意味する．O2は酸素を意味するため，以前はPaO_2と表記されていたが，近年はPaO2の表記が増えている．

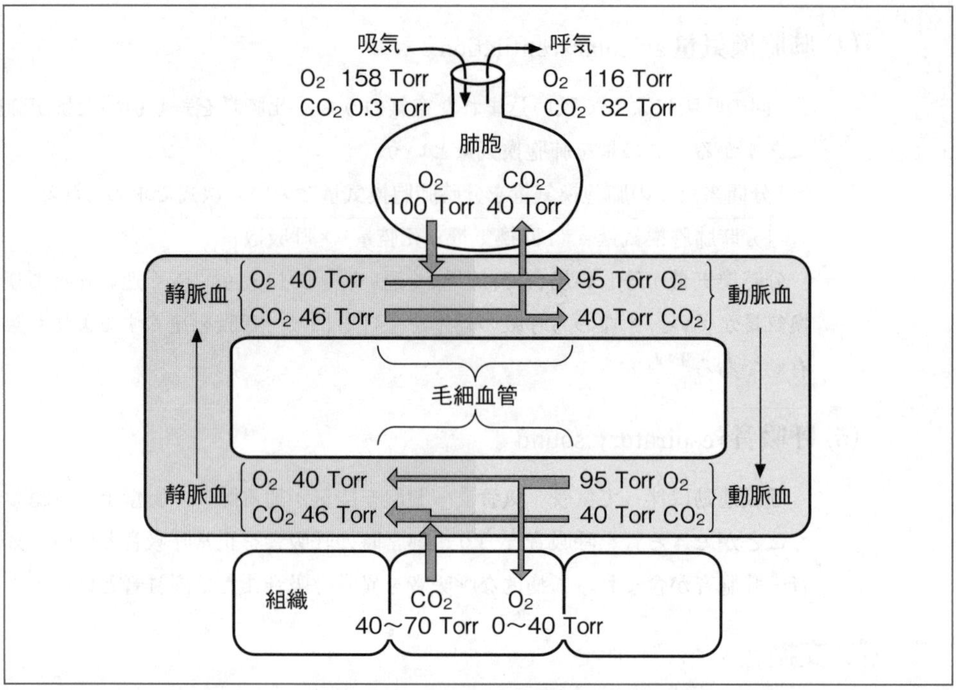

図7-16 肺におけるガス交換と組織におけるガス交換

(2) 拡散とガス交換 (図7-16)

肺と組織におけるガス交換は**拡散**によって行われる.

O_2は圧力勾配に従って，酸素レベルが比較的高い吸気内から徐々に低いレベルに向けて，**気道→肺胞気→動脈血→組織**へと運搬される.

CO_2も圧力勾配に従って，**組織→静脈血→肺胞気→気道**へと運搬される.

4) 酸素・二酸化炭素の運搬

(1) 血液による酸素の運搬

①**酸素化Hb**：血中のO_2の大部分は，赤血球内のHb (ヘモグロビン) と可逆的に結びつくことによって溶解している．O_2との結合したHbを酸素化Hbという.

②**酸素飽和度**：全Hbに占める酸素化Hbの割合を酸素飽和度という．通常の動脈血では，Hbの95％以上が酸素化Hbである．特に指先などの皮膚から測定された酸素飽和度を**経皮的動脈血酸素飽和度 (SpO2)** という[注20].

③**Hbの酸素解離曲線** (図7-17)：HbとO_2との結合は，O_2分圧によって左右される．O_2分圧が高い肺では，Hbは多くのO_2と結合する．O_2分圧が低い組織では，HbはO_2を放出

注20● パルスオキシメーター：指先などにセンサーを当ててSpO2を測定する装置で，非侵襲的かつ簡便であるため，よく用いられる．SpO2は96〜99％が正常値とされるが，高齢者や肺機能低下のある人では低下している.

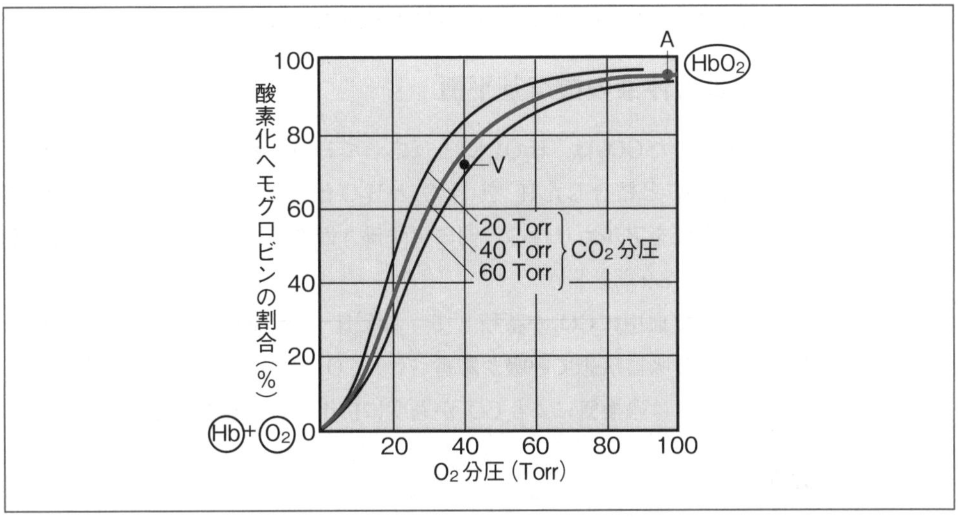

図7-17　ヘモグロビンの酸素解離曲線

CO_2分圧の影響も黒線で示してある．A点は動脈血，V点は静脈血における値を示す．
HbO_2：酸素化ヘモグロビン

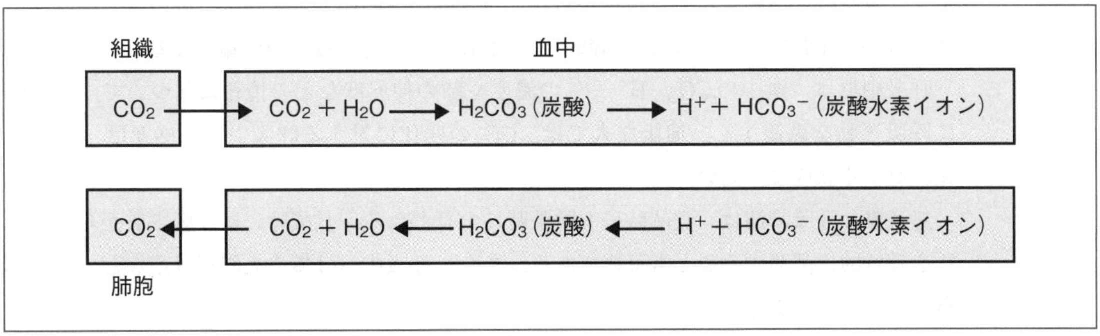

図7-18　CO_2の運搬

して，O_2は組織へ移動する．

また，CO_2濃度が増加すると，HbのO_2結合能力は減少する．組織ではCO_2分圧が高いので，Hbと結合するO_2はさらに減少し，Hbは多くのO_2を遊離する．

(2) 血液による二酸化炭素の運搬（図7-18）

CO_2の大部分は**HCO_3^-**（炭酸水素イオン，または重炭酸イオン）に変換されて，血中を運ばれる．一部のCO_2は赤血球内のHbと結合し，また一部は遊離CO_2として物理的に溶解して運ばれる．

組織のCO_2分圧は血中のCO_2分圧より高く，拡散によって静脈血中へ移動する．血中のCO_2は水和され炭酸となり，HCO_3^-とH^+に解離する．この反応は，赤血球内にある炭酸脱水酵素の働きで素早く起こる[注21]．

注21 ● 炭酸脱水酵素：炭酸脱水酵素は組織で産生されるCO_2を水和する働きと肺におけるHCO_3^-の脱水をする働きの両者をもつ．

肺胞では，CO_2分圧が低く，拡散により血液から肺胞気中へ移動する．

(3) 呼吸による体液の酸塩基平衡

代謝で生じた**CO_2**は，H_2O(水)と反応して**H^+**を遊離して，血液を**酸性**の方向に動かす．呼吸はHCO_3^-と結合したH^+を，CO_2とH_2Oとして排出する．このため，**呼吸**はH^+を減少させ，血液を**アルカリ性**の方向に戻す働きがある．これは体液の酸塩基平衡を保つのに重要である(第9章参照)．

換気不足で血中にCO_2が蓄積してくるとH^+も増加し体液が酸性側に傾く．**呼吸性アシドーシス**は呼吸器疾患で**呼吸が障害**され，CO_2が体内に蓄積した場合に起こる．**呼吸性アルカローシス**は**過換気**によりCO_2が過度に排出された場合に起こる．

5) 呼吸の調節

(1) 呼吸中枢 respiratory center (図7-19)

延髄には呼吸リズムを形成する呼吸中枢がある．呼吸中枢は，呼息時に活動する呼息中枢と，吸息時に活動する吸息中枢からなる．呼吸中枢の働きによって，呼吸は覚醒時にも睡眠時にも律動的に行われる．延髄が障害されると自発的呼吸が困難となる．

呼吸中枢は，血中のCO_2，H^+，O_2の濃度や肺の伸展度などの情報に基づいて，反射性に呼吸運動を調節する．健康な人では，CO_2の変化に対する呼吸中枢の感度は，O_2の変化に対する感度より高い．

無意識な呼吸調節は，覚醒時にも睡眠時にも行われる．覚醒時には大脳皮質から呼吸運動を随意的に調節することも可能である．また，呼吸中枢は橋や大脳辺縁系などの上位中枢からも影響を受ける．

呼吸中枢の情報は肋間神経や横隔神経の活動を介して呼吸筋に伝えられる．

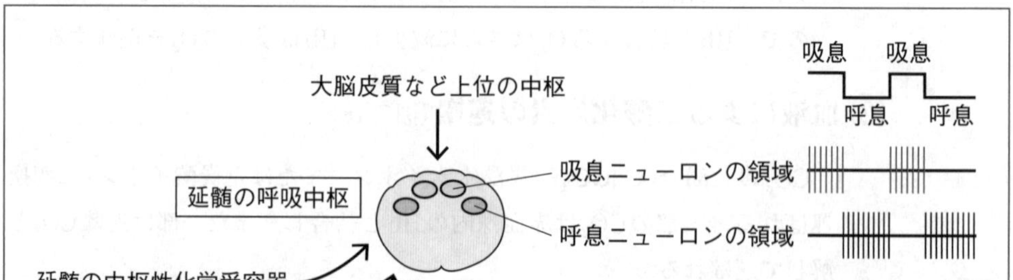

図7-19　呼吸中枢

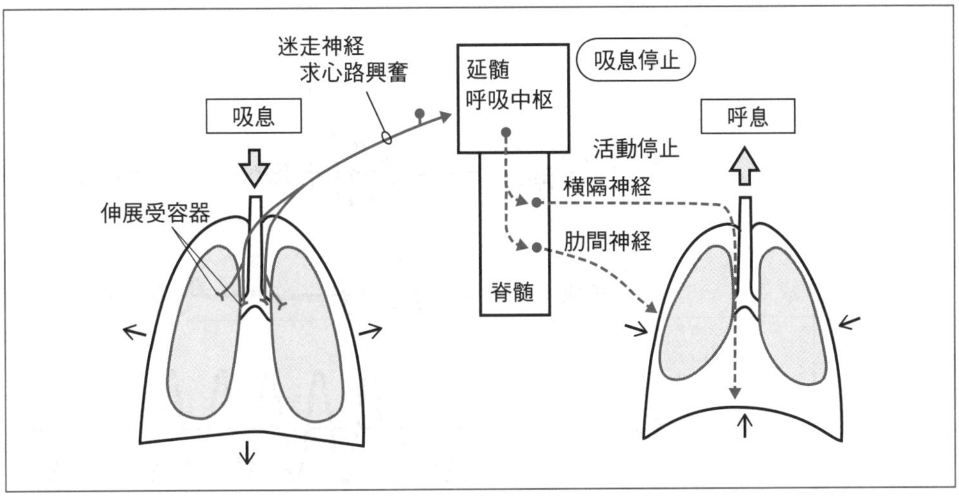

図7-20　ヘーリング・ブロイエル反射

(2) 呼吸に影響を与える因子

①**ヘーリング・ブロイエル反射** Hering-Breuer reflex（図7-20）：肺が伸展されると**肺の伸展受容器**が活性化し，迷走神経を通って呼吸中枢に伝えられる．その結果，吸息が抑えられ，吸息から呼息に移行する．吸息から呼息への切り替えに重要である．

②**中枢性化学受容器**：延髄の呼吸中枢の近くにある．中枢性化学受容器が体液のpH低下やCO_2増加を感受すると，その情報は呼吸中枢に送られ，呼吸を促進する[注22]．

③**末梢性化学受容器**：**頸動脈小体**は総頸動脈が内頸動脈と外頸動脈に分岐する部位にあり，動脈血中のO_2分圧の減少を感知する．頸動脈小体からの情報は**舌咽神経**を通って呼吸中枢に伝えられ，呼吸運動を促進する[注23]．

④**皮膚や筋による反射性調節**：皮膚や筋への刺激は，呼吸中枢の活動を促進させる[注24]．

⑤**体温による影響**：体温の上昇は呼吸を促進させ，体温の低下は呼吸を減弱させる．

⑥**精神性影響**：呼吸は情動の影響を受けやすい．

(3) 特殊環境の呼吸への影響

①**高圧環境**：海中では水深10mごとに約1気圧の水圧が加わるため，深く潜ると多量の空気が血中に溶け込む．急速に水面に上がって常圧に戻すと，血中に溶けていたN_2が気泡となり，毛細血管につまって障害を起こす．これを減圧症という．

②**低圧環境**：登山などで高所に上ると気圧が下がり，空気中のO_2分圧が低下する．登山

注22★ CO_2ナルコーシス：呼吸障害などで体内にCO_2が著しく蓄積し，CO_2の麻酔作用によって意識障害をきたした状態．慢性呼吸不全の患者では呼吸中枢が高CO_2分圧に慣れているため，O_2分圧で呼吸がコントロールされる．このため高濃度のO_2を吸入すると呼吸が弱まり，CO_2ナルコーシスに陥ることがある．

注23● 大動脈小体：末梢化学受容器には大動脈弓部に存在する大動脈小体もあるが，呼吸調節への関与は頸動脈小体に比べてはるかに小さい．

注24★ 無呼吸と皮膚刺激：新生児の無呼吸では，身体をたたくなどの皮膚刺激によって自発呼吸を促すことがある．

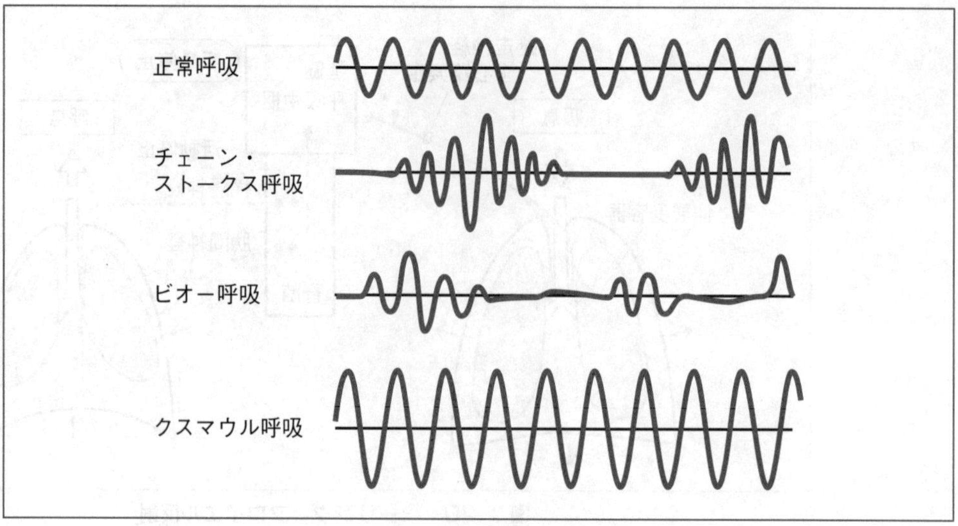

図7-21　異常呼吸

中にO_2欠乏に陥る病態を高山病といい，呼吸困難，めまい，吐き気，頭痛などを生じる．高地に長く居住すると，赤血球数やヘモグロビン濃度などが増加する．

③**運動時の呼吸**：運動時には早く深い呼吸となる．大脳皮質運動野からの指令や，運動で生じた代謝産物による化学受容器の刺激が，呼吸を促進させる．

(4) くしゃみ sneeze と咳 cough

異物を体外に排出するための防御機構である．

くしゃみ反射では，鼻粘膜の刺激が三叉神経を介して，延髄のくしゃみ中枢に伝わる．**咳嗽《がいそう》反射**では咽頭や気管粘膜の刺激が迷走神経を介して，延髄の咳中枢に伝わる．

どちらの反射も，まず吸気から始まり，次に声門を閉鎖した状態で呼気筋が収縮して胸腔内圧を上昇させ，最後に声門が開いて爆発的な呼気を発生させる．

(5) 異常呼吸（図7-21）

①**頻呼吸・徐呼吸**：呼吸数が増加した呼吸を頻呼吸，減少した呼吸を徐呼吸という．

②**過呼吸・減呼吸**：呼吸の頻度は変わらず，深さが深くなった呼吸を過呼吸，浅くなった呼吸を減呼吸という．

③**チェーン・ストークス呼吸** Cheyne-Stokes breathing：**呼吸と無呼吸が周期的**に繰り返される呼吸型で，脳疾患，尿毒症，各種中毒や病気の末期にみられる．次のⅰ）～ⅲ）を繰り返すために生じる．

ⅰ）呼吸中枢の機能低下のために呼吸が浅くなる．

ⅱ）血中のO_2分圧が低下し，末梢化学受容器を介して呼吸中枢を興奮させ，呼吸が亢進する．

ⅲ）血中のCO_2分圧が低下して，再び呼吸中枢の興奮性が下がり，無呼吸となる．

④**ビオー呼吸** Biot's breathing：深さの一定しない早い呼吸と無呼吸を，**不規則**な周期で

繰り返す．脳外傷や脳炎，脳腫瘍などで，呼吸中枢が障害されると起こる．

⑤**クスマウル呼吸** Kussmaul breathing：**深い呼吸**が規則正しく続く．糖尿病などで代謝性アシドーシスになり，血中pHが低下することによって起こる．

⑥**睡眠時無呼吸症候群** sleep apnea syndrome：夜間の睡眠時に無呼吸が頻回に起こる病態である．肥満などのため上気道が狭くなっているところへ，睡眠による上部気道の筋肉のゆるみが生じ，さらに中枢のCO_2に対する反応が低下して引き起こされる．舌根沈下のためいびきを伴うことが多く，日中は傾眠となりやすい．

⑦**いびき** snore：いびきは，睡眠中の異常呼吸音である．吸気時に上気道で発生することが多い．扁桃肥大や舌根沈下で咽頭腔が狭くなった場合などに，弛緩した軟口蓋が振動して音が出る．

第8章

泌尿器系と体液

キーワード

腎臓　尿生成　ネフロン　糸球体　ボーマン嚢　尿細管　濾過　再吸収　分泌　尿の組成　尿管　膀胱　尿道　蓄尿　排尿　排尿中枢　細胞内液　細胞外液　浸透圧　バソプレシン　レニン・アンジオテンシン・アルドステロン系　酸塩基平衡

学習の指針

A．泌尿器系の構造と機能

1) 腎臓と尿路を合わせて泌尿器系という．尿路は尿管，膀胱，尿道からなる．
2) 腎臓は尿を生成し，血漿成分を調節・浄化し，体液の量，浸透圧，pHを一定に保つ．
3) 腎臓に流入した血液は糸球体で濾過され，ボーマン嚢に入り原尿となる．
4) 糸球体では血球は濾過されず，グルコースやアミノ酸などが濾過される．
5) 尿細管では再吸収と分泌が行われ，グルコースは正常では100%近く再吸収される．
6) 尿量は健常人で1日約800～1,600 mLで，尿中には窒素代謝物が多く含まれる．

B．排尿

1) 尿は腎盂から尿管へ入り，蠕動運動によって膀胱へ送られる．
2) 膀胱壁は3層の平滑筋層よりなり，伸縮性に富む．
3) 膀胱壁の平滑筋は副交感神経が活動すると収縮し，交感神経が活動すると弛緩する．
4) 内尿道括約筋は交感神経が活動すると収縮する．外尿道括約筋は運動神経によって随意的に支配される．
5) 畜尿時には交感神経（下腹神経）の活動が亢進し，排尿時には副交感神経（骨盤神経）の活動が亢進する．
6) 排尿時には仙髄と脳幹の排尿中枢が働き，膀胱壁の平滑筋の収縮，尿道括約筋の弛緩が起こる．

C．体液とその調整

1) 細胞内液は体液の約2/3を占める．細胞外液には間質液，血漿，リンパ液，脳脊髄液が含まれる．
2) 細胞外液にはナトリウムイオン，塩素イオンや炭酸水素イオンが多い．
3) 細胞内液にはカリウムイオン，リン酸イオンやタンパク質の陰イオンが多い．
4) 細胞膜を介する物質移動には，拡散，浸透，濾過，能動輸送，膜動輸送などがある．
5) 細胞外液の浸透圧は細胞内液の浸透圧に等しく，体液と同じ浸透圧の水溶液を等張液という．
6) 体液の浸透圧が高まるとバソプレシン分泌が増加し，集合管での水の再吸収を増やす．
7) 細胞外液量が減少すると，アルドステロンが尿細管や集合管でのNa^{+}と水の再吸収を増やす．
8) 酸塩基平衡は体液の緩衝作用，呼吸，腎臓機能によって保たれる．
9) アシドーシスとアルカローシスには呼吸性のものと代謝性のものがある．

同義語

腎盂＝腎盤　ネフロン＝腎単位　ヘンレループ＝ヘンレ係蹄　膀胱平滑筋＝排尿筋　内尿道括約筋＝膀胱括約筋　外尿道括約筋＝尿道括約筋　骨盤神経＝骨盤内臓神経　エキソサイトーシス＝開口分泌　バソプレシン＝抗利尿ホルモン　心肺部圧受容器＝低圧受容器＝心房圧受容器　糸球体傍細胞＝糸球体近接細胞

A 泌尿器系の構造と機能

1) 泌尿器系（図8-1）

腎臓《じんぞう》は，細胞外液の量や物質濃度を調節し，尿を生成する働きをもつ．腎臓で生成された尿は，尿管を通って膀胱《ぼうこう》に送られ，膀胱に一時貯められた後，尿道を通って排泄される．**腎臓**と**尿路**を合わせて泌尿器《ひにょうき》系という．尿路は**尿管**，**膀胱**，**尿道**からなる．

2) 腎臓 kidney

(1) 腎臓の構造（図8-2）

腎臓は腰のやや上，およそ第12胸椎と第3腰椎の間で，脊柱の両側にある1対の器官である．握りこぶし程度の大きさ，ソラ豆状で，**後腹膜臓器**である．右腎は肝臓の下にあるため，左腎より少し低い位置にある．

腎臓の表面は**線維性の被膜**に覆われ，その外側を脂肪組織が包む．

腎臓の実質は外層の**皮質**と内層の**髄質《ずいしつ》**に分けられる．髄質は放射状に配列する数個の腎《じん》錐体《すいたい》からなる．

腎臓の内側中央部からは腎動静脈や尿管が出入りし，**腎門**という．尿管への出口を**腎盂《じんう》**といい，腎盂は枝分かれして約10個の腎杯をつくり，尿の受け口となる．

(2) ネフロン（腎単位）nephron（図8-3，8-4）

ネフロンは尿生成の機能単位であり，1個の腎臓には約100万個のネフロンが規則正し

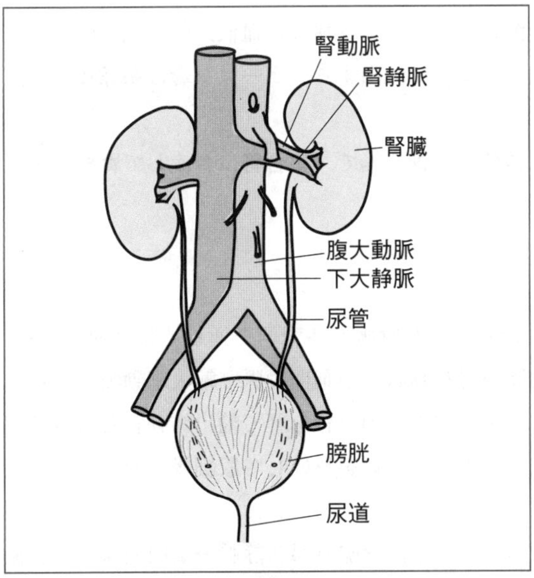

図8-1　泌尿器系の構造

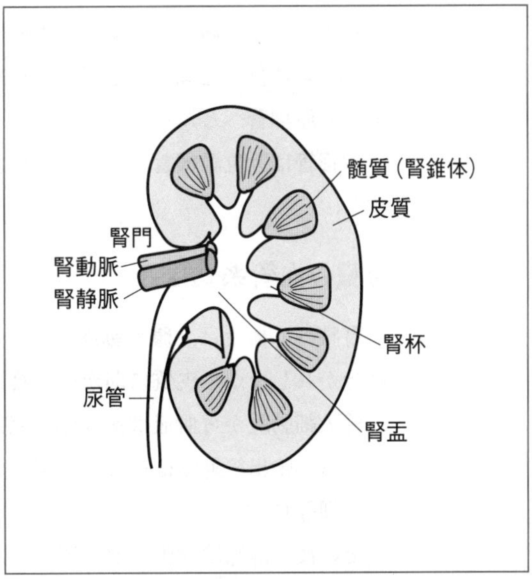

図8-2　腎臓の断面の模式図

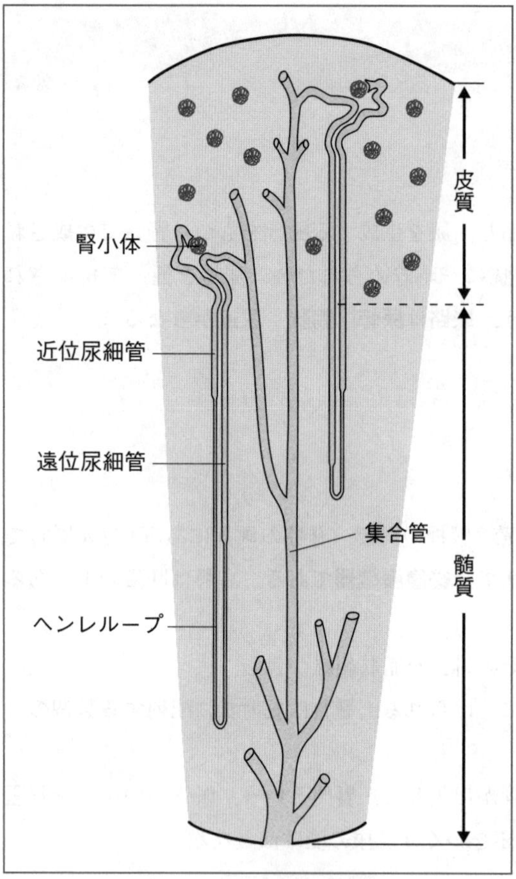

図8-3　ネフロンの組織図
（森，1982.[26]を参考に作成）

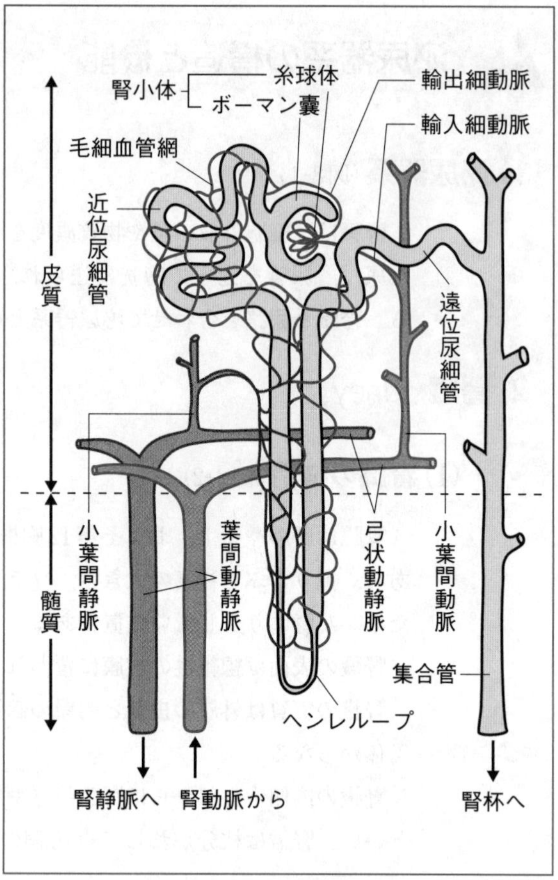

図8-4　ネフロンの模式図

く配列する．

各ネフロンは，腎小体と尿細管からなる．**腎小体**は**皮質**に散在し，毛細血管が毛マリ状に集まった**糸球体**とそれを囲む**ボーマン嚢**《のう》よりなる．糸球体には血液が輸入細動脈から流入し，糸球体の毛細血管を経て輸出細動脈となって流出する．ボーマン嚢は糸球体を包んでから**尿細管**へと連なる．

尿細管は**近位尿細管**，**ヘンレループ**，**遠位尿細管**を経て，**集合管**に合流して**腎杯**に開口する．

(3) 腎臓の血管系（図8-5）

腎臓への血流は，**腹大動脈**から分岐した左右の**腎動脈**から腎門を通って腎臓内に入る．枝分かれしながら皮質に向かい，葉間動脈→弓状動脈→小葉間動脈→輸入細動脈となる．

輸入細動脈から血液は**糸球体**に流入し，糸球体の毛細血管を経て輸出細動脈となって流出する．輸出細動脈はその後，再び分枝して毛細血管網を形成して**尿細管**を取り巻き，次いで細静脈となる．

その後，静脈は動脈と逆の道順をたどって，小葉間静脈→弓状静脈→葉間静脈→**腎静脈**を経て，**下大静脈**に流入する．

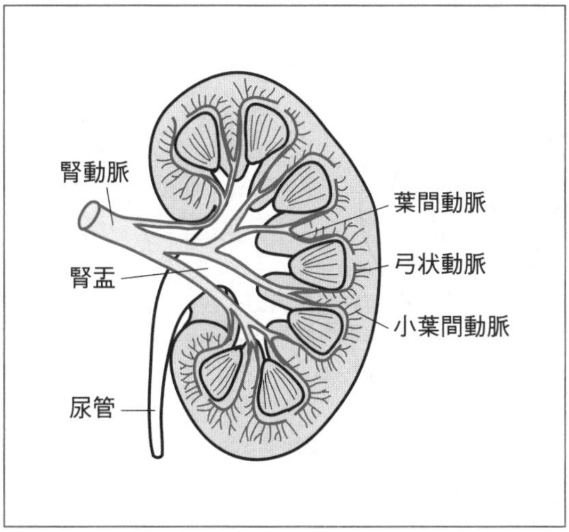

図8-5　腎臓の動脈
（Netter, 1997. [27]を参考に作成）

糸球体毛細血管における血液濾過の原動力は血圧である．糸球体毛細血管圧は一般の毛細血管圧より高く，約45〜60 mmHgで，ほぼ一定に保たれる[注1]．

(4) 腎臓の機能

腎臓は尿を生成し，それによって血漿成分を調節・浄化する．

i) **水の排泄調節**：**体液量**を一定に保つ．
ii) **電解質の排泄調節**：体液の**浸透圧**を一定に保つ．
iii) **H^+の排泄調節**：体液の**pH**を一定に保つ．
iv) **不要物質の排泄**：尿素や尿酸などの代謝産物や**薬物**などを除去する．
v) **有用物質の保持**：グルコース，アミノ酸などを保持する．
vi) **ホルモン分泌**：**エリスロポエチン**，**レニン**などを産生・分泌する．
vii) **ビタミンDの活性化**

3) 尿の生成（図8-6）

腎動脈を通って腎臓に入った血液は**糸球体**で**濾《ろ》過《か》**され**原尿**となる．糸球体で濾過される濾液量は1日に約150 Lにも及ぶ．

尿細管では**再吸収**と**分泌**が行われる．原尿は尿細管を流れる間に水の約99%が再吸収されて血液中に回収され，残りの約1.5 Lが尿として排泄される．また，原尿から血液中に必要な物質が水とともに再吸収され，身体に不必要な物質は血液中から尿中にさらに分泌される．

尿細管で生成された**尿**は**尿管**を通って膀胱へと送られ，浄化された**血液**は**腎静脈**から体循環へと戻る．

注1★ 腎硬化症：高血圧が長期間持続すると，腎臓の細動脈に動脈硬化などの障害を生じて腎機能は低下する．

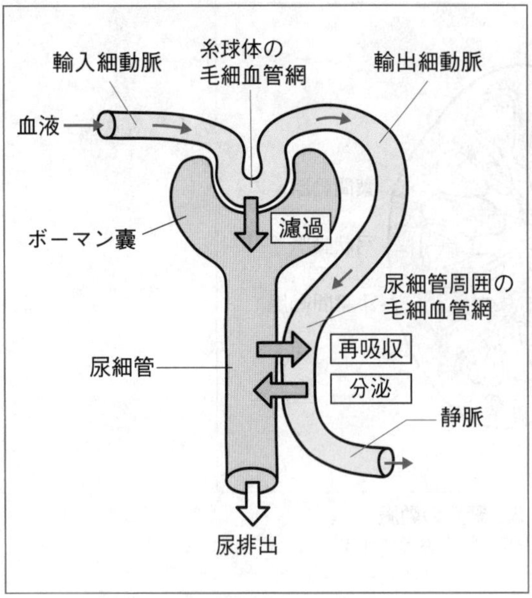

図8-6　尿生成の３つの過程

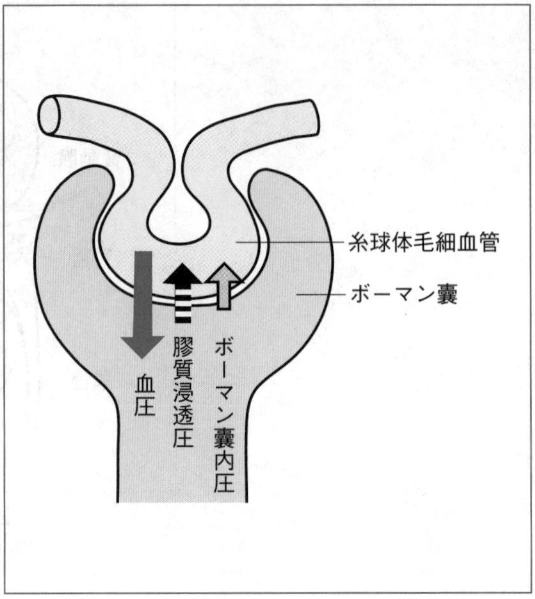

図8-7　糸球体における濾過の機構

(1) 糸球体における濾過 (図8-7)

血液が糸球体の毛細血管を流れる間に，水，Na^+，Cl^-，HCO_3^-，尿素，グルコース，アミノ酸，クレアチニンなどの小さな分子は毛細血管壁で濾過されて，ボーマン嚢に入る．**血球や大きなタンパク質は濾過されない**[注2,3]．

ボーマン嚢に入った濾液を**原尿**という．

濾過に必要な圧力は**糸球体の血圧**で，濾過に拮抗する力としては血漿膠質《こうしつ》浸透圧とボーマン嚢がもつ内圧が働く．膠質浸透圧とは大きな分子による浸透圧のことで，主にアルブミンによって維持される．有効濾過圧は以下の式で表わされる[注4]．

有効濾過圧＝糸球体血圧－（血漿膠質浸透圧＋ボーマン嚢内圧）

(2) 尿細管における再吸収と分泌 (図8-8，表8-1)

原尿は尿細管を流れる間に組成が変化する．これは，原尿の中の物質が尿細管を取り巻く毛細血管に再吸収されたり，逆に毛細血管の中の物質が原尿中に分泌されたりするから

注2★ タンパク尿：糸球体の炎症などの病態で血管壁の透過性が亢進すると，アルブミンなどのタンパク質や赤血球も糸球体で濾過されて尿中に出てくる．ネフローゼ症候群は多量のタンパク尿に起因する病態で，低タンパク血症や浮腫などがみられる．

注3★ ミオグロビン尿：アルブミンは分子量約66,000のタンパク質で，通常は糸球体で濾過されない．これに対しミオグロビンは分子量約17,000の小さなタンパク質で，糸球体で濾過される．骨格筋や心筋が急激に破壊されるとミオグロビン尿を生じる．大量のミオグロビンが濾過されると尿細管を閉塞し，腎障害を発症させる危険がある．

注4● 有効濾過圧：糸球体の毛細血管圧が45mmHg，毛細血管内の血漿の膠質浸透圧が25mmHg，ボーマン嚢の内圧が10mmHgの場合，有効濾過圧は45－（25＋10）＝10mmHgとなる．

表8-1　主な物質の糸球体濾過量と尿細管再吸収量

物質	1日の糸球体濾過量	1日の尿内の量	尿細管での再吸収率
水	150L	1.5L	99%
Na^+	630g	3.2g	99.5%
K^+	29g	2g	93%
グルコース	180g	0g	100%
尿素	54g	30g	44%
クレアチニン	1.6g	1.6g	0%

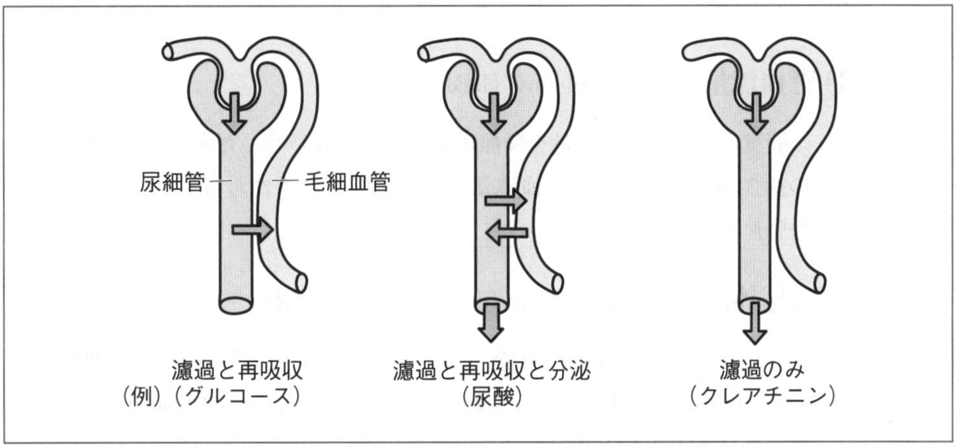

図8-8　種々の物質の濾過，再吸収と分泌

である．尿細管における物質の再吸収や分泌は，物質の電気化学的な勾配に従った受動的な輸送と，勾配に逆らった能動輸送によって行われる．

原尿中に含まれる水，Na^+，Cl^-，HCO_3^-，アミノ酸，グルコースなど，身体にとって有用な成分は**再吸収**される．再吸収の大部分は**近位尿細管**で行われる[注5]．

尿酸や尿素，K^+は**再吸収と分泌**の両方向の輸送が行われる．

H^+やアンモニアなどの代謝産物，多くの薬剤などはほとんど再吸収されず，**分泌**されて効率的に尿中に排泄される[注6]．

クレアチニンは筋肉からの代謝産物で，**再吸収も分泌もされず**，糸球体濾過量の指標となる．

①**水の再吸収**：腎臓は水の再吸収量を調節し，体内の浸透圧を正常に保つ．濾液の水の約99%は再吸収されて血液中に回収される．多くは近位尿細管で，残りはヘンレループや遠位尿細管，集合管で再吸収される．集合管における水の再吸収は，**バソプレシン**の作用によって促進される(第10章参照)．体内の水分が過剰のときには水の再吸収量が減少し，希薄な尿が多量に排泄される．一方，水分が不足していれば水の再吸収が増し，

注5● 炭酸水素イオン (HCO_3^-)：HCO_3^-は体液中でpHを調節する緩衝系として働く．CO_2は水に溶けて炭酸(H_2CO_3)となり，炭酸水素イオンとH^+に解離する．

注6● アンモニア (NH_3)：アンモニアは尿素や尿酸とともにタンパク質や核酸などの窒素化合物の代謝産物である．毒性が強い．水に溶けてアンモニウムイオン(NH_4^+)とOH^-になり，アルカリ性を示す．

濃縮した尿を少量排泄する．

②**Na^+の再吸収**：腎臓はNa^+の再吸収量を調節し，細胞外液量を正常に保つ．多くは近位尿細管で，残りは遠位尿細管や集合管で再吸収される．遠位尿細管や集合管でのNa^+再吸収は**アルドステロン**によって促進される（第10章参照）．

③**グルコースの再吸収**：グルコースは，**近位尿細管**で能動輸送によって100％近く再吸収され，尿中には出てこない．しかし，血糖値が著しく高くなるとグルコースの再吸収量の限界を超え，尿中に糖が出る．

4）腎機能の測定

（1）腎血流量 renal blood flow（RBF）

腎臓に流入する血流量を腎血流量という．安静時の腎血流量は，約1L/分で，心拍出量の約20％に相当する．腎血流量は血圧の変動にかかわらず，ほぼ一定に保たれる．これを腎血流量の自己調節という．

（2）糸球体濾過量 glomerular filtration rate（GFR）

腎血流量から血球成分を除いた流量を腎血漿流量という．1分間の腎血漿流量は，約500～600mLである．このうち約20％の約100 mL/分が糸球体で濾過され，これを糸球体濾過量（GFR）という[注7]．

糸球体の有効濾過圧が低下するとGFRは減少し，これは尿量低下を引き起こす．たとえば，出血やショックなどで全身血圧が著しく低下して糸球体血圧も低下するとGFRは減少する．腎臓結石や膀胱結石などで，腎盂内圧や尿管内圧が上昇すると，ボーマン嚢内圧が上昇し，GFRは減少する．反対に，補液などで血液中の水分が増加して血漿の膠質浸透圧が低下すると，GFRは増加する．

5）尿（表8-2）

尿は淡黄色をした液で，約95％を水が占め，1日の尿量は成人で**約800～1,600 mL**，比重は約1.003～1.030である．尿のpHは通常4.5～8，平均6程度であり，やや酸性を示すことが多い．**尿酸**や**尿素**などの窒素代謝の最終産物を含む[注8]．

尿の組成は食事，水分や塩分の摂取量，運動量，気温などによって変化する，

注7● クリアランス：腎臓の排泄能力を表す指標としてクリアランスがある．クリアランスは次の式で示される．

物質Sのクリアランス＝Sの尿中濃度÷Sの血漿濃度×尿量

ⅰ）グルコースのように，濾過されるが尿細管でほとんど再吸収されてしまう物質のクリアランスはほぼ0となる．

ⅱ）クレアチニンのように，濾過のみ行われて，再吸収も分泌もされない物質のクリアランスは，GFRの指標として用いられる．

ⅲ）パラアミノ馬尿酸（PAH）のように，濾過と分泌が行われ，血液が1回腎臓内を流れるだけで血漿から完全に除去される物質のクリアランスは，腎の血漿流量とほぼ等しい．

注8● 尿素，尿酸，アンモニア：いずれも，タンパク質や核酸の代謝産物である．哺乳類は，代謝の結果生じた毒性の強いアンモニアの大部分を無毒な尿素に変換して排出する．核酸の代謝産物である尿酸は水に溶けにくく，血中濃度が高くなると尿酸塩の結晶となって関節に沈着して痛風の原因となる．

表8-2 尿および血漿に含まれる物質

物質	おおよその濃度		
	尿（U）	血漿（P）	単位
グルコース	0	100	mg/100mL
Na^+	128	142	mEq/L
尿酸	50	3	mg/100mL
尿素	2,000	30	mg/100mL
クレアチニン	100	1	mg/100mL
アンモニア	30	0.03	mEq/L

尿量は発汗や水分摂取量などによって増減する[注9]．肉食や糖尿病では酸性尿，過呼吸や炭酸水素の過剰摂取ではアルカリ尿の傾向を示す．

B 排尿

1) 尿路 micturition

尿路は尿管，膀胱，尿道から構成される．

(1) 尿管 ureter

尿管は腎盂と膀胱をつなぐ長さ約25～30cm，直径約6mmの管で，膀胱の下部後壁に開口する．尿管壁は内層の縦走筋と外層の輪走筋の平滑筋層より構成される．尿は腎盂から膀胱へ，律動的な**蠕動運動**によって毎分約1mlずつ送られる[注10]．

(2) 膀胱 urinary bladder（図8-9）

膀胱は尿を蓄え排出するための伸縮性に富む筋性の袋である．小骨盤の下部，腹膜の下，恥骨の後ろに位置する．膀胱の後面は，女性では膣に，男性では直腸に接する．

膀胱壁は内縦層，中輪層，外縦層の3層の平滑筋層よりなり，これを排尿筋という[注11]．内側の粘膜は**移行上皮**で覆われ，膀胱容積の変化に応じて自由に伸び縮みする．

尿管からの開口部を**尿管口**，尿道への開口部を**内尿道口**という．左右の尿管口と内尿道口とで囲まれた三角形を膀胱三角という．

注9★ 尿量の異常と疾患：1日の尿量が400mL以下を乏尿，100mL以下を無尿，3,000mL以上を多尿と呼ぶ．乏尿が続くと，体内の窒素代謝産物が十分尿中に排泄しきれないために，尿毒症が出現する．極端な乏尿である無尿は，循環性ショックや急性腎炎，中毒腎などでみられる．多尿は，多飲，抗利尿ホルモンの欠乏による尿崩症，インスリンの欠乏による糖尿病などの際に起こる．

注10● 腎盂と尿管の蠕動運動：尿管の蠕動運動のペースメーカーは腎盂にあると考えられる．

注11● 膀胱壁の外層：膀胱の平滑筋層の外には，外膜が脂肪を含む結合組織としてある．膀胱の上面半分は漿膜（腹膜）に覆われる．

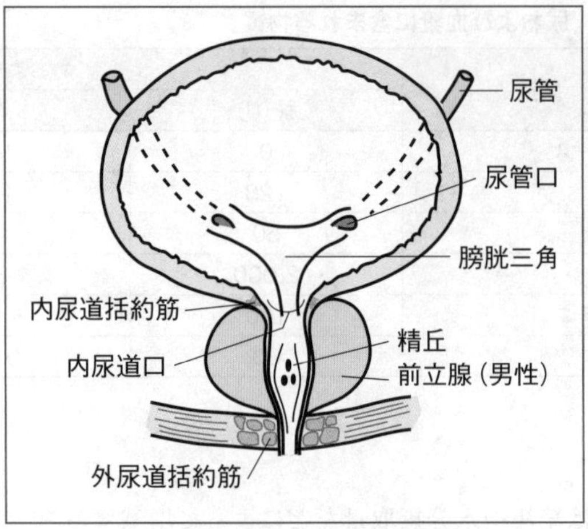

図8-9　膀胱と尿道の縦断面

(3) 尿道 urethra

膀胱底から体外につながる管である．女性の尿道は長さ約3～4cm，開口部は陰核と膣開口部の間に位置する．男性の尿道は長さ約20cm，周囲を**前立腺**や尿道海綿体が取り囲み，陰茎亀頭の外尿道口に開口する．前立腺に取り囲まれている部分は，高齢者でよくみられる前立腺肥大症の際に圧迫されやすく，排尿機能の障害をきたす．

尿道起始部の平滑筋を**内尿道括約筋**という[注12]．尿道の末梢側には，横紋筋よりなる**外尿道括約筋**がある．

(4) 膀胱と尿道の神経支配（表8-3，図8-10）

膀胱壁の筋（排尿筋）は**平滑筋**で，**副交感神経**の**骨盤神経**の興奮によって**収縮**し，交感神経の下腹神経の興奮によって弛緩する．**内尿道括約筋**も**平滑筋**で，**交感神経**の**下腹神経**によって**収縮**する．**外尿道括約筋**は**横紋筋**で，**運動神経**の**陰部神経**によって随意的に支配される．

これらの神経は，**仙髄**と橋にある**排尿中枢**により調節される．

2) 畜尿と排尿

膀胱に尿を蓄えることを蓄尿，尿を体外に排出することを排尿という．蓄尿も排尿も反射性に調節される部分が多い．**畜尿時**には**交感神経**（**下腹神経**）の活動が亢進し，**排尿時**には**副交感神経**（**骨盤神経**）の活動が亢進する．

乳児期を過ぎる頃から徐々に，排尿を制御するために，**運動神経**である**陰部神経**の活動を**随意的**に調節するようになる．畜尿時には陰部神経の活動を亢進させ，排尿時には活動

注12★ 内尿道括約筋：膀胱頸部から近位尿道の区間は昔から内尿道括約筋と呼ばれているが，解剖学的に明確な括約筋が存在しないことから，「膀胱頸部と尿道の平滑筋」と表現されることも多い．膀胱体部の平滑筋（排尿筋）にはβ受容体が，膀胱頸部と尿道の平滑筋（内尿道括約筋）にはα受容体が分布するため，交感神経刺激に対して，膀胱体部は弛緩，膀胱頸部は収縮と，反対の作用を示す．

表8-3　排尿と蓄尿にかかわる筋と神経

	筋の種類	支配神経	排尿時	蓄尿時
膀胱壁の筋	平滑筋	副交感神経（骨盤神経）	収縮	
		交感神経（下腹神経）		弛緩
内尿道括約筋	平滑筋	交感神経（下腹神経）	弛緩*	収縮
外尿道括約筋	骨格筋	体性運動神経（陰部神経）	弛緩*	収縮

*内尿道括約筋は下腹神経の活動亢進で収縮，活動低下で弛緩する．
外尿道括約筋は陰部神経の活動亢進で収縮，活動低下で弛緩する．

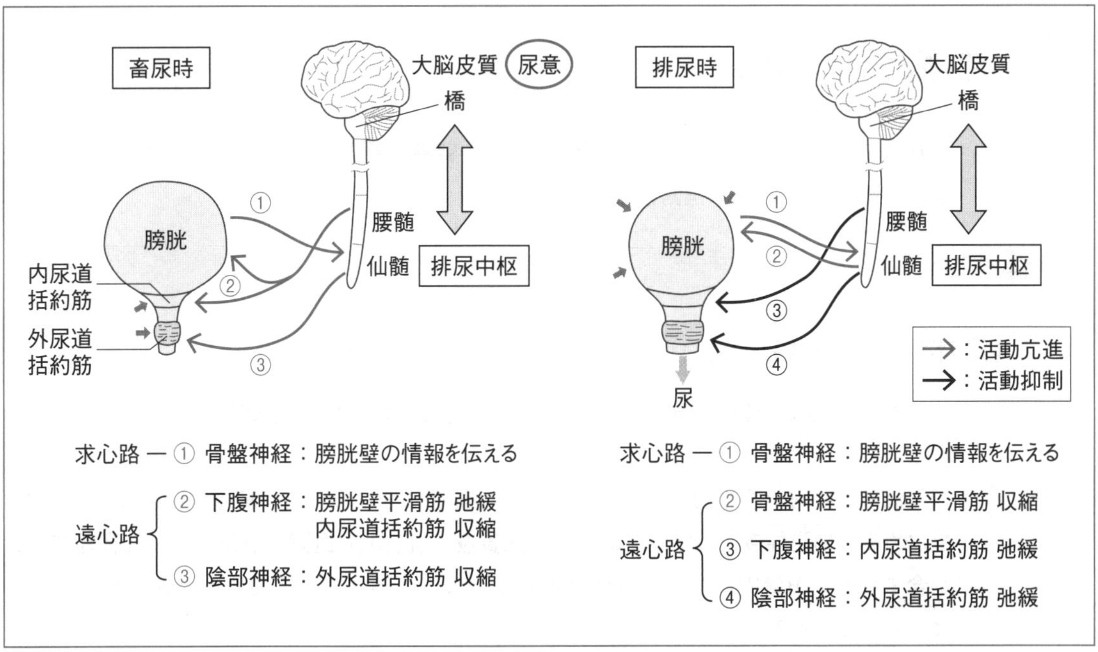

図8-10　膀胱と尿道の神経支配

を低下させるようになる．この調節は大脳皮質よりの指令によって行われる．蓄尿と排尿の随意的な制御が行われない場合には，失禁が起こる[注13]．

(1) 蓄尿

膀胱はある量に達するまで蓄尿できる．膀胱に尿が貯留しはじめると，膀胱壁が伸展し，その情報は骨盤神経の求心路を通って仙髄の排尿中枢に伝えられる．すると反射性に下腹神経の活動が高まって膀胱壁の平滑筋を弛緩させる．そのため，膀胱内圧があまり上昇せずにある程度の尿を貯めることができる．

同時に，**下腹神経**は**内尿道括約筋**を**収縮**させ，また，**陰部神経**が**外尿道括約筋**を**収縮**さ

注13★ 蓄尿と排尿の障害：膀胱炎などにより膀胱壁が過敏になると，尿がわずかにたまっても尿意を感じ，尿意切迫（激しい尿意を感じる状態）や頻尿（排尿回数が増加した状態）を生じる．脊髄損傷や脳障害，また乳幼児など，大脳による排尿を抑制する調節が働かない場合，ある程度尿がたまると，自然に尿が漏れ出る尿失禁を生じる．また骨盤神経の損傷や，前立腺肥大による尿道の圧迫などでは，尿が膀胱にたまっていても出にくい排尿困難となる．排尿困難のうち尿が出ない症状を尿閉という．

せ，尿がもれ出るのを抑える．膀胱内の尿量が150〜300 mLくらいになると尿意を感じるようになるが，排尿の環境が整うまでは，大脳皮質からの指令で陰部神経が働き，外尿道括約筋の収縮が強まり，排尿を抑える．

(2) 排尿反射

膀胱内容量が400 mL程度になると尿意が高まり，**仙髄**および橋にある**排尿中枢**を介して**骨盤神経**を興奮させ，**膀胱壁の平滑筋**は強力に**収縮**する．同時に下腹神経と陰部神経の活動は低下し，内尿道括約筋と外尿道括約筋が弛緩して排尿が起こる．

C　体液とその調節

身体を構成している水分を体液という[注14]．**腎臓**の働きによって，体液の量，電解質濃度，浸透圧，pHなどの**恒常性**が保たれる．

1) 体液 body fluid

(1) 体液とその区分 (図8-11)

体液量は成人で**体重の約60%**を占める．小児では約70%，高齢者では約50%と，年齢とともに減少する．

体液は細胞内の細胞内液と，細胞外の細胞外液に分けられる．**細胞内液**は体液の約2/3を占める．**細胞外液**には細胞を取り囲む**間質液**，血液中の**血漿**《けっしょう》，**リンパ液**や**脳脊髄液**などが含まれる．細胞内液と細胞外液は細胞膜によって隔てられ，間質液と血漿は血管壁によって隔てられる．

(2) 体液の電解質組成 (表8-4)

体液にはNa^{+} (ナトリウムイオン)，K^{+} (カリウムイオン)，Ca^{2+} (カルシウムイオン)，Mg^{2+} (マグネシウムイオン)，Cl^{-} (塩化物イオン)，HCO_3^{-} (炭酸水素イオン)，HPO_4^{2-} (リン酸イオン) などが溶けている．

イオン組成は細胞外液と細胞内液では大きく異なる．**細胞外液**には**Na^{+}**，**Cl^{-}**やHCO_3^{-}が多く，**細胞内液**には**K^{+}**，**HPO_4^{2-}**や**タンパク質の陰イオン**が多い[注15]．

(3) 物質の移動 (図8-12)

細胞膜や毛細血管は半透性を備えている．細胞が必要とする物質は「血液→細胞外液→細胞内液」と運ばれ，不要になった物質は逆の順で排出される．

注14● **体液**：広義の体液は細胞外液と細胞内液を含むが，狭義の体液は細胞内液を含まず，細胞外液の同義語として用いられるため，体液という場合はどちらの意味で用いられているか注意が必要である．

注15● **細胞内液のCa^{2+}濃度**：細胞内液のCa^{2+}濃度は細胞外液の約1万分の1ときわめて低く保たれている．刺激に応じて細胞膜上にあるカルシウムチャネルが開き，細胞内Ca^{2+}濃度を一時的に上昇させることによりさまざまな細胞内情報伝達が行われ，神経伝達物質の放出，心筋や平滑筋の収縮などが起こる．

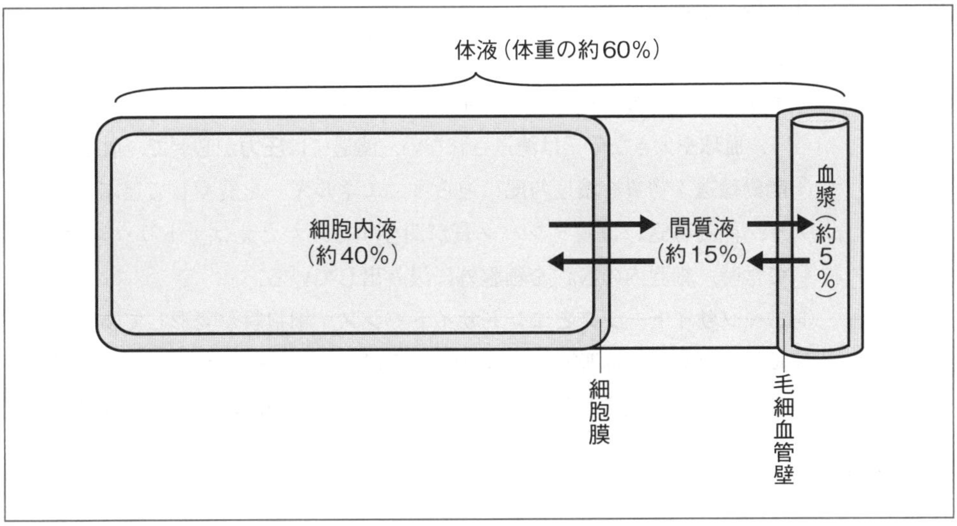

図8-11　体液の区分と体液に占める割合

表8-4　細胞外液（血漿）と細胞内液の主なイオン組成（mEq/L）

	陽イオン		陰イオン			
	Na^+	K^+	Cl^-	HPO_4^{2-}	HCO_3^-	タンパク質イオン
血漿	142	5	103	2	27	16
細胞内液	15	150	3	110	10	70

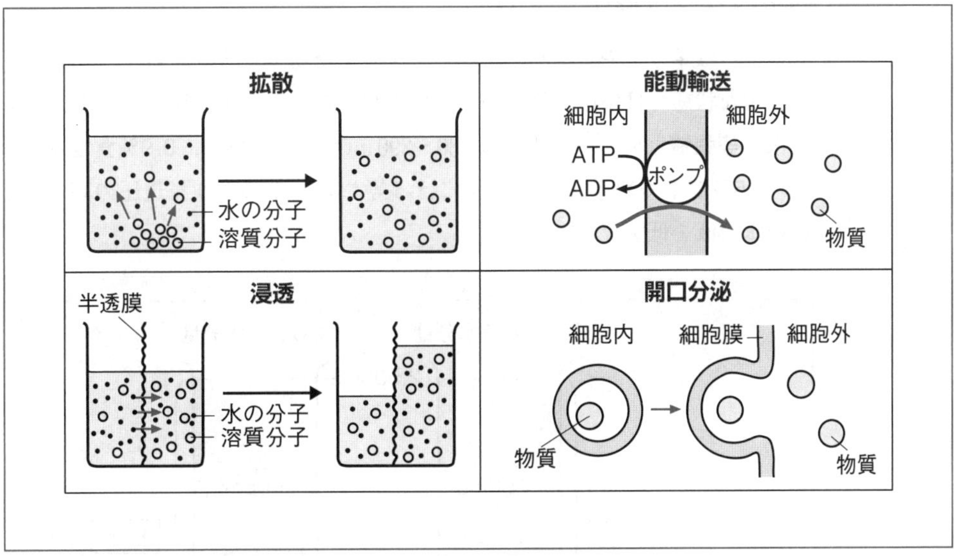

図8-12　物質の移動の仕組み

物質は以下の仕組みによって移動する．拡散，浸透，濾《ろ》過《か》はエネルギーを必要としない受動輸送である．

①**拡散**：**物質**が濃度の高いほうから低いほうへ移動する．

②**浸透**：**水**が溶質濃度の低いほうから高いほうへ移動する．水が浸透するときに生じる力を浸透圧という．

③**濾過**：血漿中の水や小分子が毛細血管壁を通り抜けて血管外へ漏出する現象を濾過という．血球や大きな分子は濾過されない．濾過には**圧力**が必要で，血圧がその原動力となる．

④**能動輸送**：物質を濃度勾配に逆らって**エネルギー**を費やして運ぶ仕組みを能動輸送という．能動輸送には膜タンパク質が関与する．たとえばナトリウムポンプはATPを使って常時，細胞内のNa^+を細胞外に汲み出している．

⑤**エキソサイトーシスとエンドサイトーシス**：細胞膜が変形して物質を輸送するため，膜動輸送という．細胞内から物質が分泌されるエキソサイトーシス（開口分泌）と，逆に細胞内に取り込まれるエンドサイトーシス（食作用や飲作用）がある．

2）体液量と浸透圧

(1) 水分の出納バランス（図8-13）

体液量は体内に取り込んだ水分量と，それに見合う量の水分が体外に排泄されて平衡が保たれる．健康な成人の1日の水交換量は約2.5Lである．体内に新しく加わる水分の大部分は飲料水と食品中の水分であるが，代謝によって体内で生じる酸化水も約10%を占める．水分の排泄は大部分が尿であり，その他に糞便や呼気中の水分，皮膚からの汗や不感蒸散によって排泄される．腎臓は尿量を調節することにより体液量を一定の範囲に保つ．

(2) 細胞内外の浸透圧（図8-14）

体液にはイオンやタンパク質などさまざまな物質が溶けており，浸透圧を生じる．

正常な状態では細胞外液の浸透圧は細胞内液の浸透圧に等しく，体液と同じ浸透圧の水溶液を**等張液**という．等張液は280～290 mOsm/Lであり，**0.9%食塩水**（生理食塩水という）や**5%ブドウ糖溶液**の浸透圧にほぼ等しい．これより浸透圧の高い水溶液を高張液，低い水溶液を低張液という．

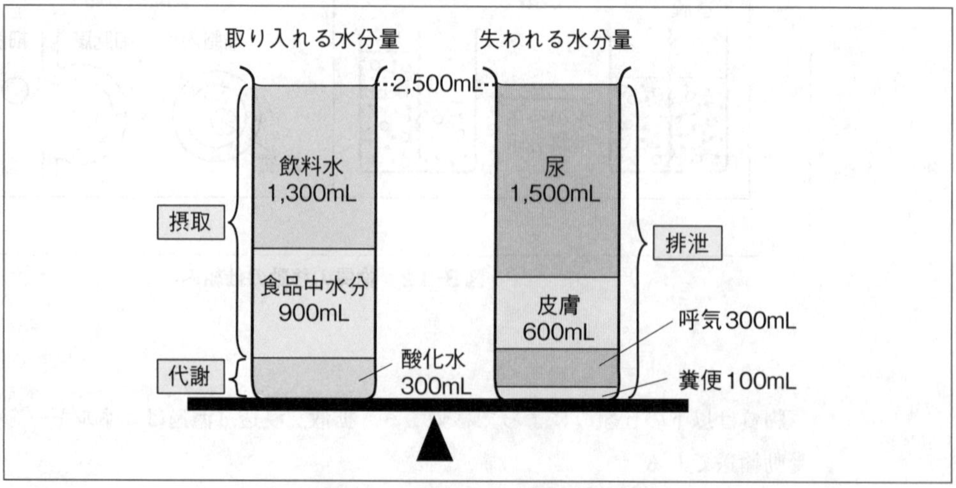

図8-13　1日の水分の出納バランス

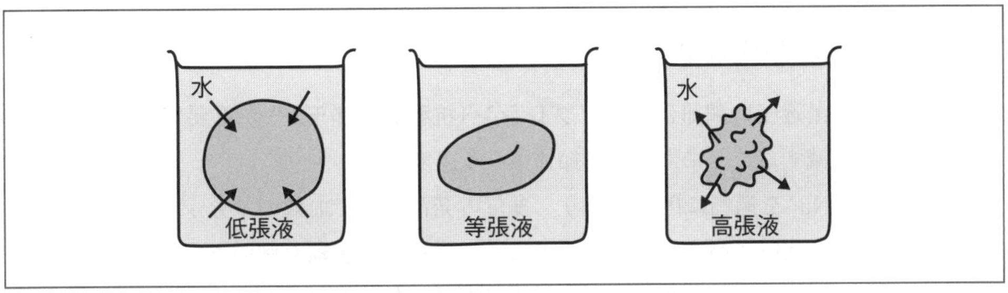

図8-14　浸透圧による赤血球の変化

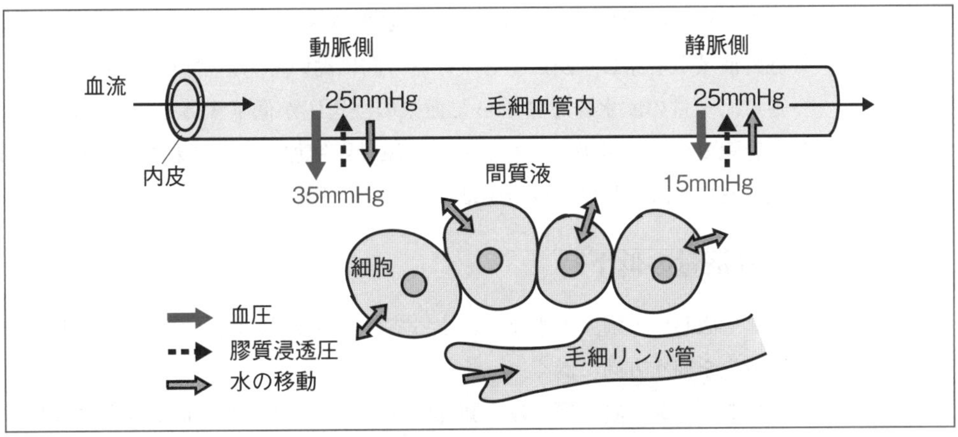

図8-15　毛細血管における水分の出入り

細胞外液の浸透圧が変動すると，細胞内圧の浸透圧を同じにする向きに細胞膜を水が透過する．たとえば赤血球などの細胞を高張液に入れると，細胞から水が吸い出され，細胞は収縮する．反対に細胞を低張液に入れると，細胞内に水が流入し，細胞は膨張し，さらに破裂することもある．

(3) 膠質浸透圧 (図8-15)

血漿タンパクのつくる浸透圧を膠質《こうしつ》浸透圧という．**アルブミン**は血漿タンパクに占める割合が最も多く，膠質浸透圧への関与が大きい．

血管内の血漿と血管外の間質液は，毛細血管壁により隔てられる．水や小さなイオンは毛細血管壁を通過できるが，血漿タンパクは通過できないために毛細血管内に留まる．このため，血漿は間質液より膠質浸透圧が高く，**膠質浸透圧**は**間質液から毛細血管内**へ水を吸引する力となる．

一方，**血圧**は**毛細血管内から間質液**へ水を押し出す力として働く．

血圧と膠質浸透圧の圧力の差によって，血液中の水は毛細血管内と間質液の間を出入りする[注16]．

注16● 膠質浸透圧と毛細血管圧：膠質浸透圧は正常では約25mmHgである．毛細血管圧は動脈側で高く（約35mmHg），静脈側で低い（約15mmHg）．その結果動脈側では，水が血管内から組織へ向かって，35－25＝10mmHgの力で押し出される．静脈側では，間質液中の水は25－15＝10mmHgの力で毛細血管へ吸収される．毛細血管に吸収されなかった一部の間質液は毛細リンパ管に吸収され，リンパ系を通って太い静脈に合流する．

(4) 浸透圧の調節

浸透圧の調節には**バソプレシン**（**抗利尿ホルモン**）が重要であり，細胞外液の水分量を増減することによって調節する（第10章参照）．

Na^+を過剰に摂取したり，多量の発汗などで血液の水分が減少したりすると，細胞外液の浸透圧が高まり，**視床下部**にある**浸透圧受容器**が刺激され，下垂体後葉からバソプレシンが分泌される．**バソプレシン**は腎臓の集合管に作用して，水の再吸収を高めて**尿量を減少**させる．それによって血液の水分は増える．

また，浸透圧受容器が刺激されると**渇き**の感覚が生じて水分摂取量が増す．その結果，細胞外液量が増加し，浸透圧を下げる方向に働いて，正常値に戻す．

逆に，多量の飲水などによって血漿の浸透圧が低下すると抗利尿ホルモン分泌が減少し，腎臓での水の再吸収が減少して，尿量が増加する．これを水利尿という．その結果，細胞外液量が減少して，浸透圧は上昇して，正常値に戻る．

(5) 細胞外液量の低下時

出血や激しい下痢，脱水などによって細胞外液量が減少すると，以下の機構が作動して水分減少を補う方向に働く．

①**バソプレシン**：**右心房**には心肺部圧受容器があり，血流量が減少すると，その情報が視床下部に伝えられる[注17]．その結果，バソプレシンの分泌が増加し，尿量が減少して水の損失が抑えられる．

②**レニン・アンジオテンシン・アルドステロン系**：**腎臓**の輸入細動脈の血管壁にある糸球体傍《ほう》細胞で血流量の減少が感受され，ここからの**レニン**分泌が増加する．その結果レニン・アンジオテンシン系が作動して副腎皮質からアルドステロンの分泌が亢進する（第10章参照）．アルドステロンは腎臓の遠位尿細管や集合管に作用して，**Na^+の再吸収**を促し，K^+の排泄を促す．Na^+の再吸収に伴い**水も再吸収**されて，尿量は減少する．

(6) 細胞外液量の増加時

心房から分泌される**心房性ナトリウム利尿ペプチド**（ANP）は，血液量の増加により心房筋が伸展されると増加し，血管を拡張させ，腎臓に作用して水とNa^+の排泄を促進し，尿量を増やして**血圧を低下**させる．

(7) 脱水症と浮腫

多量の発汗や下痢，頻回の嘔吐などで細胞外液量が急に不足すると脱水症を生じる．塩分よりも水分喪失の度合いが多い場合を高張性脱水，逆の場合を低張性脱水，同程度に喪失する場合を等張性脱水という．

注17● **心肺部圧受容器**：血流量の変化を反映する伸展受容器で，右心房と大静脈の接合部と，左心房と肺静脈の接合部に多く存在する．低圧受容器，心房圧受容器ともいう．

①**高張性脱水（水喪失型脱水，一次脱水）**：主に**水分摂取不足**によって起こり，**高Na血症**となる．夏の猛暑のなか，低張の汗が大量に分泌されたときに，十分な水を摂取しないと脱水となる．強い口渇があり，尿量は大幅に減少する．10％程度の脱水で錯乱や昏睡を起こす危険がある．

②**低張性脱水（Na喪失型脱水，二次脱水）**：**塩分摂取不足**で起こり，**低Na血症**となる．発汗により体液が損失した際に水のみ摂取して塩分を補わないと起こる．頭痛や血圧低下についで意識混濁が起こる危険がある．

③**等張性脱水**：出血，下痢や嘔吐による体液の損失によって起こる．

(8) 浮腫

間質液が過剰に増加した状態のことを浮腫という．浮腫は血漿中の水分が血管外に漏れ出て，間質液に過剰な水分が貯留するために生じる．

①**全身性の浮腫**：腎臓病によるタンパク尿や栄養不足によって低アルブミン血症になると，膠質浸透圧が低下して浮腫を生じる．心不全で静脈圧が亢進したときも浮腫となる．

②**局所性浮腫**：リンパ管や静脈の通行障害，皮膚感染症やアレルギーで生じる[注18]．

3) 酸塩基平衡 acid-base balance

(1) 体液のpHの調節（図8-16）

体液のpHは**7.40±0.05**と，**アルカリ性**に傾いた狭い範囲に保たれる．

酸と塩基のバランスを酸塩基平衡という[注19]．細胞は有機物を分解してエネルギーをATPの形で取り出すときに，O_2を取り込んでCO_2を排出する．CO_2は水に溶けてH_2CO_3（炭酸）となり，HCO_3^-（炭酸水素イオン）とH^+に解離する．つまり**CO_2はH^+を発生**させるため，血液は**酸性**に傾きやすい．

それでも血液のpHがほぼ一定に保たれているのは次の3つの働きによる．

①**体液の緩衝作用**：体液中に酸や塩基が加わっても，HCO_3^-が働き，pHをほぼ一定に保つ．これを緩衝作用という[注20]．

②**呼吸による調節**：肺は血中のCO_2を呼気中に放出して，血中のH^+を減らす．

③**腎臓による調節**：体液のpHは7.40±0.05の狭い範囲に保たれるのに対し，尿のpHは身体の状態に応じてpH4.5～8.0の範囲で変化する．腎臓は体液中の過剰な**H^+を尿中に排泄**し，H^+の緩衝に重要なHCO_3^-を再吸収することにより，体液のpHを調節する．この調節は時間ないしは日単位でゆっくりと作動するが，その働きは強力である．

注18★ **1. リンパ性浮腫**：外科手術の後など，リンパがうまく流れずタンパク質が間質液から回収されないと，間質液中のタンパク質濃度が上昇して浸透圧が高まる．その結果，間質腔に水分が貯留しすぎて浮腫を起こす．

注19● **pH**：水素イオンH^+濃度の指標で，H^+濃度の逆対数で示す．1L当たり10^{-7}モルのH^+を含む溶液の場合，pHは$-\log_{10}10^{-7}=7$となる．pHが7より低い溶液は酸性であり，pHが7より高い溶液はアルカリ性である．つまりH^+が多い状態が酸性である．

注20● **血液中の塩基**：塩基とはH^+を受け取る物質のことで，血液の緩衝作用においては特にHCO_3^-が重要である．血液のH^+濃度が増えて酸性に傾くと，HCO_3^-がH^+を受け取って，CO_2とH_2Oになる．これを重炭酸緩衝系という．血液の緩衝作用に働く系としては重炭酸緩衝系の他に，ヘモグロビン緩衝系，リン酸緩衝系，タンパク質緩衝系などがある．

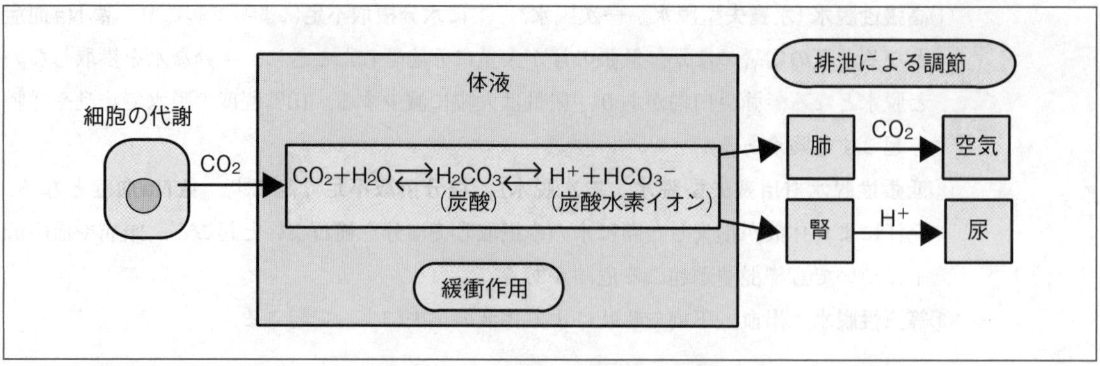

図8-16　体液のpH調節の模式図

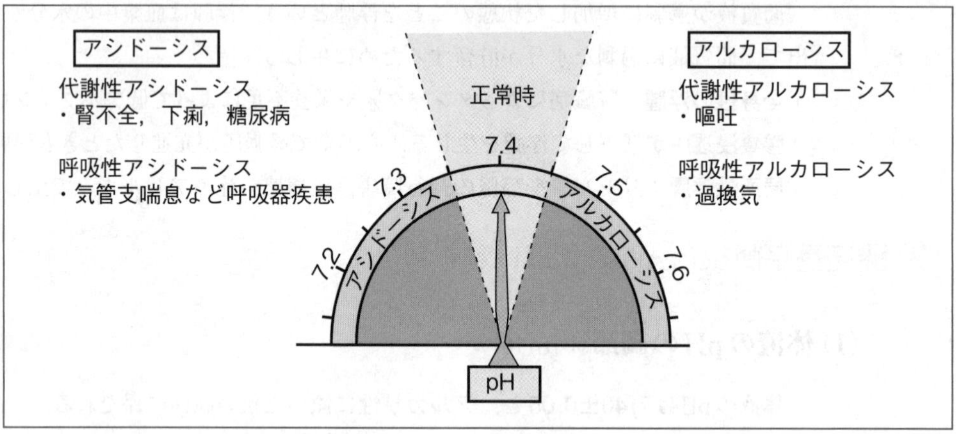

図8-17　アシドーシスとアルカローシス

(2) アシドーシスとアルカローシス（図8-17）

pHが正常より**酸性**側に向かう状態を**アシドーシス**（pH7.35以下），**アルカリ性**側に向かう状態を**アルカローシス**（pH7.45以上）という．体液のpHは6.8以下か7.8以上になると死につながる．アシドーシスもアルカローシスも，呼吸性と代謝性に分けられる．

①**呼吸性アシドーシス**：肺疾患や呼吸運動の異常により**換気が低下**し，肺からCO_2が排出されにくくなると，血液のpHが低下する．気管支喘息やCOPDなどの**呼吸器疾患**や，呼吸運動を障害するような神経疾患によって生じる．

②**呼吸性アルカローシス**：**過換気**でCO_2が過剰に排出されると，血液のpHが高くなる[注21]．

③**代謝性アシドーシス**：**腎機能の低下**で体液中のH^+が排泄されないと，pHが低下する．また**下痢**でアルカリ性腸液が失われる際や，糖尿病でケトン体が体内に蓄積した場合（**糖尿病性ケトアシドーシス**）も代謝性アシドーシスになる．

④**代謝性アルカローシス**：嘔吐により胃液中の塩酸が失われた場合などに起こる．

注21★ 過呼吸：過換気症候群ともいう．ストレスなどが原因で呼吸過多になり，頭痛やめまい，口の周りや四肢のしびれを生じ，重症な場合は痙攣や失神も起こる．血中の二酸化炭素が少なくなるために起こるので，治療としては，気持ちを落ち着かせて，口を思い切りすぼめて，ゆっくり口から息を吐くという方法が推奨されている．

第9章 消化器系と代謝・栄養

キーワード

口腔　唾液腺　咀嚼　嚥下　食道　胃　小腸　消化酵素　吸収　大腸　排便　膵臓　肝臓　胆嚢　腹膜　代謝　同化　異化　栄養素　糖質　脂質　タンパク質　酵素　ビタミン　ミネラル

学習の指針

A. 消化器系

1) 消化管は口腔に始まり，咽頭，食道，胃，小腸，大腸を経て肛門に終わる．
2) 消化器系の付属器官には唾液腺，膵臓，肝臓，胆嚢がある．
3) 消化管壁は一般に内側から粘膜，粘膜下層，筋層，漿膜の順に配列する．
4) 食物は口腔内で咀嚼運動によって砕かれ，唾液と混和されて食塊となる．
5) 食塊は嚥下運動により咽頭と食道を通って胃に送られる．
6) 胃で食塊は胃液と混和される．タンパク質が消化される．
7) 小腸で内容物は膵液の消化酵素などによって最終的に吸収可能な栄養素になる．
8) 栄養素と水・電解質は大部分小腸で吸収される．
9) 大腸へ送られた内容物は水分などの吸収を受け直腸に送られる．
10) 門脈血中に吸収された栄養素は，肝臓に入って代謝される．
11) 肝臓は胆汁の生成，栄養素の代謝や解毒作用をもつ．
12) 腹腔は壁側腹膜と臓側腹膜に覆われる．
13) 視床下部には摂食行動を調節する中枢がある．

B. 代謝と栄養

1) 代謝には，物質を合成する同化と，物質を分解する異化がある．
2) 生命を維持するのに必要な最小限の代謝を基礎代謝という．
3) 栄養素には，糖質，脂質，タンパク質，ビタミン，ミネラルがある．
4) 糖質はエネルギー源となる．
5) 脂質はエネルギー源であり，細胞膜の構成成分にもなる．
6) タンパク質は細胞の構成成分，エネルギー源となる．
7) ビタミン，ミネラルは，身体の機能維持に働く．

同義語

グルコース＝ブドウ糖　ミネラル＝無機質　唾液アミラーゼ＝プチアリン　幽門部＝幽門前庭　壁細胞＝酸分泌細胞　GIP＝胃抑制ペプチド　大十二指腸乳頭＝ファーター乳頭　陰窩＝リーベルキューン腺＝腸線　ブルンネル腺＝十二指腸腺　コレシストキニン＝CCK　炭酸水素ナトリウム＝重炭酸ナトリウム＝$NaHCO_3$　ビリルビン＝胆汁色素　マルトース＝麦芽糖　フルクトース＝果糖　スクロース＝ショ糖　ラクトース＝乳糖　カイロミクロン＝キロミクロン　後腹膜臓器＝腹膜後器官　炭水化物＝糖質　セルロース＝食物繊維　トリグリセリド＝中性脂肪　グリセリン＝グリセロール　LDL＝低密度リポタンパク質＝悪玉コレステロール　HDL＝高密度リポタンパク質＝善玉コレステロール　ミネラル＝無機質

A　消化器系

1）消化器系 digestive system とは（図9-1A）

食物中の栄養素を吸収可能な形に分解し，吸収する系を消化器系という．消化器系は食物が分解・吸収されながら通過する消化管と，消化液を合成・分泌する器官よりなる．

消化管は口腔《こうくう》に始まり，咽頭《いんとう》，食道，胃《い》，小腸，大腸を経て肛門《こうもん》に終わる[注1]．消化液を合成・分泌する器官には唾液腺《だえきせん》，肝臓《かんぞう》，胆嚢《たんのう》，膵臓《すいぞう》がある．

(1) 消化器系の働き（図9-1B，9-2）

食物は口腔内で咀嚼《そしゃく》によって唾液と混和されて食塊《しょっかい》となり，嚥下《えんげ》運動によって胃に送られる．食塊は消化管運動によって砕かれ，消化液と混和されつつ輸送される間に，酵素によって吸収可能な形に分解される．糖質はグルコースなどの単糖類，脂肪は脂肪酸やモノグリセリド，タンパク質はアミノ酸に分解された後，大部分が小腸で吸収される．ミネラル，ビタミン，水分も吸収され，残渣《ざんさ》は直腸に送られて糞便《ふんべん》として排泄《はいせつ》される．

生体内に取り込まれた栄養素は，さまざまな化学反応によって，身体の構成成分につくり変えられ，また生命活動のエネルギーとなる．生体内で起こる化学的反応を**代謝**《たいしゃ》という．代謝において，物質の合成を**同化**《どうか》，物質の分解を**異化**《いか》という．

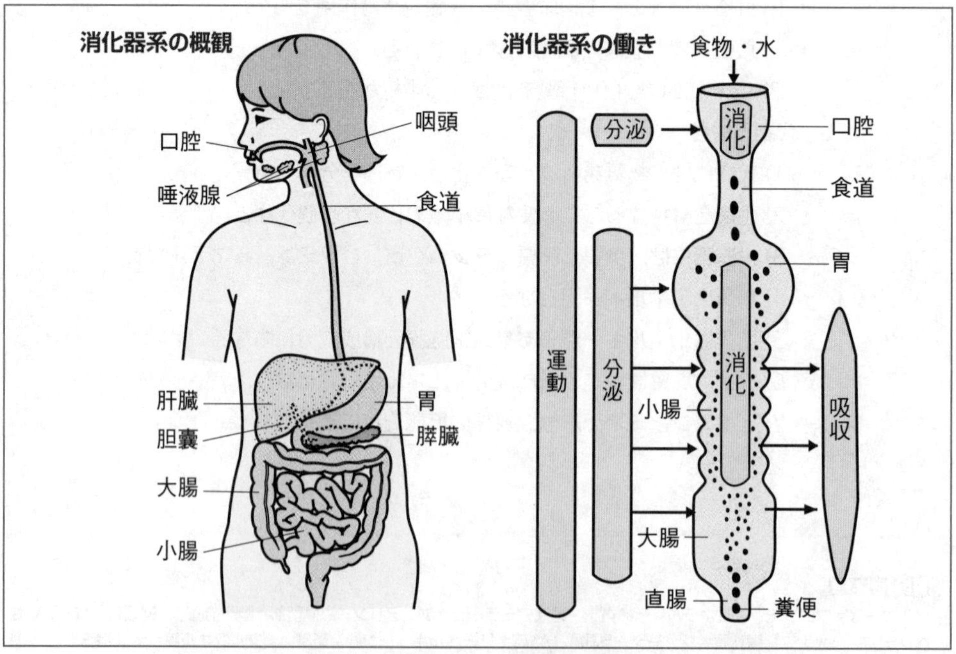

図9-1　消化器系の概観と働き

注1● 消化管の長さ：成人で約9mであり，摂取した食物が通過するのに約24～72時間かかる．

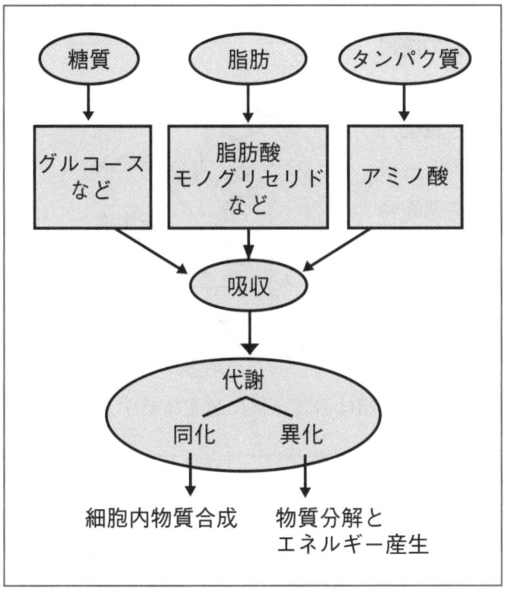

図9-2　栄養素の吸収と代謝

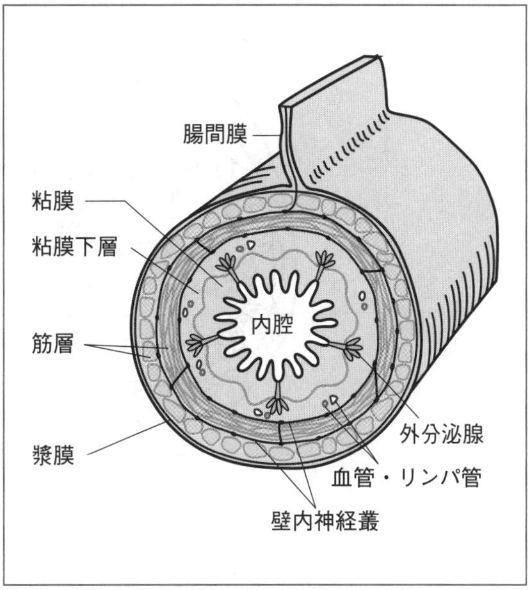

図9-3　消化管壁の構造を示す模式図

(2) 消化管壁の構造 (図9-3)

消化管は消化や吸収に適した構造をもつ．消化管壁は各部位によって差はあるが，一般に内側から粘膜，粘膜下層《ねんまくかそう》，筋層，漿膜《しょうまく》の順に配列する注2.

①**粘膜**：消化管の最も内側を覆う．消化液を分泌する**外分泌腺**が開口する．粘膜上皮，粘膜固有層，粘膜筋板よりなる．

②**粘膜下層**：結合組織よりなる．ここには**血管**や**リンパ管**が存在する．

③**筋層**：主として**平滑筋**よりなる．輪走筋《りんそうきん》や縦走筋《じゅうそうきん》がある．

④**漿膜**：消化管外側表面を覆う結合組織の膜．**腹膜**ともいう．

⑤**壁内神経叢《へきないしんけいそう》**：消化管機能を調節する．粘膜下層にある神経叢を**マイスネル神経叢**，筋層の間にある神経叢を**アウエルバッハ神経叢**という．

2) 咀嚼と嚥下

(1) 口腔 oral cavity (図9-4)

口腔は上唇と下唇がつくる口裂より入り，後方で咽頭に移行する．

①**口唇《こうしん》** lips：赤唇部《せきしんぶ》は薄い皮に覆われて血流が透けて赤く見える．口唇の中には**口輪筋**が走る．

②**口蓋《こうがい》** palate：口蓋は口腔の上壁をつくり，鼻腔と口腔を分ける．口蓋の前部2/3は骨のある**硬口蓋《こうこうがい》**，後部1/3は横紋筋からなる**軟口蓋《なんこうがい》**で，表面は粘膜で覆われる．軟口蓋は嚥

注2★ 消化管壁と癌：消化管壁の構造は消化管の癌の分類に重要である．たとえば早期胃癌は，癌の浸潤が粘膜層と粘膜下層までに限られているものをいう．なお，ひらがなの「がん」は悪性腫瘍全体を指し，漢字の「癌」は上皮細胞由来の悪性腫瘍のみに用いられる．たとえば胃平滑筋肉腫は「がん」ではあるが，胃癌ではない．

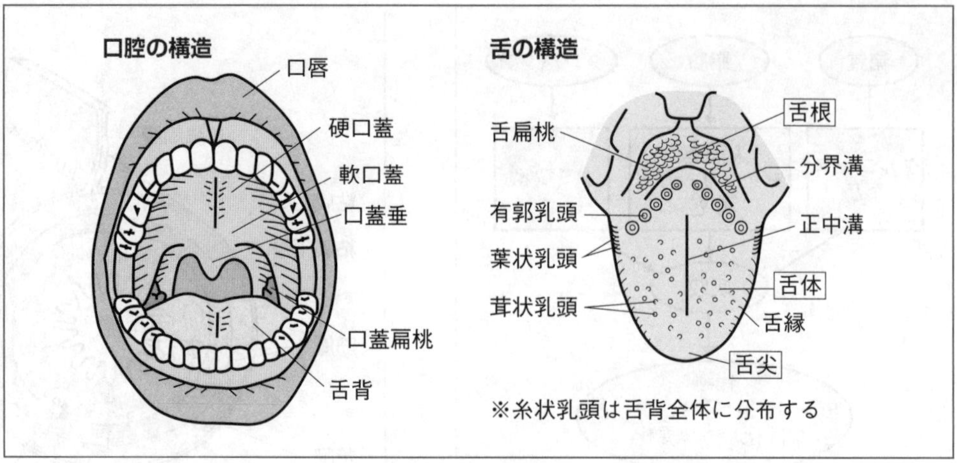

図9-4　口腔と舌

下時に，鼻腔から咽頭への通路をふさぐように働く．軟口蓋の中央に**口蓋垂《こうがいすい》**が下がり，口蓋垂の両側には**口蓋扁桃《こうがいへんとう》**がある．

③**舌** tongue：舌は**横紋筋**からなり，表面は粘膜に覆われる．複雑な運動が可能で，咀嚼《そしゃく》，嚥下《えんげ》，発声，味覚などの機能がある．舌の上面を舌背《ぜつはい/ぜっぱい》といい，中央部には正中溝が前後に走り，舌背の後方にはV字形の分界溝がある．分界溝より前方を舌体，後方を舌根という．また，舌の先を舌尖《ぜっせん》という．

舌根には**舌扁桃**があるため，表面に凹凸が認められる．舌の下面の正中部は舌小体によって口腔底とつながる．

④**舌乳頭** tongue papilla：舌背と側面の粘膜には細かい舌乳頭という小突起がある．**糸状《しじょう》乳頭**は舌背に広く分布し，先端部は角化しているために白っぽく，舌をザラザラにして食物をなめとりやすくする．**茸状《じじょう》乳頭**は舌背に散在し，**葉状《ようじょう》乳頭**は舌の側面に並び，**有《ゆう》郭《かく》乳頭**は分界溝前に一列に配列する．糸状乳頭以外の舌乳頭には**味蕾**が存在し，味覚受容器として働く．

⑤**歯** tooth（図9-5）：歯は食物を噛《か》み切ったり砕いたりするのに適した形をしている．生後6～7カ月頃から**乳歯**が生え始め，2～3歳で生えそろう．乳歯は上下左右におのおの切歯《せっし》2本，犬歯《けんし》1本，小臼歯《しょうきゅうし》2本が並び合計**20本**ある．乳歯は6～13歳頃に永久歯に置き換わる．**永久歯**では大臼歯3本が上下左右に加わって合計**32本**（20＋3×4）となる[注3]．歯が露出している部分を**歯冠《しかん》**，歯冠より下の部分を**歯根《しこん》**という．上顎骨・下顎骨の歯を支えている部分を**歯槽骨《しそうこつ》**，歯槽骨を覆っている軟らかい組織を**歯肉《しにく》**という．

歯の中心部には血管や神経の通る**歯髄腔《しずいくう》**がある．**象牙質《ぞうげしつ》**は歯の主体をなす硬い組織で，その中心に歯髄が位置する．

象牙質の周囲は，歯冠部では**エナメル質**に，歯根部では**セメント質**に覆われる．エナメ

注3● う蝕《しょく》（むし歯）：口腔内に常在している細菌が産生する酸によって，歯の表面のエナメル質が溶かされ，歯の内部へと徐々に浸食される病態．乳歯や生えたばかりの永久歯は石灰化度が低く，エナメル質や象牙質の厚さが薄いため，う蝕を生じやすい．

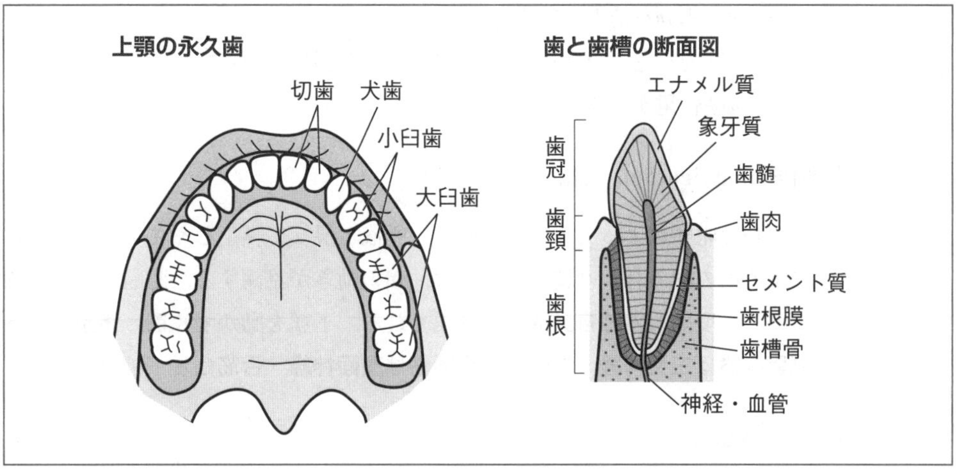

図9-5　歯の構造

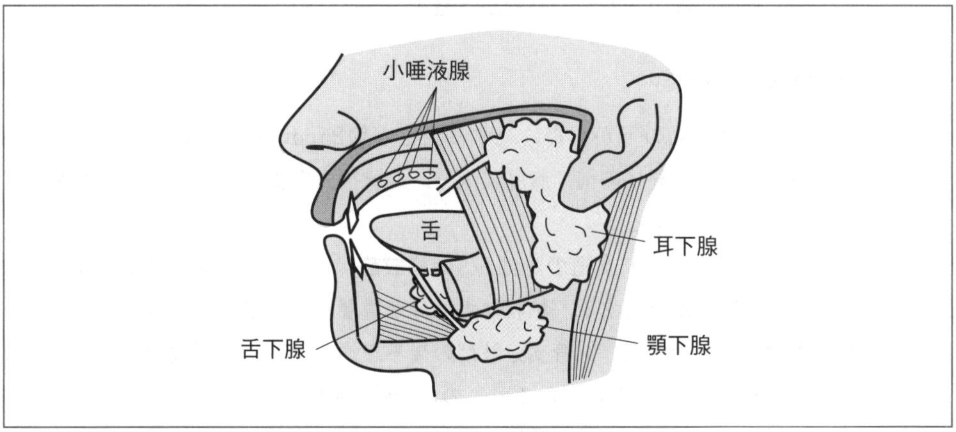

図9-6　唾液腺

ル質は身体の中で最も硬い組織である．

⑥**唾液腺**salivary gland（図9-6）：唾液は唾液腺で産生・分泌される．唾液腺には左右の**耳下腺**，**舌下腺**，**顎下腺**と口腔粘膜に散在する**小唾液腺**がある．耳下腺は耳の前方にある最大の唾液腺で，舌下腺は口腔底の粘膜下，顎下腺は下顎骨の下にある．

唾液は副交感神経と交感神経のどちらの興奮でも分泌される．食塊が口腔粘膜，舌，咽頭粘膜に触れると副交感神経を介して反射性に大量の漿液性唾液が分泌される．眼などからの感覚性刺激によっても，条件反射で唾液分泌が高まる．

交感神経の興奮では粘液性の唾液が分泌される．

唾液はpH6～7で，1日に0.5～1.5L分泌され，以下の働きがある．

ⅰ）**唾液アミラーゼ**を含み，**デンプンを分解**する．

ⅱ）**粘液（ムチン）**を含み，食塊を滑らかにし咀嚼や嚥下をしやすくする．口腔粘膜を保護する．

iii）食物成分を溶かし**味覚**を生じさせる．

iv）口腔内を湿った状態にし，口腔内と歯を**清浄**に保つ．

v）**抗菌作用**がある．

(2) 咀嚼 mastication, chewing

食物は咀嚼《そしゃく》によって歯で噛み砕き，唾液と混ぜて嚥下しやすい食塊になる．下顎の運動による歯の噛み合わせに，舌，口唇，頬の動きが協調する．咀嚼運動は随意的に開始されるが，一度始めると自動的に繰り返される．下顎を動かす**咬《こう》筋**，**側頭筋**，**外側翼突《がいそくよくとつ》筋**，**内《ない》側翼突《そくよくとつ》筋**は**三叉神経**，唇や頬の**顔面筋**は**顔面神経**，**舌筋**は**舌下神経**の支配を受ける．

(3) 咽頭 pharynx

咽頭は**口腔**と**食道**をつなぐ**食物**の通路であると同時に，**鼻腔**と**喉頭**をつなぐ**空気**の通路でもある．咽頭の上端は頭蓋底の下から始まり，下端は第6頸椎の高さで食道につながる．咽頭には中耳からの**耳管**が連絡する[注4]．

(4) 食道 esophagus

食道は**咽頭**の下から**胃**に達する長さが約25cmの管である．第6頸椎の高さで始まり，**気管の後方**，脊柱の前で胸腔に入り，心臓後方の縦隔を下行し．大動脈の前で横隔膜を貫いて，胃に達する．

食道の筋層は，食道の上部1/3は**横紋筋**，下部1/3は**平滑筋**よりなり，中央1/3は横紋筋と平滑筋が混在する．粘膜は大部分が**重層扁平上皮**からなる．

食道は，起始部，気管支分岐部の後ろを通る部分，横隔膜の食道裂孔を通過する部分の3カ所でやや細くなっている．この3カ所を**生理的狭窄《きょうさく》部位**といい，食物がつかえやすい．

胃への移行部は，嚥下時以外は閉じており胃内容の食道への逆流を防ぐ．

(5) 嚥下 swallowing（図9-7）

嚥下《えんげ》運動は**随意運動**である第1相と，一連の**反射運動**からなる第2～3相に分けられる．これらの反射運動は**舌咽神経**と**迷走神経**の支配を受ける．嚥下中枢は延髄に存在する．

①**第1相・口腔《こうくう》相**：**舌**を使って食塊を咽頭に送る随意運動である．

②**第2相・咽頭相**：咽頭は，鼻腔，気管，口腔，食道の4つとつながる．食塊が咽頭に触れると**軟口蓋の挙上**による**鼻腔への出口の閉鎖**（図9-7a），**喉頭蓋の閉鎖**による**気管への出口の閉鎖**（図9-7b），**舌根の挙上**による**口腔への出口の閉鎖**（図9-7c）が起こる．さらに，咽頭の筋が収縮して咽頭内圧が上昇し，食道上部の筋が弛緩して，咽頭部の食塊は食道へ送られる．この間1～2秒，呼吸は抑えられる．

③**第3相・食道相**：食塊は**食道**の自動的な**蠕動《ぜんどう》運動**により胃に移送される．この際，食道上部の筋は収縮し，食物の逆流を防ぐ（図9-7d）．食塊が胃の噴門《ふんもん》部に至ると，食道下

注4● 耳管：耳管の咽頭への開口部は普段は閉じているが，物を飲み込むときに開口する．飛行機に乗ったときのように急激な気圧変化の際には，つばを飲むと咽頭と中耳が連絡して，中耳の圧が外気圧と均衡する．

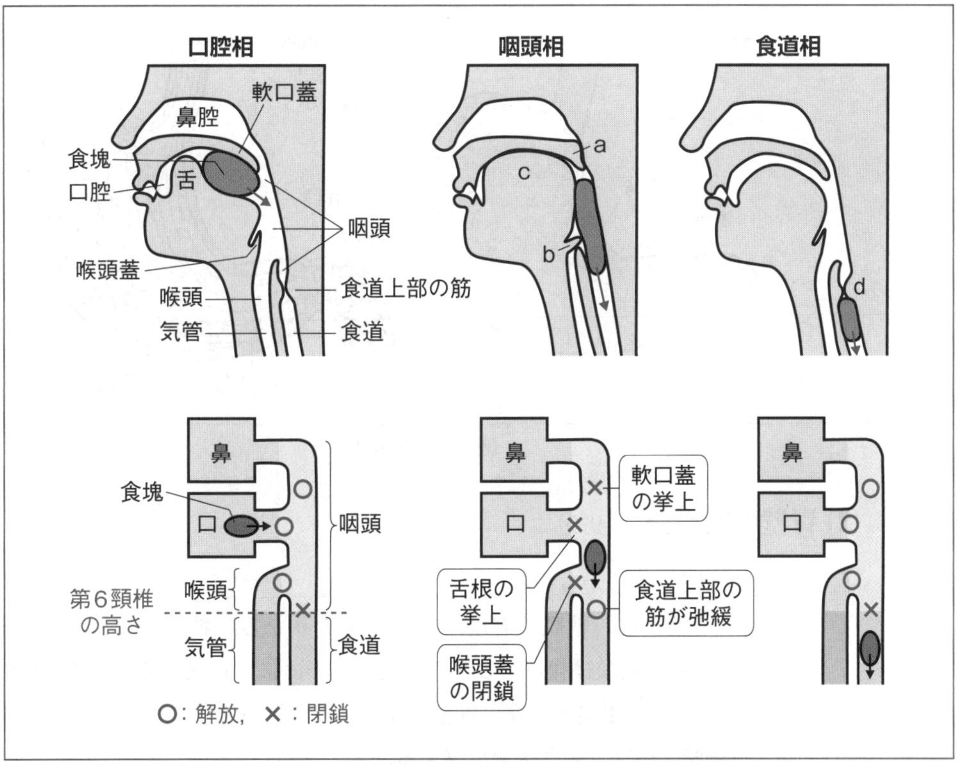

図9-7　嚥下運動

部の筋が弛緩して噴門が開き，食塊は胃に収容される[注5].

3) 胃 stomach

胃に入った食塊は，蠕動運動による機械的な消化と消化酵素による化学的な消化を受け，流動性の**糜汁**《びじゅう》になって少量ずつ十二指腸に送られる．

(1) 胃の構造 (図9-8)

胃は上腹部の左側に位置し，J字形をした臓器で，食物が満たされると1～1.5L程度となる．胃は内容物の量により，その形や大きさをさまざまに変える．

胃の入口の**噴門**《ふんもん》は第11胸椎付近に，出口の**幽門**《ゆうもん》は第1腰椎付近に位置する[注6]．胃は，大部分を占める**胃体**と，幽門に向かって細くなった**幽門部**（幽門前庭）に分けられる．胃体のうち，噴門よりも左上に膨れ出た部分を**胃底**という．J字形に弯曲した胃の外縁は**大**《だい》**弯**《わん》，内縁は**小弯**という．小弯の胃体と幽門部の境にあるくびれを**胃角**《いかく》という．

注5● **上部食道括約筋と食道胃接合部**：食道上部には括約筋が存在し，上部食道括約筋という．食道下部の食道胃接合部では内輪筋が肥厚している．両者とも休止期には収縮し，食道に空気が入ったり，胃酸が逆流したりすることを防いでいるが，嚥下時には反射的に弛緩し，食物を通過させる．新生児では食道胃接合部を閉じる機能が未熟なため，胃内容が食道に逆流しやすい．

注6★ **経管栄養**：口から栄養が取れないとき，直接胃に栄養を送り込むための方法として，経鼻胃管を鼻から胃まで（成人で45～55cm程度）通す経鼻経管栄養や，胃に穴を開けてチューブを通す胃瘻《いろう》などがある．

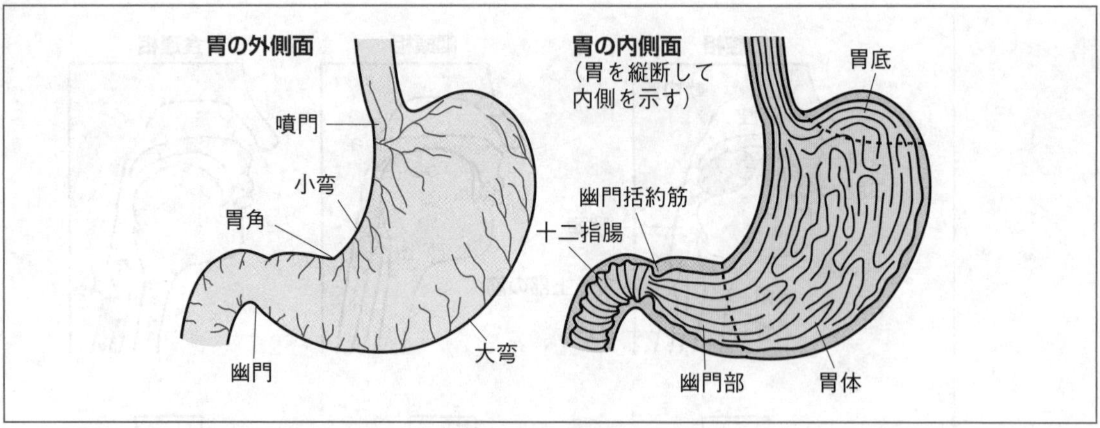

図9-8　胃の構造

(2) 胃壁の組織像（図9-9）

胃壁は以下の4層からなる．

①**粘膜**：粘膜上皮，粘膜固有層，粘膜筋板よりなる．粘膜上皮は単層円柱上皮よりなる[注7]．内壁の粘膜は複雑なヒダを形成し，表面には胃腺が開口して，胃液を分泌する．胃腺の入口を胃小窩《いしょうか》という．胃腺には以下の細胞が分布する．

i）**主細胞**：**ペプシノゲン**を分泌する．

ii）**壁細胞**：**塩酸**と，**ビタミンB12**の吸収に必要な**内因子**を分泌する[注8]．ガストリン，ヒスタミン，アセチルコリン（副交感神経節後線維の神経伝達物質）の作用により胃酸の分泌を上昇させる．

iii）**粘液細胞**：表層粘液細胞と副細胞（頸部粘液細胞）は粘液を分泌する．

iv）**内分泌細胞**：胃腺の底部に存在し，ガストリンやヒスタミンなどを分泌する．

②**粘膜下層**：ゆるい結合組織で，血管，リンパ管，神経が分布する．

③**筋層**：内側から斜走筋《しゃそうきん》，輪走筋《りんそうきん》，縦走筋《じゅうそうきん》の平滑筋の層がある．幽門では輪走筋層が肥厚して**幽門括約筋**《ゆうもんかつやくきん》を形成し，収縮・弛緩によって幽門の開閉を行い，胃内容の十二指腸への排出の調節と，十二指腸液の逆流防止に働く．

④**漿膜**：胃の外側を覆う薄い膜．臓側《ぞうそく》腹膜である．

(3) 胃液

胃液は無色透明，pHは1～2と**強酸性**で，塩酸，消化酵素，粘液などを含む．胃腺から分泌され，1日の分泌量は1～3 Lである．粘液分泌が不十分だったり，塩酸の分泌が多くなったりすると，胃潰瘍の原因となる[注9]．

注7● 食道と胃の粘膜：胃の入口（噴門）で重層扁平上皮（食道粘膜）から，単層円柱上皮（胃粘膜）へ急に変わるため，正常では移行部が明瞭である．

注8● ビタミンB12の吸収：ビタミンB12が小腸で吸収されるためには，内因子と結合する必要がある．胃全摘手術の後は内因子の欠乏によりビタミンB12が吸収されず，ビタミンB12を非経口的に投与しないと貧血を生じる．

注9★ 胃潰瘍：胃粘膜組織が障害された病態をいう．ストレスの際には副腎皮質ホルモンの分泌が高まり，胃の粘液分泌が抑えられ，胃酸とペプシンの分泌が促進される．ストレスが長期化すると胃潰瘍を起こしやすい．

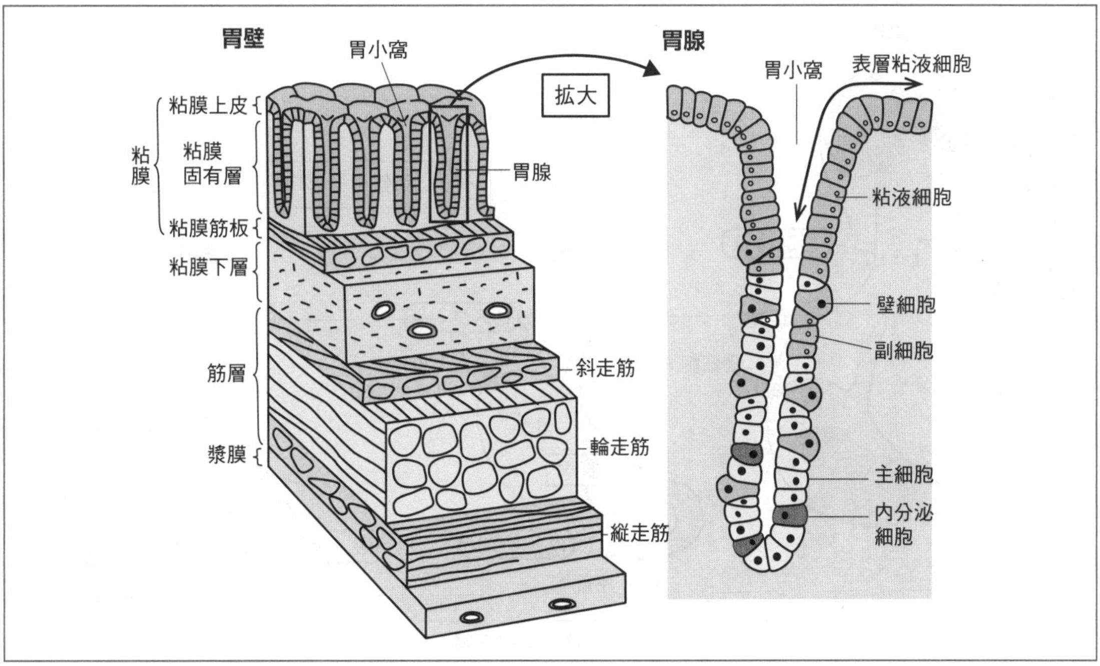

図9-9　胃壁と胃腺の構造（左図：富松ら，2000.[28]を参考に作成）

①**塩酸**：胃内容の**殺菌**作用をもつ．ペプシノゲンを活性化してペプシンにし，ペプシンの作用を促進する．十二指腸でのセクレチン分泌を促進する．
②**消化酵素**：**ペプシノゲン**が塩酸の作用で**ペプシン**となり，**タンパク質を分解**する．
③**粘液**：胃の内面を覆い，胃粘膜が塩酸で傷害されるのを防ぐ保護作用が重要である．

(4) 胃液の分泌調節（図9-10）

胃液分泌には以下の3相がある．
①**頭**《とう》**相**：味覚，嗅覚，視覚や口腔粘膜の刺激で，**迷走神経**を介して反射性に胃液分泌を**亢進**させる．
②**胃相**：**胃壁の伸展**による物理的刺激や，食物による化学的刺激により，**ガストリン**という消化管ホルモンの分泌が大幅に上昇し，胃酸分泌を**亢進**させる．ガストリンは**ヒスタミン**の分泌も促進し，さらに胃酸分泌を亢進させる[注10]．
③**腸相**：十二指腸に入った酸や脂肪が**セクレチン**や**GIP**などの消化管ホルモンを分泌させ，これらが胃液分泌やガストリンン分泌を**抑制**する（第10章参照）．

注10★ ヒスタミン受容体拮抗薬：胃潰瘍の治療薬として用いられる．壁細胞のヒスタミン受容体（H2受容体）に作用して塩酸の分泌を抑える．

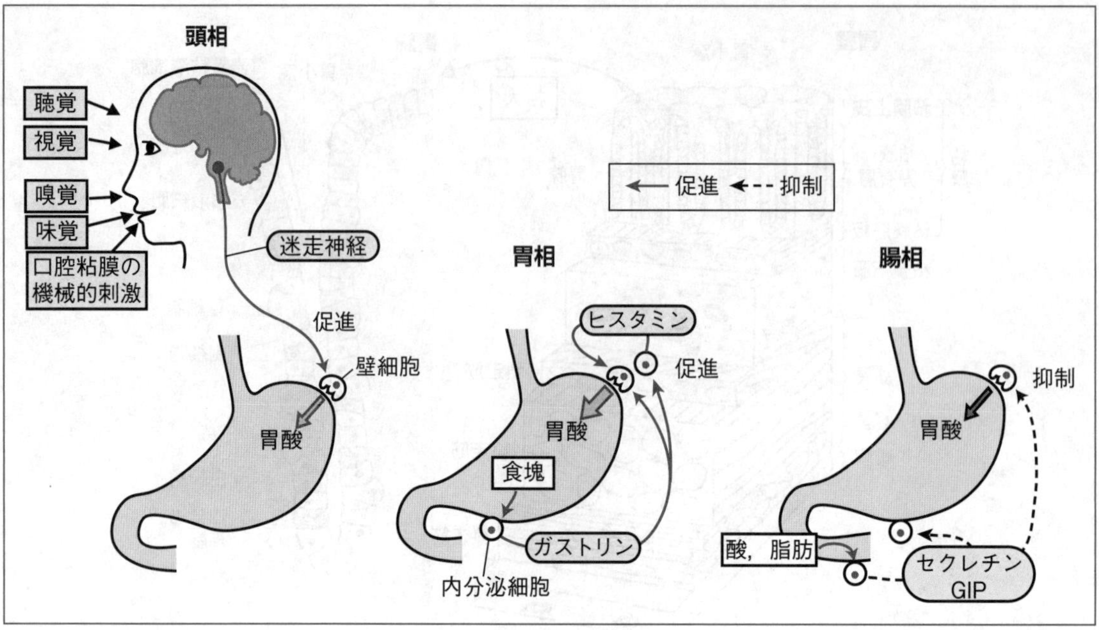

図9-10　胃液分泌

(5) 胃運動

①**受け入れ弛緩**：胃に食塊が入ると，内臓-内臓反射により胃壁は弛緩し，胃内圧をあまり高めずに胃内容積を増やす．

②**蠕動**《ぜんどう》：胃に食塊が入ってしばらくすると，蠕動運動が始まる．蠕動は毎分約3回の頻度で胃体上部に始まり，ゆっくりと幽門に向かう．胃内の食塊は攪拌《かくはん》され，胃液と混和されて糜汁となる．

③**内容物の排出**：蠕動運動が幽門部に及ぶと，幽門部の内圧が高まり，糜汁は幽門から少量ずつ十二指腸に送り出される．

④**胃運動の調節**：胃の運動は，内因性には胃壁の平滑筋自体の性質や壁内神経叢によって行われる．外因性には自律神経によって調節される．**副交感神経**の迷走神経によって胃運動は**亢進**し，交感神経の内臓神経によって**抑制**される．

⑤**嘔吐**：胃の内容物を反射性に急激に吐出する運動を嘔吐という[注11]．

4) 小腸 small intestine

小腸は**消化**と**吸収**に働く．内容物は長く滞留し，最終的に吸収可能な栄養素にまで消化され，大部分の栄養素が吸収される．消化は，小腸運動による機械的な消化と化学的な消化によってなされる．

注11★ 嘔吐反射：咽頭，舌根，胃粘膜などが機械的あるいは化学的に強く刺激されると，延髄の嘔吐中枢が活動し，まず悪心や唾液分泌が起こり，食道および胃が弛緩して噴門が開く．次いで横隔膜や腹筋が収縮して腹腔内圧が著しく高まり胃の内容物が外へ吐出される．

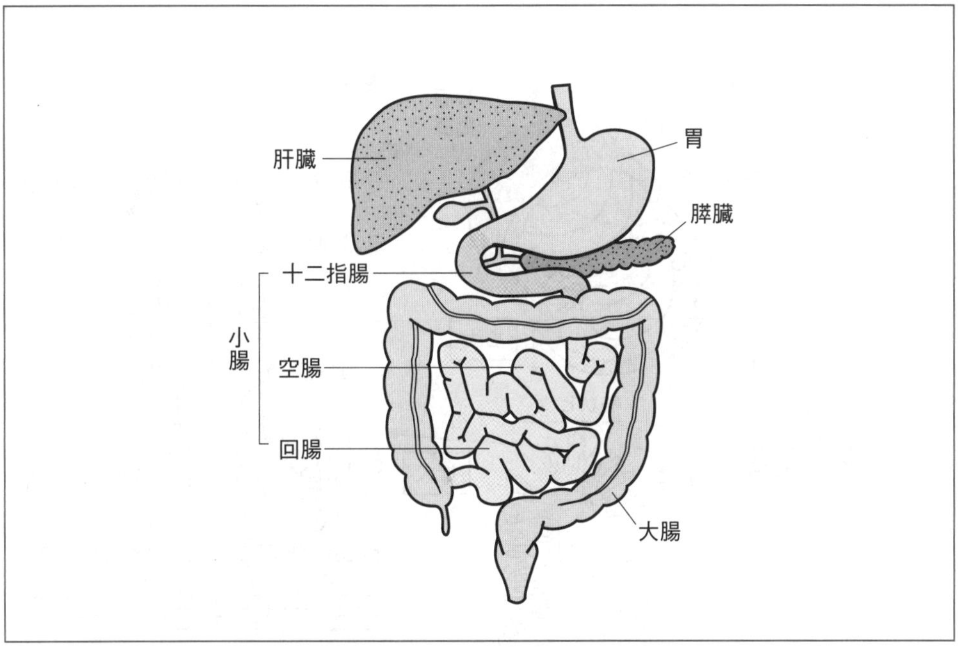

図9-11　小腸と周辺の消化器系
（わかりやすくするために各臓器を離して描いている）

(1) 小腸の構造（図9-11）

小腸は長さ約6～7mの管状臓器である．

①**十二指腸**：幽門部に続く長さ約25cmの部分で，膵臓の右側を囲むようなC字状をしている．十二指腸には**膵管《すいかん》**と**総胆管《そうたんかん》**が合流して開口し，この開口部を**大十二指腸乳頭**（**ファーター乳頭**）という．ここの**オッディ括約筋**が**膵液**と**胆汁《たんじゅう》**の排出を調節する．

②**空腸**と**回腸**：十二指腸に続く細長い管で，上部2/5を空腸，下部3/5を回腸という．腹腔内で空腸と回腸は複雑に蛇行しているが，おおまかに**空腸**は**左上部**に，**回腸**は**右下部**に存在する．空腸と回腸を覆っている腹膜は，**腸間膜**となって背側の腹壁につながる．血管やリンパ管，神経などは，腸間膜の間を通って腸管に分布する．

(2) 小腸壁の組織像（図9-12）

小腸壁は粘膜，粘膜下層，筋層，漿膜の4層からなる．

①**粘膜～粘膜下層**：小腸の表層は，粘膜～粘膜下層までを含む細かい輪状ヒダに覆われる．

ⅰ）**絨毛《じゅうもう》**：**輪状ヒダ**の粘膜には無数の**絨毛**が突出している．絨毛は**単層円柱上皮**からなる**吸収上皮細胞**で覆われ，この細胞は細かい**微絨毛《びじゅうもう》**をもつ[注12]．このため小腸の粘膜上皮の表面積はきわめて大きく，物質の吸収を促進する．

絨毛の表層には吸収上皮細胞の他に，粘液を分泌する**杯《さかずき/はい》細胞**，セクレチンやコレ

注12● 吸収上皮細胞：微絨毛に覆われた細長い単層円柱上皮で，その表面には消化酵素が組み込まれている．栄養素は微絨毛の表面で最終的な消化を受けた後，吸収上皮細胞に吸収される．

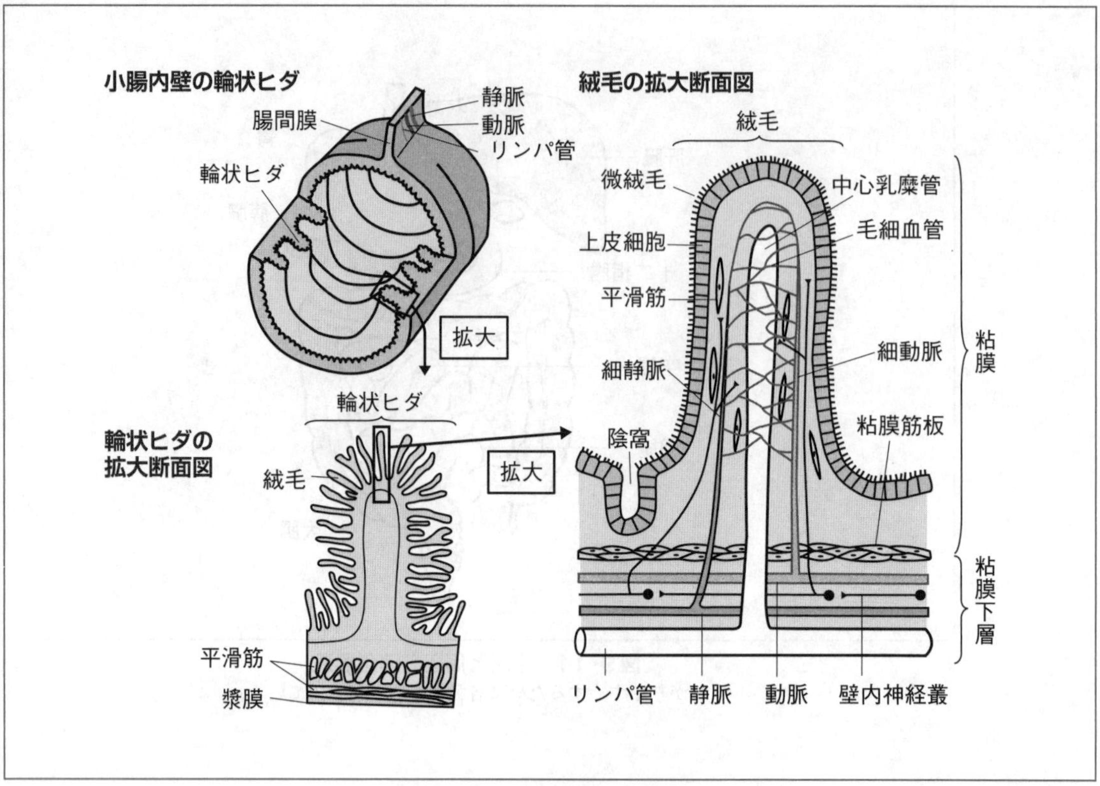

図9-12　小腸粘膜の構造

シストキニンなどを分泌する**内分泌細胞**がある．

絨毛の中には豊富な**毛細血管網**があり，物質透過性が高く，大部分の**栄養素**がこの毛細血管に吸収される．また，絨毛の中心部には中心乳《にゅう》糜《び》管《かん》という**リンパ管**が走り，**脂質**などの運搬を行う．

ⅱ）**陰窩《いんか》（リーベルキューン腺，腸腺）**：絨毛の根元はくぼんで陰窩となる．陰窩は主に未分化な増殖細胞からなり，他にパネート細胞などが散在する[注13]．

ⅲ）**ブルンネル腺（十二指腸腺）**：十二指腸にはブルンネル腺という粘液腺が存在する．

ⅳ）**リンパ小節**：小腸ではリンパ小節が発達している．**回腸**では，リンパ小節が集まって**パイエル板**という集合リンパ小節をつくり，免疫の場として重要である．

②**筋層**：内側の輪走筋，外側の縦走筋の2層の平滑筋層からなり，その間に神経叢が存在する．

③**漿膜**：空腸と回腸を包む**漿膜**は**臓側《ぞうそく》腹膜**であり，背側で合わさって**腸間膜**となり，後腹壁につく．**血管**，リンパ管，神経は腸間膜を通って出入りする．十二指腸の大部分は腸間膜を介さず，後腹壁に固定されている．

注13● パネート細胞：小腸陰窩の底部に存在する顆粒を含む細胞で，自然免疫に働く．

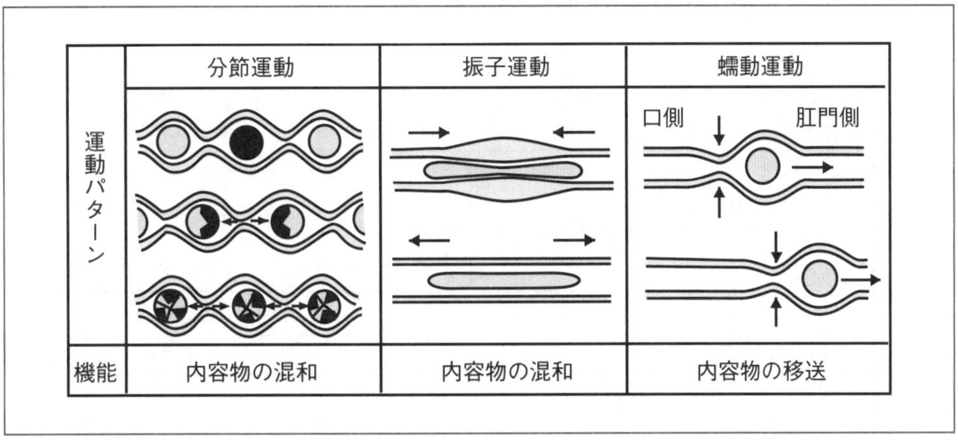

図9-13　小腸運動の種類

(3) 小腸の運動 (図9-13)

小腸は，分節運動，振子《ふりこ》運動，蠕動運動をする．

①**分節運動**：輪走筋による運動で，収縮部と弛緩部が隣り合って現れ，次いで収縮部が弛緩し，弛緩部が収縮する．内容物の混和に役立つ．

②**振子運動**：縦走筋により縦方向に伸縮運動が起こる．内容物の混和に役立つ．

③**蠕動運動**：主に輪走筋による運動で口側から肛門側に向かって進む．十二指腸の蠕動は連続的に小腸の肛門側に伝播して，内容物を移送する．

④**小腸運動の調節**：小腸の運動は小腸平滑筋自体の性質や壁内神経叢によって調節される．さらに副交感神経である**迷走神経**によって**亢進**し，交感神経である内臓神経によって抑制される．

⑤**回盲弁《かいもうべん》の開閉**：回腸の出口にある回盲弁は開閉を調節して内容物の逆流を防ぐ．

(4) 小腸における消化 (図9-14)

胃から十二指腸に糜汁が送られると，**膵液**と**胆汁**が分泌される．**膵液**には**消化酵素**が含まれ，**胆汁**は**脂質**の消化を助ける．ここまでは消化酵素が消化管の管腔内に分泌され，消化は管腔内で行われるため，**管腔内消化**という．

最終的な消化は小腸上皮細胞の微絨毛の膜上で行われ，これを**膜消化**という．微絨毛膜上に消化酵素が分布し，最終分解産物への消化と小腸上皮細胞への吸収とがほぼ同時に行われる．

管腔内消化と膜消化によって，糖質，タンパク質，脂肪などの各栄養素は，それぞれグルコースなどの単糖類，アミノ酸，脂肪酸とモノグリセリドなどの最終分解産物にまで分解される．

①**膵液**：膵臓から**十二指腸**に分泌される．**炭酸水素ナトリウム** ($NaHCO_3$) を含み**弱アルカリ性**であるため，胃から送られてきた内容物を**中和**する[注14]．タンパク質，脂肪，糖質

注14● **炭酸水素ナトリウム**：重炭酸ナトリウムともいう．膵液酵素の至適pHは中性に近いものが多いため，炭酸水素ナトリウムによる中和は消化作用にとって不可欠である．

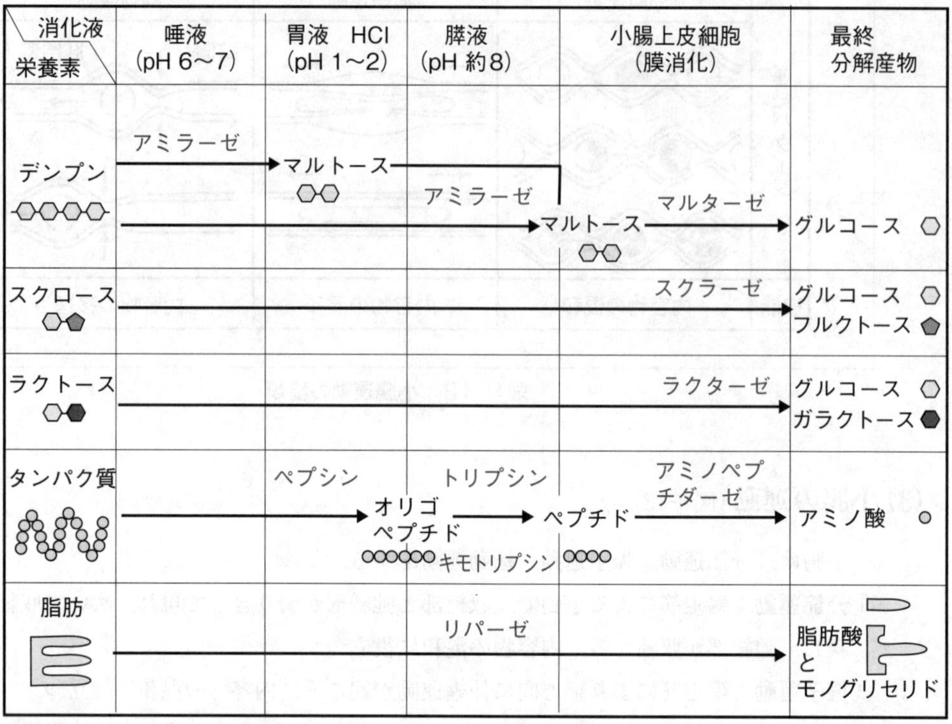

消化酵素を赤文字で示す.

図9-14　栄養素の消化過程

を分解する以下の消化酵素を含む.

i) **アミラーゼ**：**デンプン**を**マルトース**に分解する.

ii) **トリプシン**と**キモトリプシン**：**タンパク質**を**ペプチド**に分解する．膵臓からは不活化型で分泌され，小腸で活性化される[注15].

iii) **リパーゼ**：**脂肪**を**脂肪酸**と**モノグリセリド**に分解する.

②**膜消化**：小腸上皮細胞の微絨毛の膜上には以下の消化酵素が分布し，最終分解産物まで分解する.

i) **マルターゼ**：マルトースを**グルコース**に分解する.

ii) **スクラーゼ**：スクロースをグルコースとフルクトースに分解する.

iii) **ラクターゼ**：ラクトースをグルコースとガラクトースに分解する.

iv) **アミノペプチダーゼ**：**ペプチド**を**アミノ酸**に分解する.

v) **エンテロキナーゼ**：膵液中のトリプシノゲンを活性化してトリプシンにする.

注15● トリプシンとキモトリプシン：おのおの不活性なトリプシノゲン，キモトリプシノゲンとして分泌され，小腸内で活性化される.

③**胆汁**：胆汁は黄褐色の液体であり，**肝臓**から分泌される．**胆汁酸**，胆汁色素の**ビリルビン**，コレステロールなどを含む．消化酵素を含まないが，脂肪の消化・吸収を助ける．

ⅰ）**胆汁酸**は**脂肪を乳化**して消化酵素の働きを助ける．

ⅱ）脂肪の分解産物に作用して**ミセル**を形成し，小腸から吸収されやすい形にする．腸内に分泌された胆汁酸の大部分は小腸で再吸収され，肝臓に戻る．

④**腸液**：十二指腸に分布する**ブルンネル腺**からは粘液や炭酸水素ナトリウムが分泌される．小腸全体の粘膜に分布する**杯細胞**からは粘液が分泌され，陰窩からは抗菌物質などが分泌される．

(5) 小腸における吸収

小腸の吸収上皮細胞の微絨毛の膜上で最終分解産物に分解された栄養素は，速やかに小腸上皮細胞に吸収され，門脈血やリンパに入る．

①**糖質**：単糖類のグルコース，ガラクトース，フルクトースに分解され，小腸上皮細胞に吸収される．

②**タンパク質**：ジペプチドまたはアミノ酸に分解され，小腸上皮細胞に吸収される．

③**脂質**：脂肪酸やモノグリセリドなどに分解される．これらは脂溶性のため，胆汁酸とともに小さな水溶性のミセルをつくって微絨毛の表面に達する．ここでミセルが壊れ，拡散によって小腸上皮細胞に吸収される．小腸上皮細胞の中で脂肪に再合成され，**カイロミクロン**という白い乳状脂粒を形成した後に，中心乳糜管から**リンパ管**に入る．脂肪酸の一部は，遊離脂肪酸として門脈血に入る．

④**水**（図9-15）：成人1日当たりの水の摂取量は約2Lで，分泌される消化液の量は約7Lである．消化管内の水分の約8割は小腸，残りは大腸で吸収され，糞便中に排泄される水分は少量である[注16,17]．

5) 大腸 large intestine

回腸から大腸へ送られた半流動性の内容物は，ここで水分と電解質の吸収を受け，固形物となって直腸へ送られ，最終的に**糞便**として体外に排泄される[注18]．

(1) 大腸の構造（図9-16）

大腸は，小腸より**太く**直径約5～8cmで，長さは約150～170cmの管状臓器である．盲《もう》腸《ちょう》，結腸《けっちょう》および直腸《ちょくちょう》に区分される．

①**盲腸**：盲腸は，回盲弁よりも下方に伸びた**袋状**の約5cmの長さの部分をいう．盲腸の

注16★ 下痢：腸管における水分吸収が不十分だったり，消化液分泌が亢進したりすると，下痢を起こす．特に腸運動が亢進すると内容物の移動が速まり，吸収は不十分となる．下痢の際には水分や電解質を補うことが大切である．

注17★ 下剤：腸管での水の再吸収は栄養素や電解質の吸収に伴う浸透圧差によって起こる．したがって，Mg^{2+}やSO_4^{2-}などの吸収されにくい電解質を多量に取り入れると，腸管腔内浸透圧が高まって水が腸管腔内に貯留する．そのため，硫酸マグネシウム（$MgSO_4$）は下剤として用いられる．

注18★ イレウス（腸閉塞症）：腸管の内容物の肛門側への移動が障害されることによって起こる．腹痛や嘔吐，腹部膨満，排便の停止などを呈する．

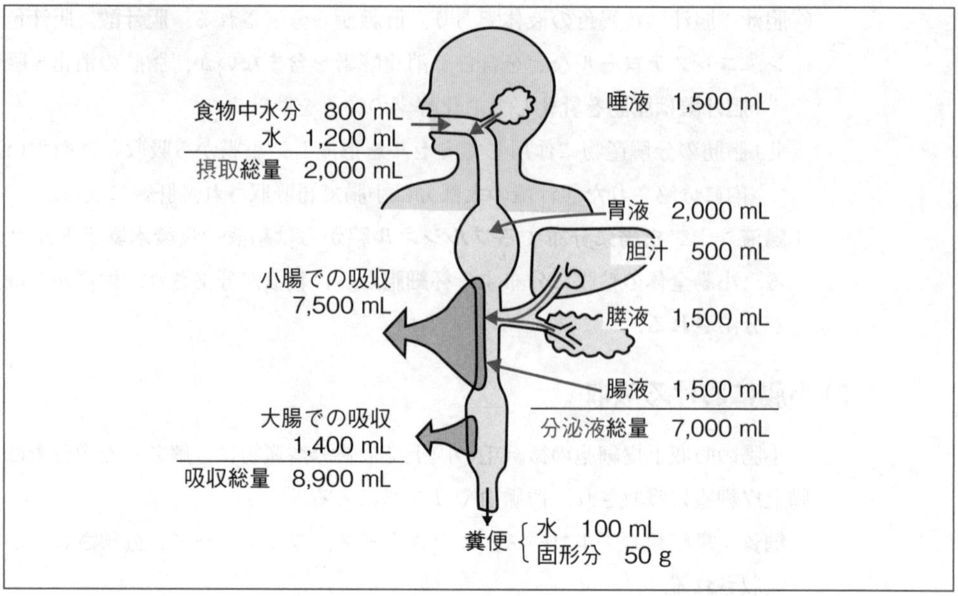

図9-15　おおよその水分の出入り

盲端から出る細長い突起を**虫垂《ちゅうすい》**という[注19]．盲腸と虫垂は**右下腹部**に位置する．

②**結腸**：**上行結腸**は盲腸に続く部分で，腹腔の**右側**を上行する．右《みぎ》結腸曲で**横行結腸**に移行し，胃の下を横切って左上方の左《ひだり》結腸曲に向かう．**下行結腸**は腹腔の**左側**を下行し，腸骨稜《りょう》の高さで**S状《エスじょう》結腸**に移行する．S状結腸はS字状に蛇行して仙骨の前面で直腸に移行する．左結腸曲のほうが右結腸曲より高い位置にある[注20]．

③**直腸**：長さは約20cmで，仙骨の前面に沿って下行し，尾骨を過ぎたところで後方に屈曲して**肛門**に至る[注21]．**肛門**には輪走筋（平滑筋）からなる**内肛門括約筋**と，これを取り囲む横紋筋からなる**外肛門括約筋**がある．

(2) 大腸壁の組織像（図9-16）

①**粘膜**：小腸と異なり絨毛と輪状ヒダはなく，**陰窩**が発達している．陰窩の壁と粘膜表層は，**吸収上皮細胞**と粘液を分泌する**杯細**胞で覆われる[注22]．

注19★ 虫垂炎（右図）：虫垂にはリンパ小節が多数存在し，感染などの際に炎症を起こすと虫垂炎になる．マックバーニーMcBurneyの点（前腸骨棘と臍を結ぶ線の中点）やランツLanzの点（両側の上前腸骨棘を結ぶ線上の右側1/3の点）に圧痛が認められる．

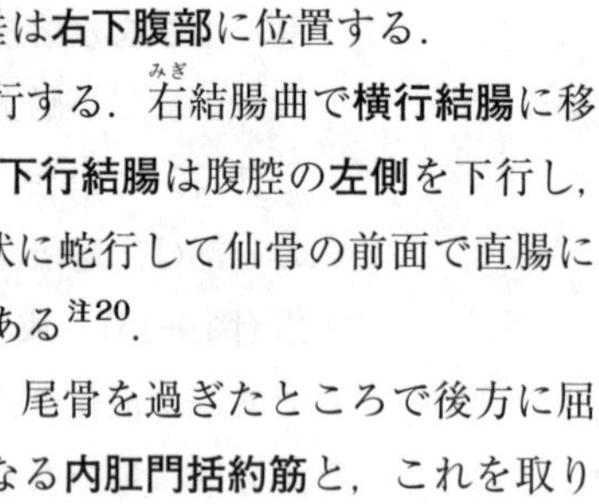

注20★ 浣腸：浣腸は左側臥位で行う．これにより浣腸液は直腸からS状結腸，下行結腸に流れることができる．無理にカテーテルを挿入すると腸穿孔を起こすことがあるので注意する．

注21★ 坐薬：肛門から直腸に挿入する薬．直腸粘膜から吸収された薬剤の多くは肝門脈を通らず静脈に入り全身を循環するので，肝臓での代謝を受ける前に全身に作用する．経口投与が難しい場合や経口投与による胃粘膜障害を避けるのに適している．

注22★ 潰瘍性大腸炎：大腸粘膜の炎症により，大腸にびらんや潰瘍を生じた病態をいう．下痢や血便などの症状が認められる．

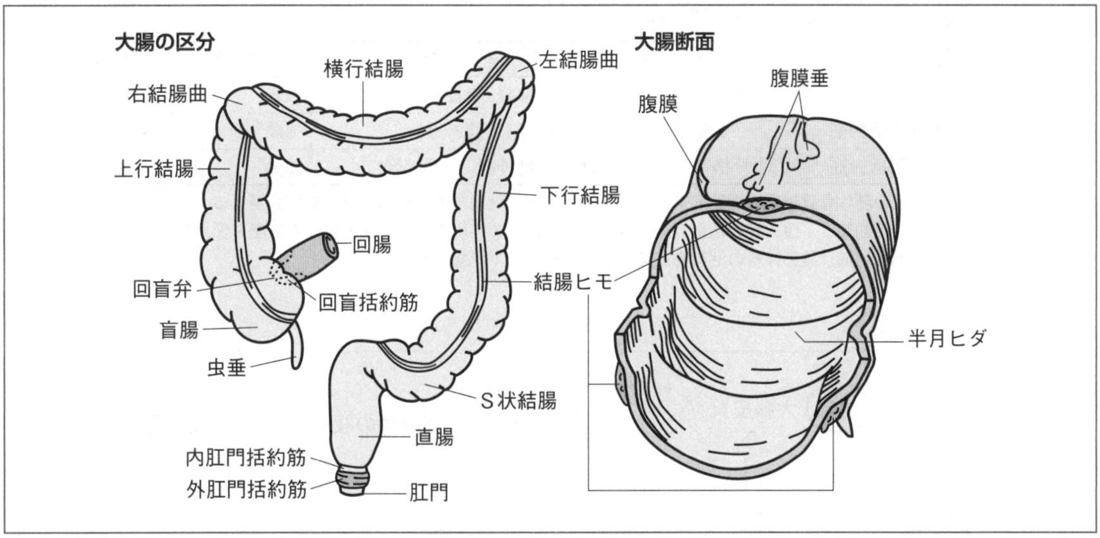

図9-16　大腸の構造

②**粘膜下層**：小腸と同様である．

③**筋層**：内側の輪走筋，外側の縦走筋の2層の平滑筋層からなる．縦走筋は密に集まって，幅約1cmの3本の**結腸ヒモ**を形成する．結腸ヒモに沿って，腹膜垂という脂肪の入った袋状の構造が下がる．結腸ヒモが発達しているため，結腸壁には**結腸隆起**という規則的な膨らみが見られ，くびれの部分は内腔に突出して**半月ヒダ**をつくる．3本のヒモはS状結腸から直腸への移行部で消失する．

④**漿膜**：横行結腸とS状結腸は腸間膜をもつが，上行結腸と下行結腸は後腹膜腔にあり，前部のみ漿膜で覆われ，後部は後腹壁に癒着している．

(3) 大腸の運動と分泌

①**大腸運動**：**分節運動**，**蠕動運動**の他，**逆蠕動**も行い，内容物を結腸に留めてゆっくりと水分を吸収する．また輸送を一気に行う**大蠕動**が1日数回起こる．大蠕動では，横行結腸からS状結腸にかけての広範囲の平滑筋が同時に収縮して，内容物は一気に直腸へ運ばれる．大蠕動は食事摂取後に胃が充満すると，胃-大腸反射により起こりやすい．

②**大腸運動の調節**：**副交感神経**により**促進**され，交感神経により抑制される．

③**大腸の分泌機能**：大腸液はアルカリ性で，**粘液**に富む．粘液は大腸壁を保護し，大腸内容の移送を容易にする．

④**腸内細菌**：ビフィズス菌や乳酸菌，大腸菌など多数の細菌が常在し，**消化残渣《ざんさ》を分解**する．食物繊維は分解されて，水素やメタンなどのガスを発生する．アミノ酸が腸内細菌で分解されて発生するインドールやスカトールは，糞便臭の原因となる．

(4) 排便（表9-1，図9-17）

直腸に糞便が送り込まれて直腸壁が伸展すると，その情報が大脳に伝えられ**便意《べんい》**を催《もよお》す

表9-1　排便にかかわる筋と神経

	筋の種類	主な支配神経	排便時	排便を我慢
直腸壁の筋	平滑筋	副交感神経（骨盤神経）	収縮	弛緩*
内肛門括約筋	平滑筋	交感神経（下腹神経）	弛緩*	収縮
外肛門括約筋	骨格筋	体性運動神経（陰部神経）	弛緩*	収縮

*直腸壁の筋は骨盤神経の活動亢進で収縮，活動低下で弛緩する．交感神経の支配も受ける．
内肛門括約筋は下腹神経の活動亢進で収縮，活動低下で弛緩する．副交感神経の支配も受ける．
外肛門括約筋は陰部神経の活動亢進で収縮，活動低下で弛緩する．

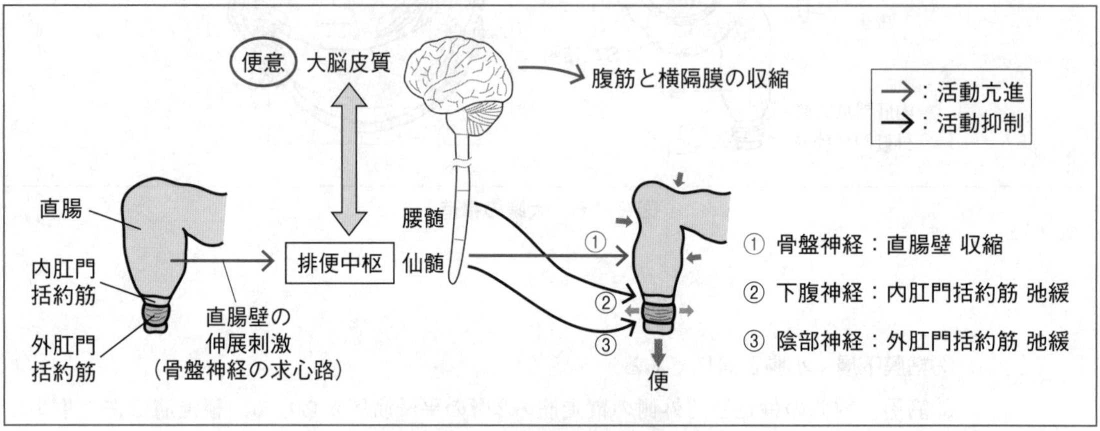

図9-17　排便反射の神経回路

とともに**排便反射**が起こる[注23]．

直腸壁の伸展の情報は，骨盤神経の求心路を通って**仙髄の排便中枢**に伝えられる[注24]．その結果，反射性に**副交感神経**である**骨盤神経**の活動が亢進して，S状結腸壁と**直腸壁**の**平滑筋**が**収縮**する．また，交感神経である下腹神経が抑制されて，平滑筋である内肛門括約筋が弛緩する[注25]．排便の準備が整うと，意識的に陰部神経が抑制されて，横紋筋である外肛門括約筋が弛緩する．同時に，随意的に横隔膜および腹筋を収縮させて腹圧を高め，呼吸を停止させ，排便を容易にする．

排便中枢は通常は**大脳**からの**抑制**を受けている．排便を**我慢**するときには，**体性神経**である**陰部神経**が随意的に**横紋筋**である**外肛門括約筋**を**収縮**させる[注26]．

注23● **排便と排尿**：排便と排尿にかかわる筋肉と神経は類似点が多い．便も尿も出すときには副交感神経の活動が亢進し，我慢するときには交感神経や体性神経の活動が亢進する．

注24● **排便中枢**：交感神経の下腹神経は腰髄から出るため，排便中枢を腰仙髄とする考え方もある．

注25● **内肛門括約筋の神経支配**：内肛門括約筋は下腹神経の他に骨盤神経の支配も受ける．交感神経である下腹神経は緊張すると内肛門括約筋を収縮させる．一方，副交感神経である骨盤神経は緊張すると内肛門括約筋を弛緩させる．

注26★ **慢性便秘**：排便を我慢することを繰り返していると，排便反射が起こりづらくなり，慢性便秘になりやすい．

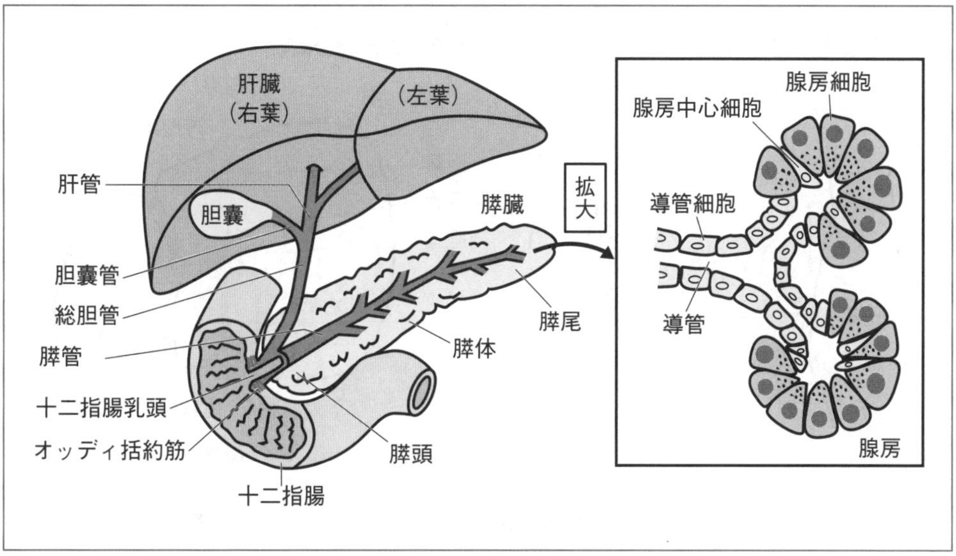

図9-18　膵臓と胆嚢と胆道

6) 膵臓 pancreas

(1) 膵臓の構造 (図9-18)

膵臓は**十二指腸弯曲《わんきょく》部**に接する長さ約15cm，厚さ約2cmの腺器官である．**左下肋《かろく》部**で，およそ第1～2腰椎の高さにあり，後腹壁に接する．十二指腸に囲まれる**膵頭**，中央部の**膵体**，左側の脾臓に接する**膵尾《すいび》**よりなる．**外分泌腺**は，腺房細胞が房状になった腺房と導管からなる．導管は集まって**膵管**となり，**総胆管**と合流して**大十二指腸乳頭**に開口する．

膵臓には**ランゲルハンス島**という**内分泌細胞**の小さな集団が点在し，インスリンやグルカゴンを分泌する(第10章参照)．

(2) 膵臓外分泌部の機能

膵臓の外分泌部は弱アルカリ性の**膵液**を分泌する．膵臓の腺房細胞から**消化酵素**，導管細胞から水分とHCO^{3-}などの電解質が分泌される．

胃からの糜汁が小腸内に入ると，十二指腸および上部空腸粘膜の内分泌細胞から**セクレチン**と**コレシストキニン**が分泌され，膵外分泌腺に働いて膵液分泌を促す．また，味覚や嗅覚，口腔内や胃壁の機械的，化学的受容器の刺激により，**迷走神経**を介して膵液の分泌が亢進する．

7) 肝臓 liver と胆嚢 gall bladder

(1) 肝臓の構造 (図9-19)

肝臓は腹腔内の**右上部**で横隔膜の直下やや右寄りに位置し，重さは約1.4kgの大きな赤い臓器である．下面はくぼんで他の内臓と接し，右側方では**肋骨弓**とともに走る．肝臓は

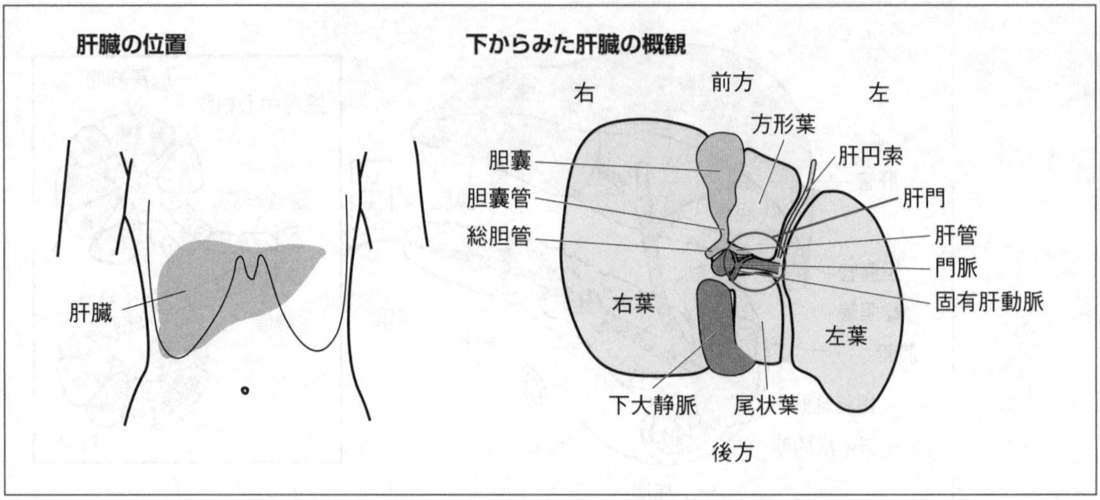

図9-19　肝臓の構造（右図：坂井ら，2021.[24]を参考に作成）

肝鎌状《かんかまじょう》間膜により**右葉**と**左葉**に分かれる．右葉は左葉より大きい．下方には両者に挟まれ，前方の方形葉《ほうけいよう》と後方の尾状葉《びじょうよう》を区別できる．方形葉と尾状葉は右葉に属する．

肝臓の下面には血管などの通る**肝門**がある．ただし，**肝静脈**だけは肝門を通らず，3本の肝静脈が肝臓の後上面から出てすぐに下大静脈に注ぐ．肝門は以下が出入りする．

ⅰ）**固有肝動脈**：肝臓に酸素や栄養を供給する**栄養血管**である[注27,28]．

ⅱ）**門脈**：胃，腸，膵臓，脾臓からの**静脈血**を集めた**機能血管**．腸から吸収されたアミノ酸や単糖類に富む．

ⅲ）**肝管**：肝臓から分泌される**胆汁**を含む管．肝管は胆嚢から出る胆嚢管と合流して**総胆管**となり，さらに膵管と合流して**大十二指腸乳頭**に開く．

ⅳ）**リンパ管**，**神経**も肝門から出入りする．

(2) 肝小葉（図9-20）

肝臓は，直径1～1.5mm程度の小さな肝小葉という構造が多数集合したものである．肝小葉は中心静脈を囲んで，**肝細胞索《さく》**という肝細胞の列が放射状に並んだ柱状の構造である．肝小葉と肝小葉の間にはグリソン鞘《しょう》という結合組織があり，ここを小葉間動脈，小葉間静脈，小葉間胆管が一緒に走行する．肝細胞索の間には類洞《るいどう》という洞様毛細血管が走る[注29]．類洞にはマクロファージの一種である**クッパー細胞**が存在する．

肝小葉内では肝細胞索に沿って胆汁および血液が以下のように流れる．

①**胆汁の経路**：肝細胞索の肝細胞の間には**毛細胆管**という細い腔隙《くうげき》が存在する．胆汁は肝

注27● 肝臓の血流供給：肝臓は心拍出量の20～30%もの血液の供給を受ける．そのうち約30%は肝動脈より，70%は門脈より流入する．

注28★ 肝動脈と肝細胞癌：肝臓は肝動脈と門脈の双方から血流が流入する．このため肝細胞癌（肝動脈から栄養を受ける）の治療には，肝動脈を閉塞して肝細胞癌を壊死させる方法が使われる．

注29● ディッセ腔と肝星細胞：肝細胞と類洞の内皮細胞の間には狭い隙間があり，ディッセ腔という．ディッセ腔にはビタミンAを貯蔵する肝星《かんせい》細胞（伊東《いとう》細胞）が存在する．

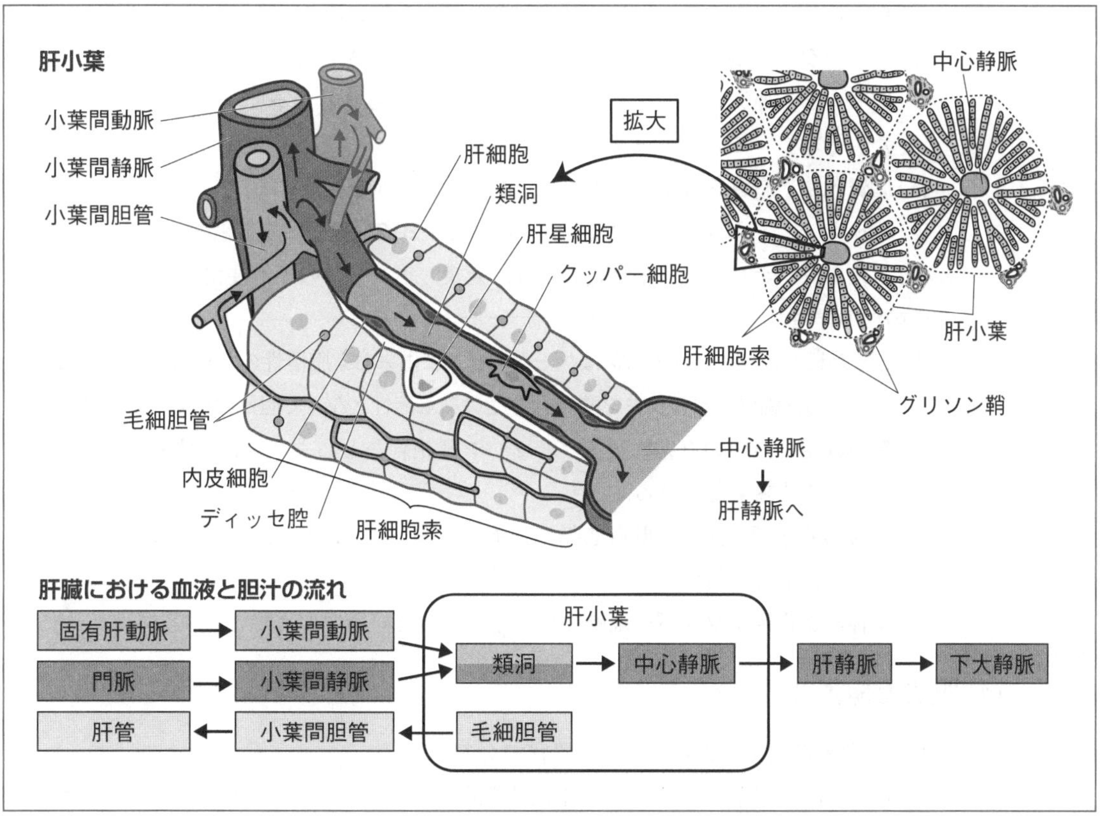

図9-20　肝臓の微細構造

細胞で生成された後，この毛細胆管に分泌され，**小葉間胆管**に流入し，**肝管**，**胆嚢管**を経て**胆嚢**に送られる．

②**血液の経路**：**門脈**からの静脈血は**小葉間静脈**を通って，**固有肝動脈**からの動脈血は**小葉間動脈**を通って，**類洞**に入る．血液は肝細胞に沿って類洞を流れる間に，肝細胞から代謝・解毒などの作用を受け，肝小葉の**中心静脈**に注ぎ込み，3本の**肝静脈**を経て**下大静脈**に入る．

(3) 肝臓の機能

肝臓は以下の多様な働きをもつ[注30]．

①**胆汁の生成**

②**物質代謝**：身体内における物質の合成や分解を行う．さまざまな代謝が行われるため，肝臓は臓器のなかで安静時の**熱産生**が最も高い．

ｉ) **糖代謝**：**グルコース**の大部分は**グリコーゲン**に合成されて肝臓内に**貯蔵**される．血

注30★ 肝疾患：多くは肝細胞の変性による．脂肪肝では肝細胞に脂肪が沈着し，肝炎では炎症によって肝細胞死を生じる．肝細胞死の後に肝線維化が生じ，肝機能低下や肝の硬化をきたす病態は肝硬変と呼ばれる．肝細胞死に伴って肝細胞内のASTやALTなどの酵素が血流に放出されるため，ASTやALTは現在の肝細胞の破壊の程度を反映する．一方，肝臓の働き（肝機能）を反映する指標としては，ビリルビン，アルブミンや血液凝固機能に関連したタンパク質などがある

糖が低下すると，グルコースに分解されて，血中に出る．

ⅱ）**タンパク質代謝**：アミノ酸から，各種タンパク質が合成される．**アルブミン**や**凝固因子**など，血漿タンパクの多くは肝細胞でつくられる．不要なアミノ酸分解で生じた有毒なアンモニアを**尿素**に転換，無毒化する．

ⅲ）**脂質代謝**：脂質を合成や分解し，コレステロールを生成する．

ⅳ）**ビタミン，ミネラル**：**ビタミンA**，**ビタミンB12**，**鉄**などを貯蔵する．

ⅴ）**ホルモン**：ホルモン前駆物質の生成，変換，ホルモンの不活性化を行う．

③**その他の作用**

ⅰ）**ビリルビン代謝**：ビリルビンは**ヘモグロビン**に由来し，脂溶性のため水に溶解しにくい．このため肝細胞でグルクロン酸抱合を受け，水溶性となって**胆汁中**に排出される[注31]．

ⅱ）**解毒作用**：血中の有害物質をグルクロン酸抱合などにより無害化する．薬物やアルコールの代謝も行われる．

ⅲ）**血液の貯蔵所**：血液を貯蔵し循環血液量を調節する．出血時には，肝臓に蓄えられている血液を動員する．

ⅳ）**生体防衛作用**：**クッパー細胞**の食作用によって組織中の異物を取り除く．

(4) 胆嚢と胆道（図9-18）

胆嚢は**肝臓の右下**にあるナス形の器官である．

肝臓から十二指腸への胆汁の経路を**胆管系**という[注32]．**肝臓**で**生成・分泌**された胆汁は，肝管，胆嚢管を通って**胆嚢**に**蓄積**され，濃縮される．

食事により**胆嚢が収縮**し，総胆管の十二指腸開口部にある**オッディ括約筋**が弛緩すると，胆汁が分泌される．そして，胆汁は膵管からの膵液と合流して，十二指腸に排出される．脂肪性食物は十二指腸粘膜よりコレシストキニンを分泌させ，胆嚢収縮を促し，胆汁の分泌を増加させる．

8) 腹膜 peritoneum（図9-21）

腹腔は腹膜という漿膜で覆われている．体壁（腹壁，横隔膜，後腹壁）を覆う腹膜を**壁《へき》側《そく》腹膜**，内臓を覆う腹膜を**臓側腹膜**という．これらは連続して一続きになって**腹膜腔**を形成する．腹膜腔は**腹水**で満たされており，消化管臓器は摩擦なく滑らかに動くことができる．

腹膜腔の底部は，女性では直腸子宮窩と膀胱子宮窩という窪みをつくる．直腸子宮窩を**ダグラス窩**といい，腹膜腔の最下部に位置する．

(1) 腹膜内臓器（図9-22）

胃，空腸，回腸，横行結腸，S状結腸，肝臓や脾臓などは腹膜腔にあり，腹膜内臓器という．腹壁から遊離している内臓の場合，内臓を覆う腹膜は2枚合わさって伸びて腹壁や

注31★ 黄疸：肝細胞の働きが悪くなったり，肝管がつまったりすると，胆汁色素であるビリルビンが全身の血液中に入り，黄疸になる．

注32★ 胆石：胆汁の成分であるコレステロールやビリルビン，石灰などが胆嚢や胆管内で石状に固まって胆石を生じることがある．激しい痛み（胆石仙痛）や黄疸を生じることが多い．

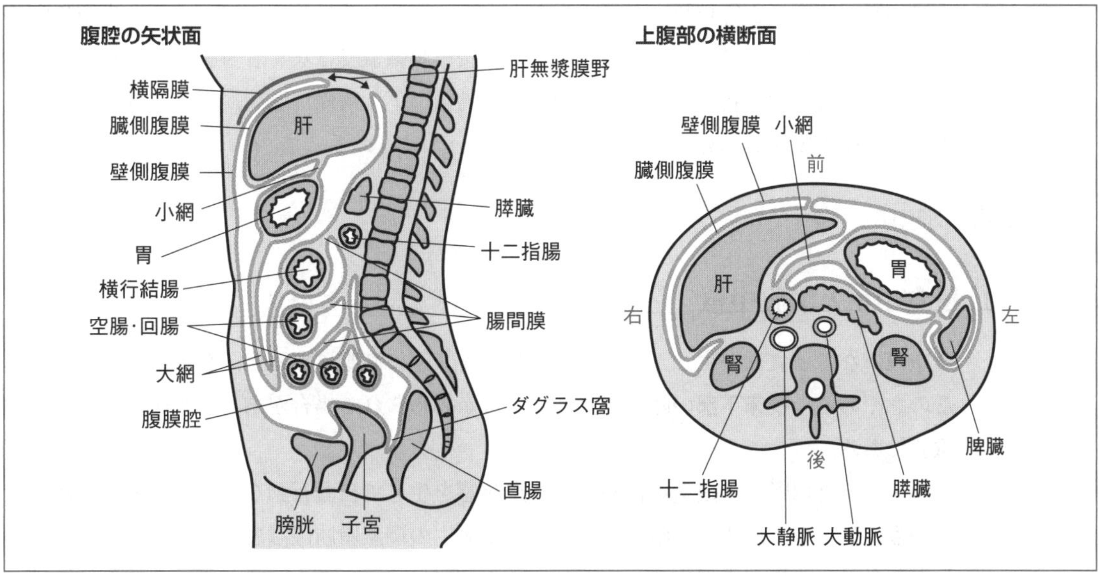

図9-21　腹膜（藤田，1993.[21]を参考に作成）

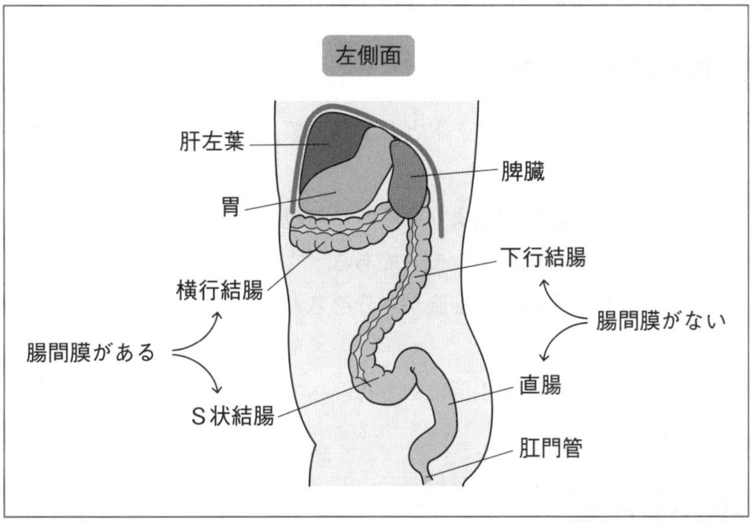

図9-22　大腸の走行の模式図（坂井ら，2012.[29]を参考に作成）

後腹壁などとつながる．これを**間膜**といい，血管やリンパ管，神経の通り道となる．

①**腸間膜**：空腸，回腸，横行結腸，S状結腸は腸間膜を介して後腹壁とつながり，ある程度自由に動くことができる．腹腔の中で，間膜をもつ臓器の多くは前方に，間膜をもたない臓器は後方に位置する．

②**小網《しょうもう》と大網《だいもう/たいもう》**：肝臓の下面を覆う腹膜を小網といい，胃の大弯からエプロンのように垂れ下がった腹膜を大網という．

(2) 後腹膜臓器

間膜をもたず，壁側腹膜と後腹壁の間に存在する器官を後腹膜臓器という．消化器では

十二指腸，**膵臓**，**上行結腸**，**下行結腸**などがある．これらは後腹壁に付着し，自由に動くことはできない．直腸は間膜をもたないが，後腹膜臓器ではなく骨盤臓器に分類される．

消化器以外では，**腎臓**と副腎，尿管，腹大動脈，下大静脈，胸管，交感神経幹，腰神経叢などが後腹膜臓器に分類される．

9）食欲 appetite

(1) 摂食中枢と満腹中枢

空腹になると食欲が生じ，摂食《せっしょく》行動が起こる．逆に満腹になると，食欲が消失し，食べるのをやめる．**視床下部**の障害で食欲に異常が認められる場合があり，視床下部は食欲に重要である．

視床下部外側野には**摂食中枢**があり，**空腹感**を生じて摂食行動を起こす．**血中グルコース濃度**が**低下**する，または脂肪が分解されて血中の遊離脂肪酸濃度が上昇すると，摂食中枢が刺激されて摂食を促す．

視床下部の腹内側核には**満腹中枢**があり，満腹感を生じて摂食行動を抑制する．**血中グルコース濃度**の上昇は満腹中枢を刺激する．

(2) 摂食関連ペプチド

摂食を調節するペプチドとしては，摂食抑制を起こすレプチンや，摂食を起こすグレリンやオレキシンがある．

①**レプチン**：脂肪細胞より分泌され，視床下部に作用して摂食抑制とエネルギー消費亢進をもたらす抗肥満ホルモンである[注33]．

②**グレリン**：胃内分泌細胞から分泌される食欲ホルモンで，食欲亢進や脂肪蓄積などの作用がある．

③**オレキシン**：摂食中枢にある神経ペプチドで，食欲や報酬《ほうしゅう》系にかかわり，睡眠や覚醒も制御する．

B　代謝と栄養

1）代謝 metabolism

(1) 同化と異化

代謝には，物質を合成する同化と，物質を分解する異化がある．一般に同化ではエネルギーが消費されることが多く，異化ではエネルギーが放出されることが多い．

注33● アディポカイン（アディポサイトカイン）：脂肪細胞が分泌する生理活性物質をアディポカインという．食欲を抑えるレプチンや，インスリン感受性を高めるアディポネクチン，インスリン抵抗性を高めるTNF-αやレジスチンなどがある．

異化は不要になったものを分解処理するだけでなく，エネルギーを取り出す反応もある．異化作用で放出されたエネルギーは生命活動に利用され，残りは体熱となる．物質代謝をエネルギーの面からみたものをエネルギー代謝という．

(2) エネルギー代謝

食物によって得られたエネルギーは，生体機能の維持や体温調節，身体活動に消費される．以下のエネルギーが必要である．

①**基礎代謝量**：生体機能の維持に必要な量である[注34]．日本人のおおよその基礎代謝量は，成人男子では約1,500 kcal/日，成人女子では約1,200 kcal/日である[注35]．体重，年齢，性別，環境温などの影響を受ける．一般に幼年期で高く，老年期では低い．男性のほうが女性より筋組織が多く脂肪組織が少ないため，代謝が高い傾向がある．環境温が低いと代謝を高めて体温を上昇させようとするため，冬に高く，夏に低い．

②**身体活動に必要なエネルギー**：代謝量を最も大きく変化させる因子は身体活動である．活動によって坐位安静時より増えた代謝量が基礎代謝量の何倍に相当するかという値を，エネルギー代謝率という[注36]．

③**食事摂取に伴う産熱効果**：食物を摂取した際の消化・吸収・代謝などに伴うエネルギーを食事誘発性産熱反応（特異動的作用）という．

④**発育**：発育にエネルギーが必要である．

(3) BMI body mass index

摂取エネルギーと消費エネルギーの収支バランスが崩れると，肥満とやせとなる．BMIは成人の肥満ややせの判定に用いられ，以下の式で求められる．

BMI＝体重（kg）÷身長（m）^{2}

成人ではBMIが22となる体重が標準体重である[注37]．

①**肥満**：過度の脂肪が蓄積され，BMIが25以上の状態を肥満という．ただし筋力トレーニングなどで筋肉量が増加して体重が増加した場合は肥満といわない．高度の肥満が長期間持続すると，心疾患などの合併症を生じる[注38]．過食や運動不足が原因となる．

②**やせ**：体内脂肪の蓄積が異常に減少して，BMIが18.5未満の状態をやせという．やせは食物摂取の障害，消化管における栄養素の吸収障害，ホルモン異常など，種々の原因

注34● **基礎代謝量と安静時代謝量**：基礎代謝量は覚醒直後の早朝空腹時，室温23～24℃で，安静臥床《がしょう》のままで測定する．これに対して安静時代謝量は食後数時間後に，快適な室温の部屋で，坐位で安静な覚醒状態で測定し，基礎代謝量の約1.2倍である．

注35● **基礎代謝量の個人差**：基礎代謝量は，体表面積当たりで表すと個人差が小さい．日本人成人で体表面積1 m^{2}当たり男性33～36 kcal/時，女性31～33 kcal/時である．

注36● **メッツ（METs：** metabolic equivalents）：身体活動の強さを，安静時の何倍に相当するかで表す単位．メッツ＝運動時の酸素消費量/安静時の酸素消費量，で表される．たとえば，坐位安静状態は1メッツ，普通歩行は3メッツである．

注37● **肥満度**：小児の肥満は主に肥満度を用いて判定する．肥満度の計算式は「肥満度＝（実測体重－標準体重）÷標準体重×100（％）」である．

注38★ **メタボリックシンドローム**：内臓脂肪型肥満に高血糖，高血圧，脂質異常症のうち，いずれか2つ以上を合併した状態をいう．これらの因子が重なると動脈硬化の危険率が非常に高まる．

でみられる[注39]．若い女性のやせの原因のひとつに神経性食欲不振症がある．体重増加を恐れるあまり，異常な食事制限をして，やせや月経不順をきたす．

2) 栄養 nutrition

成人の体重の約60％は水で，水以外では大部分が有機化合物（タンパク質，脂質，糖質，核酸など），その他約4％はミネラルである．それらを更新し，またエネルギーを消費するために必要な材料は，栄養素として食品から摂取される．

エネルギー源や身体の構成成分となる糖質，脂質，タンパク質を三大栄養素という．ビタミンとミネラルはエネルギー源にはならないが，生体の機能を維持するうえで重要な役割をもつ．

①**アトウォーター係数**（表9-2）：三大栄養素を含む熱量を測定する表示法で，**糖質を4kcal/g，脂質を9kcal/g，タンパク質を4kcal/g**と計算する[注40]．放出されたエネルギーはATPに変換されて細胞で利用され，余ったエネルギーは熱になる[注41]．

②**日本人の食事摂取基準（2020年版）**：**健康の維持・増進**ならびに**生活習慣病の予防**，高齢者の**フレイル予防**などのために望ましいとされる，1日のエネルギーおよび栄養素の摂取量の基準を示したものである[注42]．年齢，性別，身体活動レベル，妊婦や授乳婦などの項目を考慮して算出される．栄養の**必要量**だけではなく，ビタミンや無機質について過剰摂取による健康障害を防ぐために，**上限量**も設定されている．

ⅰ）**エネルギー**：エネルギー摂取量の過不足は，**BMI**と**体重の変化**で評価する[注43]．推定エネルギー必要量については個人差が大きいが，推定方法や参考表が示されている[注44]．

表9-2　三大栄養素のエネルギー

三大栄養素	放出するエネルギー量
糖質	約4kcal
脂質	約9kcal
タンパク質	約4kcal

各栄養素1gが分解されるときに放出するエネルギー

注39★ **1型糖尿病とやせ**：1型糖尿病では，膵臓のβ細胞が破壊されてインスリンが分泌されなくなる．インスリンは細胞にブドウ糖を取り込む働きがあるため，インスリン欠乏によってエネルギーを蓄積できなくなり，体重が減少する．

注40● **エネルギー量の計算**：栄養素の摂取量から得られるエネルギー量を計算できる．栄養供給が目的で行われる輸液を例にとると，5％ブドウ糖液1,000mLでは，1,000g×0.05×4kcal/g＝200kcalのエネルギーを得ることができる．

注41● **呼吸商**：ある時間内における生体のO_2消費量に対するCO_2排泄量の比を呼吸商という．呼吸商は糖質で約1.0，脂質で約0.7，タンパク質で約0.8である．呼吸商が1に近づけば，糖質の消費が多く，0.7に近づくと脂質の消費が多いと推定される．

注42★ **フレイル**：加齢により心身が老い衰えた状態をいう．体重減少や筋力低下などの身体的な変化だけでなく，気力の低下などの精神的な変化や社会的なものも含まれる．

注43● **目標とするBMI**：「日本人の食事摂取基準（2020年版）」では目標とするBMIの範囲を18〜49歳では18.5〜24.9，50〜64歳では20.0〜24.9，65歳以上では21.5〜24.9と記している．

注44● **推定エネルギー必要量**：推定エネルギー必要量は以下の式で計算できる．

1日の推定エネルギー必要量 ＝ 基礎代謝量 × 身体活動レベル

基礎代謝量 ＝ 基準代謝基準値 × 参照体重

参考表では，たとえば18〜29歳，身体活動レベルふつう（Ⅱ）では，男性は2,650kcal/日，女性は2,000kcal/日である．

ⅱ) **タンパク質，脂質，炭水化物**：1～49歳では，1日に食事から摂取するエネルギーのうち，おおむね50～65%を炭水化物，20～30%を脂質，13～20%をタンパク質とすることが目標である[注45]．脂質では複数の脂肪酸，炭水化物では食物繊維について，不足しないように基準が定められている[注46]．

ⅲ) **ビタミンとミネラル**：多くのビタミンとミネラルについて，摂取不足を防ぐための推奨量や，過剰摂取を防ぐための耐容上限量などが定められている[注47]．**ナトリウム**については生活習慣病を防ぐために，**食塩**相当量として15歳以上の男性では7.5g未満，女性では1日6.5g未満という**目標量**が定められている[注48]．

3) 糖質（炭水化物）sugar，carbohydrate（図9-23）

糖質はC（炭素），O（酸素）およびH（水素）からなる．HとOの割合が水と同じ2：1で含まれるため，炭水化物ともいう．

①**単糖類**：糖質の最小単位．**グルコース（ブドウ糖）**，ガラクトース，果糖《かとう》などがある[注49]．

②**二糖類**：単糖類が2個結合したもの．**ショ糖**（砂糖の主成分）や**乳糖《にゅうとう》**（乳汁に含まれる）などがある．

③**多糖類**：単糖類が多数結合したもの．**デンプン**（穀物やいも類の主成分），**グリコーゲン**（肝臓や筋肉に含まれる），**セルロース**（食物繊維の一種）などがある[注50]．複数の単糖類から構成されるヒアルロン酸やコンドロイチン硫酸も多糖類に分類される．

(1) 糖質の働き

糖質は主に**エネルギー源**として働く．**グルコース**は血中に最も多く含まれる単糖類で，血中のグルコースを**血糖**という．血糖は必要に応じて各細胞に取り込まれ，**ATP**が合成され，細胞のエネルギーとして利用される．

(2) 糖質の代謝

食物中に含まれる糖質としては，デンプンやショ糖が多い．これらは消化により単糖類に分解されて吸収される．

注45● **タンパク質の目標量と推奨量**：1日に必要なタンパク質は，1～49歳は摂取エネルギーの13～20%，50～64歳は14～20%，65歳以上は15～20%が目標量とされ，フレイル予防のため，高齢では高く設定されている．推奨量は18～64歳の男性は1日65g，65歳以上の男性は60g，18歳以上の女性は1日50gであるが，妊婦や授乳婦は時期によって1日50～75gとなる．

注46● **食物繊維**：食物繊維の多くは多糖類の仲間で，消化されないためエネルギー源にはならない．水溶性食物繊維には果物に多く含まれるペクチンなど，不溶性食物繊維には植物の細胞壁を構成するセルロースなどがある．腸内細菌の環境を改善する，排便を促して大腸がんを予防する，肥満を予防するなどの作用がある．

注47● **推定平均必要量と目安量**：摂取不足を防ぐための指標としては，推奨量の他に推定平均必要量と目安量がある．

注48● **ナトリウムの食事摂取基準**：高血圧および慢性腎臓病の重症化予防のための食塩相当量の量は，男女とも6.0g未満である．

注49● **五炭糖と六炭糖**：炭素原子が6つの六炭糖には，グルコース（ブドウ糖），ガラクトース，果糖（フルクトース）がある．炭素原子が5つの五炭糖には，核酸に含まれるリボースやデオキシリボースがある．

注50● **セルロース**：セルロースは食物繊維であり，ヒトはセルロースを分解してエネルギー源として利用することはできない．しかし，整腸作用や発癌物質などを吸着して排泄する作用があり，重要である．

糖質の種類．主なものを示す

単糖	グルコース（ブドウ糖），ガラクトース，果糖など
二糖	ショ糖，乳糖，麦芽糖など
多糖	デンプン，グリコーゲン，セルロース，ヒアルロン酸など

グルコースの構造

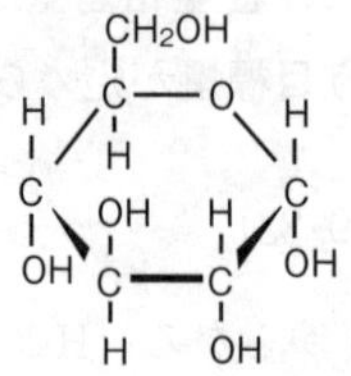

ショ糖の構造

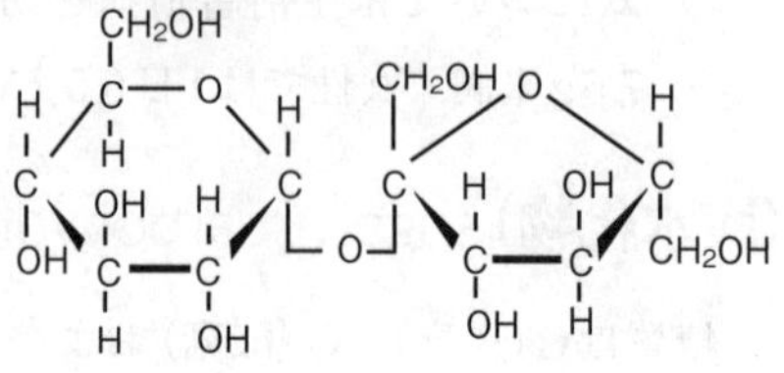

図9-23　糖質の種類と構造

①**グルコースの分解**：

ⅰ）**内呼吸**（図9-24）：細胞内で**グルコース**から**ATP**が生成する過程を内呼吸という．$\mathbf{O_2}$を使って1モルのグルコースから最大38モルのATPが得られ，生体のエネルギーとして利用される．内呼吸は**細胞質基質**で行われる**解糖系**と，**ミトコンドリア**で行われる**クエン酸回路**と**電子伝達系**からなる．

解糖系ではグルコースが分解されて**ピルビン酸**となる．ミトコンドリアはピルビン酸をアセチルCoAに変換し，クエン酸回路に取り込んでCO_2とH_2Oにまで分解する．これらの経路で生じた電子や一部のH^+はNADとFADという物質によって電子伝達系に運ばれてATP合成に利用される[注51]．

ⅱ）**嫌気呼吸**：激しい運動時には，グルコースはO_2を用いず，ピルビン酸を経て**乳酸**に分解される．この過程を嫌気呼吸という．嫌気呼吸では1モルのグルコースから2モルのATPしか得られない．

②**グリコーゲンの合成・分解**：吸収された過剰なグルコースは，**肝細胞**や**骨格筋細胞**で**グリコーゲン**に合成され，そこに蓄えられる．肝臓のグリコーゲンは血糖値が低下すると分解されて再びグルコースとなり，血中に放出される．骨格筋のグリコーゲンは主に筋収縮時のエネルギー源として使われる．

③**糖新生**：体内でグリセリンやアミノ酸，乳酸からグルコースを合成することを糖新生という．糖新生はグルコースの供給が不足したときに重要となる．

④**核酸・アミノ酸・脂質の合成**：解糖系やクエン酸回路の中間代謝産物を材料として，核酸やアミノ酸，脂肪酸が合成される．

注51● **果糖とガラクトースの代謝**：果糖は肝臓で代謝を受けて解糖系の途中段階に入る．ガラクトースは肝臓でグルコースに変換される．

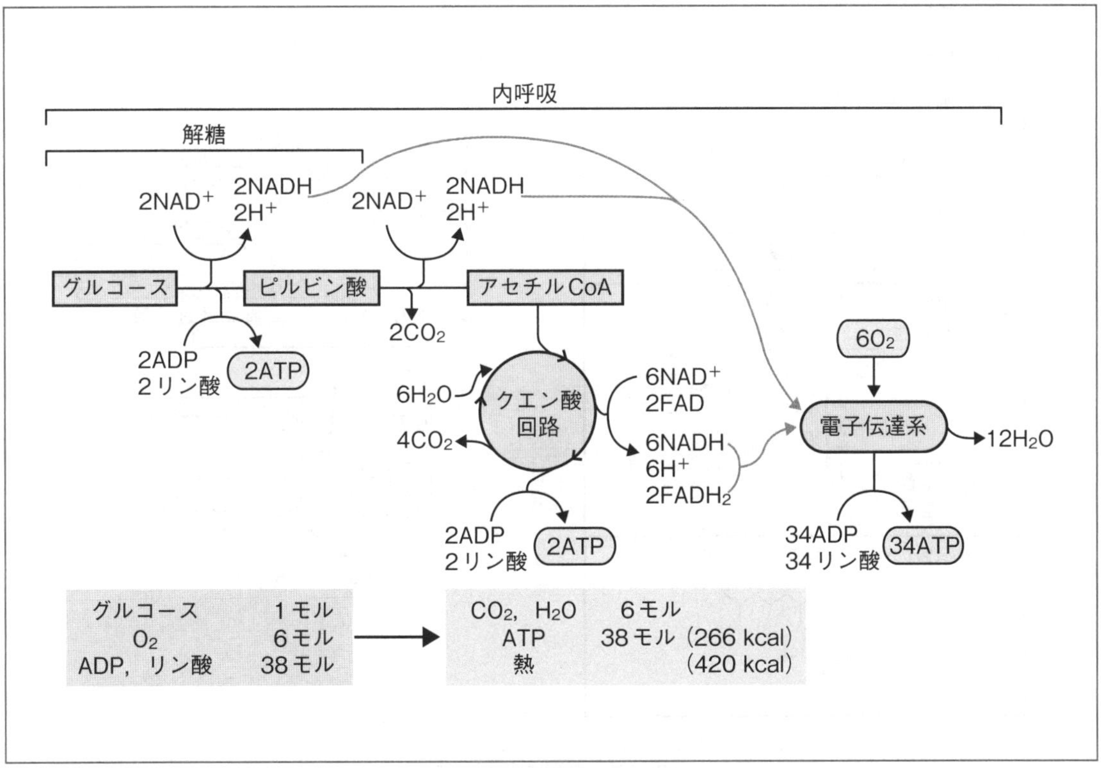

図9-24　内呼吸の経路

4) 脂質（脂肪）lipid，fat（図9-25）

脂質は水に不溶で，主な成分はC，OおよびHからなる．脂質は高い**エネルギー**を出す．食品に含まれる脂質の大部分は**単純脂質**である．

脂質を構成する脂肪酸の多くは二重結合をもたない飽和脂肪酸である．二重結合をもつ脂肪酸を不飽和脂肪酸という．不飽和脂肪酸のうち，リノレン酸，リノール酸，アラキドン酸は体内で合成できず，欠乏により皮膚炎や成長障害をきたすことから，**必須脂肪酸**という[注52]．植物油に高濃度に含まれる．

①**単純脂質**：アルコールと脂肪酸の結合した物質をいう．食物中の単純脂質はほとんど**トリグリセリド**（**中性脂肪**）で，1分子の**グリセリン**と3分子の**脂肪酸**からなる．

②**複合脂質**：タンパク質など他の物質と結合している脂質をいう．リンを含んだリン脂質，タンパク質を含むリポタンパク質などがある．

③**誘導脂質**：脂質の分解産物のうち，脂溶性のものをいう．脂肪酸，脂溶性ビタミン，**コ**

注52●n-3系脂肪酸とn-6系脂肪酸：不飽和脂肪酸のうち二重結合を2つ以上もつ多価不飽和脂肪酸で，二重結合の位置が3つめの炭素にあるものをn-3系脂肪酸，6つめの炭素にあるものをn-6系脂肪酸という．n-6系脂肪酸にはリノール酸，アラキドン酸，γ-リノレン酸がある．n-3系脂肪酸にはα-リノレン酸，エイコサペンタエン酸（EPA），ドコサヘキサエン酸（DHA）がある．DHAとEPAは青背魚の脂に多い不飽和脂肪酸で，血中の中性脂肪やコレステロールを低下させ，動脈硬化を予防する．体内でα-リノレン酸から合成できるが，必須脂肪酸に含めることもある．

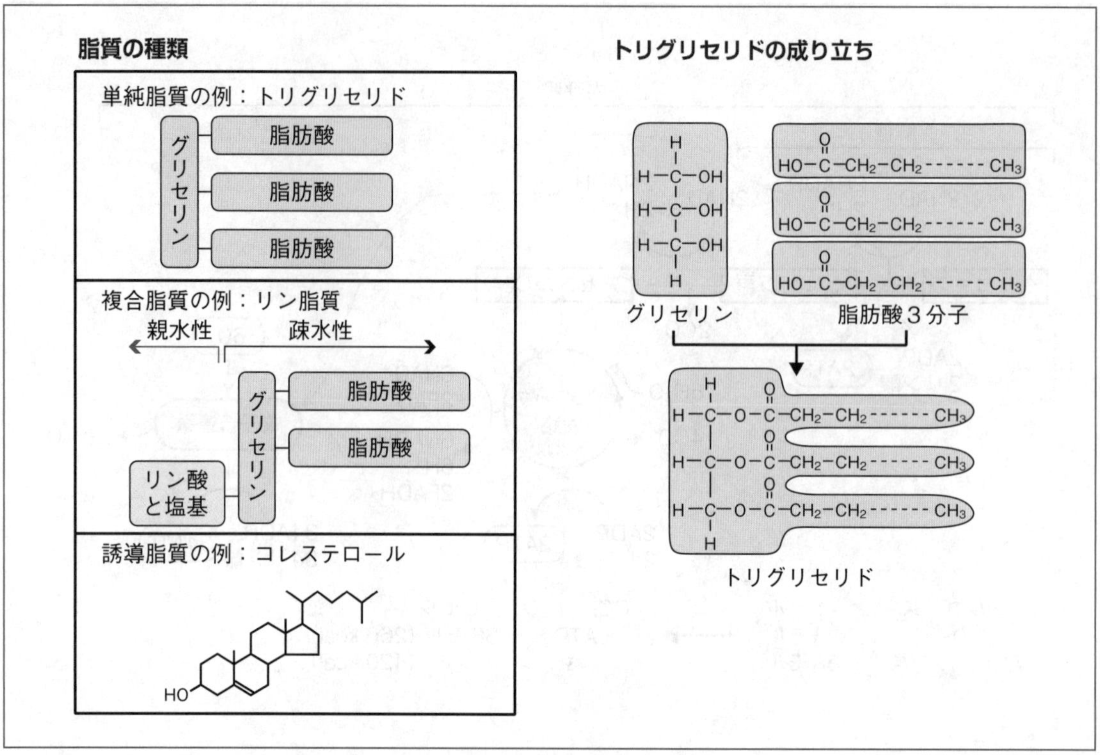

図9-25　脂質の種類と構造

レステロールなどがある．

(1) 脂質の働き

①**エネルギー源**：トリグリセリドはエネルギー源，特に**貯蔵エネルギー**として重要である．摂取した脂肪のうち，余分なものは皮下や内臓の脂肪組織に貯えられ，必要に応じて分解されて利用される．脂肪組織には体熱放散を防ぐ，内臓を保護するなどの作用もある．

②**細胞膜の構成成分**：リン脂質は脂質二重層を形成し，細胞膜の主成分となる．コレステロールや糖脂質もまた細胞膜中に含まれ，前者は細胞膜に強度を与え，後者は細胞の表面で膜の認識機構などに関与する．

③**化合物の原料**：**コレステロール**は**ステロイドホルモン**の前駆物質であり，細胞膜や胆汁酸の成分でもある．

④**物質運搬**：血中の脂質は，タンパク質と結合して水溶性の**リポタンパク質**を形成し，不溶性の脂質を包み込んで運搬する．リポタンパク質は，密度が低い，つまり脂肪が多い順に，以下のものが代表的である．

ⅰ) **カイロミクロン**：経口摂取された**トリグリセリド**などの脂質を，小腸から肝臓などの組織に運ぶ．食物中のトリグリセリドは消化されて脂肪酸とモノグリセリドとなり，小腸上皮細胞に吸収される．小腸上皮細胞の中で再びトリグリセリドに合成され，リポ蛋白質で包まれたカイロミクロンとなり，リンパ管に入る．

ⅱ）**LDL（低密度リポタンパク質）**：肝臓でつくられた**コレステロール**を全身の組織に運ぶ．血管壁にコレステロールを蓄積させて**動脈硬化**の原因となるため，LDLに含まれるコレステロールを**悪玉コレステロール**という．

ⅲ）**HDL（高密度リポタンパク質）**：組織からの**コレステロール**を肝臓に運ぶ．血管壁に蓄積したコレステロールを除去するため，HDLに含まれるコレステロールを**善玉コレステロール**という．

(2) 脂質の代謝

①**トリグリセリドの分解**：トリグリセリドはエネルギー源として重要であり，脂肪酸とグリセリンに分解され，以下の過程でエネルギーを放出する．

ⅰ）**グリセリン**：そのまま**解糖系**に入ってATPを産生する．一部は**糖新生**によってグルコースに変換される．

ⅱ）**脂肪酸**：β酸化されて分解された結果，アセチルCoAを生成し，**クエン酸回路**に入ってATPを産生する[注53]．糖尿病や飢餓などで利用できる糖が不足し，エネルギー源として多くの脂質が利用される場合は，アセチルCoAから**ケトン体**が多量に生成され，血液のpHが酸性に傾いてケトアシドーシスになる[注54]．

②**脂肪酸の合成**：糖質やアミノ酸が過剰に存在する場合に，肝臓や脂肪組織でアセチルCoAから脂肪酸が合成される．

③**コレステロール代謝**：コレステロールはエネルギー源とはならないが，細胞の構成成分や，胆汁酸やステロイドホルモンの原料となる．コレステロールは食物からも摂取されるが，その何倍もの量が主に肝臓でアセチルCoAから合成される．

5) タンパク質 protein（表9-3）

タンパク質は，C，H，O以外に**N**（窒素）を約16％含んでいる．タンパク質は，多数の**アミノ酸**が**ペプチド結合**によって結びついている．タンパク質を構成するアミノ酸は20種類あり，体内で合成できる**非《ひ》必《ひっ》須《す》アミノ酸**と，体内では合成できず，体外から摂取する必要のある**9つの必須アミノ酸**とがある．

アミノ酸のみからなるものを単純タンパク質といい，糖，核酸，脂質，ヘム，金属，リン酸，補酵素などと結合しているものを複合タンパク質という．

(1) タンパク質の働き（表9-4）

タンパク質は細胞，特に筋肉細胞の主要な構成成分である．酵素や受容体，細胞骨格はタンパク質であり，免疫や物質運搬など，あらゆる機能にタンパク質が働く．

注53● **β酸化**：脂肪酸の炭化水素鎖の炭素は，カルボキシル基側の末端から何番目かを示すのに，順番にα位，β位，…と呼ばれる．β酸化はβ位の炭素が酸化されるのでβ酸化という．

注54★ **ケトアシドーシス**：糖尿病や飢餓時で糖利用に障害が起こると，β酸化が亢進して肝臓では多量のアセチルCoAが合成される．他の臓器にエネルギー源として届けるために，アセチルCoAはケトン体に変換されて血中を運ばれる．ケトン体にはアセト酢酸，β-ヒドロキシ酪酸，アセトンがある．アセト酢酸とβ-ヒドロキシ酪酸は血液を酸性に傾け，重症では昏睡となる．アセトンは揮発性が高く，呼気中に放出されて甘い香りとなる．

表9-3　非必須アミノ酸と必須アミノ酸

非必須アミノ酸	必須アミノ酸
グリシン	スレオニン（トレオニン）
アラニン	バリン
セリン	ロイシン
アスパラギン酸	イソロイシン
アスパラギン	メチオニン
グルタミン酸	フェニルアラニン
グルタミン	トリプトファン
プロリン	リジン（リシン）
チロシン	ヒスチジン
システイン	
アルギニン	

表9-4　タンパク質の働き

タンパク質の働き	働きの例	関与するタンパク質の例
細胞構成成分	体の構造の維持	アクチン
触媒	酵素	リパーゼ
生体調節	ホルモン	インスリン
運動	筋収縮	アクチン，ミオシン
運搬	酸素運搬	ヘモグロビン
防衛	免疫抗体	免疫グロブリン
浸透圧調節	血漿膠質浸透圧	アルブミン

グルコースや脂質の不足時にはタンパク質はエネルギー源としても利用される．これを**糖新生**といい，主に筋肉中のタンパク質がアミノ酸に分解されて肝臓に運ばれ，グルコースが産生される．

(2) 酵素

生体内で行われる化学反応を触媒するタンパク質を酵素という．酵素は特定の物質と結合し，化学反応が効率よく進むように働く．その際，酵素自体は変化せず，反応が終了したら酵素は次の反応に繰り返し働く．

酵素の働きは**特異的**で，細胞内の反応には，それぞれに異なる酵素が必要である．たとえば細胞内でグルコースがピルビン酸になる過程では10種類もの酵素が働く．

酵素はタンパク質であるが，ビタミンや金属イオンと結合して活性を示すものも多い．酵素の遺伝子に異常が生じると，細胞の機能に障害が起こる．

(3) タンパク質の代謝

①**タンパク質の合成**：腸から吸収されたアミノ酸は，血液によって運ばれて各細胞に取り込まれ，ポリペプチドやタンパク質に再合成される[注55]．必須アミノ酸は生体内で合成できないが，それ以外のアミノ酸は体内で合成できる．その原料は他のアミノ酸や解糖系の中間産物などである．

②**タンパク質の分解**：タンパク質はアミノ酸に分解される．アミノ酸はアミノ基転移酵素によって脱アミノ作用を受けて，有機酸と**アンモニア**を生じる[注56]．有機酸はクエン酸回路に入ってエネルギー源となる．アンモニアは肝臓で尿素に転換されて尿中に排泄される．

注55● **タンパク質必要量**：生体の正常な機能を維持するためには，必須アミノ酸を含んだタンパク質を一定量以上絶えず摂取しなければならない．1日に補給しなければならないタンパク質量のことをタンパク質必要量という．成人のタンパク質必要量は約1g/kg/日である．乳児では約3g/kg/日で，成長とともに減少し，18歳で成人量となる．

注56● **アミノ基転移酵素**：アスパラギン酸アミノ基転移酵素（AST，グルタミン酸オキサロ酢酸アミノ基転移酵素：GOTともいう），アラニンアミノ基転移酵素（ALT，グルタミン酸ピルビン酸アミノ基転移酵素：GPTともいう）などがある．これらの酵素は肝臓に多く，肝細胞が障害されると血中濃度が上昇するため，肝機能の指標にもなる．

6) 核酸 nucleic acid

(1) 核酸の働き

核酸は核を構成する物質であるが，生体内で合成できるため，栄養素とはいわない．**塩基・糖・リン酸**からなる**ヌクレオチド**が多数連なった高分子化合物である（第1章参照）．

(2) 核酸の代謝

①**合成**：食物中の核酸は消化によって分解され，核酸として利用されることはない．体内で核酸はアミノ酸などから合成される．

②**分解**：核酸は分解されてリン酸，糖，塩基となる．さらに**尿酸**やアンモニア，CO_2に代謝され，尿中に排泄される[注57]．

7) ビタミン vitamin（表9-5）

ビタミンは食物中に微量に存在する有機物で，エネルギー源にはならないが，物質代謝の過程に必要とされるなど，身体の正常な機能を維持するために欠かせない．ビタミンは少量で作用するが，体内で合成されないので，不足するとさまざまな欠乏症が現れる．

表9-5　ビタミンの働き

ビタミン			主な供給源	作用	欠乏症
脂溶性ビタミン	ビタミンA		レバー， 緑黄色野菜	視細胞のロドプシン合成． 上皮細胞の維持	夜盲症 小児：成長障害
	ビタミンD		魚，卵，きのこ	小腸における Ca^{2+} の 吸収促進	骨軟化症 小児：くる病
	ビタミンE		種実類，豆類， 植物油	抗酸化作用 不飽和脂肪酸の酸化防止	未熟児：溶血性貧血
	ビタミンK		納豆，緑黄色野菜	血液凝固因子の活性化	出血傾向 新生児：頭蓋内出血， 新生児メレナ
水溶性ビタミン	ビタミンB群	ビタミンB1	豚肉，玄米，豆類	糖代謝	脚気，神経障害 代謝性アシドーシス
		ビタミンB2	肉，魚，乳製品	物質代謝，エネルギー代謝	口角炎，口内炎
		ナイアシン	肉，魚，きのこ	物質代謝，エネルギー代謝	ペラグラ
		ビタミンB6	肉，魚，野菜	アミノ酸代謝	皮膚炎
		ビタミンB12	魚介類，肉， 乳製品	アミノ酸代謝，核酸合成， 赤血球の合成	巨赤芽球性貧血， 末梢神経障害
		葉酸	緑色野菜，レバー	核酸合成，赤血球の合成	巨赤芽球性貧血 胎児：神経管の閉鎖障害
	ビタミンC		果実，野菜	抗酸化作用， コラーゲン合成	壊血病

注57★ 痛風：核酸の摂取過剰などにより尿酸が体内に過剰に蓄積されると，尿酸は尿酸塩となって血液中に析出し，関節などに沈着して炎症を起こす．これを痛風といい，激しい痛みを伴う．

ビタミンには，**水溶性**のB，Cと**脂溶性**のA，D，E，Kがある．水溶性ビタミンは体内に蓄積されないので，常に一定量を摂取することが必要となる．逆に脂溶性のビタミンは体内に蓄積されやすく，摂り過ぎるとさまざまな障害を起こす．

①**ビタミンA**：視細胞に含まれる**ロドプシン**の成分であり，皮膚や粘膜の形成，発育などに必要とされる．摂取不足で**夜盲《やもう》症**になる．妊婦では過剰摂取により**催奇形性《さいきけいせい》**を生じる．大部分は肝臓に貯蔵される．

②**ビタミンD**：食品から摂取される他，プロビタミンDから**日光の照射**を受けて皮膚でも生成され，腎臓で活性化ビタミンDとなる．活性化ビタミンDは腸から**Ca^{2+}を吸収**して血中Ca^{2+}濃度を高める作用がある．摂取不足や日光不足で，小児では**くる病**，成人では**骨軟化症**を生じる．

③**ビタミンE**：**抗酸化作用**を有し，不飽和脂肪酸の酸化を防止する．

④**ビタミンK**：**血液凝固**に必要で，食品から摂取される他，腸内細菌によってもつくられる．不足すると出血傾向となる．特に新生児は腸内細菌が未発達で，ビタミンK欠乏によって**頭蓋内出血**や**消化管出血**（新生児メレナという）を生じやすいことから，ビタミンK2シロップの投与が行われる．

⑤**ビタミンB群**：代謝系の酵素の働きに欠かせない**補酵素《ほこうそ》**である．ビタミンB_1のように数字を下付きで表記することも多い．

i）**ビタミンB1**：**解糖系**に必要であり，欠乏するとブドウ糖からのエネルギー産生が不足する．脳や心臓は常にエネルギーを必要とするため，ビタミンB1欠乏により神経障害や心不全を生じ，これを**脚気《かっけ》**という[注58]．解糖系が十分にまわらずに乳酸が蓄積すると，**代謝性アシドーシス**を生じる．ビタミンB1はアルコール代謝にも消費されるため，**アルコール多飲**で欠乏して，**ウェルニッケ脳症**を引き起こす[注59]．

ii）**ビタミンB2，B6，ナイアシン**：さまざまな物質代謝に必要である．不足により皮膚炎などを生じる[注60]．

iii）**ビタミンB12と葉酸《ようさん》**：抗貧血ビタミンという．DNAの合成にかかわり，不足すると，未熟な核をもつ巨赤芽球がつくられる**巨赤芽球性貧血**となる[注61]．

食品中のビタミンB12は，胃から分泌される**内因子**と結合して回腸から吸収されるため，内因子の欠乏によって悪性貧血を生じる[注62]．

また，葉酸は妊娠初期に必要とされ，葉酸不足により胎児の**神経管閉鎖障害**の発生

注58★ 脚気と玄米：日本では古来より玄米が重要なビタミンB1の摂取源であったが，江戸時代に白米を食べるようになると脚気患者が急増した．現在ではインスタント食品やダイエットでビタミンB1が不足する人が多い．

注59★ ウェルニッケ脳症：ビタミンB1欠乏による脳症で，意識障害，失調性歩行，眼球運動障害などが認められる．アルコール依存，妊娠時のつわり，偏食などが原因となる．

注60★ ペラグラ：トウモロコシにナイアシンが含まれないため，トウモロコシを主食とする地域に多い．皮膚炎，胃腸炎，認知症を生じる．

注61★ 小球性貧血と大球性貧血：小球性貧血では，鉄欠乏性貧血のように，ヘモグロビンが不足するため，小さな赤血球がつくられる．大球性貧血は，巨赤芽球性貧血のように，赤血球細胞（つまりヘモグロビンの入れ物）をつくることができないため，相対的にヘモグロビンの多い赤血球がつくられる．

注62★ 悪性貧血：自己免疫化生性萎縮性胃炎により内因子の分泌が減少し，ビタミンB12吸収障害によって生じる巨赤芽球性貧血をいう．悪性とあるが，現在では治療可である．

表9-6　ミネラルの働き

ミネラル		主な供給源	生体内の働きの例
ナトリウム	Na	食塩，みそ，しょうゆ	体液の浸透圧や量の調節，神経・筋の活動
カリウム	K	豆類，果物，野菜	体液や細胞の浸透圧調節，神経・筋の活動
カルシウム	Ca	小魚，乳製品	骨，歯の成分
リン	P	魚介類，乳製品，加工食品	骨，歯，細胞膜，核酸，ATPなどの成分
鉄	Fe	レバー，豆類，緑色野菜	ヘモグロビンの成分
亜鉛	Zn	貝類，レバー	タンパク質の合成
マグネシウム	Mg	豆類，緑黄色野菜	骨の成分，酵素の働きを助ける
マンガン	Mn	豆類，野菜	酵素の成分
銅	Cu	魚介類，肉類	乳児の成長，骨強度，赤・白血球の成熟
ヨウ素	I	海藻類	甲状腺ホルモンの成分
セレン	Se	魚，貝類	抗酸化物質の成分

リスクが上昇する[注63]．

⑥**ビタミンC**：コラーゲンの生成に必要で，不足すると血管壁が破れやすくなる**壊血病**になる．抗酸化作用もある．

8) ミネラル mineral（表9-6）

人体を構成する元素には，O，C，H，Nに加えて，Ca，P，K，S，Na，Cl，Mg，さらにFe，Cu，I，Zn，Fなどの微量元素があり，生体の機能維持に欠かせない．これらの多くは小腸で吸収される．

①**ナトリウム**：塩（NaCl）として食品に含まれ，吸収率は高い．**細胞外液**の主要な陽イオンで，体液の浸透圧や体液量の調節に重要である．多量に摂取しても腎で排泄されるが，慢性的な摂取過剰は**高血圧**の原因となる．

②**カリウム**：**細胞内液**の主要な陽イオンである．腎機能が低下するとカリウム排泄能が低下し，高カリウム血症を生じやすい[注64]．

③**カルシウム**：99％は**骨**や**歯**の成分となり，**心筋**，骨格筋，神経細胞の活動などにも不可欠である．カルシウムの吸収率は高くないが，**活性化ビタミンD**によって吸収が促進される．

④**リン**：魚貝類，乳製品などの他，加工食品に添加物として多く含まれる．骨や歯の成分で，核酸やATPの構成成分でもある．リンの摂取過剰はカルシウムの吸収を妨げる．

⑤**鉄**：ヘモグロビンの構成要素で，鉄が不足すると貧血となる[注65]．

⑥**亜鉛**：補酵素として多くの酵素を活性化する．不足すると**味覚障害**や成長遅延を生じる．

注63★ 二分脊椎：神経管の閉鎖障害による先天異常．若い女性がダイエットや偏食によって葉酸が不足すると，妊娠初期（妊娠に気づかないほどの初期）に胎児に悪影響を与え，二分脊椎のリスクが増えることが知られている．このため，欧米では穀物への葉酸の添加が義務化され，二分脊椎の発症が激減している．脊髄髄膜瘤と呼ばれる重症のタイプの二分脊椎では，生まれたときに脊髄の一部が背中に突出し，出生直後の手術が必要になる．脊髄脂肪種と呼ばれるタイプでは，腰背部の皮下脂肪腫や母斑など皮膚異常以外には幼児期までに症状がみられないこともあるが，身長が伸びるにつれて脊髄が引き延ばされ，下肢や膀胱・直腸に障害が出てくることがあるため，注意が必要である．

注64★ カリウム濃度の異常：高カリウム血症でも低カリウム血症でも，筋力低下や不整脈を生じる．

注65● 鉄の吸収：食物中の鉄の多くはFe^{3+}で吸収されにくいが，胃酸の作用でFe^{2+}となると吸収されやすい．

第10章 内分泌系，体温と生体リズム

キーワード

ホルモン　内分泌腺　受容体　フィードバック機構　視床下部　下垂体　甲状腺　副甲状腺　ランゲルハンス島　副腎　性腺　消化管　腎臓　体温　核心温度　外殻温度　直腸温　腋窩温　基礎体温　体温調節　産熱　放熱　生体リズム　サーカディアンリズム

学習の指針

A. 内分泌系の総論

1) ホルモンは内分泌腺から血中に分泌され，標的細胞の受容体に作用する．
2) ホルモンの血中濃度は階層的支配やフィードバック機構によって調節される．

B. 内分泌系の各論

1) 視床下部ホルモンは下垂体前葉ホルモンの分泌を調節する．
2) 下垂体前葉からは成長ホルモン，プロラクチンと，下位ホルモンに対する複数の刺激ホルモンが分泌される．
3) 下垂体後葉からはバソプレシンとオキシトシンが分泌される．
4) 甲状腺ホルモンは，物質代謝の亢進や発育促進などの作用をもつ．
5) カルシトニンと副甲状腺ホルモンは，血中Ca^{2+}濃度を調節する．
6) 膵臓ランゲルハンス島からのホルモンは血糖値を調節する．
7) 副腎皮質ホルモンには糖質コルチコイド，電解質コルチコイド，アンドロゲンがある．
8) 副腎髄質から分泌されるカテコールアミンは心拍出量，血糖値などを調節する．
9) 精巣と卵巣は性ホルモンを，腎臓はレニンとエリスロポエチンを，消化管は消化管ホルモンを分泌する．

C. 体温

1) 核心温度は直腸温や鼓膜温で，外殻温度は皮膚温で代表される．
2) 体温には日内リズムがある．女性では月経周期に対応して体温が変動する．
3) 産熱は代謝や運動などによって生じる．肝臓や骨格筋で特に高い．
4) 放熱は，放射，伝導と対流，蒸発などによって行われる．
5) 視床下部の体温調節中枢は産熱と放熱を調節し体温を一定に保つ．
6) 発熱は正常よりもセットポイントが上昇するために起こる．

D. 生体のリズム

1) 身体には1日に合わせたサーカディアンリズムがある．

同義語

副甲状腺＝上皮小体　ランゲルハンス島＝膵島　成長ホルモン＝GH　プロラクチン＝PRL　甲状腺刺激ホルモン＝TSH　副腎皮質刺激ホルモン＝ACTH　性腺刺激ホルモン＝ゴナドトロピン　バソプレシン＝バゾプレッシン＝抗利尿ホルモン＝ADH　甲状腺ホルモン＝T3とT4　副甲状腺ホルモン＝パラソルモン＝PTH　糖質コルチコイド＝グルココルチコイド　電解質コルチコイド＝鉱質コルチコイド＝ミネラルコルチコイド　カテコールアミン＝カテコラミン　アドレナリン＝エピネフリン　ノルアドレナリン＝ノルエピネフリン　心房性ナトリウム利尿ペプチド＝ANP　成長ホルモン放出ホルモン＝GHRH　甲状腺刺激ホルモン放出ホルモン＝TRH　副腎皮質刺激ホルモン放出ホルモン＝CRH　性腺刺激ホルモン放出ホルモン＝ゴナドトロピン放出ホルモン＝GnRH　ソマトスタチン＝成長ホルモン抑制ホルモン＝GHIH　ドパミン＝プロラクチン抑制ホルモン＝PIH　ネガティブフィードバック＝負のフィードバック　ポジティブフィードバック＝正のフィードバック　血中グルコース＝血糖　ブドウ糖＝グルコース　サーカディアンリズム＝概日リズム

A 内分泌系の総論（表10-1）

ホルモンは**内分泌腺**にある内分泌細胞から**血**中に分泌され，血行を介して**標的器官**に達し，**微量で特異的な効果**を及ぼす．成長，生殖，代謝，および内部環境の調節などに関与する．

内分泌腺には，下垂体《かすいたい》，甲状腺《こうじょうせん》，副甲状腺，膵臓《すいぞう》のランゲルハンス島，副腎《ふくじん》，卵巣，精巣，松果体《しょうかたい》などがある．消化管や腎臓は，特定の内分泌腺をもたず，内分泌細胞をもつ．視床下部にある神経細胞もホルモンを分泌する．

1) ホルモンの種類

(1) ホルモンの化学的性質（表10-2）

ホルモンは化学構造の違いによって次の3種類に分けられる．

①**ペプチド/タンパク質ホルモン**：数個から数百個のアミノ酸よりなる．**水溶性**で，視床下部ホルモンや下垂体ホルモンをはじめとして，大多数のホルモンがこの型に属する．

②**ステロイドホルモン**：ステロイド核をもつ**脂溶性**のホルモンで，**コレステロール**から生成される．**副腎皮質ホルモン**と**性ホルモン**がある．

③**アミノ酸誘導体ホルモン**：チロシンというアミノ酸から生成されるホルモンで，**水溶性**の**カテコールアミン**と，**脂溶性**の**甲状腺ホルモン**がある．

(2) ホルモンの受容体

水溶性ホルモンは標的細胞の**細胞膜受容体**に作用し，**脂溶性ホルモン**は標的細胞の細胞膜を透過して**細胞内受容体**に作用する．

①**細胞膜受容体**：ペプチドホルモンおよびカテコールアミンなどの水溶性ホルモンは細胞膜上の受容体に作用する．ホルモンが受容体に作用すると，細胞内の種々の酵素が活性化されて，生理作用が発現する[注1]．

②**細胞内受容体**：ステロイドホルモンおよび甲状腺ホルモンなどの脂溶性ホルモンは細胞膜を透過し，細胞内の受容体と結合する[注2]．DNAに作用し，特定のタンパク質の生成が促され生理作用が発現する．

2) 内分泌系の特徴

内分泌腺がホルモンを血中に放出するのに対し，外分泌腺は汗や消化液などの分泌物を

注1● 細胞膜受容体の種類：ホルモンの作用する細胞膜受容体にはGタンパク共役型と酵素共役型（チロシンキナーゼ系，グアニル酸シクラーゼ系）がある．多くのペプチドホルモンとカテコールアミンはGタンパク質（GTP結合タンパク質）を共役した受容体に作用する．インスリンはチロシンキナーゼを，心房性ナトリウム利尿ペプチドはグアニル酸シクラーゼを共役した受容体に作用する．

注2● 細胞内受容体の種類：性ホルモンや甲状腺ホルモンの受容体は核内に存在する．一方，糖質コルチコイドの受容体は細胞質内に存在し，ホルモンと結合すると核内に移動してDNAに作用する，

表10-1　ホルモンとその主な作用

分泌器官	ホルモン	主な標的組織	主な作用
視床下部	放出ホルモン（GnRH，CRHなど）	下垂体前葉	標的となるホルモンの分泌を刺激
	抑制ホルモン（PIH，GHIHなど）	下垂体前葉	標的となるホルモンの分泌を抑制
下垂体前葉	成長ホルモン（GH）	多くの組織	タンパク質合成促進，成長促進
	プロラクチン（PRL）	乳腺	乳房・乳腺の発育と乳汁産生・分泌
	甲状腺刺激ホルモン（TSH）	甲状腺	甲状腺ホルモン分泌を促進
	副腎皮質刺激ホルモン（ACTH）	副腎皮質	副腎皮質ホルモン分泌を促進
	性腺刺激ホルモン（LH，FSH）	性腺（卵巣・精巣）	性腺機能を刺激
下垂体後葉	オキシトシン	子宮	収縮
		乳腺	射乳の誘発
	バソプレシン（ADH）	腎臓	水の再吸収を促進
甲状腺	甲状腺ホルモン（T4とT3）	多くの組織	代謝促進，正常な成長・発育に必須
	カルシトニン	骨・腎臓	血中のCa^{2+}濃度低下
副甲状腺（上皮小体）	副甲状腺ホルモン（パラソルモン，PTH）	骨・腎臓	血中のCa^{2+}濃度上昇
膵臓のランゲルハンス島（膵島）	インスリン	骨格筋・肝臓・脂肪組織	血糖値低下
	グルカゴン	肝臓・脂肪組織	血糖値上昇
	ソマトスタチン	ランゲルハンス島	インスリンとグルカゴンの分泌を抑制
副腎皮質	糖質コルチコイド（コルチゾールなど）	多くの組織	血糖値上昇，抗炎症，胃酸分泌促進
	電解質コルチコイド（アルドステロンなど）	腎臓	Na^{+}の再吸収促進，K^{+}の排泄促進
	副腎アンドロゲン	多くの組織	女性における性欲亢進，陰毛発育
副腎髄質	カテコールアミン（アドレナリン・ノルアドレナリンなど）	骨格筋，心筋，血管，肝臓など	筋収縮力・心拍数・血圧・代謝率・血糖値の上昇
精巣	アンドロゲン（テストステロン）	多くの組織	男性第二次性徴の発現
		生殖器官	精子形成
卵巣	エストロゲン（エストラジオールなど）	多くの組織	女性第二次性徴の発現
		生殖器官	卵胞発育・子宮粘膜肥厚・膣上皮増殖
	プロゲステロン	子宮	妊娠の維持
		乳腺	発達の促進
消化管	消化管ホルモン（ガストリン，セクレチンなど）	消化器など	消化機能の調節
腎臓	レニン		細胞外液量や血圧を調節（レニン・アンジオテンシン・アルドステロン系）
	エリスロポエチン	骨髄	赤血球の生成を促進
松果体	メラトニン		サーカディアンリズム
心臓	心房性ナトリウム利尿ペプチド（ANP）	腎臓	水とNa^{+}の排泄の促進

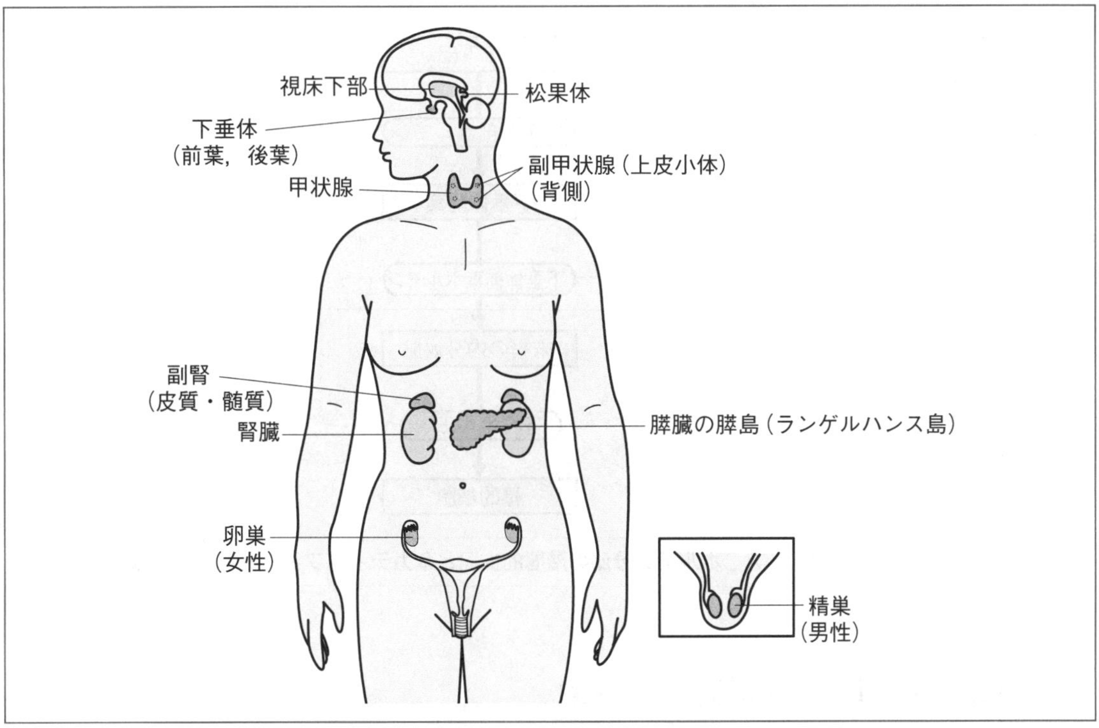

図 10-1　内分泌腺の器官

表 10-2　ホルモンの化学的性質による分類

ホルモンの種類	受容体の存在部位	化学構造による分類	ホルモンの例
水溶性ホルモン	細胞膜	ペプチド/タンパク質ホルモン	視床下部ホルモン，下垂体ホルモンなど多数
		アミノ酸誘導体ホルモン	カテコールアミン
脂溶性ホルモン	細胞内	ステロイドホルモン	副腎皮質ホルモン，性ホルモン
		アミノ酸誘導体ホルモン	甲状腺ホルモン

体外や消化管腔に放出する．また，内分泌系は神経系とともに生体機能の調節系として働くが，神経系が迅速《じんそく》な調節を行うのに対し，内分泌系は**緩慢**《かんまん》であるが長期にわたる調節を行う．

生体にはホルモンの分泌を調節する仕組みがあり，ホルモンの血中濃度はある範囲に保たれる．

(1) 階層的支配（図 10-2 実線）

視床下部ホルモンによって下垂体前葉ホルモンの分泌が調節され，**下垂体前葉ホルモン**によって多くの内分泌腺からのホルモンの分泌が調節される．

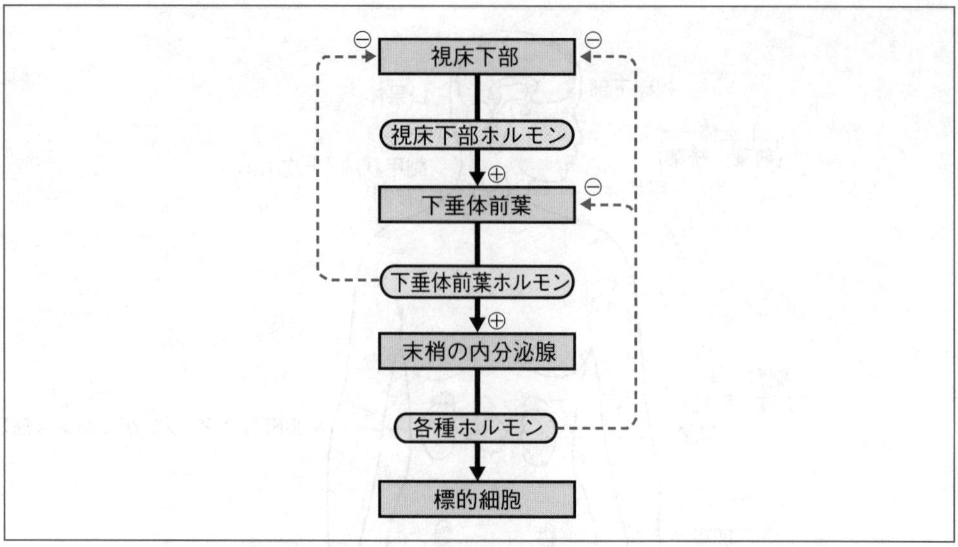

図10-2　ホルモン分泌の階層的支配とネガティブフィードバック機構

(2) フィードバック機構（図10-2破線）

階層的支配を受ける多くのホルモンは，分泌が過剰になると，視床下部ホルモンや下垂体前葉ホルモンのような上位ホルモンから，**ネガティブフィードバック**により分泌を抑えられる．

逆に大量に分泌されたホルモンが，**ポジティブフィードバック**によって上位ホルモン分泌をさらに高める場合がある．代表的な例はLHサージで，卵胞《らんぽう》期《き》後半に増加したエストロゲンが下垂体前葉からのLHの分泌を急激に上昇させる（第11章参照）．

(3) 血液成分による調節

ある種の血液成分はホルモン分泌を調節する．たとえば血糖が増加するとインスリン分泌が促され，その結果，血糖は減少して正常レベルに戻る．また，血糖が低下すると，グルカゴン分泌が促され，その結果，血糖が増加して正常レベルに戻る．

(4) 自律神経による調節

副腎髄質《ずいしつ》，**ランゲルハンス島**，消化管などの内分泌細胞から分泌されるホルモンは，自律神経による調節を受ける．

(5) 許容作用

甲状腺ホルモンはカテコールアミンや成長ホルモンの作用を増強し，糖質コルチコイドはカテコールアミンやグルカゴンの作用を増強する．このように他のホルモンの効果を促進する作用を許容《きょよう》作用という．

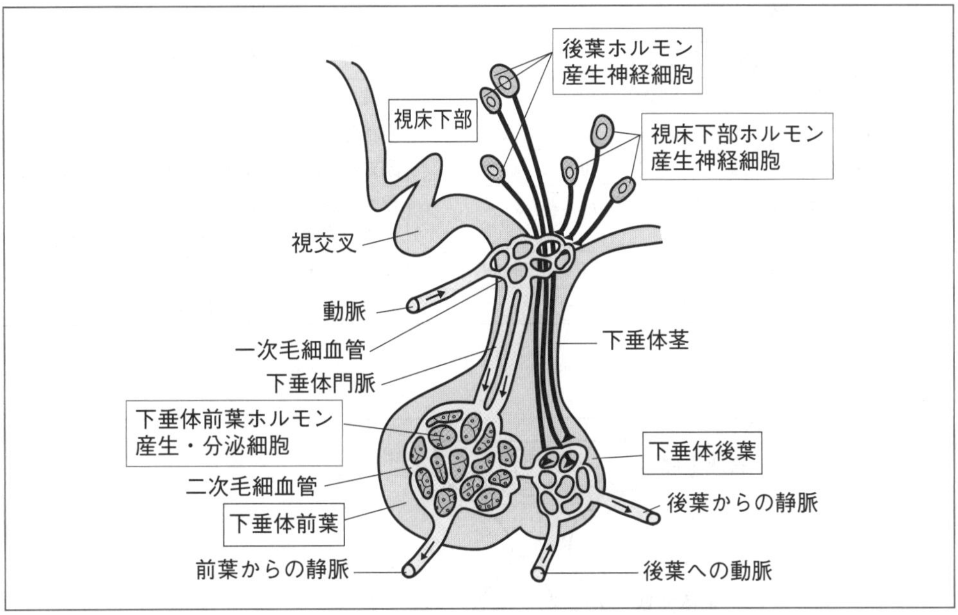

図10-3 視床下部と下垂体の連絡

(6) ホルモンの日内変動

多くのホルモン分泌は昼と夜で変動する．副腎皮質ホルモンは早朝に，成長ホルモンは入眠初期に，メラトニンは夜間に多く分泌される．

B 内分泌系の各論

1) 視床下部 hypothalamus・下垂体 pituitary gland (図10-3)

内分泌系の調節において中心的な働きをしているのは，間脳にある視床下部と下垂体である．視床下部は体性感覚や内臓感覚の入力を受け，自律神経系および内分泌系の高次中枢として身体の恒常性の維持に働く．

下垂体は頭蓋底《とうがいてい》にあるトルコ鞍《あん》の内腔に位置し，直径1cm程度のそら豆状の小体である．視床下部の下に位置し，視床下部とは下垂体茎《けい》を介して連絡している．腺下垂体という前葉と，神経下垂体という後葉からなる[注3]．

①**視床下部—下垂体前葉**：下垂体前葉ホルモンは下垂体前葉にあるホルモン産生細胞で産生・分泌される．視床下部で産生された視床下部ホルモンが下垂体門脈に分泌され，血流を介して下垂体前葉に運ばれ，下垂体前葉ホルモンの産生・分泌を調節する．

注3● 下垂体中葉：下垂体中葉はメラニン細胞刺激ホルモン (MSH) を分泌する．MSHは皮膚のメラニン細胞 (黒色素細胞) におけるメラニン形成を促進し，皮膚を黒くする．中葉は前葉と一緒に腺下垂体に分類されるが，人間では退化して明瞭にはみられない．

表10-3　視床下部ホルモン

視床下部ホルモン	下垂体前葉ホルモンに対する作用
成長ホルモン放出ホルモン（GHRH）	成長ホルモン（GH）の分泌を促進
甲状腺刺激ホルモン放出ホルモン（TRH）	甲状腺刺激ホルモン（TSH）の分泌を促進
副腎皮質刺激ホルモン放出ホルモン（CRH）	副腎皮質刺激ホルモン（ACTH）の分泌を促進
性腺刺激ホルモン放出ホルモン（GnRH） （ゴナドトロピン放出ホルモン）	卵胞刺激ホルモン（FSH）の分泌を促進 黄体形成ホルモン（LH）の分泌を促進
ソマトスタチン（成長ホルモン抑制ホルモン，GHIH）	成長ホルモン（GH）の分泌抑制など
ドパミン（プロラクチン抑制ホルモン，PIH）	プロラクチン（PRL）の分泌抑制など

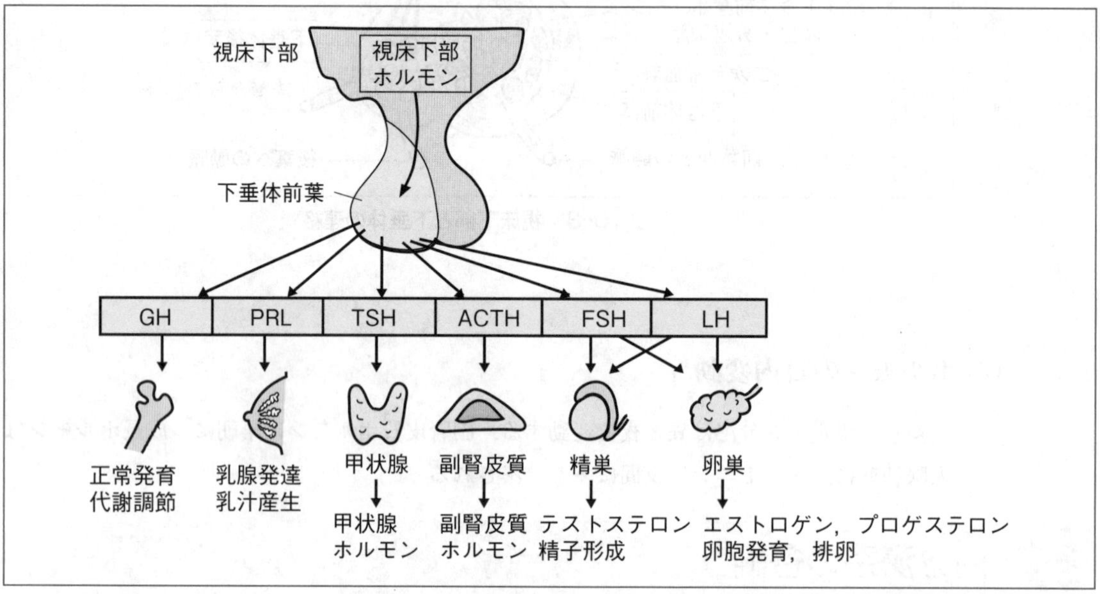

図10-4　下垂体前葉ホルモンの働き

②**視床下部―下垂体後葉**：下垂体後葉ホルモンは**視床下部**の**神経細胞**で産生され，下垂体後葉まで伸びている軸索末端まで**軸索輸送**によって運ばれ，下垂体後葉の血管に分泌される．

(1) 視床下部ホルモン（表10-3）

視床下部ホルモンは下垂体前葉ホルモンの分泌を調節する．下垂体前葉ホルモンの分泌を促進する放出ホルモンと，抑制する抑制ホルモンとがある．

ソマトスタチンは膵臓や消化管からも分泌され，成長ホルモンやインスリンなどの分泌を抑制する．

(2) 下垂体前葉ホルモン（図10-4）

下垂体前葉の内分泌細胞で産生・分泌される．

①**成長ホルモン（GH）**：発育期の成長を促進するホルモンで，入眠初期の深い睡眠時に多

く分泌される[注4,5].

ⅰ) **骨端での軟骨形成**を促進する.

ⅱ) **タンパク質合成**を促進する.

ⅲ) **血糖値を上昇**させる.

ⅳ) **脂肪酸の遊離**を促進する.

②**プロラクチン (PRL)**：乳汁分泌ホルモンともいう.

ⅰ) **乳腺を発達**させる.

ⅱ) 成熟した乳腺細胞に作用して，乳児による乳首の吸引刺激が刺激となり，**乳汁の産生と分泌**を促進する.

ⅲ) **排卵を抑制**する.

③**甲状腺刺激ホルモン (TSH)**：甲状腺を刺激して，**甲状腺ホルモンの産生と分泌**を促す.

④**副腎皮質刺激ホルモン (ACTH)**：副腎皮質ホルモンのうち，主に**糖質コルチコイドの分泌を促進**する．早朝に分泌が高く，夜は低い．分泌は**ストレス時に増加**する.

⑤**卵胞《らんぽう》刺激《しげき》ホルモン (FSH) と黄体形成ホルモン (LH)**：FSHとLHは性腺活動を調節する作用をもち，両者を性腺刺激ホルモンともいう (第11章参照)[注6].

(3) 下垂体後葉ホルモン (図10-5)

下垂体後葉ホルモンは，視床下部の室傍核《しつほうかく》あるいは視索上核《しさくじょうかく》の神経細胞で生成された神経分泌物質である.

①**バソプレシン (抗利尿ホルモン，ADH)**：腎臓の**集合管**における**水の再吸収を促進**して尿量を減らす**抗利尿《こうりにょう》作用**がある[注7~9]．脱水などで血漿浸透圧が上昇すると，その変化は視床下部にある浸透圧受容器に感受され，バソプレシンの分泌が増加して尿量が減少する (第8章参照)．バソプレシンは末梢血管収縮作用もあり，出血による循環血液量の減少時などに血圧を上昇させる.

②**オキシトシン**：

ⅰ) 成熟した乳腺に作用し，授乳時に乳児が乳首を吸引すると，**射乳《しゃにゅう》反射**によって**乳汁の排出**を促す.

ⅱ) **分娩《ぶんべん》時**に胎児が産道に入る刺激によってオキシトシンの分泌が増し，**子宮平滑筋の収縮力を強め**出産を促す.

注4● IGF-1：IGF-1 (インスリン様成長因子-1，ソマトメジンともいう) は肝臓などで分泌されるホルモンで，多くの細胞に対して成長促進作用を有する．成長ホルモンが標的器官に作用する際は，直接またはIGF-1を介して作用する.

注5★ 成長ホルモンの分泌異常：成長期に成長ホルモンの分泌低下が起こると，成長が停止し低身長症 (小人症) となる．成長ホルモンの分泌亢進が，成長期に起こると巨人症になり，成人で起こると末端肥大症になる.

注6● FSHとLH：女性の生殖機能のみに関与するかのような命名がなされているが，精巣にも作用し，男性の生殖機能にも関与する.

注7● バソプレシン：9個のアミノ酸からなるペプチドホルモン．ヒトでは8番目のアミノ酸がアルギニンであるため，アルギニンバソプレシン (AVP) とも呼ばれる.

注8★ 尿崩症：後葉の機能の障害により，バソプレシン分泌が減少し，尿量が異常に増加した病態．口渇，多尿，多飲などの症状を伴う.

注9★ 飲酒とバソプレシン分泌：アルコールはバソプレシン分泌を抑制する作用をもつため，飲酒により尿量が増加する.

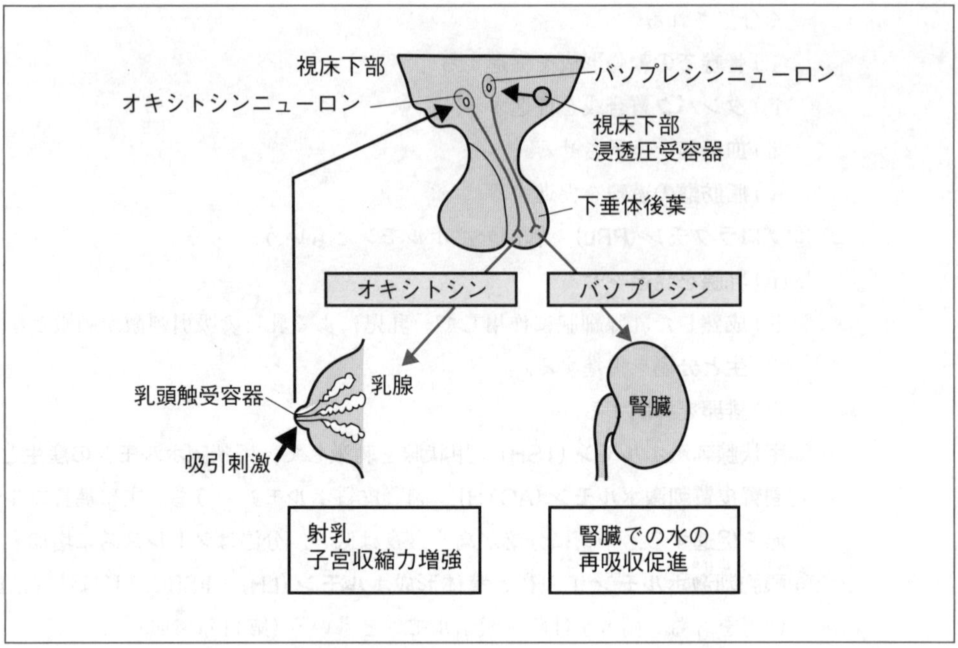

図10-5　下垂体後葉ホルモンの作用と分泌調節

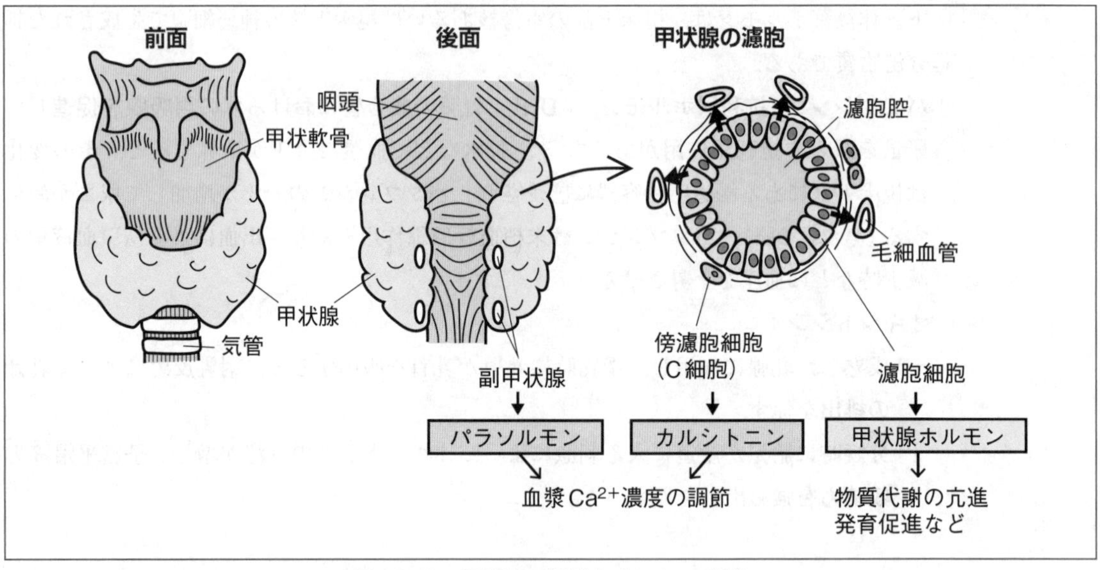

図10-6　甲状腺の構造とホルモン分泌

2) **甲状腺** thyroid gland・**副甲状腺** parathyroid (図10-6)

甲状腺は甲状軟骨の下に位置し，**気管の前面**を取り囲む．多数の球形の**濾胞**《ろほう》からなり，1層の濾胞細胞とコロイドで満たされた濾胞腔よりなる．**濾胞細胞**は**甲状腺ホルモン**を産生・分泌する．

甲状腺の濾胞の外側にある**傍濾胞細胞**《ぼうろほう》は**カルシトニン**を分泌する．

副甲状腺は**甲状腺の後側表面**に左右2個ずつあり，副甲状腺ホルモンである**パラソルモ**

ンを分泌する．

(1) 甲状腺ホルモン

甲状腺ホルモンは**ヨウ素**を含むホルモンで，**サイロキシン（T4）**と**トリヨードサイロニン（T3）**とがある[注10,11]．甲状腺からは主にT4が分泌され，T3の多くは末梢組織でT4から産生される．

①**甲状腺ホルモンの作用**

ⅰ）**物質代謝の亢進**：多くの臓器の**基礎代謝を亢進**し，**体温を上昇**させる．タンパク質，糖質，脂質の代謝を促進する．肝臓のグリコーゲン分解を促進し，**血糖値を上昇**させる．甲状腺機能亢進により食欲は亢進しても**体重は減少**する．

ⅱ）**発育促進**：骨や歯の発育を促す．中枢神経細胞の発育を促す．

ⅲ）**精神機能刺激**：欠乏すると精神活動が鈍くなり，過剰では興奮しやすくなる．

ⅳ）甲状腺機能亢進により**腱反射は亢進**し，機能低下により腱反射の遅延がみられる．

ⅴ）他のホルモンに相乗的な影響を及ぼす**許容作用**を有する．

②**甲状腺ホルモンの分泌調節**：甲状腺ホルモンの合成と分泌は，下垂体前葉からの**TSH**により，TSHの分泌は視床下部からの**TRH**により促進される．血中の甲状腺ホルモンの濃度が高まると，ネガティブフィードバック機構によってTSHやTRHの分泌が抑制され，甲状腺ホルモン濃度が正常に戻る．

寒冷時にはTRHが上昇し，甲状腺ホルモンの分泌が増加する．

(2) カルシトニン

血中Ca^{2+}濃度が上昇するとカルシトニン分泌が増加して，**血中Ca^{2+}濃度を低下**させる[注12]．

ⅰ）骨からのCa^{2+}の放出を抑制して，**骨形成を促進**する．

ⅱ）腎臓からの**Ca^{2+}の排泄を促進**する．

注10● 甲状腺ホルモンの生合成：甲状腺ホルモンは，チロシンにヨウ素が結合したものである．濾胞細胞は，サイログロブリンというタンパク質を合成し，濾胞腔に放出する．濾胞細胞はまた，血中から取り込んだヨードを濾胞腔に送り込む．濾胞腔ではサイログロブリンのチロシン残基がヨードと結合して，T3とT4が合成される．T3はT4に比べて活性が高い．

注11★ 甲状腺ホルモンの分泌異常：甲状腺機能が異常に亢進する疾患としては，バセドウ病が代表的で，甲状腺腫，基礎代謝増加，心悸亢進，眼球突出，手指のふるえ，多汗などを生じる．一方，甲状腺機能の低下する疾患としては，橋本病（慢性甲状腺炎）によるものが最も多い．特に日本人の成人女性に多い．高齢者では認知症，うつ病などと誤診されていることがある．寒さに敏感，易疲労感，言葉のもつれ，無気力，思考力や記憶力の低下の他，乾燥して冷たい皮膚，圧痕を残さない浮腫（粘液水腫）などの症状が特徴である．また，先天性の要因や，ヨード欠乏地域（海から離れた地域や山岳地帯）に住んでいるなどで，出生時から甲状腺機能の低下を生じると，成長や知能の発達が阻害されるクレチン病となる．

注12● カルシトニン：カルシトニンはヒトでは作用が弱く，欠乏症や亢進症は特に報告されていない．

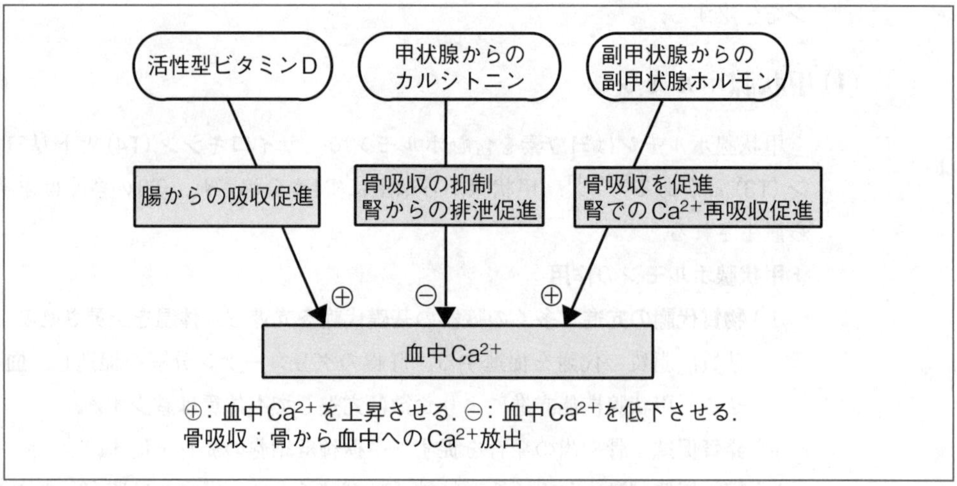

図10-7　血漿Ca^{2+}濃度の調節

(3) 副甲状腺ホルモン（パラソルモン）

骨，腸，腎臓に作用して，**血中Ca^{2+}濃度を増加**させる[注13]．

ⅰ）**骨代謝を亢進**させ，骨のCa^{2+}を血中に遊離させる[注14]．

ⅱ）**腎臓でのCa^{2+}の再吸収**を促す．

ⅲ）**ビタミンDを活性化**し，**腸からのCa^{2+}吸収**を促す[注15]．

(4) 血中Ca^{2+}濃度の調節（図10-7）

Ca^{2+}は骨形成，神経活動，筋収縮，血液凝固《けつえきぎょうこ》などに関与する．血中Ca^{2+}濃度は，腸から吸収されるCa^{2+}，骨から血中へ放出されるCa^{2+}，腎臓から排出されるCa^{2+}のバランスで決まり，10mg/dL前後に保たれる．

血中Ca^{2+}濃度が上昇すると**カルシトニン**分泌が促進されて血中Ca^{2+}濃度が低下し，血中Ca^{2+}濃度が低下すると**副甲状腺ホルモン**分泌が促進されて，**ビタミンD**も活性化されて血中Ca^{2+}濃度を上昇させる．

注13★ 副甲状腺ホルモンの分泌異常：副甲状腺の機能低下により血漿Ca^{2+}濃度が低下すると，運動神経と筋細胞の興奮性が上昇して，ついには骨格筋の不随意的収縮を引き起こす．これをテタニーといい，喉頭筋の痙攣により死に至ることもある．一方，副甲状腺の異常な機能亢進は骨の脱灰を促すため，骨が折れやすくなる．慢性腎不全による長期透析患者では，二次性に副甲状腺機能が亢進する．

注14★ 副甲状腺ホルモンと骨代謝：副甲状腺ホルモンには，骨吸収を促して血中にカルシウムを供給する他に，骨吸収から骨形成への移行を促して骨を修復する作用がある．副甲状腺ホルモンが過剰であれば骨を破壊して骨粗鬆症を生じる．一方で，副甲状腺ホルモンを断続的に途切れ途切れ投与すると，骨形成が促進されるため，副甲状腺ホルモン剤は骨粗鬆症の薬として用いられる．

注15● 活性型ビタミンD3：食物から摂取したビタミンD3や皮膚において日光の作用で生成されたビタミンD3は，肝臓および腎臓で活性化されて活性型のビタミンD3になり，腸管からのCa^{2+}吸収を促進させ，血漿Ca^{2+}濃度を上昇させる．

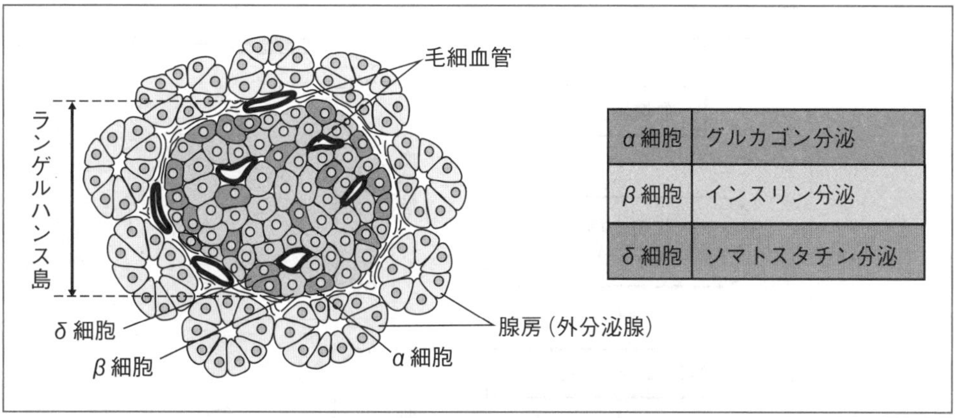

図10-8　ランゲルハンス島とホルモン
（Tortoraら，1987.[17)]を参考に作成）

3) ランゲルハンス島（膵島《すいとう》）Langerhans islet（図10-8）

膵臓には，膵液を分泌する外分泌腺組織に混じって，ランゲルハンス島という内分泌細胞の塊が散在する．膵島は膵臓内に100万～200万個も存在するが，その重量は膵臓全体の1～2%である．膵島を構成する細胞のうち，α《アルファ》細胞はグルカゴンを，β《ベータ》細胞はインスリンを，δ《デルタ》細胞はソマトスタチンを分泌する[注16]．これらのホルモンは**血糖**，つまり**血中のグルコース濃度**を調節する．

(1) グルカゴン

①**グルカゴンの作用**：血糖値が低下した際，素早く**肝臓**に貯えられた**グリコーゲンを分解**して，**血糖値を上昇**させて正常に戻す．脂肪やタンパク質の分解を促す働きもある．

②**グルカゴンの分泌調節**：グルカゴンの分泌は，血糖値の低下により促され，血糖値の上昇により抑制される．

(2) インスリン（図10-9）

①**インスリンの作用**：血中グルコースを筋細胞，脂肪細胞，肝細胞に素早く取り込ませ，**血糖値を低下**させる[注17]．肝臓での**グリコーゲン合成**やグルコースから脂肪への変換，タンパク質合成を促す．

②**インスリンの分泌調節**：血糖値が上昇すると，グルコースが膵島のβ細胞に作用してインスリン分泌を促す．

注16● 膵島の細胞：α細胞は約20%，β細胞は約60～75%，δ細胞は約1～8%を占める．α，β，δ細胞はそれぞれA，B，D細胞ともいう．

注17● インスリン：ペプチドホルモンで，21個のアミノ酸からなるA鎖と30個のアミノ酸からなるB鎖よりなる．糖尿病の治療では，不足しているインスリンを体外から注射で補給するために，インスリンと同じ生理作用をもちながら作用持続時間を調節したインスリンアナログ製剤が用いられることがある．食事量や運動量のバランスが崩れた状態のインスリン注射は，低血糖による冷や汗，手足のふるえ，意識障害などの症状を引き起こすことがあり，吸収の速い糖分の摂取が必要となる．車の運転には特に注意を要する．

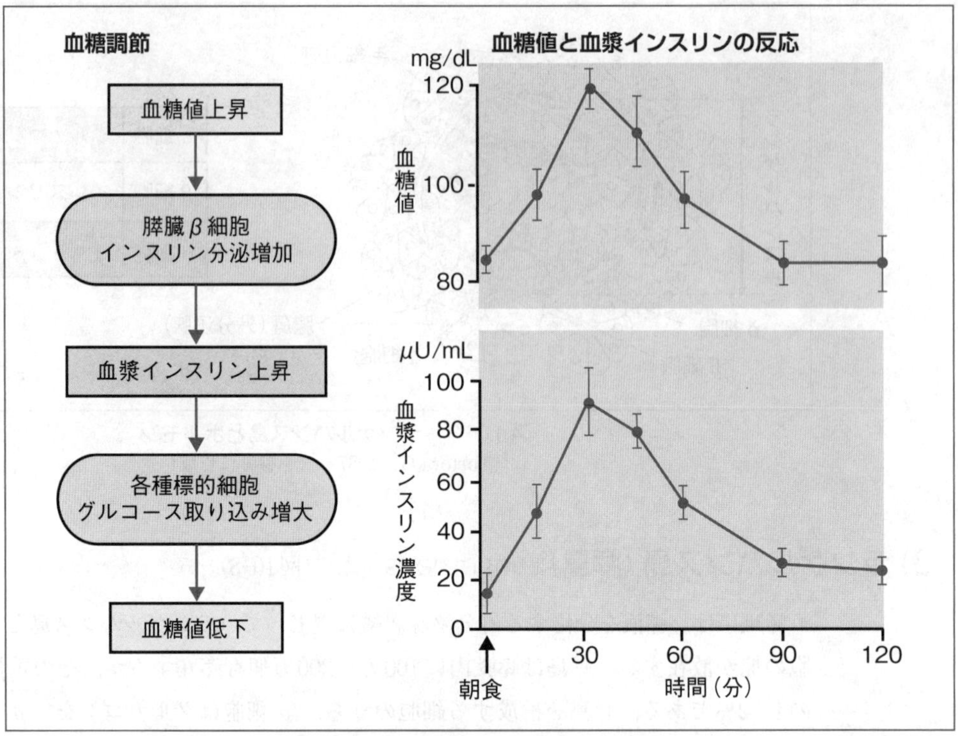

図10-9　インスリンによる血糖調節
（右図：Greenspanら，1986．井村ら訳[30]を参考に作成）

(3) ソマトスタチン

膵島のα細胞やβ細胞に作用して，インスリンやグルカゴンの分泌を抑制する．ソマトスタチンは視床下部や消化管からも分泌される．

(4) 血糖調節

血糖値はインスリンとグルカゴンとカテコールアミンなどが働き，約100 mg/dLに維持される[注18]．

血糖値が低下すると，**グルカゴン**と**カテコールアミン**の分泌が増して血糖値を上昇させ，正常に戻す．**成長ホルモン**，**糖質コルチコイド**，**甲状腺ホルモン**も**血糖を上昇**させる．

注18★ 糖尿病：インスリンの分泌低下や作用の低下によって糖尿病が起こる．その症状は高血糖，糖尿であるが，その他に多尿，多飲，多食，ケトアシドーシス，感染に対する抵抗力の低下などの諸症状を伴う．糖尿病が長期に持続すると，網膜症，腎症，末梢神経障害などさまざまな合併症を生じる．さらに重篤な場合は，昏睡などの中枢神経障害を起こす．

糖尿病は成因により1型，2型に分類される．

①1型糖尿病（インスリン依存性糖尿病）：β細胞の破壊によってインスリンの分泌が低下する病態で，体重が減少し，インスリン療法が必須である．

②2型糖尿病（インスリン非依存性糖尿病）：インスリン分泌低下と感受性低下を原因とし，糖尿病の大部分を占める．遺伝的素因や生活習慣が発症に関与する．治療の主軸は食事療法や運動療法など生活習慣の改善で，これを補う意味で経口血糖降下薬の服用やインスリン療法がある．

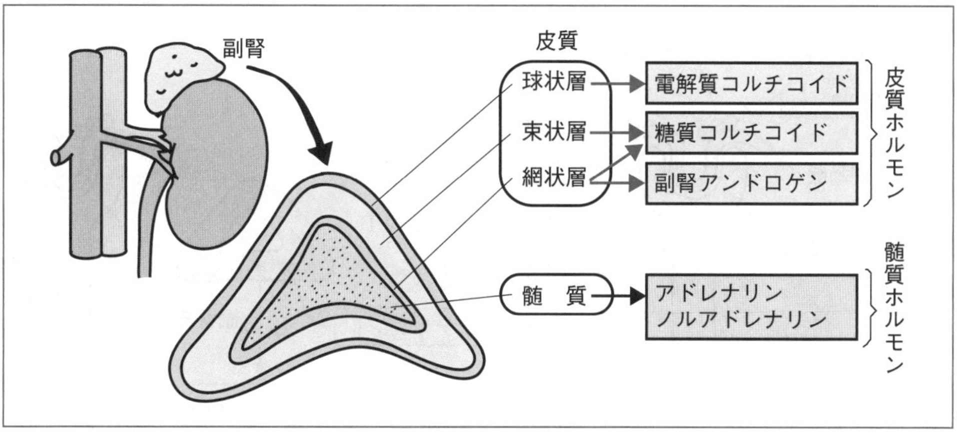

図10-10　副腎からのホルモン分泌

血糖値が正常レベルより上昇すると，インスリン分泌が増して血糖値を低下させ，正常に戻す．**血糖値を下げる**ホルモンは**インスリン**だけである．

インスリンやグルカゴン，カテコールアミンの分泌は血糖によって直接，あるいは自律神経によって調節される．

4) 副腎皮質 adrenal cortex・副腎髄質 adrenal medulla（図10-10）

副腎は，**腎臓の上**に位置する左右1対の扁平な三角形の内分泌器官で，外側の副腎皮質《ふくじんひしつ》と内側の副腎髄質《ふくじんずいしつ》に分けられる．

副腎皮質は中胚葉《ちゅうはいよう》由来であり，外側から，**電解質コルチコイド**を分泌する**球状層**，**糖質コルチコイド**を分泌する**束状層**《そくじょうそう》，主に**副腎アンドロゲン**を分泌する**網状層**からなる[注19]．これらは**ステロイドホルモン**に分類される．

副腎髄質は外胚葉《がいはいよう》由来であり，**交感神経**細胞と同じ由来である．副腎髄質からはカテコールアミンに分類されるアドレナリンやノルアドレナリンが分泌される．ノルアドレナリンは交感神経節後線維から分泌される神経伝達物質でもある．

(1) 糖質コルチコイド

副腎皮質の束状帯から分泌されるステロイドホルモン．代表的な物質は**コルチゾール**とコルチコステロンである[注20~22]．

注19★ **副腎皮質機能低下**：アジソン病は副腎皮質の機能が低下する病気で，自己免疫やがん，感染症などが原因となる．症状としては，皮膚の色素沈着，低血圧，低血糖，Na^+の過剰排泄などがみられる．

注20★ **クッシング症候群**：糖質コルチコイドの過剰分泌によって起こる．満月様顔貌や中心性肥満（体幹のみの肥満），体内のタンパク質の減少，高血糖，高血圧，精神障害を伴う．

注21★ **ステロイド剤**：抗炎症作用，免疫抑制作用を目的として，ステロイド剤（糖質コルチコイド）が治療によく用いられる．感染症や糖尿病，精神障害など種々の重篤な副作用を生じうるので，投与に際しては注意が必要である．

注22● **副腎皮質ホルモンの生合成と代謝**：皮質細胞でコレステロールからプレグネノロンが生成され，プレグネノロンからそれぞれ別の生成過程を経て電解質コルチコイド，糖質コルチコイド，副腎アンドロゲンが合成される．副腎皮質ホルモンはいずれも肝臓で不活性化された後，グルクロン酸に抱合されて尿中に排泄される．

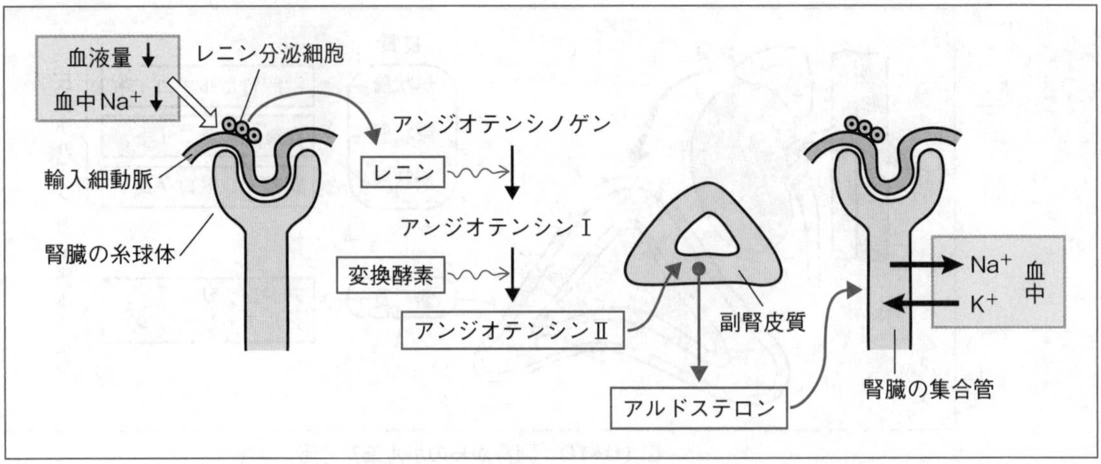

図10-11　レニン・アンジオテンシン・アルドステロン系の概観

①**糖質コルチコイドの作用**：

ⅰ) **物質代謝に対する作用**：肝臓での糖新生を促進し，**血糖値を上昇**させる．タンパク質や脂肪の分解を促進する．

ⅱ) **抗炎症・抗アレルギー作用**：炎症やアレルギー症状を抑える．

ⅲ) **許容作用**：微量でカテコールアミンの脂肪分解作用やグルカゴンの糖新生作用を助ける．

ⅳ) **胃に対する作用**：胃液の酸およびペプシンの分泌を促進し粘液分泌を抑制する．糖質コルチコイド分泌が長期間増加すると胃《い》潰瘍《かいよう》を起こしやすい．

ⅴ) **抗ショック作用**：ストレスに対する抵抗性を高める．

②**糖質コルチコイドの分泌調節**：糖質コルチコイドの合成と分泌は，下垂体前葉からの**ACTH**により，ACTHの分泌は視床下部からの**CRH**により促進される．血中の糖質コルチコイドの濃度が高まると，ネガティブフィードバック機構によりACTHやCRHの分泌が抑制され，糖質コルチコイド濃度が正常に戻る．

糖質コルチコイドとACTHは，**早朝に多く分泌**され，夜は少ない．また，低血糖や外傷などの種々の**ストレス刺激**は糖質コルチコイドの分泌を促す．

(2) 電解質コルチコイド (図10-11)

副腎皮質の球状帯から分泌されるステロイドホルモンで，代表的物質は**アルドステロン**である．

①**電解質コルチコイドの作用**：細胞外液の主要成分であるNa^+イオンを調節する．

ⅰ) 腎臓の遠位尿細管や集合管に作用して，**Na^+再吸収を増加**させ，K^+排泄を促す．

ⅱ) Na^+再吸収に伴って**水の再吸収**も増加し，尿量は減少，細胞外液量は増加し，それによって**血圧は上昇**する．

②**レニン・アンジオテンシン・アルドステロン系**：塩の摂取不足により血中Na^+濃度が低下したり，循環血液量の減少に伴い血圧が低下したりすると，レニン・アンジオテン

シン・アルドステロン系の活動が上昇し，**Na^+再吸収**と**血圧上昇**に働く．

ⅰ) **レニン**は**腎臓**から分泌されるホルモンである．血中Na^+濃度の低下や循環血液量の減少を腎臓が感知すると，腎臓の細動脈の血管壁にあるレニン分泌細胞で感受され，レニン分泌が亢進する．レニン分泌は交感神経の興奮によっても亢進する．

ⅱ) 血中のアンジオテンシノゲンはレニンによってアンジオテンシンⅠとなり，さらにアンジオテンシン変換酵素(ACE《エース》)によって**アンジオテンシンⅡ**に変換される[注23]．

ⅲ) **アンジオテンシンⅡ**は副腎皮質に作用して，**アルドステロン分泌を促進**させ，Na^+再吸収に働く[注24]．アンジオテンシンⅡには，**血管を収縮**させて血圧を上昇させる作用もある．

(3) 副腎アンドロゲン

副腎皮質の網状帯から分泌されるステロイドホルモンで，代表的物質はデヒドロエピアンドロステロン(DHEA)である．副腎アンドロゲンは身体を**男性化**する作用があるが，活性は弱い．

副腎アンドロゲンの分泌は糖質コルチコイドと同様にCRH-ACTH系によって調節される．過剰分泌により女性では男性化傾向を呈する．

(4) 副腎髄質ホルモン：カテコールアミン (図10-12)

副腎髄質は，副腎皮質に囲まれて存在し，クロム親和性細胞から大量の**アドレナリン**，わずかの**ノルアドレナリン**，ごくわずかの**ドパミン**を分泌する[注25,26]．これらのホルモンはカテコールアミンと総称される[注27]．

①**アドレナリンとノルアドレナリン**：アドレナリンとノルアドレナリンは類似した種々の生理作用をもつが，アドレナリンは心拍出量増加作用と血糖値上昇作用が強く，ノルアドレナリンは末梢血管収縮による血圧上昇作用が特に著しい[注28]．

ⅰ) **循環系に及ぼす作用**：**アドレナリン**は**心筋の収縮力**，**心拍数を増加**させる作用が強い．**ノルアドレナリン**は，全末梢循環抵抗を強く増加させ，著しい**血圧上昇**作用がある．

ⅱ) **代謝に及ぼす作用**：肝臓グリコーゲンの分解を促し，**血糖値を上昇**させる．脂肪分

注23★ レニン・アンジオテンシン・アルドステロン系を抑制する薬：アンジオテンシン変換酵素(ACE)阻害薬やアンジオテンシンⅡ受容体拮抗薬は，レニン・アンジオテンシン・アルドステロン系を抑制して血管を拡張させ血圧を低下させるので，降圧薬として用いられる．

注24● アルドステロン分泌：ACTHや血漿Na^+濃度低下，K^+濃度増加の直接作用によっても増す．

注25● クロム親和性細胞：副腎髄質のクロム親和性細胞は，交感神経の節後細胞が移動してきたものと考えられる．内分泌細胞ではあるが，交感神経の節前線維とシナプス連絡する，緊急反応の際にカテコールアミンを分泌するなど，交感神経の節後細胞と似た性質をもつ．

注26★ 副腎髄質ホルモンの分泌異常：クロム親和性細胞に由来する腫瘍(褐色細胞腫)が発生すると，副腎髄質ホルモンの分泌が過剰になり，高血圧，心悸亢進，発汗，頭痛，悪心，嘔吐などの症状が出現する．

注27● 副腎髄質ホルモンの生合成と代謝：カテコールアミンの生合成にはアミノ酸のフェニルアラニンあるいはチロシンが最初に必要である．チロシンからいくつかの酵素の働きでドーパ，ドパミン，ノルアドレナリン，アドレナリンへと生合成される．

注28● ドパミン：心機能亢進作用(強心作用)，血圧上昇作用をもつ．

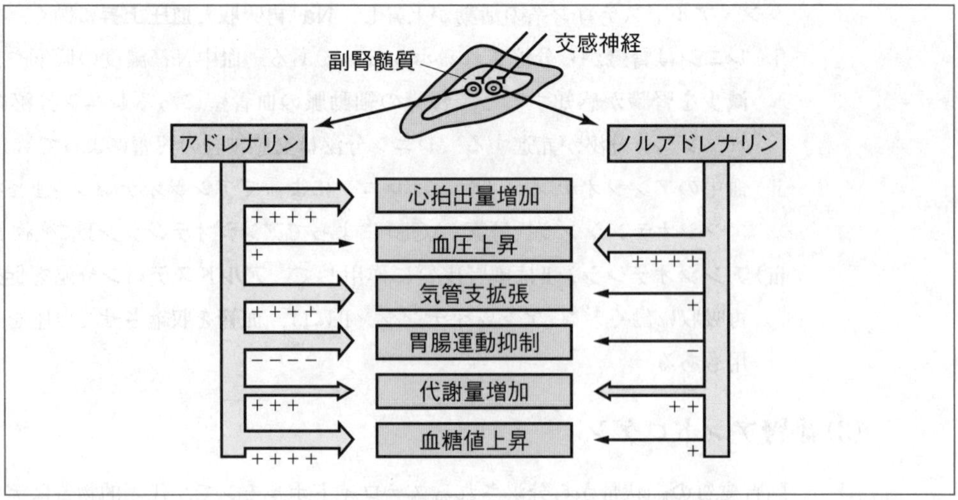

図10-12　アドレナリンとノルアドレナリンの作用
（Thewsら，1985.[31]を参考に作成）

解を促して血中の**遊離《ゆうり》脂肪酸《しぼうさん》を増加**させる．組織の酸素消費量を増加させて代謝を活発にする．それに伴って**熱産生も増加**する．

ⅲ）**血管以外の平滑筋に対する作用**：**胃腸運動を抑制**し，**気管支を拡張**させる．

②**副腎髄質ホルモンの分泌調節**：副腎髄質ホルモン分泌は，**交感神経**の節前線維によって支配される．

血糖値低下時，激しい筋運動時，著しい寒冷あるいは温熱刺激時，情動刺激時，ストレス時などに，交感神経の活動が亢進して分泌が急激に増加する．生体が緊急事態に直面すると，副腎髄質からアドレナリンが分泌され，血圧上昇，高血糖など，闘争や防衛などに適した状態がつくられる．これを**緊急《きんきゅう》反応**という．ノルアドレナリンは，全身に分布する交感神経の終末からも分泌されるので，血中にはノルアドレナリンがアドレナリンよりもはるかに多く存在する．

5）その他のホルモン

(1) 松果体のホルモン

松果体は**間脳**の後方に位置する神経由来の内分泌器官で，**メラトニン**を分泌する．メラトニンは**サーカディアンリズム**の調節作用をもち，分泌は**夜間に増えて**昼間は低下する．

(2) 心房のホルモン

血液量の増加により**心房筋**が伸展されると，**心房性ナトリウム利尿ペプチド**（ANP）の分泌が亢進し，血管が拡張し，尿量が増え，**血圧が低下**する．

(3) 腎臓のホルモン

①**レニン**：**レニン・アンジオテンシン・アルドステロン系**を介して血圧上昇に働く．腎臓

の傍糸球体細胞から分泌される．

②**エリスロポエチン**：**赤血球の新生**を促す．尿細管の間質細胞から分泌される．

(4) 消化管ホルモン

消化管粘膜にある内分泌細胞で生成・分泌され，消化管の機能を調節する[注29]．消化管ホルモンの多くは**小腸粘膜の内分泌細胞**から分泌されるが，**ガストリン**は**胃幽門部**から分泌される．

①**ガストリン**：胃幽門部に機械的・化学的刺激が加わると，幽門部の粘膜の内分泌細胞から分泌され，**塩酸分泌を促進**する．**迷走神経**はガストリン分泌を増加させる．

②**セクレチン**：十二指腸の中が酸性になると分泌され，アルカリ性の**膵液の分泌**を促す．

③**コレシストキニン**：小腸粘膜がアミノ酸や脂肪酸などによって刺激されると分泌され，酵素に富んだ**膵液の分泌**を促し，**胆嚢を収縮**させて胆汁放出を促す[注30]．

④**インクレチン（GIPとGLP-1）**：食事摂取により分泌される消化管ホルモンで，**インスリン分泌**を増強させる[注31, 32]．食欲を抑制する，胃運動や胃酸分泌を抑制するなどの作用もある．

(5) 食欲に関連するホルモン

レプチンや**オレキシン**，**グレリン**が重要である（第9章参照）．

(6) 性腺ホルモン

精巣と卵巣は生殖器であると同時に内分泌器官としても機能する．**精巣**からは**テストステロン**，**卵巣**からは**エストロゲン**と**プロゲステロン**が分泌される（第11章参照）．

C 体温body temperature

1) 体温とは

生体には外気温の変化に対応して熱の産生と放散を調節し体温を一定に保つ仕組みがある．生体内で起こるさまざまな化学反応は，ある温度範囲内でのみ働く．したがって体温を保つ仕組みは人間が生きるうえで不可欠である．

注29● 消化管ホルモンの作用：血管内に分泌され循環血液によって標的細胞に達し作用する内分泌作用と，組織液中に分泌され分泌細胞の近傍の細胞に作用する傍分泌作用をもつ．

注30● コレシストキニン：胆嚢を収縮させるコレシストキニンと膵臓の酵素分泌を促すパンクレオザイミンは別々に発見されたが，同一物質であるので，一般にコレシストキニン（CCK）と呼ばれる．

注31● GIP：以前は「胃抑制ペプチド（gastric inhibitory polypeptide）」の略であったが，近年は「糖依存性インスリン放出ペプチド（glucose-dependent insulinotropic peptide）」とも呼ばれる．食事開始後の比較的早い時間から分泌され，栄養素の吸収に伴う血糖値の上昇に備えて，吸収される前からインスリンの分泌が始まると考えられる．

注32● GLP-1：「グルカゴン様ペプチド1（glucagon-like peptide 1）」の略．血糖値が高いときにインスリン分泌を亢進させ，グルカゴン分泌を抑制するため，2型糖尿病の治療薬として用いられる．

(1) 核心温度と外殻温度

身体内部の核心温度《かくしんおんど》が環境温の影響を受けにくいのに対し，身体表面の外殻温度《がいかくおんど》は外気温の影響を受けやすい．**核心温度**は**直腸温**や**鼓膜温**《こまくおん》で，**外殻温度**は**皮膚温**で代表される．**腋窩温**《えきかおん》は皮膚温であるが，腋窩で5分間程度測定することによって，外気温に影響されにくくなり，核心温度の目安として用いることができる．

健康成人の体温は個人差が大きいが，おおよそ腋窩温で36.0～36.7℃，口腔温は36.5～37.0℃，直腸温は37.0～37.5℃である．

皮膚温は身体部位によって異なる．一般に体幹部から末梢に向かって低くなる．

(2) 体温の変動

体温は夜間から早朝にかけては低く，日中は高い．早朝覚醒直後に安静状態で測定した口腔温を**基礎体温**という．女性では月経周期に対応して基礎体温が変動する．

2) 体熱の調節（図10-13）

体温は体内の熱の産生と放散のバランスによって維持される．

(1) 産熱

産熱は**代謝**や**運動**などによって生じる．代謝の高い**肝臓**や**骨格筋**で特に高い[注33]．

①**基礎代謝量**：基礎代謝によって放出されるエネルギーは体温維持に重要な役割をもつ．好気呼吸で得られたエネルギーの約60％が熱に変わる．

②**ホルモンの作用**：緊急時に分泌が増す**カテコールアミン**，寒冷時に増す**甲状腺ホルモン**，排卵時に増す**黄体ホルモン**などは代謝を高め，産熱を促す．

③**運動と姿勢保持**：運動時，筋の収縮に伴って産熱が増える．姿勢保持などに関与する筋緊張も産熱を起こす．

④**ふるえ**：寒冷時には，骨格筋が不随意的《ふずいいてき》に収縮して，ふるえ産熱が増える．

⑤**食事誘発性産熱**：食物摂取後，体温が上昇する．

⑥**自律神経の作用**：寒冷時，皮膚の交感神経の活動で皮膚血管が収縮し，放熱を防ぐ．立毛筋支配の交感神経活動が高まり，鳥肌という状態になる．

(2) 放熱（図10-14）

放射，伝導と対流，蒸発などによって体表面から放熱が起こる．環境温25℃では，放射によるものが約50％，伝導と対流によるものが30％，蒸発によるものが20％程度である．外気温が体温より高いときには放射，伝導と対流によって体温は低下しないため，蒸散が重要となる．

①**放射**：人体から人体と接触していない他の物体へ熱が放射によって伝達する．

注33●褐色脂肪組織：肩甲骨の間などにある代謝の活発な褐色の脂肪組織．特に新生児では産熱に重要な役割を果たす．

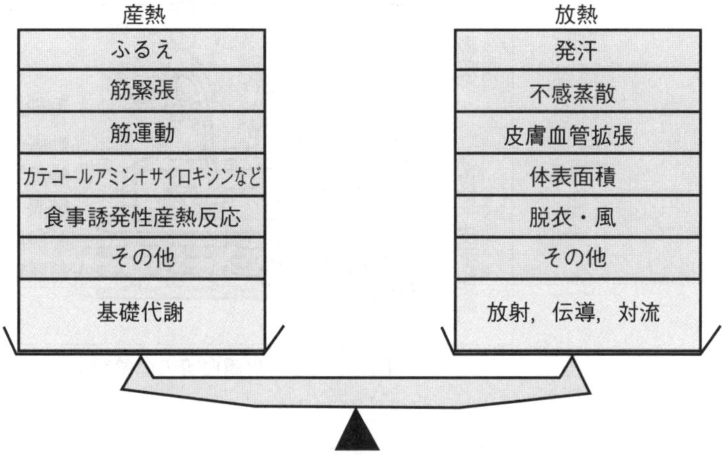

図 10-13　体熱の産生と放散のバランス

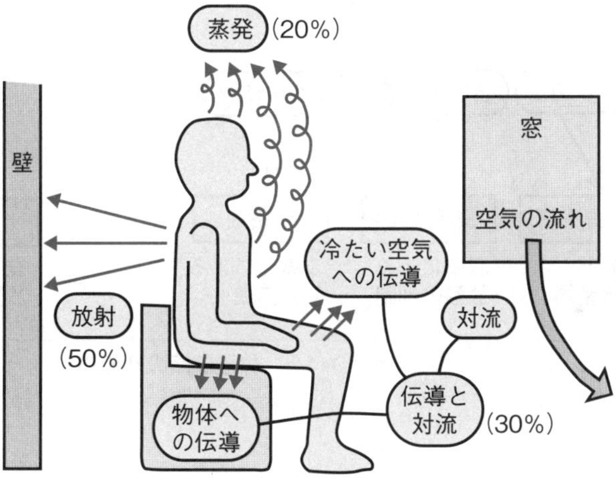

図 10-14　放熱の仕組み

②**伝導と対流**：冷たい空気に接すると，伝導によって放熱が起こる．空気の対流があると，放熱はさらに強まる．金属など冷たい物質に触れると伝導で放熱が起こる．

③**蒸発（不感蒸散と発汗）**：水が体表面から蒸発する際に，気化熱が体熱から奪われる．体表面からの蒸発は不感蒸散《じょうさん》と発汗による．不感蒸散は身体からの水分の蒸発で，1日当たり，皮膚から600～700 mL，肺から150～450 mL放出され，合計約1Lに及ぶ．発汗は汗腺からの汗の分泌で，外気温が高いときは，発汗による蒸発の割合が高くなる．

④**皮膚血管拡張**（図10-15）：外気温が高くなると，皮膚血管の交感神経活動が低下し，皮膚血管が拡張して放熱が起こる．皮下静脈叢《じょうみゃくそう》や動静脈吻合《ふんごう》の拡張は，静脈叢の血流を著しく増すことで大量の放熱を可能にする．

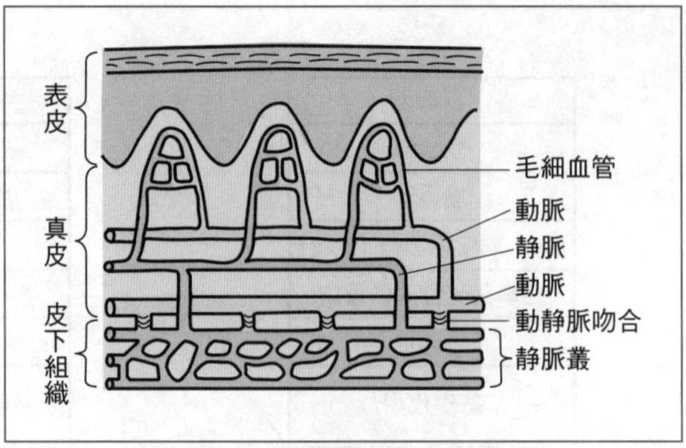

図10-15　皮膚血管の動静脈吻合

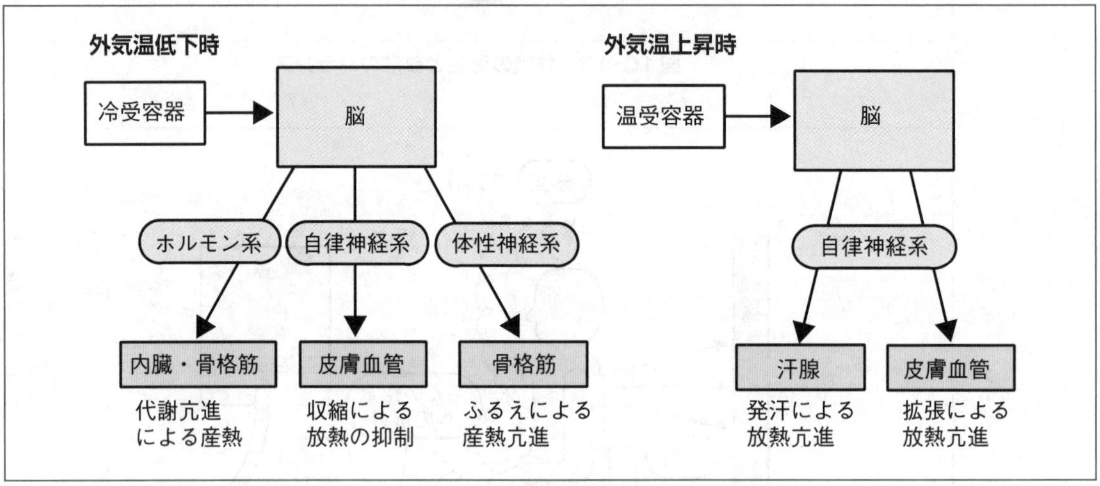

図10-16　体温調節の仕組み

(3) 温度受容器と体温調節中枢

外気温の変化は皮膚の温度受容器で感受される．また，視床下部には血液の温度変化を感受する温度受容器が存在する．

視床下部にある**体温調節中枢**は温度受容器からの情報を受け取り，自律神経系，内分泌系，体性神経系を介して，体温の変化をある範囲に保つように，全身的反応を起こす．

(4) 体温調節反応 (図10-16)

①**快適な温度**：快適な温度では産熱が少なく，放熱も調節されて，暑さも寒さも感じない．快適な温度は季節や湿度によって異なる．

②**外気温低下時**：外気温が低下すると，代謝の増加，甲状腺ホルモンやカテコールアミン分泌亢進，ふるえ，皮膚血流の低下により，体表からの放熱を防いで，深部温が一定に保たれる．

外気温がさらに低下すると，低体温症になる．核心温度が33～34℃になると意識が失われ，30℃以下では心筋に細動が起こり，死に至る．

③**外気温上昇時**：外気温が上昇すると，皮膚血管の拡張と発汗が起こり，放熱が増加し深部温は正常に維持される．高温環境では，発汗による水分の排泄が増えるが，抗利尿ホルモン分泌が増加して，水分排泄が抑制され，体内からの水分喪失を防ぐ．

高温環境下では，食欲不振や運動量の減少により，熱産生が減る．また呼吸が増え，呼気を介しての放熱が増える．

外気温がさらに高まると，体温が上昇する．体温が41℃を超えると脳の神経細胞が障害を受けやすい．43℃を超えるとタンパク質の変性が起こり，やがて死に至る．

(5) 体温の異常

産熱と放熱のバランスが崩れると，体温上昇や体温低下などの体温の異常を生じる．

正常では，体温を一定レベルに保つ機構があり，このレベルを**セットポイント**という．**発熱**は，体温調節中枢のセットポイントが上昇するために体温が上昇する．

一方，熱放散より熱産生が多くなったり，環境から受ける熱が大きくなったりして，体温が上昇する場合を**うつ熱**という．うつ熱ではセットポイントは正常であり，解熱剤は効かない．

①**発熱**：正常よりも**セットポイントが上昇**するために起こる．発熱を起こす物質を**発熱物質**という．発熱物質には，細菌，ウイルスなどの外因性発熱物質と，生体内で産生される内因性発熱物質とがある．発熱物質は，視床下部の体温調節中枢に作用して，産熱機能を高め，悪寒《おかん》，ふるえ，皮膚血管の収縮などが起こる．発熱の原因が取り除かれると，産熱機能は元に戻り，放熱機能が高まり，発汗を伴って解熱する．多くの解熱剤はセットポイントを正常に戻す作用がある．

②**熱中症**：高温に長時間さらされたり，暑い環境で運動したりで，産熱と放熱のバランスが崩れて，体内に熱がこもる状態を熱中症という．乳幼児や高齢者，生活習慣病のある人は発生しやすい．

i）**Ⅰ度（軽症）**：一過性のめまいや失神（立ちくらみ）は，皮膚血管の拡張によって血圧が低下し，脳血流が減少するために生じ，**熱失神**という．筋肉痛や筋肉の硬直（こむら返り）は，大量の発汗に対し水分のみを補給し，血中の塩分濃度が低下することが原因で生じ，**熱痙攣**という．涼しい場所で休ませ，水分や塩分の補給を行い，太い血管が走行する部位を冷やして体温を下げる必要がある．

ii）**Ⅱ度（中等症）**：頭痛・吐き気・嘔吐・倦怠感などが認められ，病院で補液を受ける必要がある．高度の**脱水**と**循環不全**により生じるが，体温は平熱のこともあり，発汗も認められる．熱疲労ともいう．

iii）**Ⅲ度（重症）**：死の危険のある緊急事態である．体温調節中枢が障害され，発汗や皮膚血管拡張もみられなくなり，**高体温**（40℃以上になることもある）となる．**意識障害**（応答が鈍い，言動が不自然，意識がない），**全身の痙攣**，**手足の運動障害**（まっすぐ歩けない）などの症状が認められる．解熱剤は効かないので，身体を冷やしつつ，救急車で医療機関に搬送する必要がある．熱射病ともいう．

③**低体温症**：直腸温が35℃以下の場合，低体温症と診断される．気温が著しく低い場合

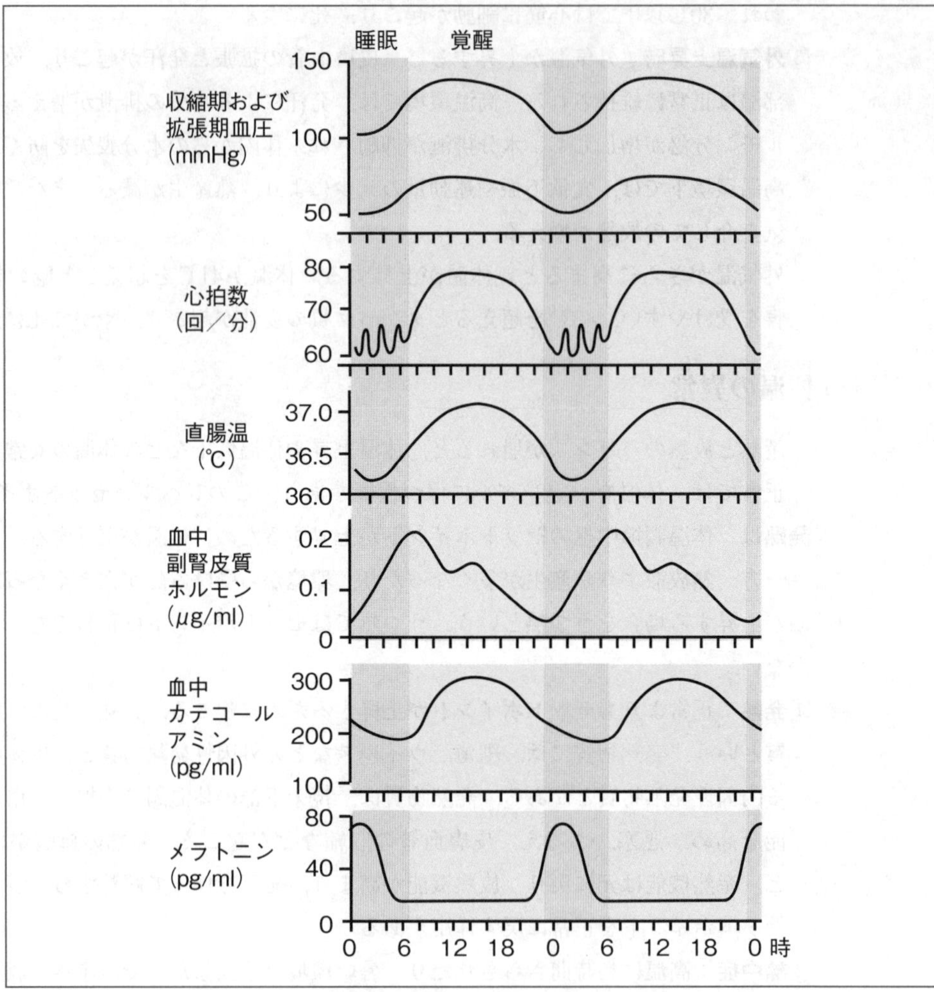

図10-17　自律神経・内分泌機能のサーカディアンリズム

の他，乳幼児や高齢者，飲酒後など，体温調節機能が低下しているときに寒冷にさらされると生じる．

D　生体のリズム

1) サーカディアンリズム circadian rhythm（図10-17）

昼夜の区別のつかない環境に人間を置くと，およそ24時間の周期で睡眠と覚醒を行う．この日内リズムを**サーカディアンリズム**（**概日**《がいじつ》**リズム**）という．**視床下部**の視交叉上核《しこうさじょうかく》に**体内時計**として働く神経細胞群が存在し，睡眠・覚醒や，心拍数，血圧，体温，ホルモン分泌などのサーカディアンリズムを制御する[注34]．

注34● 時計遺伝子：細胞には，時計のように時を刻みながらサーカディアンリズムで活動する遺伝子がいくつか知られており，時計遺伝子という．視交叉上核の神経細胞群には，各細胞の時計遺伝子がバラバラに働かないように指令を出す働きがある．

体内時計は個人差があり，24時間から多少のずれをもつ．朝晩の**光の明暗**の情報は，体内時計のずれを1日の周期にシンクロするように修正する．朝の強い光の刺激によって，視交叉上核にある体内時計がリセットされ，24時間のリズムに調整される．

(1) 睡眠・覚醒と自律神経・内分泌機能の日内リズム

①**循環系**：血圧や心拍数は日中高まり，夜間睡眠時に低くなる傾向がある．

②**体温**：体温は**早朝の睡眠中に最も低く**，その後少しずつ上昇して夕方にピークを示し，その差は約1℃以内である．ただし身体活動により時間と関係なく体温が上昇する．

③**自律神経系**：日中には交感神経系の活動が高まり，夜間には副交感神経系の活動が高まる傾向がある．

④**ホルモン**

ⅰ）**メラトニン**：松果体から分泌される**睡眠作用**のあるホルモンで，**夜間に分泌が上昇**する．朝日を浴びると光の刺激によってメラトニンの分泌が抑制される．それから約半日後，夜に分泌が上昇し始め，眠気を生じさせる．

ⅱ）**ACTHと副腎皮質ホルモン**：活動に先立って**早朝に高く**，夜は低い．

ⅲ）**カテコールアミン**：日中は高く，夜は低い．

ⅳ）**成長ホルモン**：**入眠初期**の深い睡眠時に多く分泌される．

(2) 日内リズムの異常

生体の日内リズムは外部環境によって影響を受ける．日内リズムに最も影響を与えるものは明暗の変化で，朝の光照射はリズムの正常化に有効である．

①**ジェットラグ**：飛行機で時差が大きい外国に着くと，現地時間に合わせて睡眠と覚醒のリズムを強制的に調整しようとする．しかし，自律神経や内分泌機能のリズムはすぐには現地時間には合わせられない．昼夜のリズムと体内のリズムにずれが生じ，胃腸障害や睡眠障害などさまざまな不調が起こる．

②**日勤・夜勤の交代制**：日勤と夜勤の交代制がある職業では，体内リズムが強制的に変えられる．適応には個人差もあるが数日を必要とする．

(3) 短いリズムと長いリズム

生体には日内リズムよりも周期の短いリズムと長いリズムがある．日内リズムより短いリズムの例として呼吸リズム，長いリズムの例として女性の月経周期がある．

女性では月経周期に対応して体温が変動する．月経時から排卵前まで低温期が続き，排卵を境に高温期となり，次の月経で再び低温期に入る（第11章参照）．

生体リズムは季節によって変動する．基礎代謝は冬には高まり，夏には低下する傾向がある．

第11章 生殖器系と加齢

キーワード

女性生殖器　卵巣　性周期　排卵　女性ホルモン　男性生殖器　精巣　精子形成　男性ホルモン　思春期　更年期　受精　発生　妊娠　分娩　成長　加齢変化　死

学習の指針

A. 生殖

1) 誕生時の生殖器の特徴を第一次性徴，思春期に出現する男女の特徴を第二次性徴という.
2) 新しい個体をつくる機能を生殖，これにかかわる器官を生殖器という.
3) 女性生殖器は卵巣，卵管，子宮，膣などの内生殖器と，陰唇などの外生殖器よりなる.
4) 卵巣で卵子の形成や，エストロゲンとプロゲステロンの産生・分泌が行われる.
5) 卵胞からはエストロゲンが分泌され，排卵後には黄体からプロゲステロンが分泌される.
6) 排卵から次の排卵までを卵巣周期，月経開始から次の月経までを月経周期という.
7) 男性生殖器は精巣，精管などの内生殖器と，陰茎，陰嚢などの外生殖器よりなる.
8) 精巣で精子の形成や，テストステロンの産生・分泌が行われる.
9) 卵巣機能低下により月経が停止した状態を閉経といい，閉経前後を更年期という.

B. 妊娠と発生

1) 受精は卵管で起こる．受精卵が子宮内膜に着床して妊娠が始まる.
2) 胎盤で母体と胎児の血液の間のガス交換および物質交換が行われる.
3) 受精卵が細胞分裂を開始し，胎芽，胎児と発達していく過程を発生という.
4) 胎芽胚葉は，外胚葉，内胚葉，中胚葉に分かれる.

C. 身体の加齢変化

1) 細胞の寿命や再生能力は細胞の種類ごとに異なる.
2) 出生後，身長・体重はS字状曲線を描いて増加する.
3) 高齢者の安静時機能は保たれるが，環境変化への適応力は低下する.
4) 従来から用いられる死の判定基準に死の三徴候がある.
5) 脳幹を含む全脳の機能が不可逆的に停止した状態を脳死とする判定基準がある.

同義語

陰核＝クリトリス　成熟卵胞＝グラーフ卵胞　卵胞ホルモン＝エストロゲン　黄体ホルモン＝プロゲステロン　卵胞刺激ホルモン＝FSH　黄体形成ホルモン＝LH　性腺刺激ホルモン＝ゴナドトロピン（FSHとLH）　初潮＝初経　ライディッヒ細胞＝間細胞，間質細胞　男性ホルモン＝テストステロン　精巣＝睾丸　精巣上体＝副睾丸　性染色体＝X染色体＋Y染色体　胚盤胞＝胞胚　栄養外胚葉＝栄養胚葉　内部細胞塊＝胚芽胚葉

A 生殖reproduction

新しい個体をつくる機能を生殖，生殖にかかわる器官を生殖器という．

生殖器は個体がもつ**性染色体**の種類に従って，男性型または女性型に分化する．これを**第一次性徴**《せいちょう》という．

思春期には視床下部・下垂体・性腺系ホルモンの作用によって，生殖器の急激な**成熟**が起こり，これを**第二次性徴**という．男性では精子の形成や排出機能が発達する．女性では卵巣内で卵胞《らんぽう》が成熟し周期的な排卵が始まる．

1) 女性生殖器

(1) 女性生殖器の構造 (図11-1)

生殖器は身体の内部にある**内生殖器**と，外側から見える**外生殖器**より構成される．女性の生殖器は，卵巣，卵管，子宮，膣《ちつ》からなる内生殖器と，陰唇《いんしん》，陰核《いんかく》，前庭球，大前庭腺からなる外生殖器より構成される．

①**卵巣**ovary：卵巣は左右1対の親指大の楕円形の器官で，重さ約6gである．卵巣では**卵子**の形成と**卵巣ホルモン**の産生・分泌が行われる．思春期以降，成熟した卵巣より周期的に卵子がつくられ，排卵される．

卵巣は皮質と髄質よりなる．皮質には卵胞や黄体などがあり，髄質は血管に富む．

卵巣は，固有卵巣索によって子宮の両側につながる．

②**卵管**oviduct：卵管は卵巣から排卵された卵子を子宮へ移送する管であるが，卵管は卵巣に直接つながっていない．

卵管は長さ約10cmの管で左右1対ある．卵管の外側は内腔の広い卵管膨大部で，外側

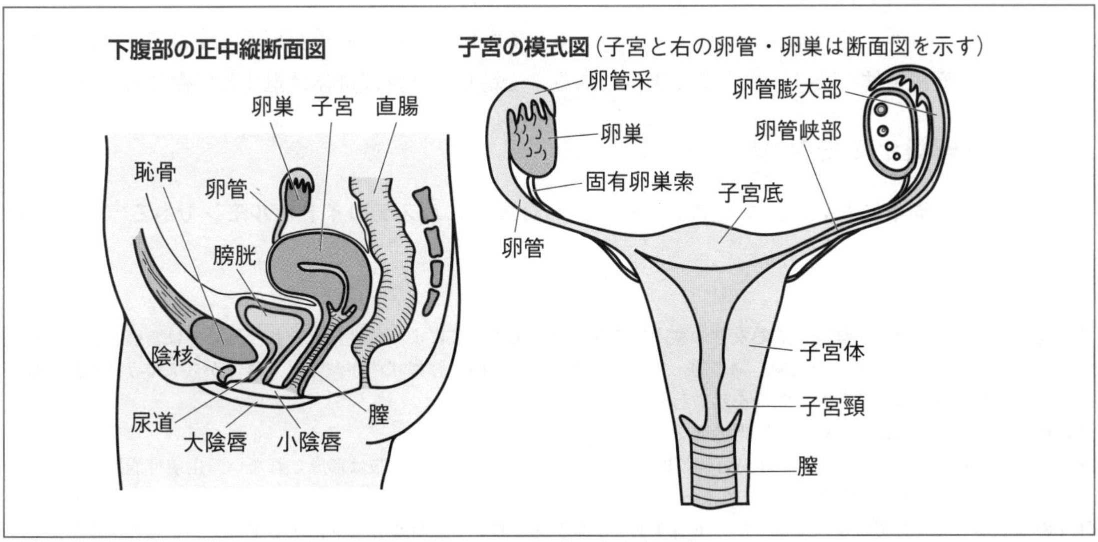

図11-1　女性生殖器の模式図

端は花びら状をした卵管采《らんかんさい》となって腹腔に開く．卵管の内側は狭い卵管狭部で，内側端は子宮腔に開く．卵巣から腹腔に排出された卵子は卵管采から卵管に取り込まれ，卵管内を子宮に向かって，卵管内膜の**線毛**の動きと卵管の**蠕動**《ぜんどう》運動により運ばれる．**受精**は**卵管膨大部**で行われる．

③**子宮** uterus：子宮は壁が厚く，洋梨を逆さにした形状の中腔器官で，膀胱と直腸の間に位置する．非妊娠時では長さ約7cm，幅約4.5cm程度である．上から**子宮底**，**子宮体**，**子宮頸**に分けられる．上方の両端に卵管がつながり，下方は膣につながる．

子宮の壁は内膜，筋層，外膜の3層からなる．妊娠時には筋細胞が肥大して子宮は大きくなる．

④**膣** vagina：膣は長さ約7cmの，子宮から膣口に至る管である．膣は産道として，また交接器官として作用する[注1]．

⑤**外生殖器**：外生殖器は尿道口と膣口を囲む部分を指す．唇状の皮膚のヒダである大陰唇，内側に小陰唇，さらに内側の膣前庭に外尿道口と膣口が開口する．小陰唇の先端にある陰核には血管や神経支配が多い．小陰唇の両側には海綿体からなる前庭球と粘液を分泌する大前庭腺がある．

⑥**会陰**《えいん》：骨盤底の軟部組織で，前方の恥骨結合，左右の坐骨結節，後方の尾骨で囲まれた部分を会陰という．前部は尿生殖隔膜《にょうせいしょくかくまく》で閉ざされ，尿道と膣が貫く．後部は骨盤隔膜《こつばんかくまく》で閉ざされ，肛門が貫く[注2]（第12章参照）．

(2) 卵胞の発達と黄体の形成（図11-2）

卵胞は卵子とそれを取り囲む細胞からなり，思春期以後，約4週ごとに1個ずつ成熟して，左右の卵巣から交互に卵子が放出される．残りの大部分の卵胞は退化して閉鎖卵胞になる[注3]．

卵胞は**原始卵胞**，**胞状卵胞**，**成熟卵胞**（グラーフ卵胞）の順に発育する．成熟卵胞は十分に成熟すると破裂して，卵子を放出する．これを**排卵**という．排卵された卵子は卵管に取り込まれる．

排卵後の卵胞は肥大して脂肪が沈着して**黄体**になる．卵子が精子と受精すると，黄体は**妊娠黄体**となり，出産まで維持される．受精しなければ黄体は退化して**白体**となる．

(3) 卵巣ホルモン（図11-3）

卵巣において，コレステロールから合成される**ステロイドホルモン**である[注4]．卵胞の

注1★ **膣炎**：膣壁の炎症．健康な成熟女性の膣内は膣桿状菌の出す乳酸により酸性に保たれ，外来菌は繁殖しにくい環境にある．エストロゲンの減少，物理的・化学的刺激などの原因で膣桿状菌が減ると，酸性からアルカリ性側に傾いた膣内に外来菌が繁殖して膣炎を起こしやすい．

注2● **会陰**：会陰は狭義には膣口と肛門の間を指す．

注3● **卵胞の数**：女性は出生時に約100万個の卵胞をもち，その後は新たな卵胞は形成されない．生殖可能期において合計約400個の卵子が放出される．

注4● **女性ホルモンと男性ホルモン**：エストロゲンとプロゲステロンを女性ホルモン，アンドロゲンを男性ホルモンということがある．卵巣や副腎皮質からは，アンドロゲンも少量分泌される．

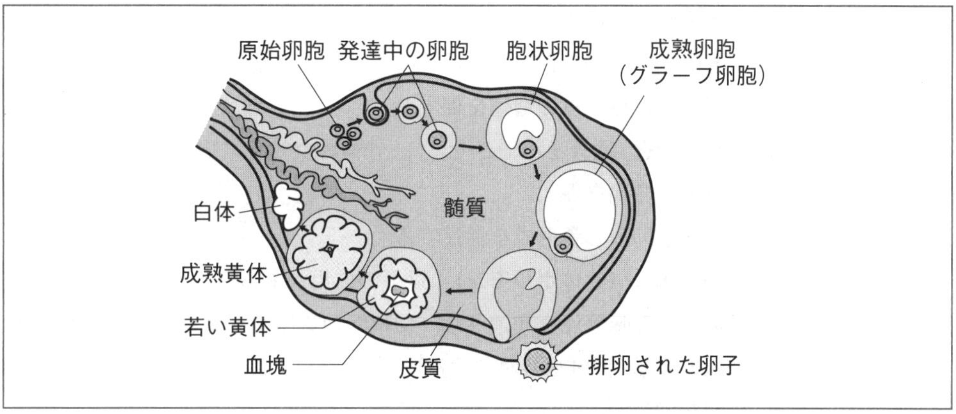

図11-2　卵巣内の卵胞と卵子の発達過程
（Tortora ら，1987.[17] を参考に作成）

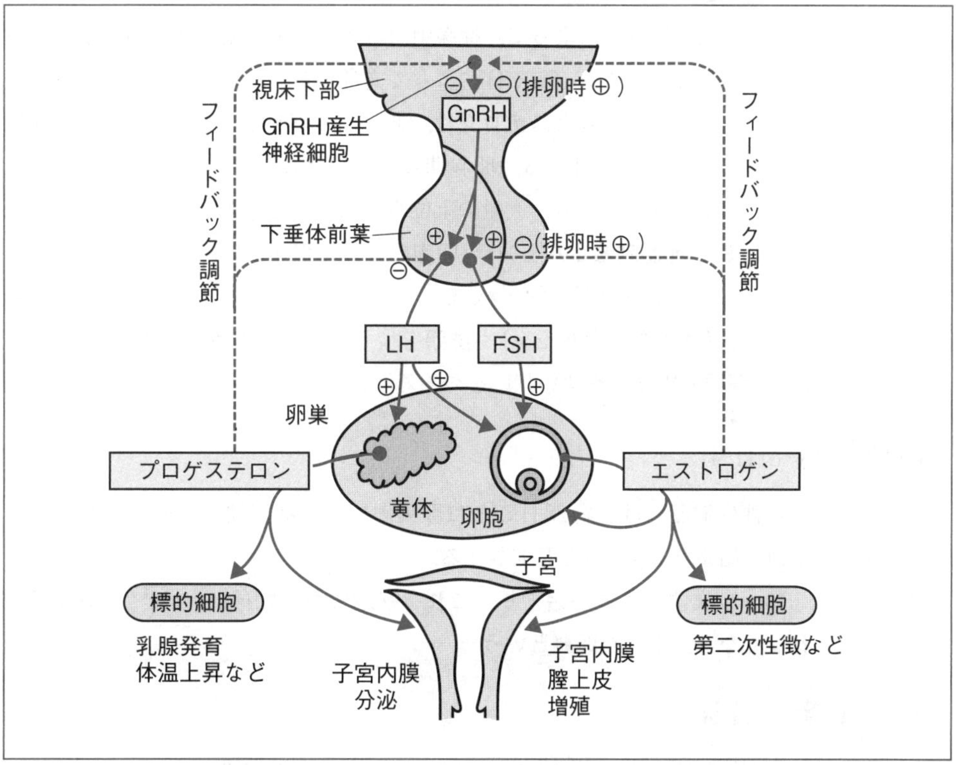

図11-3　エストロゲン，プロゲステロンの作用と分泌調節
破線の「排卵時⊕」は，排卵時のポジティブフィードバック機構を示す．

発育に伴って**卵胞**からは**エストロゲン**が分泌される．排卵後には**黄体**から**プロゲステロン**が分泌される．

①**エストロゲン（卵胞ホルモン）**：以下の作用がある[注5,6]．

注5● エストロゲンの種類：卵胞ホルモンを総称してエストロゲンといい，エストラジオール，エストロンおよびエストリオールがある．生理作用はエストラジオール，エストロン，エストリオールの順に強い．

注6● エストロゲンの作用：エストロゲンは生殖器や骨の他に，脂質代謝，皮膚，血管，神経系にも作用する．閉経後にエストロゲンが減少すると，骨粗鬆症の他に，脂質異常症や動脈硬化症のリスクも上昇する．

ⅰ）**卵胞の発育**を促す．

ⅱ）**卵管の蠕動運動**を促進し，卵子の子宮腔への輸送を助ける．

ⅲ）**子宮内膜と膣上皮の増殖**を促す．

ⅳ）**乳腺の発達**（乳管を増殖させる），骨格の女性化，皮下脂肪の沈着など，女性の**第二次性徴**の発現を促す．

ⅴ）骨吸収を抑制し**骨形成**を促進する．

②**プロゲステロン（黄体ホルモン）**：以下の作用がある．

ⅰ）**子宮粘膜の腺分泌**を亢進させ，受精卵の着床を容易にし，**妊娠を維持**する．

ⅱ）**乳腺の発達**（腺房を増殖させる）を促す．

ⅲ）**排卵を抑制**する．

ⅳ）**体温上昇**作用があり，黄体期の基礎体温を上昇させる．

③**分泌調節**：エストロゲンとプロゲステロンの分泌は**下垂体前葉ホルモン**の**性腺刺激ホルモン**（FSHとLH）によって，性腺刺激ホルモンの分泌は**視床下部ホルモン**の性腺刺激ホルモン放出ホルモン（GnRH）によって亢進する．

エストロゲンやプロゲステロンは，通常はネガティブフィードバック作用によって上位ホルモンの分泌を抑える．卵胞期後半に急激に増加したエストロゲンは，ポジティブフィードバックにより，大量の上位ホルモン分泌増加を引き起こす（後述）．

ⅰ）**FSH（卵胞刺激ホルモン）**：**卵胞の成熟**を促すと同時に**エストロゲン**の分泌を増加させ，**受精**の準備状態をつくる．

ⅱ）**LH（黄体形成ホルモン）**：**排卵**を促し，また**プロゲステロン**の分泌を増加させ，**受精卵の着床**しやすい状態をつくる．

2）性周期（図11-4）

女性生殖器には，約28日ごとに卵巣周期，月経周期などの性周期がある．一般に月経出血の始まりを第1日として数える．

10～14歳頃に月経が始まり，これを**初潮**または**初経**という[注7]．50歳頃から月経はみられなくなり，これを**閉経**という．

(1) 卵巣周期

排卵から次の排卵までを卵巣周期という．下垂体前葉より分泌されるFSHとLHの変化によって，以下の周期がつくられる．

①**卵胞期（1～14日）**：**FSH**分泌の増加につれて，卵巣で数個の**卵胞が成熟**し始め，そのうち1個のみが成長し，残りは退縮する．卵胞の発育とともに卵胞から分泌される**エストロゲン**が増加し，子宮内膜の肥厚が始まる．

②**排卵期（14日目頃）**：血中の**エストロゲン**が急激に増加し，**ポジティブフィードバック**によってLHの一過性の急激な分泌増加（**LHサージ**）を引き起こし，**排卵**が起こる．

注7★ 原発性無月経：満18歳を迎えても初経の起こらないことを原発性無月経という．視床下部・下垂体の障害，卵巣の障害，ミュラー管分化異常などが原因となる．

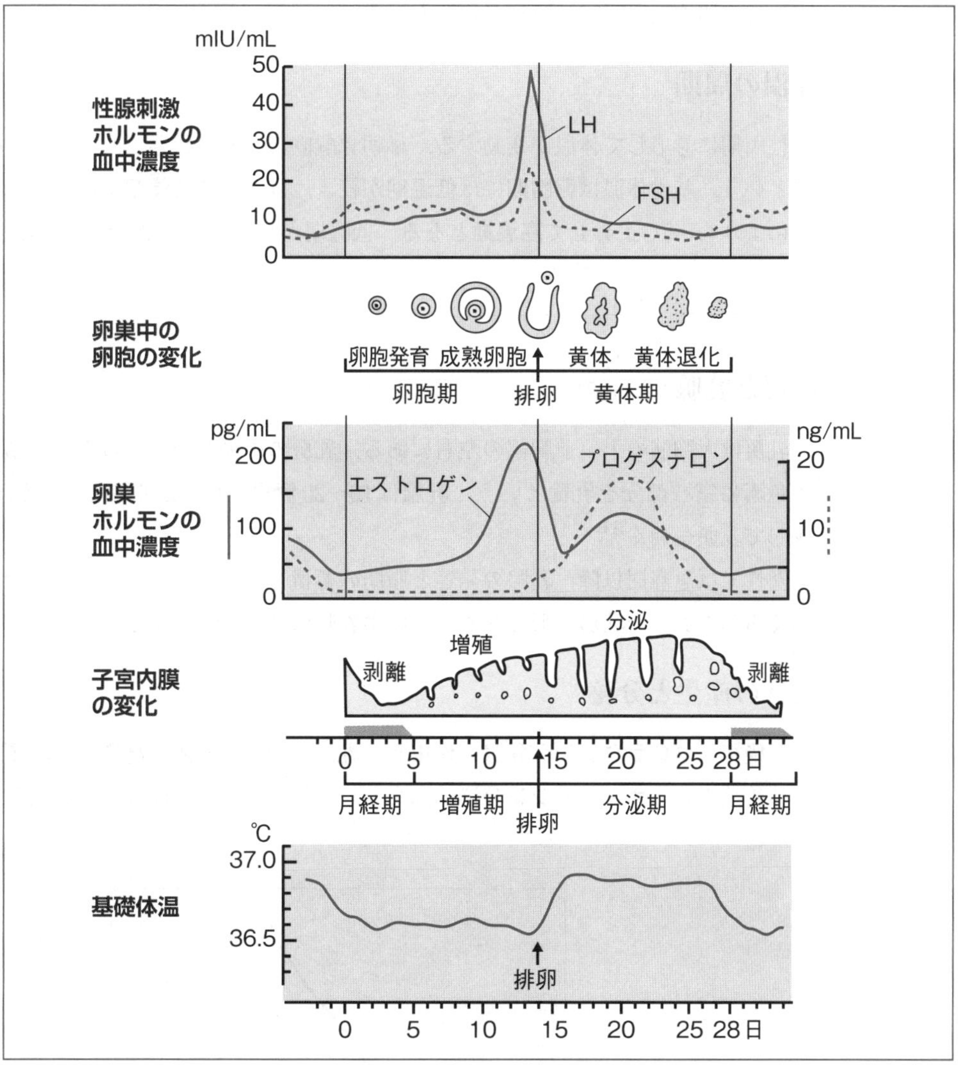

図11-4　女性生殖器とホルモンの周期
(Midgley, 1973.[32]を参考に作成)

③**黄体期 (14〜28日)**：排卵後の卵胞には**黄体**が形成され，**プロゲステロン**が分泌される．受精が行われない場合，黄体は退化し，プロゲステロン分泌は低下する．妊娠すると，**妊娠黄体**からのプロゲステロン分泌が持続する．

(2) 月経周期

月経開始から次の月経までを月経周期といい，子宮内膜が変化する．月経期と増殖期は卵巣周期の卵胞期に，分泌期は黄体期にそれぞれ対応する．

①**月経期**：**子宮内膜の剥離《はくり》**によって膣から出血が起こる．出血期間は平均5日で，出血量は平均35mLだが個人差がある．

②**増殖期**：第5日目頃から，**エストロゲン**の作用により**子宮内膜が増殖**する．

③**分泌期**：排卵後，**プロゲステロン**の作用により，**子宮内膜の分泌腺**が活発となり，受精卵が着床しやすい状態となる．受精，着床が起こらないと黄体は退化し，プロゲステロ

ンの分泌が低下して，再び月経期が始まる．

(3) 体温の周期

性周期に対応して体温が変動する．早朝覚醒直後に安静状態で測定した口腔温を基礎体温という．基礎体温は**卵胞期**には**低温期**が続き，排卵後の**黄体期**にはプロゲステロンの作用により約0.5℃上昇して**高温期**となる．低温期から高温期に移る時期に**排卵**がある．

3) 乳房 breast, mamma

(1) 乳房と乳腺 (図11-5)

乳房《にゅうぼう》は大胸筋の上，前胸部の左右にある．乳房の中央部のふくらみを**乳頭**，乳頭の周囲の色素に富む部分を**乳輪**という．**乳腺**は10〜20個程の腺葉からなり，各腺葉が乳管を形成して乳頭へ開く[注8]．

女性では思春期以降，乳腺の発達と脂肪の蓄積を促すエストロゲン分泌の増加によってふくらみをもった乳房の形となる．妊娠中乳腺はさらに発達する．

(2) 乳汁の産生と分泌

分娩後，**プロラクチン**が乳腺に作用し，**乳汁の産生と分泌**が高まる．**乳頭刺激**により下垂体後葉からの**オキシトシン**分泌が高まり，乳腺周囲の筋上皮細胞が収縮して，**射乳**《しゃにゅう》**反射**

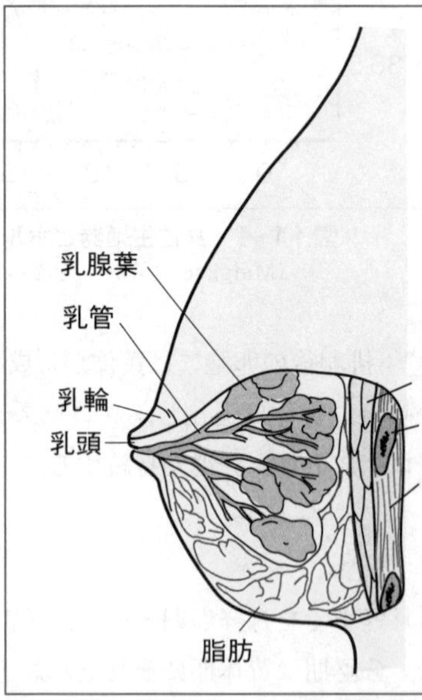

図11-5　乳房の模式図
(Tortora，1997.[33] を参考に作成)

注8★ 乳癌：乳房に出現する悪性腫瘍で，乳管から発生するものが多い．40歳代の女性のがんの罹患の第1位を占めるが，その他の年齢でもみられる．未出産女性や高齢出産の女性に多い．乳頭や乳房の皮膚のひきつれや，へこみ，しこりが触れるなど，いくつかの特徴があるので，自己診断や検診により早期発見が可能である．

を促す.

授乳によってプロラクチン分泌が継続し，乳汁の産生が促される．プロラクチンが，性腺刺激ホルモンの分泌を抑制するため授乳中は妊娠が起こりにくい.

4) 男性の生殖器系

(1) 男性生殖器の構造（図11-6）

男性の生殖器は，精巣，精巣上体，精管，精嚢《せいのう》，前立腺，尿道球腺などの内生殖器と，陰茎《いんけい》，陰嚢《いんのう》などの外生殖器よりなる.

①**精巣**testis：精巣は左右1対の卵円形の器官で，**陰嚢**に包まれて**腹壁外**にある．精巣では**精子**の形成や**精巣ホルモン**の産生・分泌が行われる.

精巣は多数の小葉に分かれ，小葉内にはコイル状の精細管がある.

②**精巣上体と精管**：精巣上体は精巣にかぶさり，精管に続く．精子は精巣上体に貯蔵され，射精時に排出される．**精管**は長さ約40cmで，**鼠径**《そけい》**管**を通って骨盤腔内に入り，**前立腺**内部を通って，尿道に至る.

③**付属生殖腺**：付属生殖腺からの**分泌物**は，精巣上体からの**精子**が合わさって，**精液**となる．分泌物は弱アルカリ性で，**精子の運動を活発化**させる.

ⅰ) **精嚢**：精管の末端部が膨らんでできた外分泌腺である．分泌液には糖質のフルクトースが含まれ，精子のエネルギー源となる.

ⅱ) **前立腺**：**膀胱の直下**にあり，**尿道を取り囲む**クルミ大の外分泌腺である．前立腺内を走行する尿道に，精管の終端である**射精管**が開く．前立腺は**後面が直腸に隣接**しているため，直腸診でふれることができる[注9].

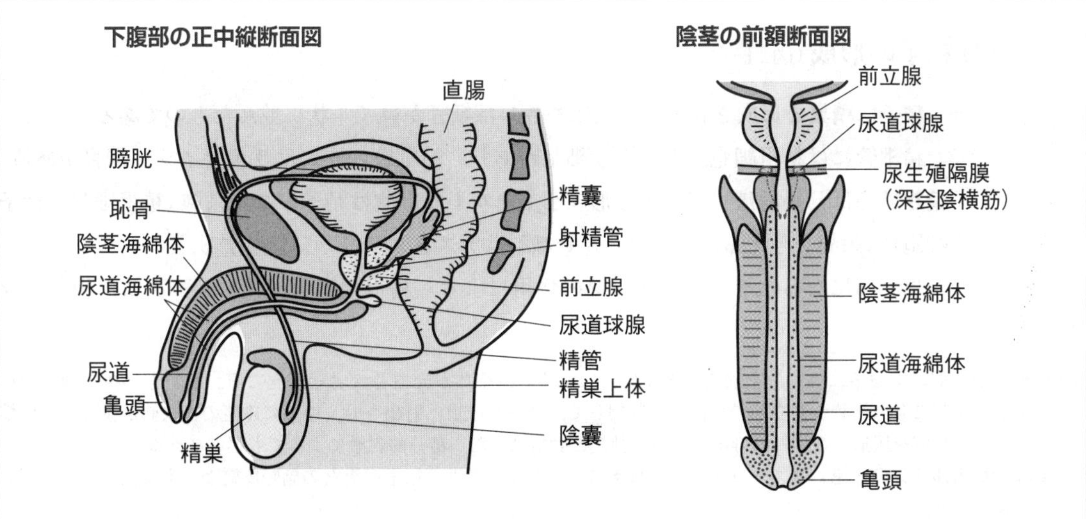

図11-6　男性生殖器の模式図（右図：Tortora，1997.[33]を参考に作成）

注9★ 前立腺肥大症：尿道は前立腺の中央を貫くため，前立腺肥大症では排尿困難を生じる.

iii）**尿道球腺**：尿生殖隔膜の中にあるエンドウ豆大の粘液腺である．

④**外生殖器**：男性の外生殖器は陰茎と陰嚢よりなる．

i）**陰茎**：陰茎は尿道を包む尿道海綿体と1対の陰茎海綿体からなる．海綿体は血管に富む[注10]．陰茎の先端を**亀頭**《きとう》という．

ii）**陰嚢**：陰嚢は中隔により左右に分かれ，それぞれの中に精巣，精巣上体，精管起始部を含む．精子は正常体温より2～3℃低い温度で産生される．つまり骨盤外にある陰嚢は精子のために適している．

(2) 精巣ホルモン

男性化作用を有するホルモンを総称して**アンドロゲン**という．コレステロールからつくられる**ステロイドホルモン**である．精巣から分泌される主なアンドロゲンは**テストステロン**で，ライディッヒ細胞から生成・分泌される[注11]．

①**テストステロンの作用**：以下の作用がある[注12]．

i）セルトリ細胞に作用して**精子形成**を促進する．

ii）**男性内生殖器**（前立腺，精嚢）の発育を促進し，機能を維持する．

iii）男性の**第二次性徴**の発現（**外生殖器**の発育，体毛の成長，**甲状軟骨突出**，声変わりなど）を促す．

iv）**筋肉**および**骨**のタンパク質合成を促進する（**タンパク同化作用**）．

②**分泌調節**：テストステロンの分泌は**下垂体前葉**のLHにより刺激され，下垂体前葉のLH分泌は**視床下部ホルモン**のGnRHによって調節される[注13]．一方，テストステロンは視床下部のGnRHおよび下垂体前葉のLH分泌に対してネガティブフィードバック調節を行う．

男性では胎児期と新生児期に一過性のテストステロン分泌の亢進が起こるが，その後しばらく低下し，思春期に再び急増して成人のレベルに達する．

(3) 精子の形成（図11-7）

精子は**精巣**で形成される．精巣は多数の**精細管**がコイル状に並んだものである．

精細管には精祖細胞，セルトリ細胞があり，精細管の間にはライディッヒ細胞がある．**精祖細胞**は分裂増殖して**精子**を形成し，セルトリ細胞は精子になる細胞（精祖細胞～精子細胞）に栄養を与える．ライディッヒ細胞はテストステロンを分泌する．

思春期になるとテストステロンの作用により，精祖細胞が成熟して一次精母細胞とな

注10● **勃起と射精**：陰茎に触刺激を加えると反射性に陰茎の海綿体が充血して勃起が起こる．射精も陰茎の触刺激によって起こり，精管と前立腺の平滑筋が収縮して，精液を尿道へ射出させ，さらに陰茎の横紋筋が律動的に収縮して，精液を尿道から体外に排出させる．勃起と射精はまた，精神的刺激によっても起こりうる．

注11● **卵巣ホルモンの分泌**：エストロゲンとプロゲステロンは，男性の精巣や男女の副腎皮質からも少量ではあるが分泌される．

注12★ **アンドロゲン受容体の異常**：精巣性女性化症は，アンドロゲン受容体異常のために，アンドロゲンに対して反応しない疾病である．染色体構成は正常男性型であり，精巣もありテストステロンも分泌されているが，外性器は女性型である．思春期になると体型および第二次性徴は女性として正常であるが，子宮や卵巣はなく無月経である．

注13● **FSHの精巣への作用**：下垂体前葉からのFSHは，セルトリ細胞に作用して精子形成を促す．

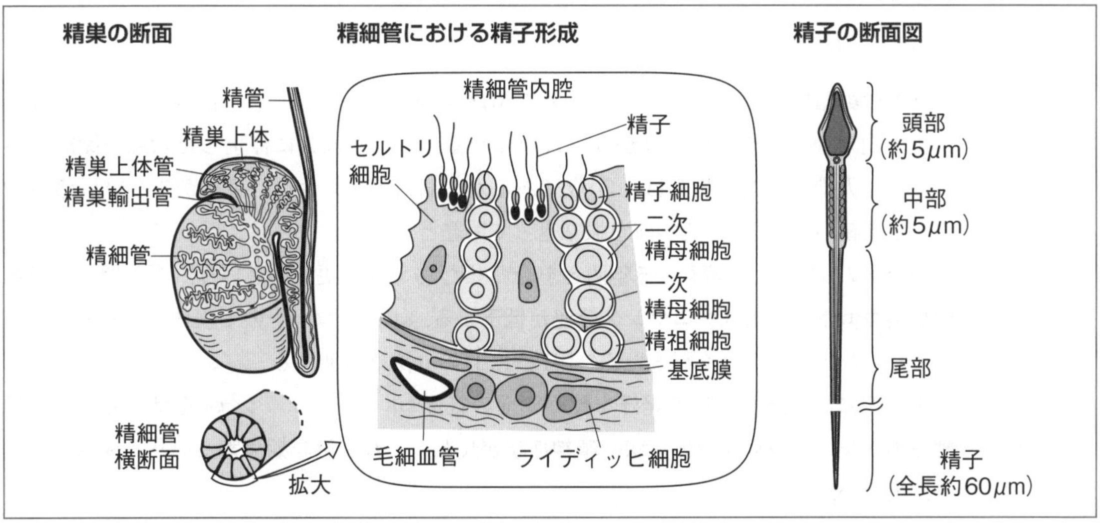

図11-7　精巣の構造と精子形成（右図：Ganong，1999．星ら訳[9]を参考に作成）

り，減数分裂して二次精母細胞となり，さらに分裂して精子細胞となる．精子細胞はセルトリ細胞と物質交換を行って成熟して精子となる．

精子は精細管から精巣輸出管を経て精巣上体の中の精巣上体管に送られ，精子はここで成熟し，貯蔵される．

精子は頭部，中部と尾部からなり，頭部にDNAを含む核が入っている．中部にはミトコンドリアが含まれ，尾部で運動する．

5）思春期と更年期

(1) 思春期puberty

思春期へ入る年齢は個人差があるが，女性で10歳頃，男性で12歳頃からはじまることが多い．

はじめに視床下部からの**GnRH**の分泌が亢進し，下垂体からの**性腺刺激ホルモン**の分泌を増加させる．性腺刺激ホルモンは，女性では卵巣ホルモンの分泌を促し，男性では精巣ホルモンの分泌を促す．**性ホルモン**は，生殖器を発達・成熟させるとともに，肉体的・心理的にも男性あるいは女性の特徴を発達させ，第二次性徴を発現させる．

女性では**乳房**や骨盤が発達し，陰毛が発生し，皮下脂肪が増え，性器が発達して**初潮**を迎える．

男性では**甲状軟骨の隆起**と声変わり，体毛の成長と陰毛の発生，筋肉・性器の発達，**初回精通**などの変化が起こる．

この時期は男女ともに身長が急速に伸び，顔の表情など種々の身体部位の発達も進んで，成人的特徴を呈するようになる．心理的には，異性に対する関心が高まり，また親から距離を置きたがるなどの変化を示す．

(2) 更年期 climacterium

女性の**卵巣機能**は，20歳代をピークに30歳代以降徐々に低下し，40歳頃から月経周期が不規則となり，やがて月経がみられなくなる．月経が永久に停止した状態を**閉経**という．日本人の平均閉経年齢は約50歳であるが，個人差が大きい．月経がこない状態が12カ月以上続いたときに，1年前を振り返って閉経とする．

閉経前の5年間と閉経後の5年間とを合わせた10年間を更年期という．**更年期**には**卵巣の機能が低下**し，**エストロゲンの分泌が低下**する．エストロゲンの下垂体へのネガティブフィードバックが少なくなるため，LHとFSHの分泌は増加する．

更年期には**熱感**や多量の**発汗**を伴う顔面の**紅潮**(ホットフラッシュ)をはじめ，**易疲労感**や不安など，多彩な身体症状や**精神症状**が現れ，これを**更年期障害**という．症状は個人差が大きい．

閉経後はエストロゲン減少に伴い，生殖器や乳腺の萎縮が起こる．また，**骨粗鬆症**や**脂質異常症**，**動脈硬化**などを生じやすくなる．

男性においても，40歳前後よりテストステロンの分泌が徐々に低下し，加齢に伴う精神症状がみられることもある．

B　妊娠と発生

1) 受精と性の決定 (図11-8)

受精とは精子が卵子の中に進入し，両者の核が合一することをいう．受精後の卵を**受精卵**という．

卵子および精子が形成される際，減数分裂により，卵子は常染色体22本とX染色体1本をもつようになる．精子は常染色体22本とX染色体1本をもつものと，常染色体22本とY染色体1本をもつものとが50%ずつの確率で生じる．

卵子と精子が受精すると，常染色体44本と性染色体2本，合計**46本**の染色体をもつ受精卵が生じる．性染色体は，XXあるいはXYの組み合わせになるものが50%ずつ生じる．**XX**を受け継ぐと**女性**になり，**XY**を受け継ぐと**男性**になる[注14]．

2) 妊娠 pregnancy

(1) 受精と着床 (図11-9)

排卵後の卵子は約1日，女性生殖器に入った精子は約2日の寿命をもつ．したがって排卵の2日前から1日後までの3日間の性交によって最も受精しやすい．1回の射精で2～3

注14★ 染色体異常：性染色体の異常には，XXY(クラインフェルター症候群)，XXX(超女性)，XO(ターナー症候群)，XYYなどがある．XXYのようにY染色体をもつものではその表現型(外部に現れる性質)は男性となり，XXXやXOのようにY染色体をもたない場合には表現型は女性となるが，性染色体の異常により，生殖器の構造や機能に異常をきたす場合が多い．

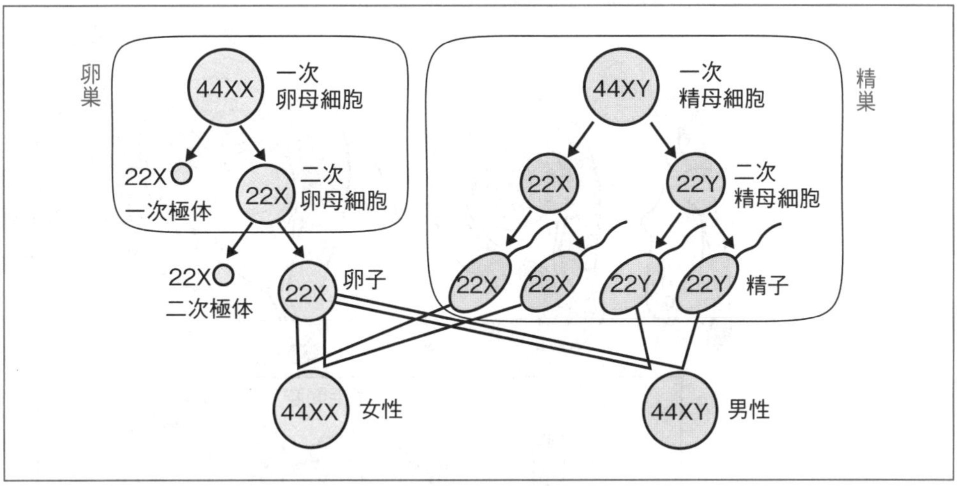

図 11-8　性の決定の仕組み

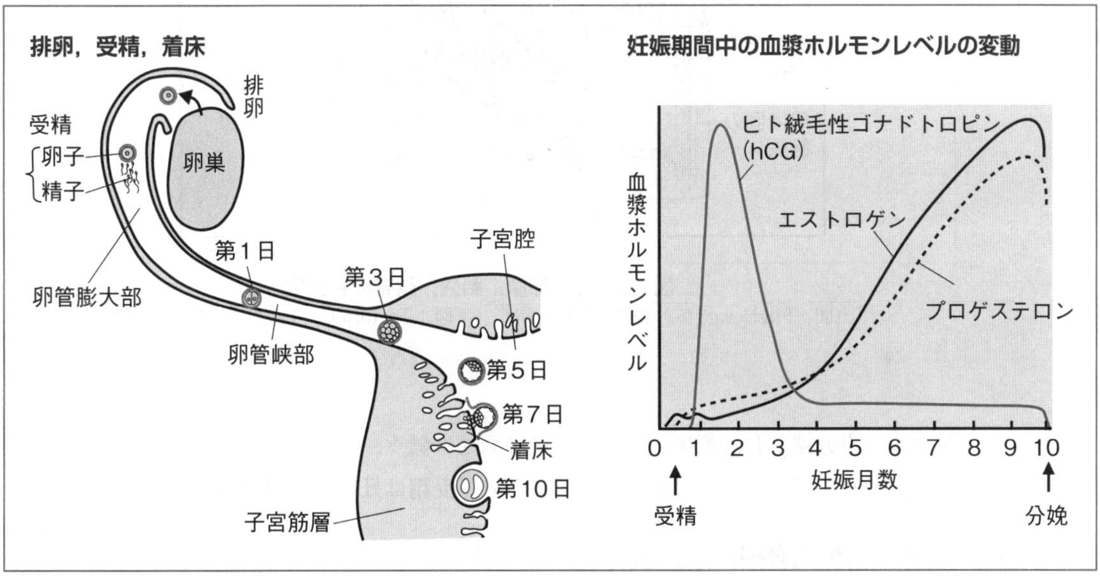

図 11-9　受精と着床の模式図

億個の精子が放出される．放出された精子は子宮を経て卵管へと進む．

受精は**卵管膨大部**で行われる．卵子は透明帯という殻に覆われる．1個の精子が卵子に進入し受精すると，直ちに卵子の透明帯が変化して，他の精子が進入できないようになる．

受精卵は細胞分裂を始めながら子宮腔に移動して，受精後6〜7日頃に子宮内膜に**着床**《ちゃくしょう》し妊娠が始まる．

妊娠により胎児と母体をつなぐ**胎盤**《たいばん》が形成される．胎盤からは**ヒト絨毛性**《じゅうもうせい》**ゴナドトロピン（hCG）**が大量に分泌される[注15]．妊娠によって母体の排卵を促すホルモンの分泌は抑えられるので，次の排卵は起こらず，月経も停止する．胎盤からはエストロゲンやプロゲ

注15● 妊娠反応：妊娠母体の尿中のhCGは受精後2週頃から検出されるので，妊娠反応として利用されている．

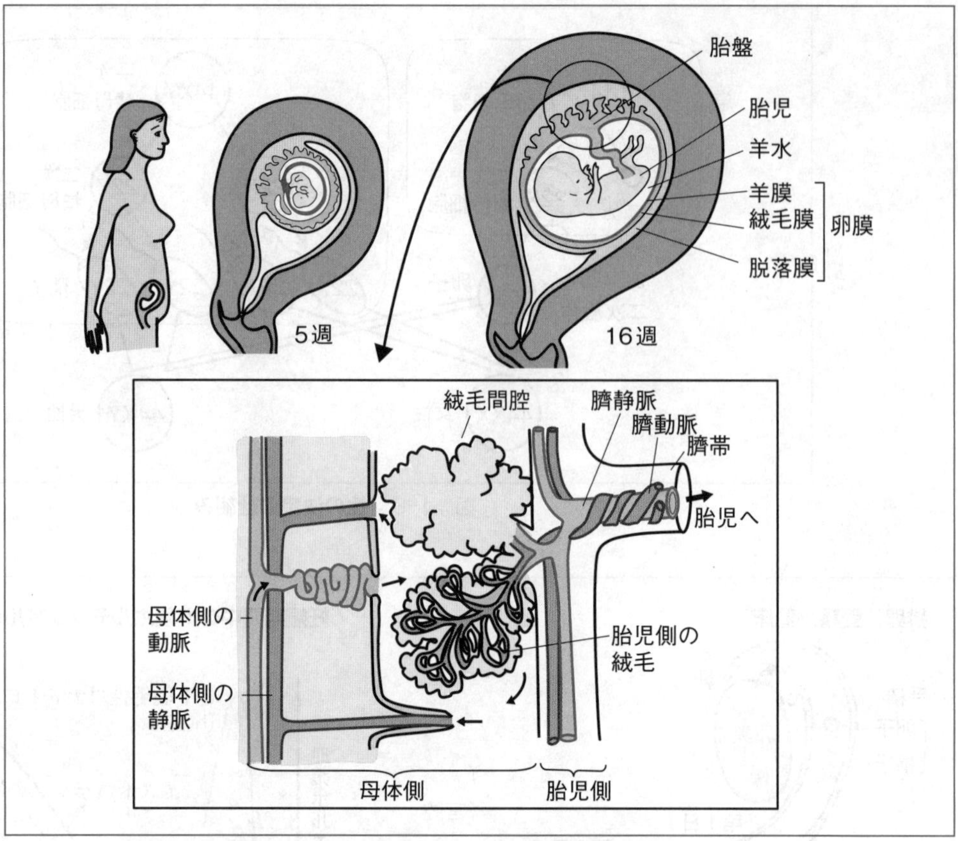

図11-10　卵膜，胎盤，臍帯の模式図
（上図：FitzGerald ら，1995．平野ら訳[34)]，下図：Tortora ら，1997．[33)]を参考に作成）

ステロンも分泌され，妊娠の維持や乳房の発達に働く．

妊娠は最終正常月経初日より起算するため，**受精**は**妊娠約14日**で起こる計算となる．

(2) 卵膜，胎盤と臍帯（図11-10）

受精卵が子宮に着床して発育を遂げるためには，卵膜，胎盤，臍帯《さいたい》などの胎児付属物が必要である．

①**卵膜**：子宮内の胎芽・胎児を覆う膜で，胎児の成長とともに拡大して子宮内部全体を覆う．外側から脱落膜《だつらくまく》，絨毛膜《じゅうもうまく》，羊膜《ようまく》の3層からなる．

ⅰ）**脱落膜**：**母親**由来で，子宮内膜が変化したものである．

ⅱ）**絨毛膜**：胎児の**栄養胚**由来である．

ⅲ）**羊膜**：胎児の**外胚葉**由来である．羊膜は胎盤の胎児側および臍帯の外周も包む．羊膜の中には**羊水**が満たされ，胎児はこの中に浮かんだ状態で成長する．

②**胎盤**：胎児由来の絨毛膜は母親由来の脱落膜を融解しながら進入し，円盤状の胎盤が形成され，妊娠16週頃までに完成する．母体の子宮動静脈からの血管は胎盤の絨毛間腔へ開口し，胎盤の絨毛間腔は**母親の血液**で満たされる．胎盤で母体と胎児の血液の間の**ガス交換**と**物質交換**が行われる．胎盤では原則として，**母体血と胎児血は混ざらない**．

③**臍帯**：臍帯は**胎児**と**胎盤**を結び，中には**1本**の**臍静脈**《さいじょうみゃく》と**2本**の**臍動脈**《さいどうみゃく》が通っている．母体血のO_2や栄養分は，胎盤から臍静脈を通って胎児へ運ばれる．胎児の不要なCO_2や代謝産物は，臍動脈を通って胎盤に運ばれ，母体血に入る（第12章参照）．

(3) 分娩 delivery

最終月経の初日を0日として，**妊娠満40週**（受精後約38週間）が**分娩予定日**となる[注16]．出産が近づくと，子宮の収縮性が増強する．胎児が産道を降下し始めると，子宮頸部の伸展によって下垂体後葉からの**オキシトシン**分泌が増大し，**子宮筋**をいっそう**収縮**させる．オキシトシンは，子宮内膜における**プロスタグランジン**の生成を促進し，子宮収縮をさらに強めて陣痛《じんつう》が起こり，胎児およびその付属物（胎盤，臍帯，卵膜，羊水）が排出される．これを分娩という．

(4) 産褥 puerperium

分娩後，妊娠や分娩により生じた母体の身体的変化が妊娠前の状態に回復するまでの約6〜8週間を産褥《さんじょく》という．産褥期には妊娠中に増加した子宮容積，循環血液量，体重などが徐々に回復する．胎盤や卵膜の剥離面などに由来する性器分泌物を悪露《あくろ》といい，産後約6週まで続く．

産後は胎盤から分泌されていた女性ホルモンが急激に低下するため，一過性の軽いうつ症状を発症する場合があり，マタニティブルーズという[注17]．

3) 胎児 fetus

(1) 発生 development（図11-11，表11-1）

受精卵が細胞分裂を開始し，胎芽《たいが》，胎児と発達していく過程を発生という．**妊娠8週未満**の生命を**胎芽**といい，**妊娠8週以後**は**胎児**という．

受精卵は，受精直後から卵管内で細胞分裂を繰り返し，2，4，8，16細胞胚を経て，受精約3日後には**桑実胚**《そうじつはい》となる．さらに外側の栄養外胚葉《がいはいよう》と内部の内部細胞塊《かい》に分かれ**胚盤**《はいばん》**胞**《ほう》となる．

受精後約6〜7日頃，胚盤胞は子宮内腔に達して子宮内膜に**着床**する．

着床後は栄養外胚葉の細胞がさかんに分裂して増殖し，突起のある絨毛膜を形成して周囲の母親の組織から栄養を吸収する．

内部細胞塊も分裂増殖を続け，受精後約14日目には，外胚葉，内胚葉，中胚葉を形成する．

①**外胚葉**：**神経組織**や**皮膚**，**感覚器**の上皮組織などが発生する．

注16● 正期産：妊娠37週以上，42週未満の分娩を正期産という．

注17★ マタニティブルーズ：最近はマタニティブルーともいう．女性ホルモンの急激な低下の他に，育児不安などの精神的ストレスが要因となる．産後3〜5日頃に症状が現れやすく，産後2週間頃には自然と軽快することが多いが，長引く場合は産後うつ病に移行することもあり，注意を要する．

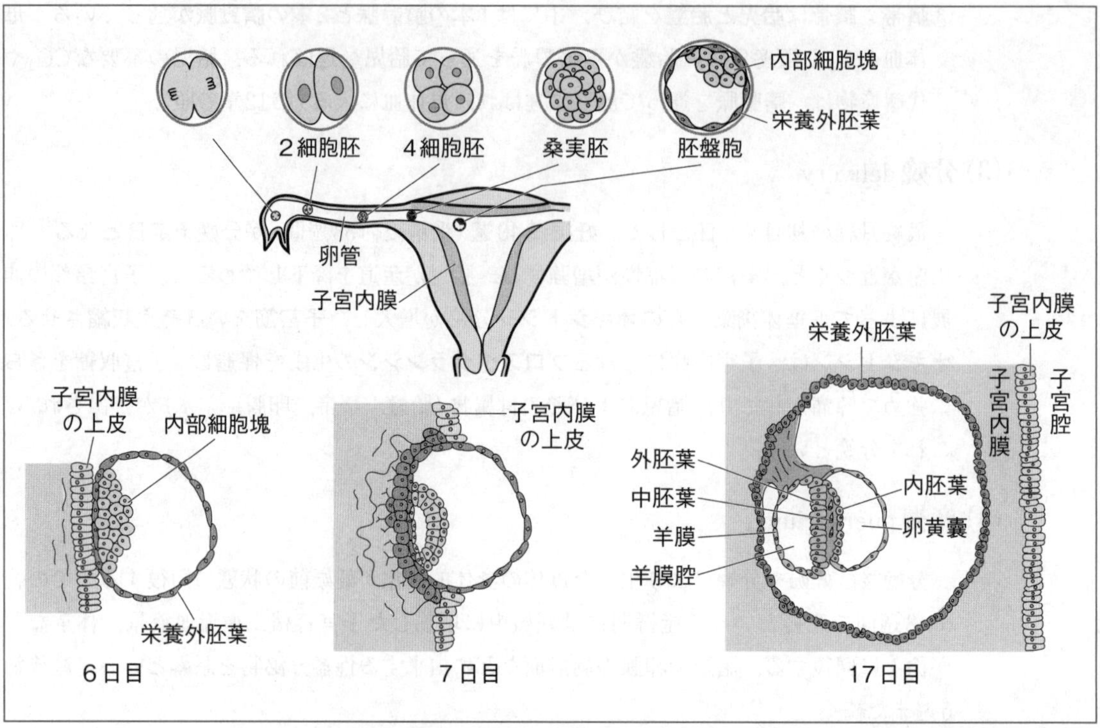

図11-11　受精卵と初期発生（Sadlerら，2023.[35]を参考に作成）

表11-1　外胚葉，内胚葉，中胚葉から生じる組織

胚葉	各胚葉から生じる組織
外胚葉	神経系，皮膚の表皮，網膜や内耳の感覚細胞などの感覚上皮など
内胚葉	消化器の上皮，肝臓，膵臓，呼吸器の上皮など
中胚葉	骨格，骨格筋，皮膚の真皮，消化管の平滑筋層，循環系，血液，生殖器，腎臓など

②**内胚葉**：**消化器**や**呼吸器**の上皮組織などが発生する．

③**中胚葉**：**筋組織**や**結合組織**などが発生する．

(2) 胎児の発育

妊娠8週（第2カ月末頃）には身長が約3cmとなり，人間の外観を備え始める．耳，眼，口が発生し，手足の指も明瞭になる．胎盤の形成が始まる．

第4カ月末には身長は約16cm，体重は約100gで，筋肉の活動や心拍動が活発になる．外陰部により両性の区別が可能である．胎盤が完成する．

第6カ月末には身長は約30cm，体重は約650gで，この時期に娩出されると呼吸は浅いが適切な新生児管理の元で生存しうる．

第8カ月末には身長は約40cm，体重は約1,500gで，まだ皮下脂肪は少なく皮膚は紅色でしわを残す．

第10カ月末では身長は約50cm，体重は約3,000gとなり，出産を待つ．

C 身体の加齢変化

人の成長時期に応じて，新生児期（誕生～28日頃まで），乳児期（～16カ月頃），幼児期（～6歳頃），児童期（～13歳頃），青年期（～24歳頃），成人・壮年期（～65歳頃），高齢期（65歳以降）などに分けられる[注18]．

1）成長 growth

成長とは，形態的に増加したり，機能的に成熟したりする現象をいう．

(1) 細胞の寿命と再生

細胞の寿命はそれぞれ異なる．腸管の上皮細胞の寿命は2～5日で，常に死滅と新生を繰り返す．一方，**神経細胞**は**出生後まもなく分裂を中止**し，生体と同じ寿命をたどる．

多くの組織では，細胞が死ぬと，失われた細胞の数だけ再生される[注19]．**再生能力が高い**細胞としては，**腸管上皮細胞**，**造血幹細胞**，**線維芽細胞**，皮膚や粘膜の上皮細胞などがある．

神経細胞と心筋細胞は，損傷を受けて死滅してもほとんど再生しない[注20]．ただし神経細胞の細胞体が死滅した場合の再生は難しいが，細胞体が無傷であれば，末梢の軸索が切断されても軸索はゆっくりと再生することが可能である．また神経組織のなかでもシュワン細胞などのグリア細胞は再生能力が高い．

(2) 個体の成長（図11-12）

①**身長・体重**：身長と体重は**S字状曲線**を描いて増加する．すなわち，成長率は新生児期に比較的高く，児童期に緩徐になり，思春期に再び高くなって，成人のレベルに達して安定する．頭部の成長率に比べて下肢の成長率が高いため，身体全体に占める頭部の割合は成長とともに減少する．

②**脳**：脳の重さは出生後，初期のうちに急激に成長して数年で成人のレベルに達する．しかし，脳の中には神経細胞が多数あり，その神経細胞間のシナプス連絡が発達するのに，青年期が終わる頃までの十分な時間を必要とする．

③**胸腺**：胸腺は思春期に最大となり，成人に至る間に退縮する．

④**その他の器官**：骨格，筋肉および心臓，肝臓，腎臓，膵臓など多くの内臓は，身長や体重の成長に従った成長曲線を示す．

注18● **エリクソンの漸成的発達理論**：エリクソン（Erikson,E.H.）は米国の発達心理学者である．エリクソンの漸成的発達理論では自我発達を，「乳児期，幼児期初期，幼児期後期，学童期，青年期，成人期，壮年期，老年期」の8段階に区分した．

注19● **骨格筋と平滑筋の再生**：平滑筋は分裂できるため，再生できる．骨格筋では筋細胞は分裂しないが，衛星細胞が分裂して骨格筋を再生できる．

注20● **神経幹細胞と心筋幹細胞**：神経細胞は成人では再生しないと考えられてきたが，海馬という領域に神経幹細胞が存在し，新しい神経細胞がつくられていることが最近明らかになった．心筋細胞も再生しないと考えられてきたが，近年，大人の心臓でも心筋幹細胞がわずかに潜んでいることが明らかにされた．

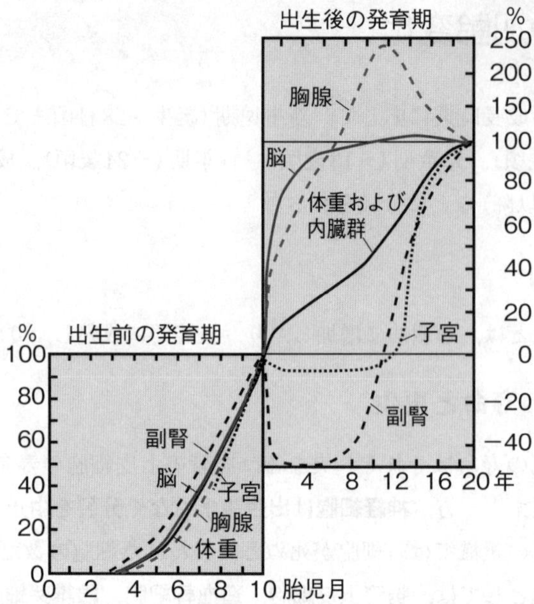

図11-12　体重と器官重量の出生前と出生後の成長（Timiras，1972．江上ら訳[36]を参考に作成）
縦軸：左側は出生時の値を，右側は20歳時の値を100%としたときの相対値．

2) 加齢 aging

(1) 成人・壮年期

青年期と高齢期の間の年齢区分を，成人期または壮年期という[注21]．身体の発達が完成し，経験が蓄えられ，総合的判断力は向上し，社会的責任が増すことが多い．

一方，身体および精神的機能はゆるやかに低下する．また生活習慣病が発症しやすい．

(2) 高齢期

高齢者では安静時の機能，たとえば呼吸，心拍数，血圧，体温，血液のpHや，浸透圧，血糖値はよく維持されている．しかし環境の変化や激しい運動に対する適応能力は低下しやすい．

肝臓や腎臓など多くの臓器では，細胞数の減少によって生理的に**萎《い》縮《しゅく》**する．

(3) 加齢による機能低下

身体のさまざまな機能は，加齢に伴い生理的に減少する[注22]．身体の各機能の加齢変化は一様ではなく，異なる速度で進む．また生理機能の加齢変化は**個人差**が大きい[注23]．

①**高次神経機能**：神経細胞はほとんど再生しないため，加齢とともに**神経細胞の数は減少**

注21● **壮年期**：厚生労働省の「健康日本21」では壮年期を30〜39歳と区分している．エリクソンの漸成的発達理論では壮年期は40〜64歳くらいである．

注22● **病的老化**：加齢により病気にかかりやすくなるが，病気の症状とそれによって早まる老化過程を病的老化という．

する．神経伝達速度の低下は少ない．高次脳機能は機能ごとに加齢変化が大きく異なる[注24〜26]．一般的には新しいことを覚える能力（**記銘力**）や**計算能力**は加齢に伴って低下しやすいが，長年の経験によって獲得された洞察力などは維持されやすい．

②**運動機能**：運動機能は比較的早い時期から加齢に伴い低下する[注27]．一般に歩行程度の運動では低下の度合いが少ないが，跳躍するような素早い運動では低下度が著しい．立位姿勢時の重心動揺の幅は60歳頃より大きくなり，姿勢変化に対する適応能力も低下する．**筋肉量の低下**に伴い，筋力が低下するが，体脂肪は一定の年齢までは増加することが多い．**骨密度**は男女ともに加齢に伴って低下する傾向があるが，特に閉経後の女性では低下が著しい．

③**感覚機能**：加齢に伴いさまざまな感覚機能が衰える．

ⅰ）**視覚**：水晶体の弾力の低下に伴い，**遠近調節**の能力が低下する．特に，**近い物体**に焦点を合わせにくくなり，これを**老眼**という．**明暗順応も低下**し，暗闇でものが見えにくくなる．

ⅱ）**聴覚**：**高音域に対する聴力**が低下しやすい．

ⅲ）**味覚**：加齢に伴い徐々に低下する．特に塩味《えんみ》感覚の低下が起こりやすい．

ⅳ）**皮膚感覚**：触覚，振動感覚，温度感覚が徐々に低下する．

注23● 生理機能の加齢変化：以下の表は，60〜69歳の男女の検査値を，20〜29歳を100％としたときの相対値を示す（表は厚生労働省「令和元年国民健康・栄養調査」のデータを元に著者が作成）．

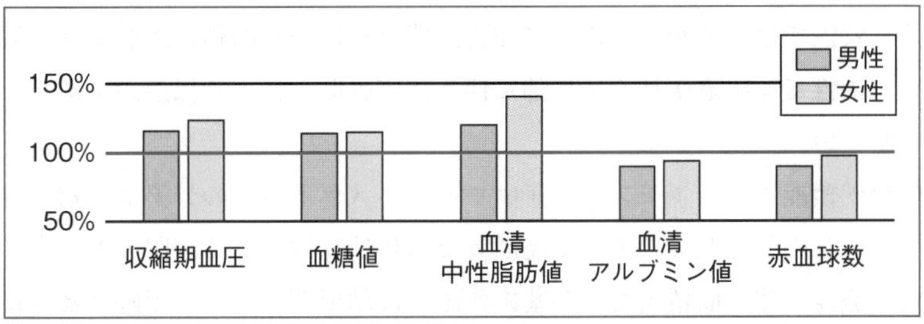

※収縮期血圧は血圧を下げる薬の使用者除外，血糖値はインスリン注射又は血糖を下げる薬の使用者除外，血清中性脂肪値はコレステロールを下げる薬または中性脂肪を下げる薬の使用者除外．

注24● 記憶力の加齢変化：記憶には，陳述記憶と非陳述記憶がある．陳述記憶は言葉で説明できるような記憶で，エピソード記憶（個人的経験の記憶）と意味記憶（一般的知識の記憶）とがある．非陳述記憶には手続き記憶（自転車の乗り方のように，練習で身につく記憶）がある．高齢者では，エピソード記憶が低下しやすいが，意味記憶や手続き記憶は維持される傾向にある．

注25● 言語能力の加齢変化：文章を読んだり意味をもつ言葉をつなげたりする構文能力は，高齢者でも維持されやすい．一方，意味に関連した物事を思い出す喚語機能や言語の流暢さは加齢の影響を受けやすい．

注26★ 認知機能と認知症：理解，判断，論理などの知的機能を認知機能という．認知機能の低下が著しく，日常生活上の支障がおよそ6カ月以上継続している状態を認知症という．認知症では，記憶・判断・計算・理解・学習・思考・言語などの障害が認められる．また，認知機能の低下によって本人が混乱したり不安になったりするため，幻覚，妄想，抑うつ，徘徊や興奮などの症状を伴うことがあり，これらを認知症の行動・心理症状（BPSD：Behavior and Psychological Symptoms of Dementia）という．

認知機能のスクリーニング検査としては，HDS-R（改訂長谷川式認知症スケール）やMMSE（Mini-Mental State Examination）がよく用いられる．

注27★ 廃用性萎縮：筋は使わないと廃用性萎縮を起こす性質がある．高齢になっても軽度でもかまわないので，筋を日常的に使用することが大切である．

v）**内臓感覚**：高齢になると，空腹感や渇き感の低下が起こりやすい[注28]．

④**循環器**：安静時の**収縮期血圧**は年齢とともに**上昇**する傾向がある[注29]．加齢に伴い**血管の弾力性が低下**し，**動脈硬化**により血管抵抗が高まるためである．心臓の左心室壁は加齢に伴い厚くなる．安静時心拍出量は比較的保たれるが，負荷時の心拍出量は低下する．

⑤**血液**：血中のヘモグロビン濃度は高齢者では減少して**貧血**になりやすい．

⑥**呼吸機能**：1回換気量は比較的保たれるが，軽い運動でもすぐに息切れしやすい．これは加齢とともに肺の弾性が低下して**肺活量が減少**するためである．高齢者では**残気量は増加**する．

⑦**消化機能**：消化管の蠕動《ぜんどう》運動や，唾液や胃液の分泌量が低下する．腸の蠕動運動の低下や腹筋の低下，排便反射の低下などにより**便秘**がちとなる．

また，以下の要因により**嚥下機能**が低下し，**誤嚥**《ごえん》を生じやすくなる[注30]．

i）**唾液分泌の低下**：咀嚼や嚥下が難しくなる．また，口腔内が乾燥して衛生状態が悪化する．

ii）**咀嚼力の低下**：齲蝕《うしょく》や歯周病によって歯が抜ける．咬筋《こうきん》の萎縮も原因となる．

iii）**舌運動の低下**：咽頭へ食物を送り込む機能が低下し，口腔内に食物をため込む．

iv）**咽頭や食道の反射の低下**：舌骨筋群の委縮のため喉頭の位置が下垂し，喉頭の閉鎖が不十分となる．また，食道上部の筋の開大が制限される．

v）**咳反射の低下**：食物や唾液が気道に入りやすくなる．

vi）**薬**：多くの薬物が嚥下機能低下の原因となる．

⑧**泌尿器**：加齢とともに糸球体が硬化し，腎血流も減少し，**糸球体の濾過機能が低下**する．**女性**では尿道が短いことに加え，閉経後に尿道閉鎖力が弱まり，**尿失禁**になりやすい．**男性**では尿道が長く，加齢に伴う前立腺肥大により尿道が圧迫され，**排尿困難**が生じやすい．

⑨**内分泌機能**：性ホルモン，成長ホルモン，メラトニンの分泌は加齢に伴い低下する．メラトニンの分泌低下によって高齢者では**早期覚醒**による睡眠障害を生じやすい．

⑩**代謝機能**：体表面積当たりの基礎代謝量は幼児期に高く，年齢とともに**低下**し続ける．

⑪**免疫機能**：胸腺は思春期以降に退縮するため，加齢に伴ってT細胞の機能は低下する．**獲得免疫が低下**して，外来抗原に対して抗体の産生が低下するため，ワクチン効率は低下し，感染症にかかりやすくなる．また**自己免疫疾患**や**悪性腫瘍**の増加にもかかわる．

⑫**体温調節機能と脱水**：高齢者は温度感覚の低下，渇き感の低下に加え，汗腺の機能低下と皮膚血流量の低下によって放熱作用が弱まるため，熱中症を生じやすい．また，高齢者では**体内水分量**が50％程度にまで低下するため，脱水を生じやすい．

注28★ 高齢者の脱水：高齢者では飲水欲が低下しているので，特に発汗時には脱水症を起こさないよう水分補給が大切である．

注29● 血圧の加齢変化：加齢に伴って収縮期血圧は上昇するが，拡張期血圧は高齢では低下する傾向があり，そのため脈圧は増加する．一方，左心系の駆出力が低下するような慢性心不全では，収縮期血圧も徐々に低下する．また，高齢者では血圧の調整機能が低下して，起立性低血圧や，食後・排泄後・入浴中の一過性の低血圧を生じやすい．

注30★ 誤嚥：飲食物や唾液などが気管に流入することを誤嚥という．胃内容物が，食道から咽頭に逆流し気管に流入することを，逆流性の誤嚥という．誤嚥で起こる肺炎を誤嚥性肺炎という．

3) 死 death

人間の死という概念は，時代や国によって定義や考え方が異なる．現在のわが国では多くの場合，医師または歯科医師が死を判定し，死亡診断書を発行することによって死が確定する．この判定に用いられる基準を「死の三徴候《さんちょうこう》」という．

(1) 死の三徴候

従来から用いられている死の判定法で，次項の脳死のケースを除いて，以下の3つの徴候がすべて認められることにより死の判定が行われる．

①**呼吸停止**：自発呼吸が不可逆的に停止していることをいう．具体的には聴診によって呼吸音が停止していることを確認する．

②**心臓拍動停止**：心臓が不可逆的に停止し，脈拍がないことをいう．聴診によって心音が停止していることを確認し，さらに頸動脈などの大きな動脈に触れて拍動が触れないことを確認する．

③**瞳孔散大・対光反射消失**：瞳孔が開き，ペンライトで光を当てても瞳孔が縮小しないことを確認する．これは脳幹の機能が失われたことを反映している．

(2) 脳死

現代の医療では，呼吸と心臓の拍動は人工的に維持できるようになったが，脳は人工臓器による代用が不可能である．このため，脳幹を含む全脳の機能が不可逆的に停止した状態を人の死とする「脳死」の概念が認められている[注31]．これによって，脳死者からの**臓器移植**が可能になったが，脳死判定を受けるか否かは，本人や家族の意思が尊重される[注32]．

脳死の判定は，脳障害の原因が確実に診断されていて，それに対してすべての適切な治療を行っても**回復の可能性がない**と認められる人に対してのみ行われ，以下の判定基準が満たされている必要がある．

①**深昏睡《しんこんすい》**：意識がなく，顔面の痛み刺激に反応しないことを確認する．

②**自発呼吸の消失**：人工呼吸器を外して自発呼吸をみる無呼吸テストは必須である．

③**瞳孔の散大と固定**：瞳孔に光を当て，瞳孔が直径4mm以上で，外からの刺激に反応がないことを確認する．

④**脳幹反射の消失**：**対光反射**・角膜反射・咳反射などの消失を確認する．自発運動や痙攣《けいれん》がみられれば脳死ではない．

⑤**平坦脳波**：最低4導出で，30分間にわたり，脳波が平坦であることを確認する．

⑥**時間的経過**：上記①～⑤がそろった場合に，6時間以上（小児は24時間以上）経過をみて変化がないことを確認する．

注31★ 植物状態：植物状態とは，大脳の機能を失って意識がないが，脳幹の機能が残存または一部残存している状態をいう．脳死とは異なる概念である．

注32● 脳死と臓器移植法：臓器移植法とは1997年に制定，2009年に改正された法律．この法律において「全脳の不可逆的機能喪失をもって脳死とする」として，脳死が人の死と定義された．

(3) 死の受容

医療が発達したとはいえ，いまだ不治の病は多く，医療人は往々にして患者とともに死に向き合うことになる．終末期の患者に対しては，身体的苦痛だけではなく，精神的苦痛をも緩和することが重要である．

死を前にした患者の心を理解するための本として，ロスの「死ぬ瞬間」が有名である[注33]．ここでは，人が自分の死が近いということを知ってから死に至るまでの間に，以下の5つの段階を踏んでいくことが記されている．ただし，これらの段階には個人差があり，必ずしも順序よくくるわけではない．

①**第1段階「否認」**：自分の死が近いことに衝撃を受け，「診断が間違っているのではないか」などと否認をすることで自分を防衛しようとする．

②**第2段階「怒り」**：「なぜ自分が！」「～のせいだ！」という怒りを周囲に向ける．

③**第3段階「取り引き」**：神仏などにすがり，「良い行いをするから助けてほしい」「～まで生かせてほしい」などと，死を遅らせることを模索する．

④**第4段階「抑うつ」**：病気によって失ったものへの喪失感と，間もなく訪れる愛する人との別れに対する喪失感などから，深い悲しみに沈む．

⑤**第5段階「受容」**：死を受け入れ，人生を振り返り，心に平穏が訪れる．

(4) QOL：クオリティ・オブ・ライフ quality of life

QOLとは「生活の質」と訳されるもので，身体的，精神的，社会的，経済的，すべてを含めた生活の質を意味する．どのような生活が望ましいかは，その人の年齢や生まれ育った背景などによっても大きく異なる．病気やその後遺症，副作用などによって，以前のような生活を営めなくなることがあるが，そのなかでも自分らしく，尊厳を保ち，納得のいく生活の質を目指すことが重要である．

注33● ロス（Ross, E. K.）はスイスで生まれ，米国で活躍した精神学者．1969年に発表した「死ぬ瞬間（On Death and Dying）」は，約200人の末期患者との対話のなかから，5つの死の受容のプロセスを導き出している．ただし，すべての患者がこの経過をたどるわけではないとも記している．

第12章 局所解剖

キーワード

胸腔　縦隔　腹腔　骨盤腔　脊柱　胸郭　上肢帯　自由上肢　下肢帯　自由下肢　骨盤　頭蓋　関節可動域（ROM）　固有背筋　固有胸筋　腹筋　骨盤底筋　上肢の筋　下肢の筋　表情筋　咀嚼筋　頸部の筋　脳神経　脊髄神経　体循環　動脈系　静脈系　胎児循環

学習の指針

A. 人体の腔所

1) 人体には頭蓋腔，胸腔，腹腔などの腔所があり，椎骨は胸腹部の臓器の高さの基準となる．
2) 胸腔は，左右の肺が入った胸膜腔と，心臓や胸腺を収める縦隔からなる．
3) 腹腔は腹膜腔と後腹膜腔に分類され，腹腔の下には骨盤腔がある．

B. 全身の骨格

1) 脊柱は脊椎動物の体軸となる主要な骨格で，下部で骨盤と連結する．
2) 上肢帯は鎖骨と肩甲骨からなり，脊柱と可動的な結合によって連結される．
3) 自由上肢は上腕骨，尺骨と橈骨，手根骨，中手骨，指骨からなる．
4) 下肢帯は寛骨からなる．骨盤は左右の寛骨と仙骨，尾骨からなる．
5) 自由下肢は大腿骨，膝蓋骨，脛骨と腓骨，足根骨，中足骨，趾骨からなる．
6) 頭蓋は脳頭蓋と顔面頭蓋からなり，頭蓋冠の骨は縫合で互いに連結する．
7) 関節の動く範囲を関節可動域（ROM）という．

C. 全身の骨格筋

1) 深背部の筋では，固有背筋が姿勢の維持に重要である．
2) 固有胸筋と横隔膜は呼吸運動に働き，腹筋は腹腔内臓を保護する．
3) 上肢帯の筋は，肩甲骨の運動や肩関節の運動に関与する．
4) 下肢帯の筋は，股関節の運動に働き，歩行の際に重要である．
5) 頭頸部には，皮膚を動かす表情筋や，下顎骨を挙上させる咀嚼筋などがある．

D. 末梢神経系

1) 脳神経は感覚神経，運動神経，および副交感神経を含む．
2) 脊髄神経は，頸神経8対，胸神経12対，腰神経5対，仙骨神経5対，尾骨神経1対からなる．
3) 遠心性の前根と求心性の後根は脊髄神経となって椎間孔から出て，後枝と前枝に分かれる．
4) 四肢に分布する脊髄神経は神経叢を形成する．

E. 体循環

1) 体循環の動脈は左心室を1本の大動脈幹として出る．
2) 右心房に入る静脈は上大静脈，下大静脈，冠状静脈洞の3本である．
3) 脳は内頸動脈と椎骨動脈から血流を受ける．静脈は硬膜静脈洞から内頸静脈に注ぐ．
4) 消化器からの静脈血は門脈から肝臓に流入し，肝静脈を経て下大静脈に入る．
5) 鎖骨下動脈は，腋窩動脈．上腕動脈と名称を変えて，上肢を養う．
6) 外腸骨動脈は，鼠径靱帯の下を通って大腿動脈と名称を変えて，下肢を養う．

同義語

椎間板＝椎間円板　手根中手関節＝CM関節　中手指節関節＝MP関節　近位指節間関節＝PIP関節　遠位指節間関節＝DIP関節　指節間関節＝IP関節　関節可動域＝ROM　表情筋＝顔面筋　デルマトーム＝皮膚分節

A　人体の腔所（図12-1）

人体には頭蓋腔《とうがいくう》，胸腔《きょうくう》，腹腔《ふくくう》などの腔所《くうしょ》があり，その中に臓器を収める．胸腹部の臓器の高さは椎骨を基準とすることが多い．

(1) 頭蓋腔と脊柱管

頭蓋腔は脳頭蓋の中の腔所であり，脳を収める．脊柱管は頭蓋腔から連続し，脊椎骨で囲まれ，中に脊髄を収める．頭蓋腔は脊柱管と**大後頭孔**でつながり，ここで延髄は脊髄となる．椎骨動脈も大後頭孔を通過する（第2章，第3章参照）．

(2) 胸腔（図12-2，表12-1）

胸郭《きょうかく》の内腔を胸腔といい，胸郭上口《きょうかくじょうこう》と横隔膜に挟まれる（第7章参照）．

胸腔は，左右の肺が入った胸膜腔と，心臓や胸腺などを収める縦隔《じゅうかく》からなる．

①**縦郭**：左右の肺の間の空間で，前方は胸骨，後方は脊柱，上方は胸郭上口，下方は横隔膜で仕切られる．縦隔の上方を上縦隔《じょうじゅうかく》といい，残りは前・中・後縦隔に分類される．

②**横隔膜**（表12-2）

横隔膜には腹側より**大静脈孔**，**食道裂孔**，**大動脈裂孔**がある．

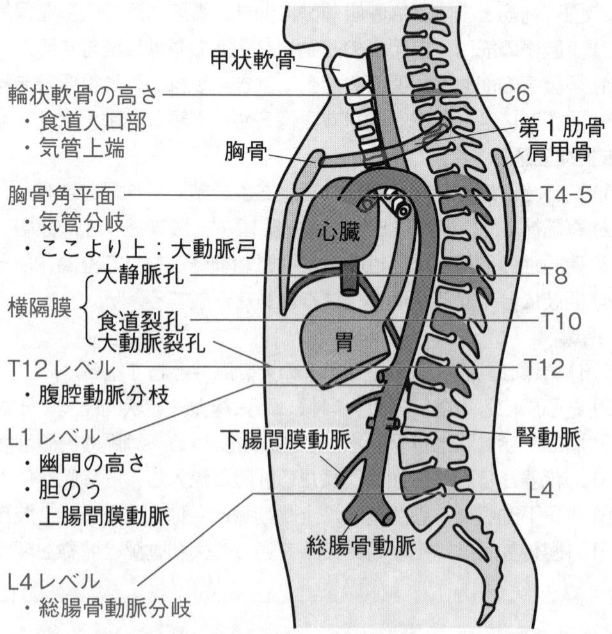

C：頸椎，T：胸椎，L：腰椎（たとえばC6は第6頸椎の高さ）

図12-1　胸腹部の臓器の高さ（松村，2021.[37]を参考に作成）

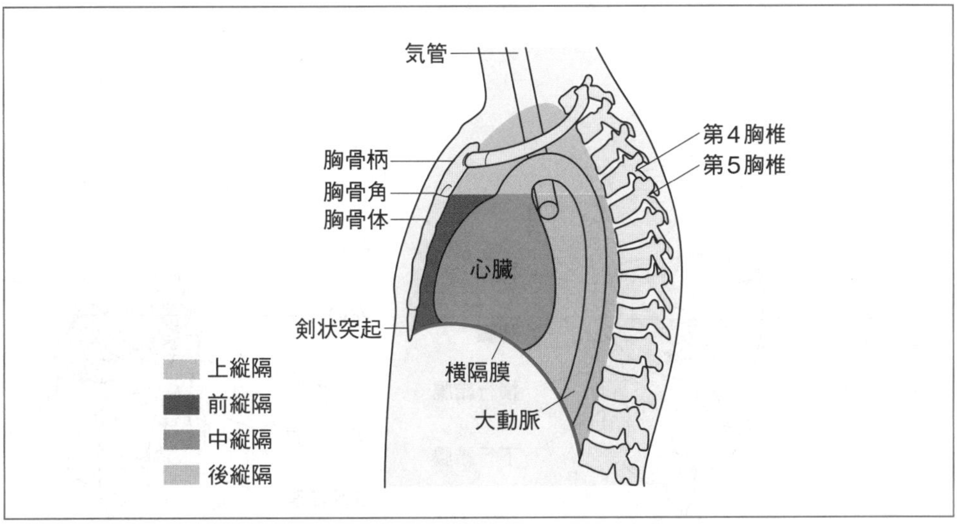

図12-2　縦隔（Schünkeら，2014．坂井ら訳[4]を参考に作成）

表12-1　縦隔の主な臓器

部位	臓器
上縦隔	胸腺の上部，気管，食道，大動脈弓，上大静脈，胸管，迷走神経，横隔神経，交感神経幹
前縦隔	胸腺の下部
中縦隔	心臓，心膜，大血管の根部，横隔神経
後縦隔	食道，気管支，胸大動脈，下大静脈，奇静脈，半奇静脈，胸管，迷走神経，交感神経幹

表12-2　横隔膜の孔

部位	通過するもの
大静脈孔	下大静脈
食道裂孔	食道，迷走神経
大動脈裂孔	下行大動脈，胸管，奇静脈など

(3) 腹腔と骨盤腔（図12-3，表12-3）

横隔膜と骨盤上口に挟まれる領域を腹腔，骨盤上口と骨盤下口に挟まれる領域を骨盤腔《こつばんくう》という．腹腔と骨盤腔の間には明確な境界は存在しない．腹腔はさらに腹膜腔と後腹膜腔に分類される（第9章参照）．

B　全身の骨格（図12-4）

全身には約200個の骨があり，頭蓋《とうがい》，脊柱，胸郭，上肢，下肢をつくる．

1) 脊柱 vertebral column

脊柱は脊椎動物の体軸となる主要な骨格で，脊髄を保護し，頭を支え，下部で骨盤と連

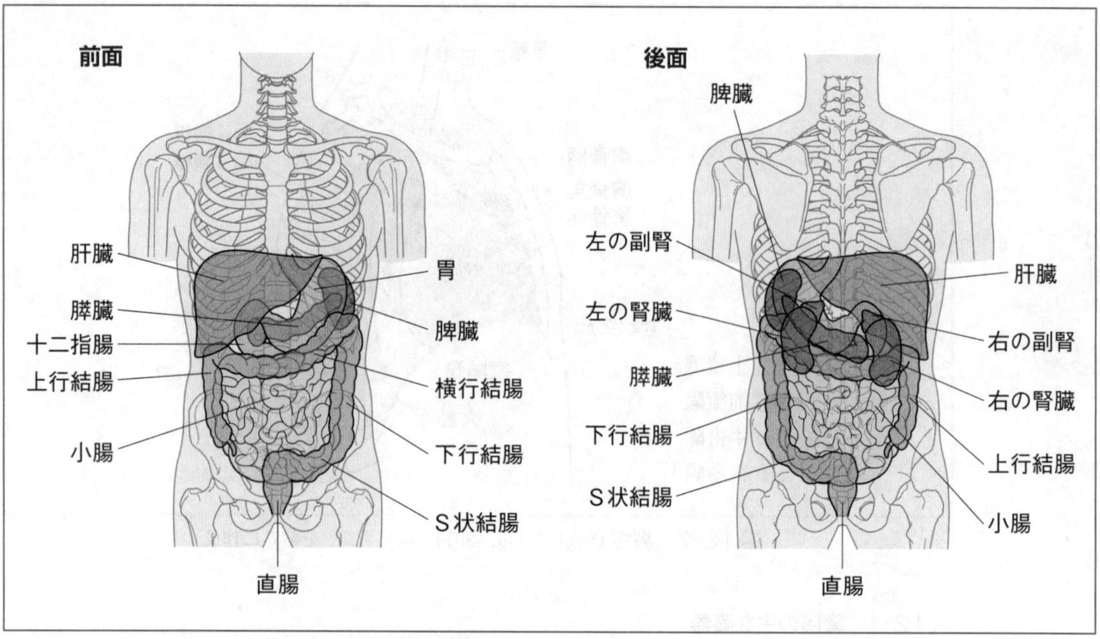

図12-3　腹腔の臓器の位置関係（Schünkeら，2014．坂井ら訳[4]を参考に作成）

表12-3　腹腔と骨盤腔の主な臓器

部位	臓器
腹膜腔	肝臓，脾臓，胃，空腸，回腸，横行結腸，S状結腸
後腹膜腔	膵臓，十二指腸，上行結腸，下行結腸，直腸
	腎臓と副腎，尿管
	腹大動脈，下大静脈，胸管，交感神経幹，腰神経叢
骨盤腔（女性）	直腸と肛門，膀胱と尿道，卵巣と卵管，子宮，膣
骨盤腔（男性）	直腸と肛門，膀胱と尿道，前立腺，精嚢，精管

結する．上下に連結する32〜34個の椎骨および椎間板からなる．

(1) 椎骨の形状と連結（図12-5, 6）

椎骨は**椎体**《ついたい》と**椎弓**《ついきゅう》からなる．その間に**椎孔**《ついこう》という大きな孔を囲み，これは全脊柱を通じて一続きの**脊柱管**をつくり，その中に**脊髄**が収まる．脊柱管の側面には，上下の椎骨の間にできた**椎間孔**《ついかんこう》という孔があり，ここを**脊髄神経**が通る．

椎体は椎骨の前部を占める短い円柱で，各椎体の間は**椎間板**（椎間円板）によって連結される．脊柱に圧力が加わると，椎間板はクッションとして働く．椎間板は外周の丈夫な線維軟骨からなる線維輪と，中心の弾力のある**髄核**《ずいかく》からなる**注1**．

椎弓は椎体の後方にある弓状の部位である．椎弓からは上方に1対の上関節突起，下方に1対の下関節突起が張り出し，ここでも上下の椎骨は**椎間関節**《ついかんかんせつ》という小さな関節をつく

注1★ 椎間板ヘルニア：加齢や過剰な負荷によって線維輪が断裂を起こすと髄核が脱出して生じる．

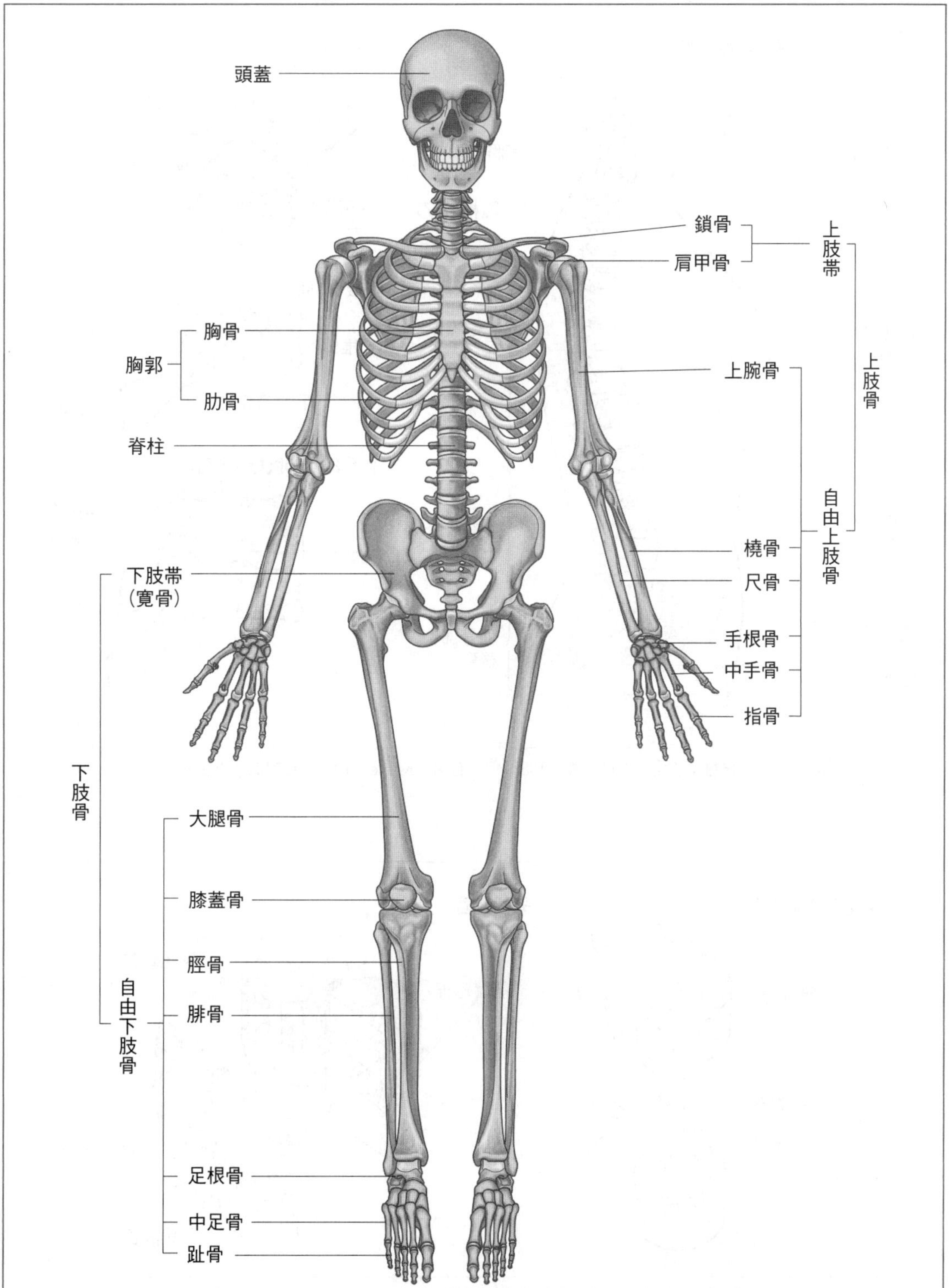

図12-4　全身の骨格（Drakeら，2019．秋田訳[38]を参考に作成）

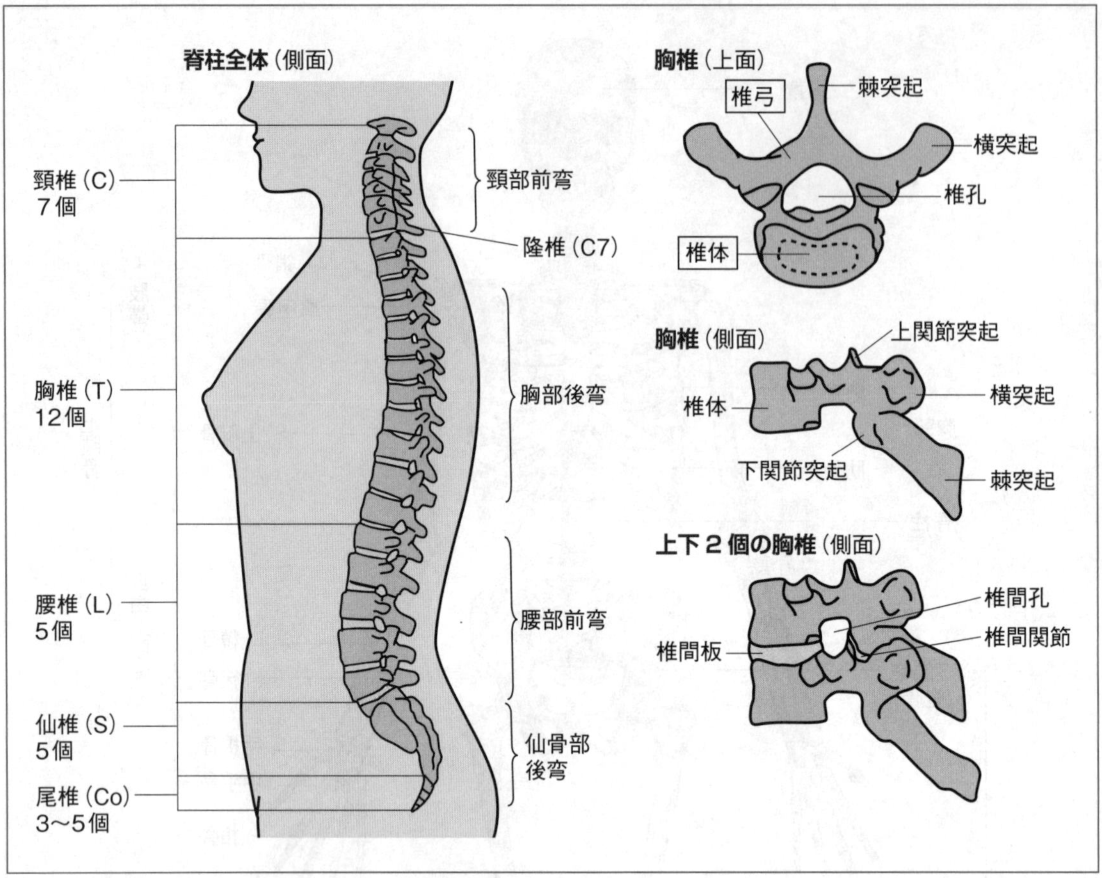

図12-5　脊柱の全景（左図：森，1982.[26]，右図：Kahle，1986.　越智訳[39]を参考に作成）

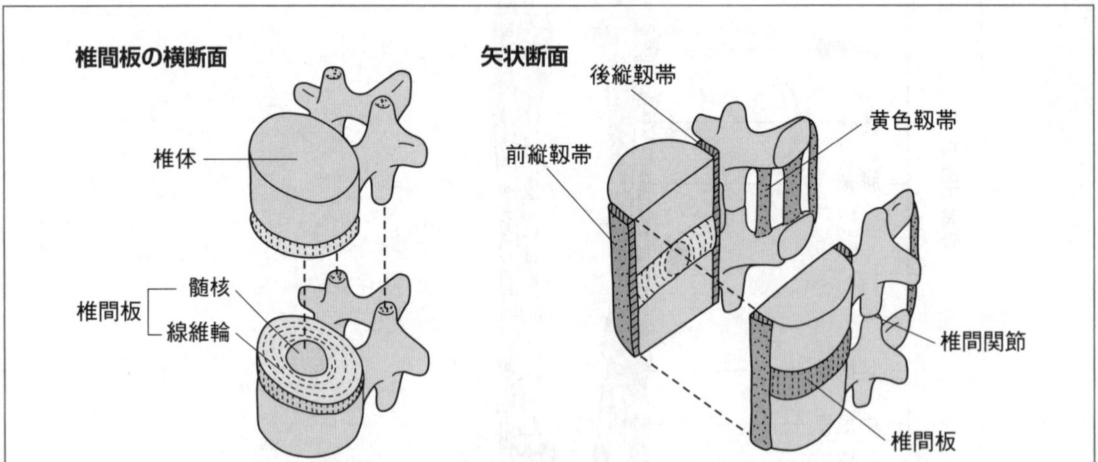

図12-6　椎骨の連結を示す模式図（松村，2021.[37]を参考に作成）

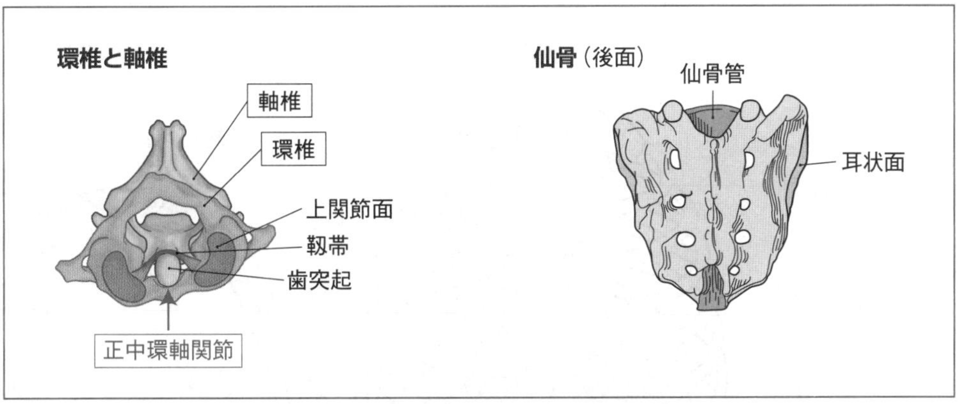

図12-7　特殊な椎骨（左図：寺田ら，2004.[40]，右図：中島，2017.[7] を参考に作成）

る．また，外側に向かっては1対の横突起が，椎弓の正中から後下方に向かっては単一の棘突起《きょくとっき》が張り出して，背筋の起着点となる．

椎体と椎間板の前面には前縦靱帯《ぜんじゅうじんたい》が，後面には後縦靱帯《こうじゅうじんたい》が上下に走る．また，上下の椎弓の間は黄色靱帯《おうしょくじんたい》などによって連結される．

(2) 各椎骨の特徴（図12-5, 7）

椎骨は頸椎《けいつい》(C) 7個，胸椎《きょうつい》(T) 12個，腰椎《ようつい》(L) 5個，仙椎《せんつい》(S) 5個，および尾椎《びつい》(Co) 3～5個に分けられる．

①**頸椎** cervical vertebrae **(7個)**：頸椎の椎体は比較的小さく，脊柱のなかで最も可動性が高い．また頸椎の横突起の付け根には横突孔《おうとつこう》があり，ここを椎骨動静脈が通る．

第1頸椎を環椎《かんつい》，第2頸椎を軸椎《じくつい》といい，特殊な構造を示し，首の運動に働く．

環椎は椎体がなく全体として輪のような形で，上面の1対の上関節面の上に，頭蓋の後頭骨の関節面を乗せる．この1対の関節を環椎後頭関節《かんついこうとうかんせつ》といい，首の前後屈に働く．

軸椎は椎体から柱状の歯突起《しとっき》が上方に突出している．軸椎の歯突起の周りを環椎が回転する．この関節を**正中環軸関節《せいちゅうかんじくかんせつ》**といい，**車軸関節**で，首の回旋に働く．

第7頸椎は**隆椎《りゅうつい》**といい，棘突起が長大で他の頸椎より突出しているため，皮膚の上から触れやすい．

②**胸椎** thoracic vertebrae **(12個)**：**肋骨**と連結する．このため運動はわずかである．

③**腰椎** lumbar vertebrae **(5個)**：他の部位に比べて強大で頑丈な椎体をもつ．

④**仙椎** sacral vertebrae **(5個)**：全体が融合して1つの**仙骨《せんこつ》**をつくる．融合した仙骨の椎孔は仙骨管を形成する．

仙骨は寛骨《かんこつ》と連結して**骨盤**をつくる．仙骨側面にある寛骨との関節面を耳状面《じじょうめん》という．

⑤**尾椎** coccygeal vertebrae：全体が融合して1つの**尾骨**をつくる．

(3) 脊柱の運動

脊柱は全体として**前後屈《ぜんこうくつ》**，**側屈《そっくつ》**，**回旋**の運動を行うことができる．胸椎は肋骨があるため，運動範囲は狭い．

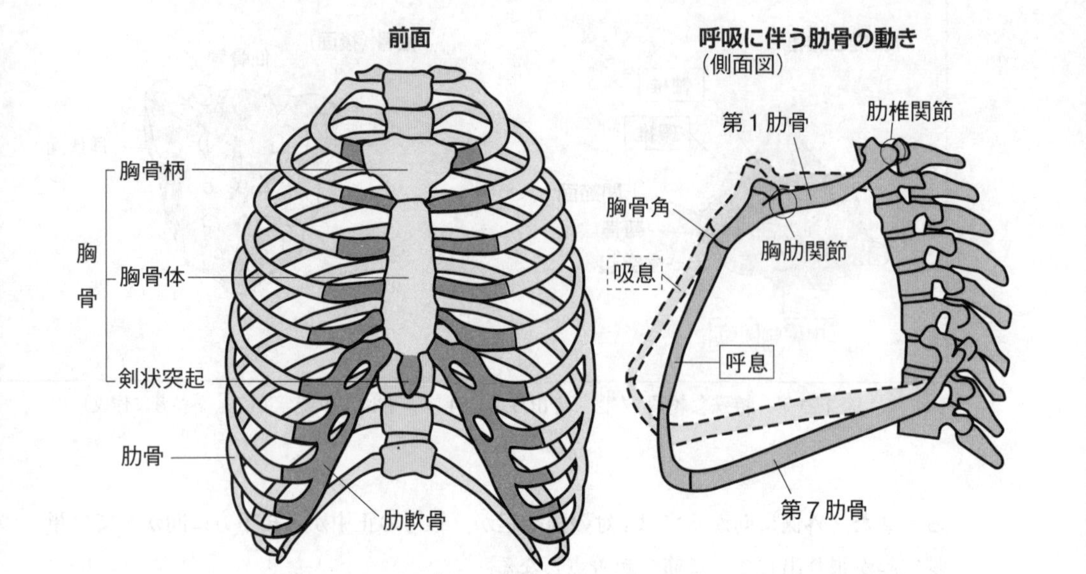

骨をピンク，軟骨を赤で示す.

図12-8　胸郭(森，1982.[26]を参考に作成)

首は運動範囲が広く，前後屈には環椎後頭関節が，回旋には環軸関節が主として働き，これに頸椎全体の動きが加わる.

(4) 脊柱の生理的弯曲(図12-5)

脊柱は横から見ると緩やかに弯曲《わんきょく》している．前方に凸の弯曲を**前弯《ぜんわん》**，後方に凸の弯曲を**後弯《こうわん》**という．正常な成人では，頸椎は前弯，胸椎は後弯，腰椎は前弯，仙椎と尾椎は後弯を示す[注2]．この生理的弯曲は座る，立つ，歩行などの際にバランスをとり，負荷を和らげる．胎児では脊柱は全体に後弯を示し，座ったり歩いたりすることにより生理的弯曲が形成され，思春期後に完成する.

2) 胸郭 thorax (図12-8)

胸郭は12個の**胸椎**，12対の**肋骨**および1個の**胸骨**からなる円錐形の骨格で，内に囲まれた胸腔には肺や心臓などの重要な臓器が収められて保護される．呼吸運動では吸息時に肋骨が挙上《きょじょう》されて胸郭が拡がる(第7章参照).

①**胸骨** sternum：胸郭前壁の正中部にある縦長の扁平骨で，上から胸骨柄《きょうこつへい》，胸骨体《きょうこつたい》および剣状突起に分けられる[注3]．胸骨体の上縁は前方にやや突出し，ここを胸骨角《きょうこつかく》という.

注2★ 弯曲の異常：脊柱の側方への弯曲は側弯と呼ばれ，軽度のものはよくみられる．また胸部後弯が増強した円背(または亀背)は老人性骨粗鬆症で多い.

注3★ 骨髄穿刺：胸骨や腸骨の骨髄は成人になっても赤色骨髄を残しており，白血病などで造血機能を調べる際の骨髄穿刺に用いられる.

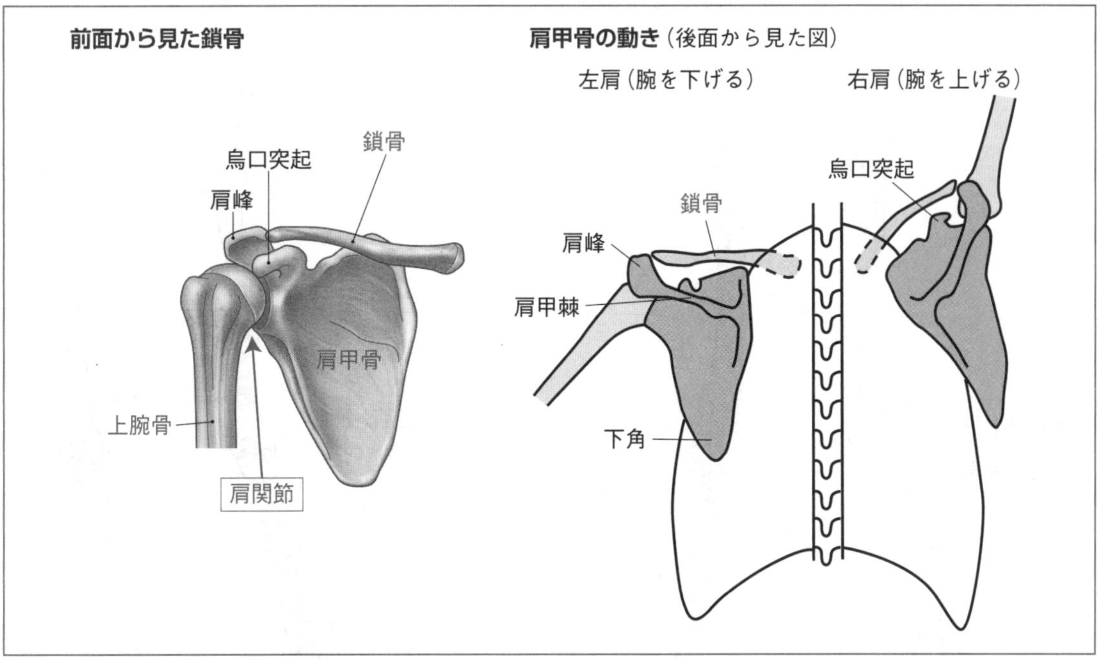

図 12-9　上肢帯の骨格（左図：Drake，2019．秋田訳[38)]，右図：藤田，2012．[41)]を参考に作成）

②**肋骨** ribs：肋骨は胸椎および胸骨との間に可動性の関節をつくり，それぞれ肋椎《ろくつい》関節と胸肋《きょうろく》関節という．上部の7対は胸骨と直接連結し，これらを真肋《しんろく》という．下部の5対の肋骨は仮肋《かろく》といい，間接的に胸骨に接続するか（第8〜10肋骨）または遊離している（第11〜12肋骨）．どの肋骨も骨性の部分である肋硬骨と前端をつくる肋軟骨に分けられる．

3) 四肢の骨と関節

上肢は，胴体から離れている自由上肢と，胴の部分にあって体幹と自由上肢とを連絡する上肢帯《じょうしたい》とに分けられる．下肢は，上肢と同様，自由下肢とそれを体幹に連結する下肢帯からなる．

下肢では脊柱が下肢としっかりと固定されるのに対して，上肢帯は脊柱と可動的な結合で連結される．このため，上肢は下肢に比べて広い運動範囲をもち，下肢は上肢に比べて大きな荷重に耐えうる．

(1) 上肢帯 shoulder girdle の骨格（図 12-9）

上肢帯は鎖骨と肩甲骨よりなる．

①**鎖骨** clavicle：S字状に弯曲した細長い骨で，内側は胸骨と胸鎖《きょうさ》関節をつくり，外側は肩甲骨と肩鎖《けんさ》関節をつくる．

②**肩甲骨** scapula：背部上方にある逆三角形の大きな扁平骨で，脊柱の左右に，第2肋骨から第7肋骨の高さにわたって存在する．背側面には横に走る肩甲棘《けんこうきょく》があり，その外側端は太く張り出して**肩峰《けんぽう》**となり，体表から触れることができる．肩峰の前には**烏口突起《うこうとっき》**

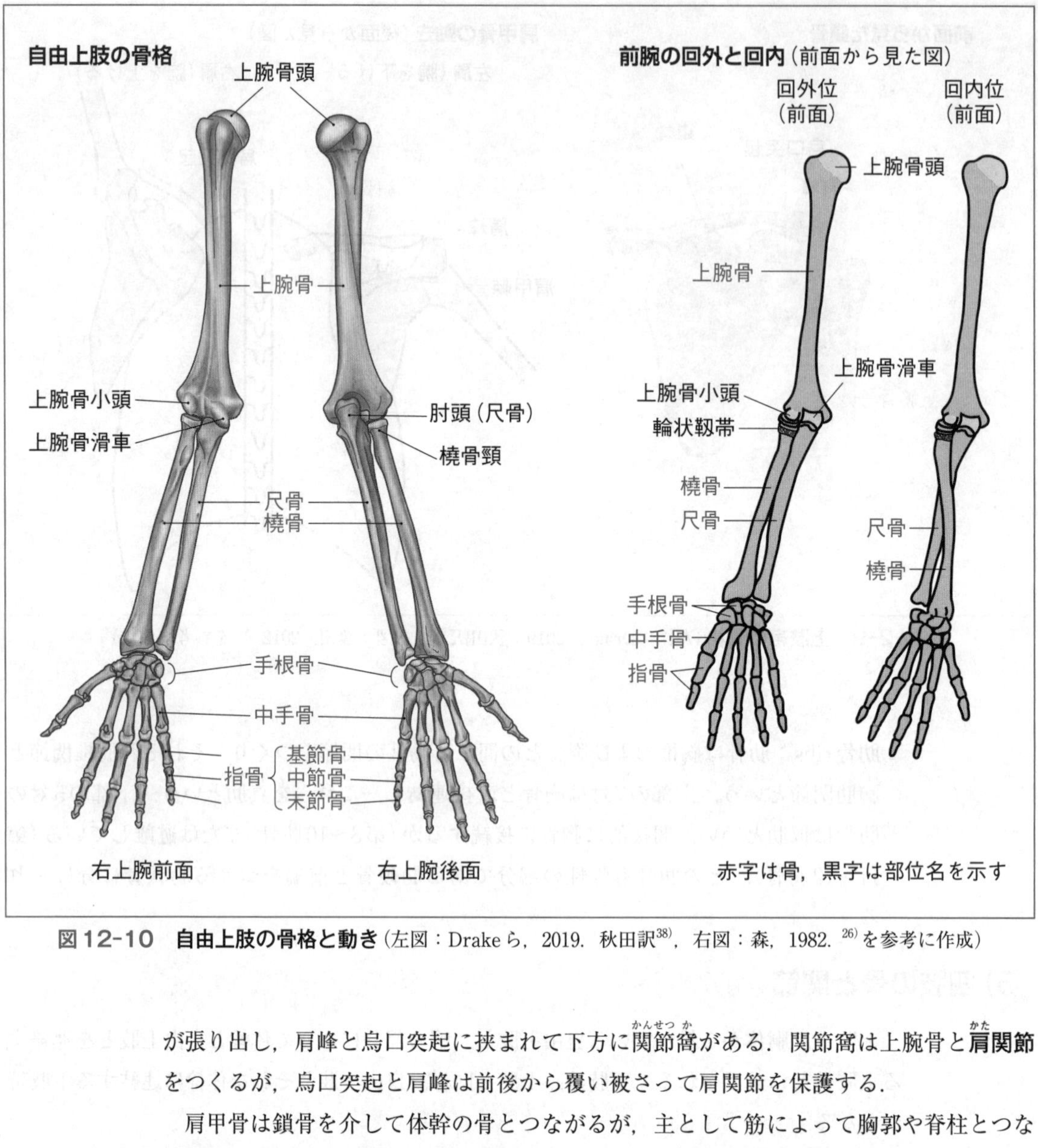

図12-10　自由上肢の骨格と動き（左図：Drake ら，2019．秋田訳[38]，右図：森，1982．[26]）を参考に作成）

が張り出し，肩峰と烏口突起に挟まれて下方に関節窩《かんせつか》がある．関節窩は上腕骨と**肩《かた》関節**をつくるが，烏口突起と肩峰は前後から覆い被さって肩関節を保護する．

肩甲骨は鎖骨を介して体幹の骨とつながるが，主として筋によって胸郭や脊柱とつながる[注4]．このため胸郭の背面を滑るように大きく動くことが可能で，腕を上げるときには肩甲骨も回旋して運動範囲を広げる．

(2) 自由上肢 free upper limb の骨格（図12-10）

上腕にある上腕骨，前腕にある尺骨《しゃこつ》と橈骨《とうこつ》，手にある手根骨《しゅこんこつ》，中手骨《ちゅうしゅこつ》，指骨《しこつ》よりなる．

①**上腕骨** humerus：上腕にある円柱状の長管骨．上端の上腕骨頭は肩甲骨と**肩関節**をつくる．下端には上腕骨滑車《じょうわんこつかっしゃ》と上腕骨小頭《しょうとう》があり，それぞれ尺骨と橈骨との間で関節をつくる．

注4★ 上腕骨と脊柱の連結：上腕骨と脊柱は，以下のように関節によって連結される．
上腕骨→肩甲骨→鎖骨→胸骨→肋骨→椎骨

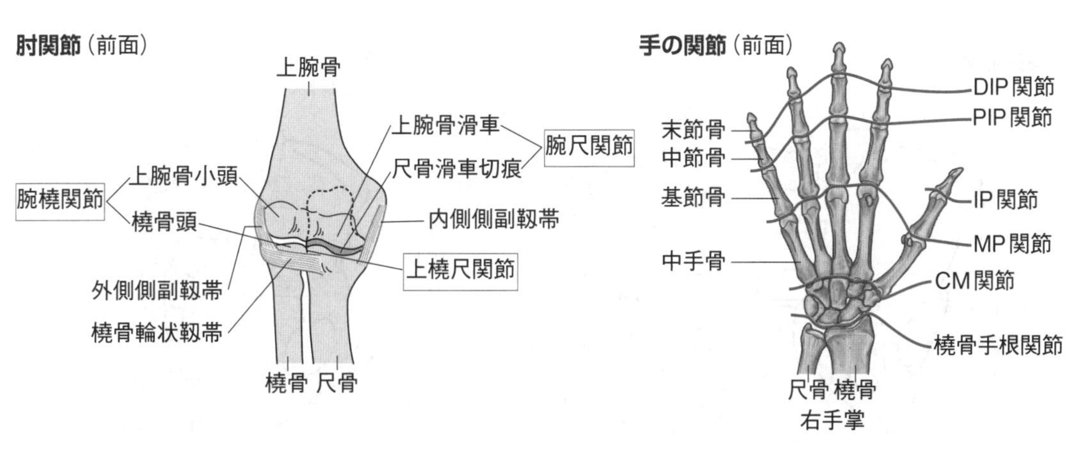

図12-11　自由上肢の関節（右図：Drakeら，2019．秋田訳[38)]，左図：中島，2017．[7)]を参考に作成）

②**尺骨**《しゃっこつ》ulnaと**橈骨**radius：**尺骨**は前腕の**小指側**（内側）にある長管骨で，中央部は三角柱状を示す[注5]．上端は**肘頭**《ちゅうとう》となって突出し，肘頭の前の深く切れ込んだ滑車切痕《かっしゃせっこん》は上腕骨滑車との間で関節をつくる．

橈骨は前腕の**母指側**（外側）にある．上端の橈骨頭は上腕骨小頭と関節をつくる．橈骨の下端は手根骨と関節をつくる．

尺骨と橈骨とは上端と下端とでそれぞれ**上橈尺**《じょうとうしゃく》**関節**・**下橈尺関節**という**車軸関節**をつくり，前腕の**回旋運動**（ねじれの運動）を可能にする．

③**手の骨**：8個の**手根骨**と5個の**中手骨**，5列の**指骨**からなる．手根骨は手首にある骨で，8個の短骨が4個ずつ2列に配列し，靱帯で固く連結される．中手骨は手掌《しゅしょう》にある5本の長管骨で，これらに5列の指骨が連なる．指骨は母指が2個，他の指がそれぞれ3個ずつある．

(3) 上肢の重要な関節（図12-11）

①**肩関節**shoulder joint（図12-9）：**上腕骨頭**《じょうわんこっとう》と**肩甲骨**の関節窩との関節で，人体中最大の可動域をもつ**球関節**である．靱帯や関節包は比較的弱く，関節を包むさまざまな筋によって保護される[注6]．

②**肘**《ちゅう/ひじ》**関節**elbow joint：上腕骨，尺骨，橈骨が形成する複関節で，屈伸運動と回旋運動が可能である[注7]．内側側副《ないそくそくふく》靱帯，外側側副《がいそくそくふく》靱帯，橈骨輪状靱帯によって保護される．

ⅰ）**腕尺**《わんしゃく》**関節**：上腕骨滑車と尺骨滑車切痕からなる**蝶番**《ちょうばん》**関節**で，**屈伸運動**を行う．

注5● 尺の意味：1尺とは約30cmのことであり，およそ成人の肘から小指のつけ根までの長さに相当する．尺骨を物に当てて長さを測るのに便利である．

注6★ 肩関節脱臼：肩関節は脱臼が最も起こりやすい関節である．若年者で整復後の固定が短すぎると，反復性肩関節脱臼を起こしやすくなる．

注7★ 肘内障：幼児の手を強く引っ張ったときに生じる肘関節部の亜脱臼である．幼児では橈骨を取り巻く輪状靭帯が緩く，これが亜脱臼するために生じる．

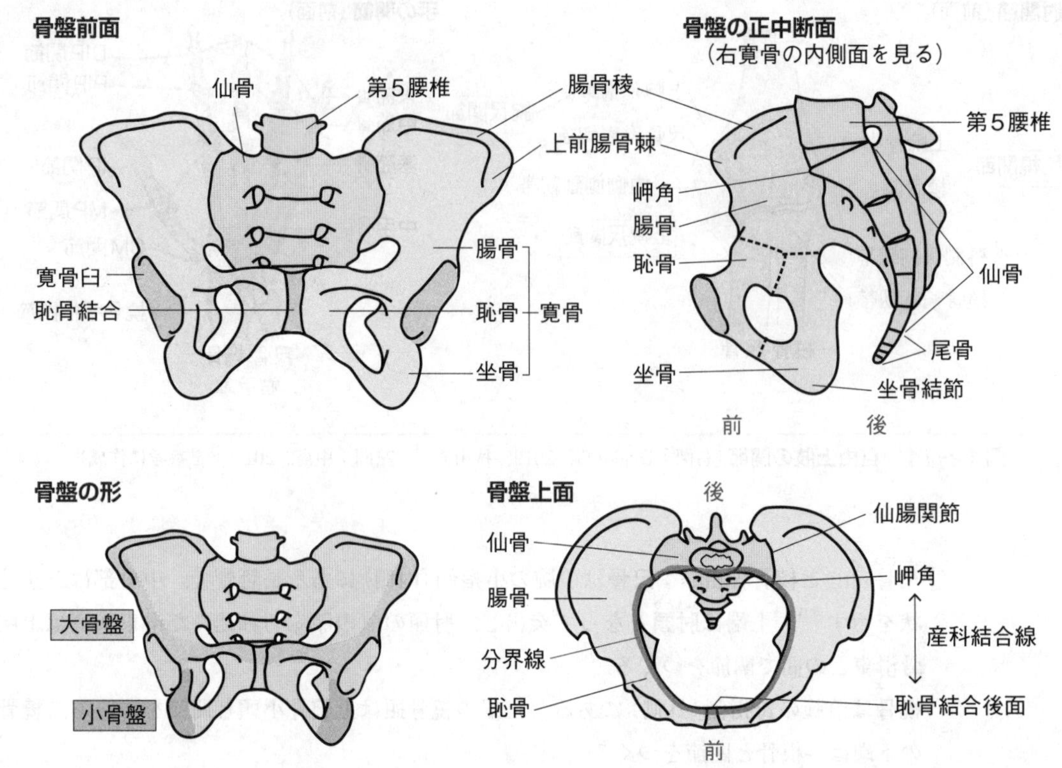

図12-12　骨盤(女性)(森, 1982.[26]を参考に作成)

ⅱ)**上橈尺関節**：橈骨と尺骨からなる**車軸関節**で, **回旋運動**を行う.

ⅲ)**腕橈《わんとう》関節**：上腕骨小頭と橈骨頭からなる球関節で, 自由度が高く, 屈伸運動や回旋運動を行う.

③**手関節《しゅかんせつ》**wrist joint：手首の運動には複数の関節がかかわるが. **橈骨手根《とうこつしゅこん》関節**が最も重要である. **橈骨**と3個の**手根骨**がつくる関節で, 手の屈伸(手を前後に振る)や橈屈《とうくつ》・尺屈《しゃっくつ》(手を左右に振る)にかかわる.

④**指の関節**：指の動作にかかわる関節は, 近位側から**手根中手《しゅこんちゅうしゅ》関節**(CM関節), **中手指節《ちゅうしゅしせつ》関節**(MP関節), **近位指節間《きんいしせつかん》関節**(PIP関節), **遠位指節間《えんいしせつかん》関節**(DIP関節)がある. なお, 母指にはPIP関節とDIP関節はなく, 代わりに1つの**指節間関節**(IP関節)がある.
指節間関節(PIP関節, DIP関節, IP関節)は**蝶番関節**で屈伸(指の曲げ伸ばし)しかできないのに対し, **手根中手関節**(MP関節)は**鞍《あんくら》関節**で屈伸に加えて外転・内転(手をパーに開いたり閉じたりする)も可能である.

(4) 下肢帯 pelvic girdle の骨格(図12-12, 表12-4)

下肢帯は寛骨という左右1対の大きな扁平骨からなる. 下肢帯である寛骨は, 体幹の仙骨と広くしっかりとした**仙腸《せんちょう》関節**をつくる. 仙腸関節はほとんど可動性のない半関節であ

表12-4　骨盤の性差

	女性	男性
骨盤全体の形	低く，広い	高く，狭い
骨盤腔を前からみた形	円筒状	漏斗《ろうと》状
骨盤腔を上からみた形	楕円形	ハート形

るため，下肢の運動範囲は上肢に比べて狭いが，より大きな荷重に耐えうる．

①**寛骨** hip bone：下肢帯をつくる不規則な形をした大きな扁平骨で，左右1対ある．腸骨，坐骨《ざこつ》，恥骨《ちこつ》よりなる．成人ではこの3骨は融合して1つとなる．3骨の会合部に**寛《かん》骨臼《こつきゅう》**があり，大腿骨頭との間で**股関節《こかんせつ》**をつくる．

i）**腸骨**：寛骨の上半部．腸骨上縁は腸骨稜《ちょうこつりょう》（こしぼね）をつくり，その前端を上前腸骨《じょうぜんちょうこつ》棘《きょく》という．

ii）**坐骨**：寛骨の後下部．殿部に手指を当てると触れる隆起があり，坐骨結節という．

iii）**恥骨**：寛骨の前下部．左右の恥骨は軟骨で連結する軟骨関節であり，これを恥骨結合という．

②**骨盤** pelvis：下肢帯である左右の寛骨と，体幹である仙骨と尾骨によってつくられる，すり鉢状の骨格である．体幹と下肢をつなぎ，骨盤内臓を入れて保護する．

骨盤は全体としてみるとコップに椀が乗った形である．下部を**小骨盤**，上部を**大骨盤**という．骨盤腔は小骨盤に囲まれた腔所で，骨盤内臓を収め，分娩《ぶんべん》のときの産道となる．小骨盤と大骨盤の境界線を**分界線**という．分界線を後ろにたどると，**岬角《こうかく》**という第5腰椎と仙骨との境界につながる[注8]．

骨盤の形は男女によって異なる．**男性**では全体に**高く狭い**のに対し，**女性**では分娩に適した**低く広い**形をとる．

(5) 自由下肢 free lower limb の骨格（図12-13）

大腿にある大腿骨，下腿にある脛骨《けいこつ》と腓骨《ひこつ》，足にある足根骨，中足骨，趾《あしゆび》の骨である趾骨《しこつ》よりなる．

①**大腿骨** femur：長管骨のうちで最大の骨である．

上端に**大腿骨頭**があり，**寛骨臼**との間で**股関節**をつくる．**大腿骨頸《だいたいこっけい》**を隔てて**大転子**と**小転子**がある．転子には多くの筋肉が付着する．大腿骨頸部骨折は高齢者に多い[注9]．

下端には内側顆《ないそくか》と外側顆《がいそくか》の2個の隆起があり，脛骨上端と**膝《しつ/ひざ》 関節**をつくる．

②**脛骨《けいこつ》** tibia と**腓骨** fibula：**脛骨**は**内側**にある太い骨であり，前方に鋭い縁をもつ（弁慶の泣きどころ）．下端は内側に突出して内果《ないか》（内側のくるぶし）をつくる．**腓骨**は脛骨の**外**

注8● **産科結合線**：岬角と恥骨結合後面の最短距離を産科結合線（真結合線）という．骨盤に対して胎児の頭が大きいと予想される場合には，胎児が産道を通過できない可能性があるため，産科結合線を計測する必要がある．

注9★ **大腿骨頸部骨折**：骨粗鬆症のある高齢者が転倒した際に発症しやすい．大腿骨頭への血流が悪くなるため，骨がつきにくく，大腿骨頭壊死を生じる場合がある．また，動けないうちに運動機能が落ちて寝たきりになることがあるため，早期の手術治療，リハビリテーションを行うことが望ましい．

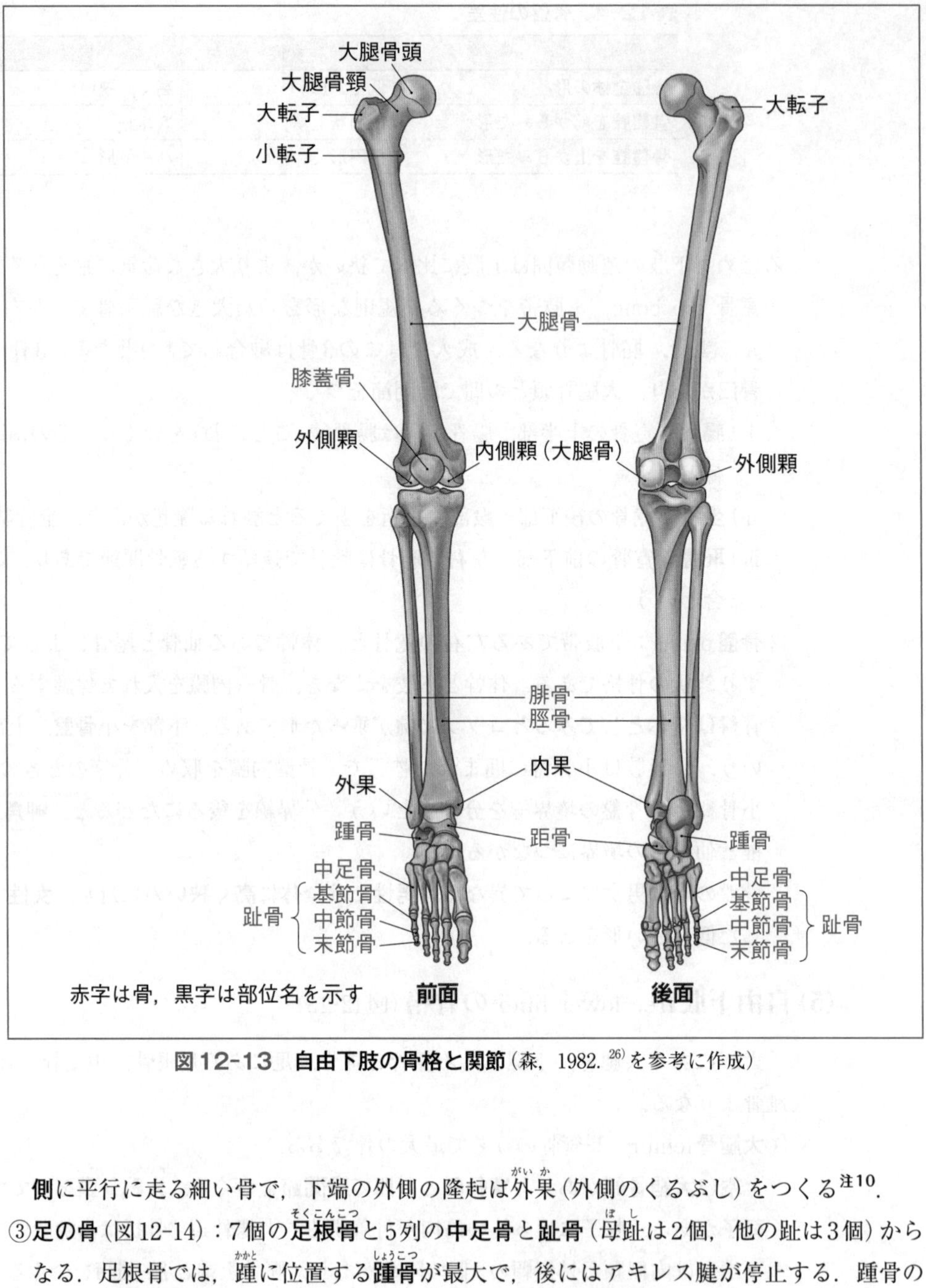

図12-13　自由下肢の骨格と関節（森，1982.[26]を参考に作成）

側に平行に走る細い骨で，下端の外側の隆起は外果《がいか》（外側のくるぶし）をつくる[注10].

③**足の骨**（図12-14）：7個の**足根骨《そくこんこつ》**と5列の**中足骨**と**趾骨**（母趾《ぼし》は2個，他の趾は3個）からなる．足根骨では，踵《かかと》に位置する**踵骨《しょうこつ》**が最大で，後にはアキレス腱が停止する．踵骨の上には**距骨《きょこつ》**が乗り，距骨の上面は脛骨・腓骨との間に**距腿関節《きょたいかんせつ》**をつくる．
足根骨と中足骨は**足弓《そくきゅう》**というドーム型のアーチを形成し，体重の負荷を弾力的に吸収する[注11].

注10● 腓骨：前腕の2本の骨が同じような大きさであるのに対し，下腿の2本の骨では腓骨は脛骨の添え木のような役割しか果たしていない．腓骨の「非」にはその意味合いが含まれる．

注11★ 扁平足：足弓が平面的な状態を扁平足という．

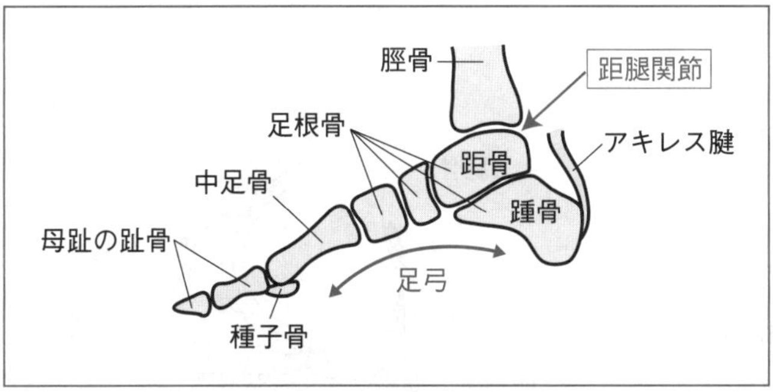

図12-14 足の骨(森, 1982. [26])を参考に作成)

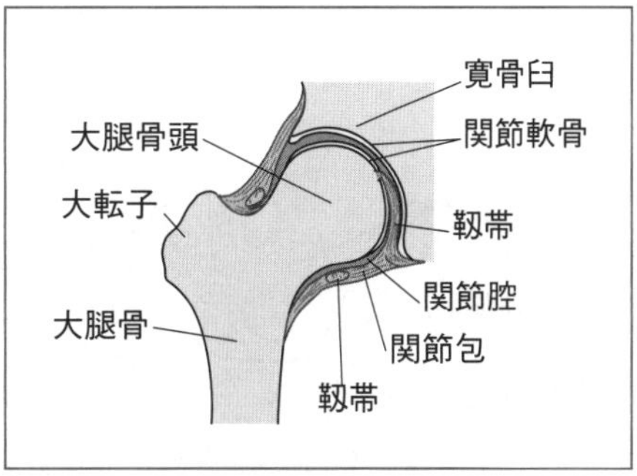

図12-15 股関節(中島, 2017. [7])を参考に作成)

(6) 下肢の重要な関節

①**股関節** hip joint(図12-15):**寛骨臼**と**大腿骨頭**よりなる球関節で,強靱な靱帯に保護される.同じ球関節である肩関節に比べて,可動範囲が少ないが,荷重に耐えられるように関節窩がやや深いため,球関節のなかでも特に**臼状《きゅうじょう》関節**という[注12].

②**膝関節** knee joint(図12-16):**大腿骨**の下端の2つの関節面(内側顆と外側顆)と**脛骨**の上端がつくる関節である[注13].屈伸運動に働き,屈曲した状態でわずかに回旋することも可能である.以下の構造物によって保護される.

i)**膝蓋骨《しつがいこつ》**:大腿四頭筋の腱の中に含まれる扁平な三角形の種子骨《しゅしこつ》.関節の前面を補強する.

ii)**関節半月**:大腿骨と脛骨との間に介在する軟骨性の半月で,内側半月と外側半月がある.関節面の接触を均等にし,関節に弾力を与える.

iii)**十字靱帯と側副《そくふく》靱帯**:関節内には互いに交叉する2本の靱帯(前十字靱帯と後十字靱帯)があり,関節の前後のずれを防ぐ.また,関節包の両側も靱帯(内側側副《ないそくそくふく》靱帯と外側側副《がいそくそくふく》靱帯)によって補強される.

③**足の関節**:**距腿関節**は脛骨・腓骨と距骨の間の関節で,狭義の足関節である.主に足首の屈伸運動にかかわる[注14].

4) 頭蓋骨 cranial bones (skull)

(1) 脳頭蓋 neurocranium と顔面頭蓋 viscerocranium(図12-17, 18, 表12-5)

頭の骨を頭蓋または頭蓋骨《とうがいこつ/ずがいこつ》といい,多数の骨からつくられる.脳を収める脳頭蓋と,

注12★ **先天性股関節脱臼**:股関節は脱臼を起こしにくいが,新生児期は,寛骨臼形成不全のため,脱臼を起こしやすい.股関節を伸ばした状態でおむつを当てると発生率が増えることから,下肢を自由に動かせるおむつの当て方が推奨されている.

注13● **膝関節の分類**:蝶番関節のうち,運動時に回旋運動が加わるものをラセン関節というが,膝関節は機能的にはこれに分類される.構造的には顆状関節に分類される.

注14● **距骨下関節,ショパール関節とリスフラン関節**:距骨下関節は距骨と踵骨の間の関節で,足首の運動に関与する.ショパール関節は距骨・踵骨と立方骨・舟状骨の間の関節で,足首の運動に関与する.リスフラン関節は遠位足根骨と中足骨の間の関節で,足弓の維持に関与する.

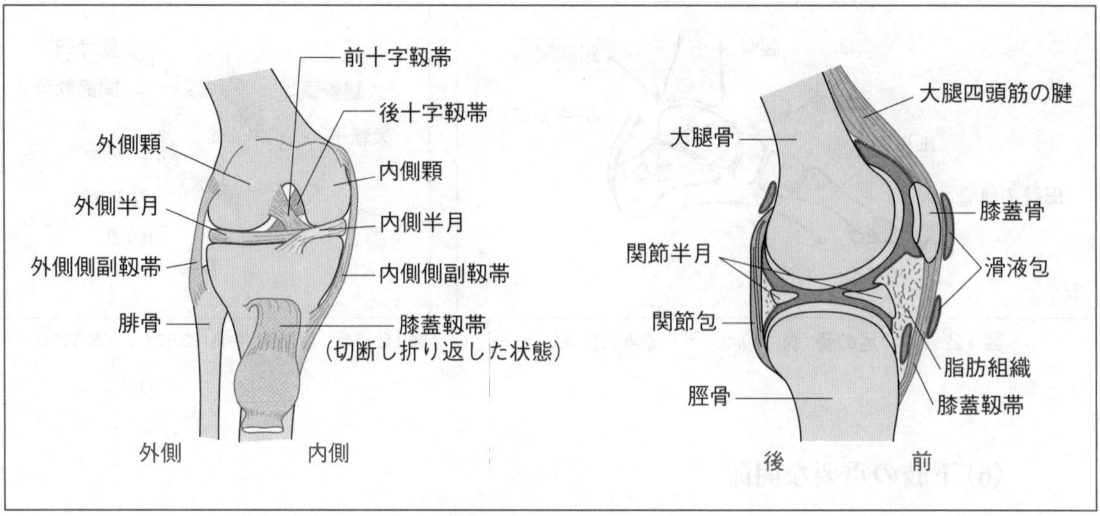

図 12-16　膝関節（中島，2017. [7]を参考に作成）

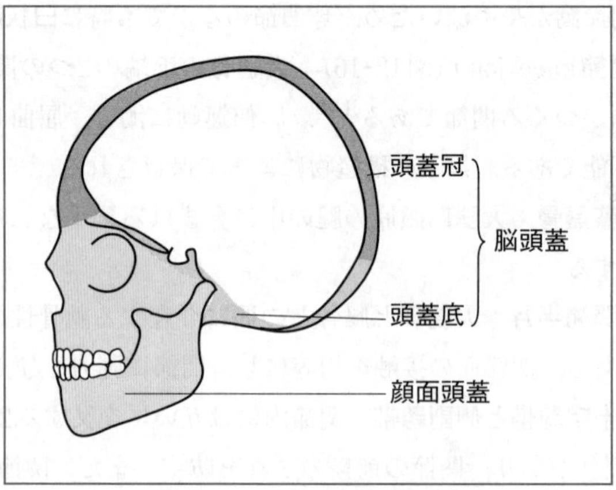

図 12-17　脳頭蓋と顔面頭蓋
（藤田，2017. [41]を参考に作成）

顔面の骨格をつくる顔面頭蓋に分けられる．さらに脳頭蓋のドーム型の天井部を頭蓋冠《とうがいかん》，脳を乗せる底部を頭蓋底《とうがいてい》という．頭蓋底は凹凸に富んだ複雑な形をなし，延髄が通る大後頭孔や，脳神経，血管などが出入りする小孔がある．

(2) 頭蓋の腔所（図 12-18D）

頭蓋は中に多くの腔所をもち，それぞれの空間は外部に開いたり，互いにつながったりして複雑な形をつくる．

①**頭蓋腔**：脳を入れる大きな空洞．頭蓋底と頭蓋冠に囲まれた部分．

②**眼窩**：眼球を入れる深く大きな四角錐体形の窪《くぼ》み．前頭骨，頬骨《きょうこつ》，上顎骨，蝶形骨《ちょうけいこつ》など，多数の骨に囲まれる．

③**鼻腔《びくう》**：入り口は梨状口《りこうじょう》と呼ばれ，上顎骨と鼻骨で囲まれる．内部は鼻中隔《びちゅうかく》で左右に仕切られ，両側壁から上・中・下鼻甲介《こうがい》が張り出して，上・中・下鼻道を分ける．上面は篩《し》骨《こつ》の薄い篩板《しばん》を介して頭蓋腔と接し，下面は口蓋によって口腔と境される．

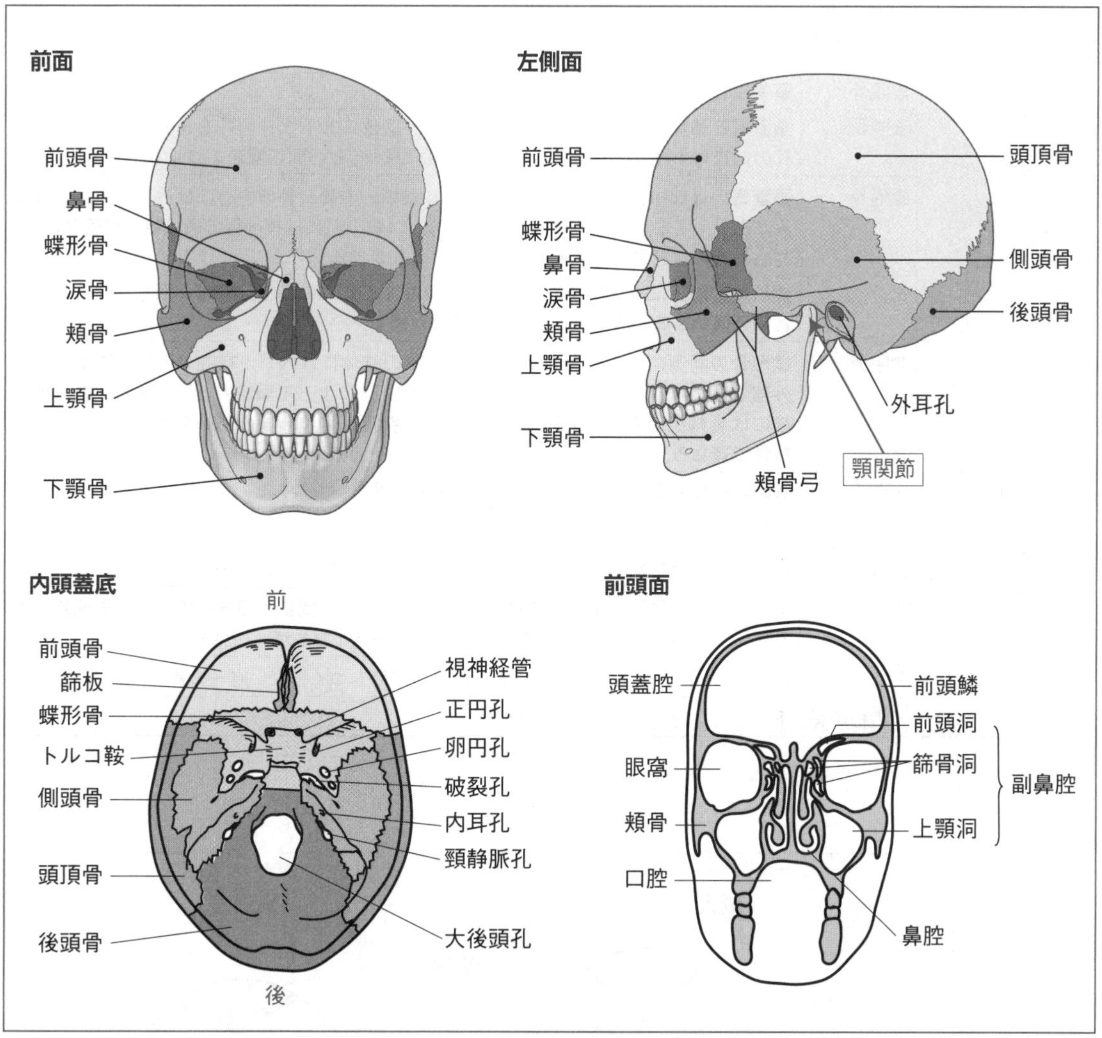

図12-18　頭蓋骨

(上左右図：Drake ら，2019．秋田訳[38]，左下図：森ら，1982．[26]，右下図：Netter，2014．[42] を参考に作成)

④**副鼻腔**：鼻腔を囲む骨には副鼻腔という腔所が発達し，鼻腔に開く（第9章参照）．

⑤**口腔**《こうくう》：上顎骨や下顎骨などによって囲まれる．歯槽《しそう》突起と呼ばれる土手のような骨部に歯槽と呼ばれる窪みが並び，歯が埋め込まれる．

(3) 縫合 suture fontanelle（図12-19）

頭蓋では骨と骨の間は，顎関節以外では可動性がなく，縫合《ほうごう》というギザギザの縁で互いに連結する．縫合は出生時には未完成のため，骨と骨との間は多少動いて重なり合うことが可能で，産道の通過に重要である．

①**冠状**《かんじょう》**縫合**：前頭骨と頭頂骨の境界．カチューシャのようなアーチ状の髪飾りの位置に近い．

②**矢状**《しじょう》**縫合**：左右の頭頂骨の境界．矢状方向に走る．

③**ラムダ縫合**：頭頂骨と後頭骨の境界．形がラムダ（λ）の文字に似ている．

表12-5　頭蓋を形成する骨

頭蓋	脳頭蓋	頭頂骨	頭蓋冠の頂上と外側面を形成する左右1対の骨.
		前頭骨	頭蓋冠と頭蓋底の前部を占める単一の骨.
		後頭骨	頭蓋冠と頭蓋底の後部を占める単一の骨. 底部にある大後頭孔を延髄が通る. 大後頭孔の前には1対の後頭顆《こうとうか》があり, 環椎（第1頸椎）との間に関節をつくる.
		蝶形骨	頭蓋底のほぼ中央をつくる, 蝶の形をした単一の骨. 骨の中心にはトルコ鞍《あん》という窪みがあり, ここに脳下垂体を乗せる. トルコ鞍の前には視神経の通る視神経管があり, 左右の翼には三叉神経や血管の出入りする孔がある.
		篩骨	蝶形骨の前方に, 前頭骨にはさまれて存在する単一の骨で, 複雑な形をつくる. 篩板という薄いふるいのような部分を嗅神経が通る.
		側頭骨	蝶形骨の両側にある左右1対の骨. 側頭骨の錐体《すいたい》には内耳が存在し, 外耳道《がいじどう》によって外部と連絡し, また内耳孔（内耳神経が通る孔）によって頭蓋内と連絡する. 外耳道の後には乳様《にゅうよう》突起という隆起があり, 胸鎖乳突筋がつく. また頬骨突起によって前方の頬骨に連なる.
	顔面頭蓋	上顎骨	顔面の中央を占める左右1対の骨. 口蓋の一部もつくる.
		鼻骨《びこつ》	鼻稜《びりょう》をつくる1対の骨.
		頬骨	側頭骨の頬骨突起に連なって張り出して頬骨弓《きょうこつきゅう》をつくる1対の骨.
		下顎骨	下顎をつくる馬蹄型《ばていけい》の単一の強大な骨. 側頭骨との間に, 頭蓋の唯一の可動関節である顎関節をつくる. 下端の前方に突き出す部分を「おとがい」という.
		舌骨《ぜっこつ》	U字型の単一の小さな骨. 他の骨と直接に関節をつくらない唯一の骨.
		その他の骨	下鼻甲介, 鋤骨《じょこつ》, 涙骨《るいこつ》, 口蓋骨《こうがいこつ》

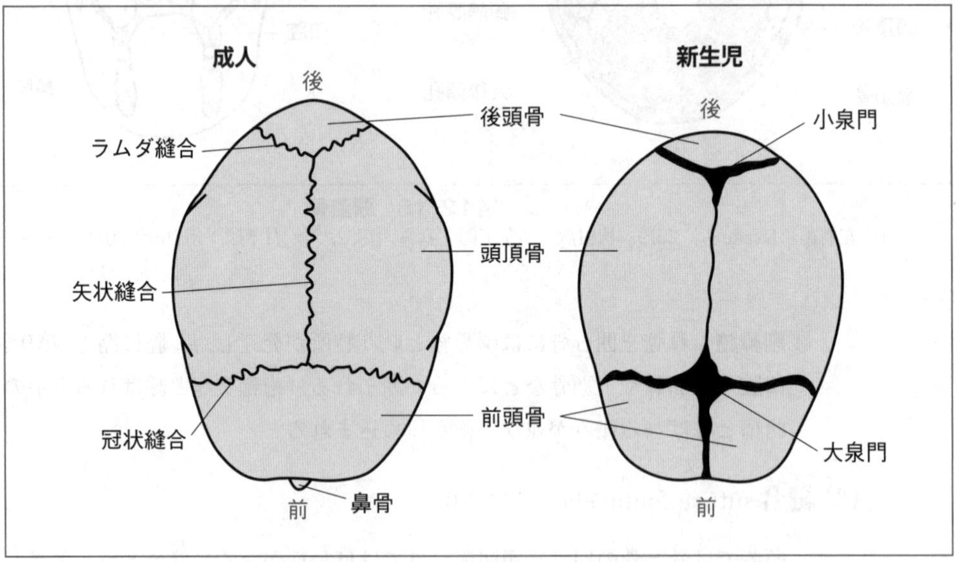

図12-19　縫合と泉門（左図：藤田, 2012.[41], 右図：1982.[26]を参考に作成）

(4) 泉門 fontanelle（図12-19）

出生時には頭蓋の骨はまだ完全には骨化していないため, 骨の境界部には数カ所, 泉門《せんもん》という結合組織性の膜状部分が残っている.

①**大泉門**：前頭骨の後ろにある菱形の大きな泉門で，生後約1.5～2年で閉鎖する[注15].
②**小泉門**：後頭骨の前のやや小さい三角形の泉門.

(5) 顎関節 (図12-18B)

側頭骨が**下顎《かがく》骨**とつくる関節で，**顆状《かじょう》関節**に分類される．関節円板が介在し，動きを滑らかにし，強い圧力に耐える．関節包や靱帯によって補強される.

5) 関節可動域〈ROM〉(図12-20, 21，表12-6, 7)

関節の動く範囲を**関節可動域**(**ROM**，range of motion)という．関節における異常を発見するための検査法として重要である．ROMの測定値は，**基本肢位《しい》を0°**として，そこから動かすことのできる角度として表示される．自分で動ける範囲を示す自動的関節可動域と，他人の力を借りて動ける範囲を示す他動的関節可動域とに区別される.

各関節での運動における生理的な可動範囲を参考可動域角度といい，可動域の異常を判定する際の参考にする． ROMは，骨や軟骨の変形，痛みや筋緊張の亢進など，さまざまな病変や外傷により制限をきたす.

C 全身の骨格筋 (図12-22, 23)

1) 体幹の筋

体幹部の筋は，背部の筋，胸部の筋，腹部の筋に分けられる.

背部の浅層に広がる浅背部の筋と，胸部の浅層に広がる浅胸部の筋は，脊柱や胸郭などから起こって，肩甲骨や上腕骨に停止し，上肢の運動にあずかる．このため，本書では浅背部の筋と浅胸部の筋を上肢帯の筋として扱う.

深背部の筋は上肢とは関係がなく，固有背筋と呼ばれ，姿勢の維持に重要である．深胸部の筋(固有胸筋)は肋間筋群と呼ばれ，呼吸運動に働く.

(1) 抗重力筋 antigravity muscles (図12-24)

立っているときや座っているときに，重力に逆らって姿勢を保持する筋肉を抗重力筋という．身体の後面では固有背筋が，前面では腹筋が重要である．また直立姿勢を保つためには，下肢のさまざまな筋肉の働きも欠かせない.

①**固有背筋(深背筋)**(図12-25)：深背部に広がる筋群で，脊髄神経後枝の支配を受ける．脊柱の横突起や棘突起，後頭骨，腸骨，肋骨などについて，脊柱の両脇を縦に走る．脊柱と頭の屈伸やねじり運動に働く．また，この筋群全体として緊張を保つことにより，背骨を直立させて姿勢を保つ.

固有背筋は脊柱起立筋と板状筋などに分けられる．**脊柱起立筋**は強大な筋群で，うな

注15● 新生児と乳児の大泉門：新生児や乳児では，髄膜炎などで脳圧亢進を生じると大泉門が膨隆し，下痢などの脱水症では大泉門が陥没する．大泉門を触れることは診断に重要ではあるが，強く押してはいけない.

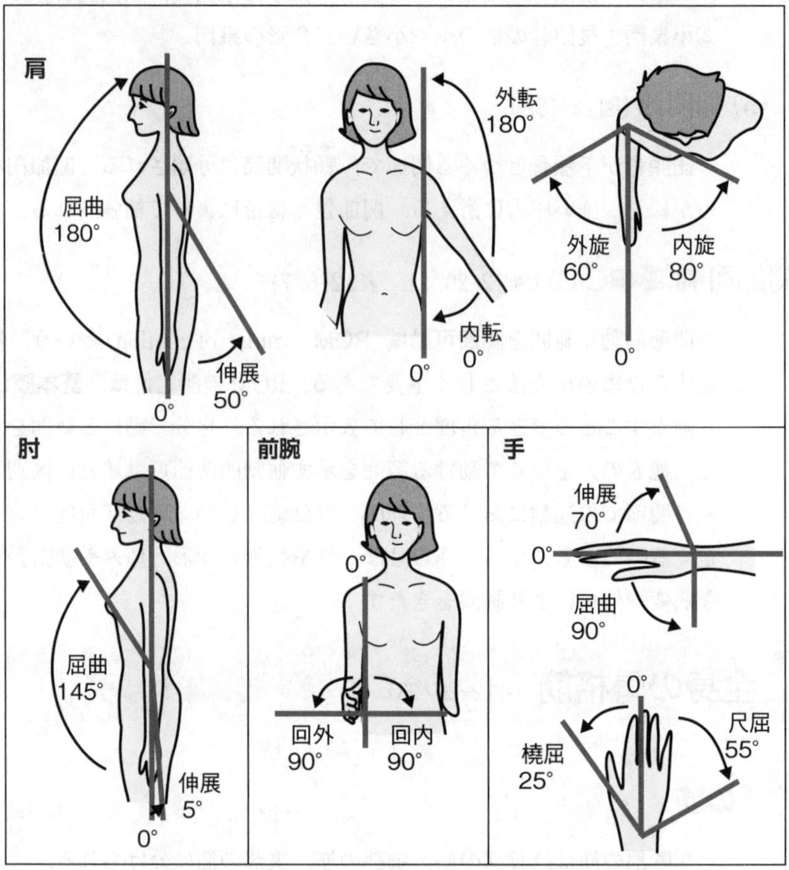

図中に示されている角度は可動域角度である

図12-20　上肢のROM（日本リハビリテーション医学会，2022.[43]を参考に作成）

表12-6　上肢の運動のまとめ

肩関節の運動（上腕の運動）	屈曲（上腕を前方に上げる）	大胸筋が重要で，他に三角筋や上腕二頭筋なども参加する．また，小胸筋，前鋸筋も肩甲骨を回旋させ，肩を前に出して屈曲を助ける．
	伸展（上腕を後方に引く）	広背筋，三角筋，大円筋などが働く．
	外転（上腕を体から離す）	三角筋と棘上筋が重要で，腕を真上に上げる際は肩甲骨を回旋させるのに僧帽筋も重要である．
	内転（上腕を体に近づける）	大胸筋と広背筋が重要である．
	回旋運動	多くの筋が作用するが，内旋（親指の側に回す）には肩甲下筋が，外旋（小指の側に回す）には棘下筋，小円筋が主力となる．
肘関節の運動（前腕の運動）	屈曲（肘を曲げる）	主力筋は上腕筋が働き，強く屈曲するとき（力を入れて肘を曲げるとき）は強力な屈筋である上腕二頭筋が働く．
	伸展（肘を伸ばす）	上腕三頭筋が働く．
	回旋運動	円回内筋，方形回内筋，回外筋が働き，上腕二頭筋も回外運動を助ける．
手の運動	手首の運動	橈側《とうそく》・尺側《しゃくそく》手根屈筋や橈側・尺側手根伸筋などが働く．
	指の運動	多数の前腕の筋と手の筋が働き，微妙な動きを可能にする．

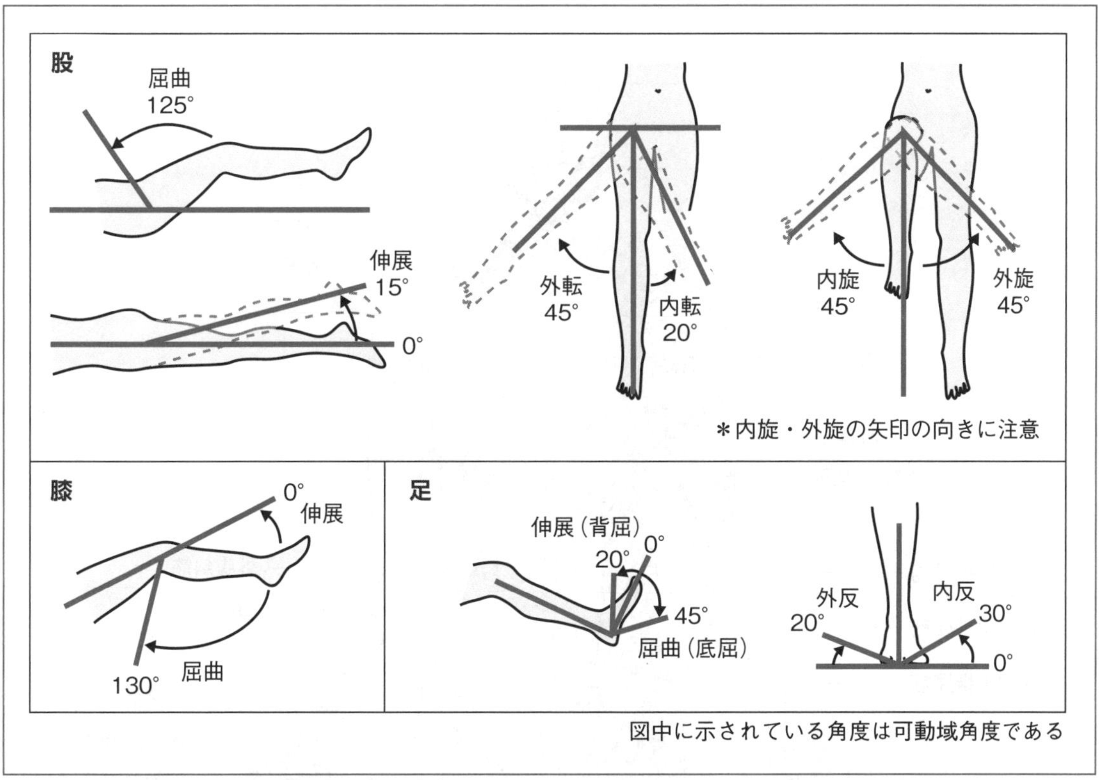

図12-21　下肢のROM（日本リハビリテーション医学会，2022.[43]を参考に作成）

表12-7　下肢の運動のまとめ

股関節の運動（大腿の運動）	屈曲（大腿を前に上げる，腰を前に傾ける）	腸腰筋が重要で，他に縫工筋や大腿直筋なども参加する．
	伸展（後屈ともいう，大腿を後方に引く，腰をまっすぐに伸ばす）	大殿筋と大腿の屈筋群が働く．
	内転（足を閉じる）	内転筋群が重要である．
	外転（足を広げる）	中および小殿筋が働く．
	内旋（内股）	中および小殿筋が働く．
	外旋（がに股）	外旋六筋が働く．
	歩行	腸腰筋による大腿の屈曲と，大殿筋による伸展を繰り返す．
	直立	腸腰筋，大殿筋，大腿筋膜張筋などの緊張によりバランスを保つ．
膝関節の運動（下腿の運動）	屈曲（膝を曲げる）	大腿屈筋群（ハムストリングス）が働く．
	伸展（膝を伸ばす）	大腿四頭筋が働く．
足の運動	足の背屈	前脛骨筋と長趾伸筋が主として働く．
	足の底屈（踵を上げる）	下腿三頭筋が主として働き，腓骨筋群や後脛骨筋などもかかわる．
	内反（足底を内側に翻す）	前・後脛骨筋が働く．
	外反（足底を外側に翻す）	腓骨筋群が働く．

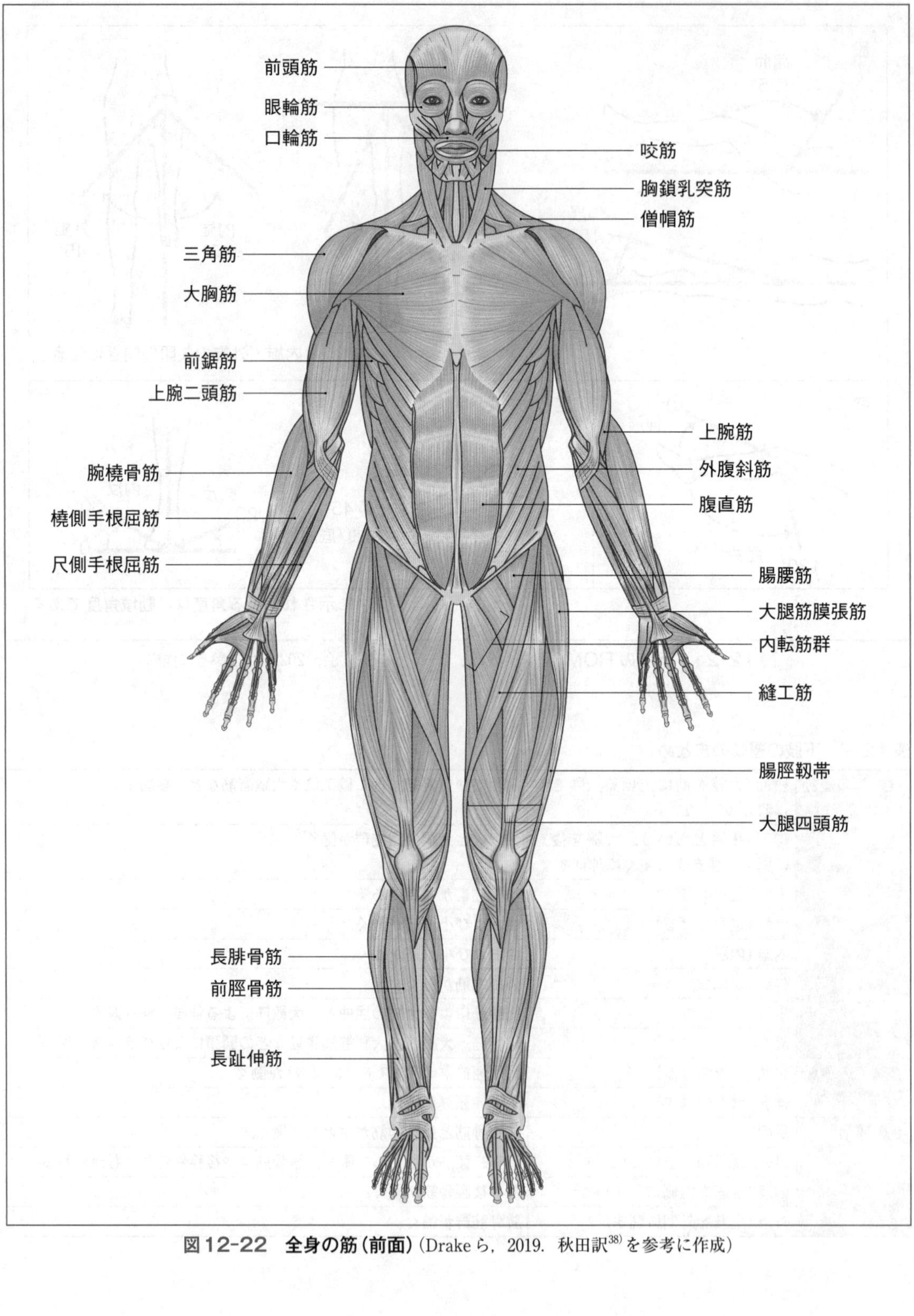

図12-22　全身の筋（前面）（Drake ら，2019．秋田訳[38]を参考に作成）

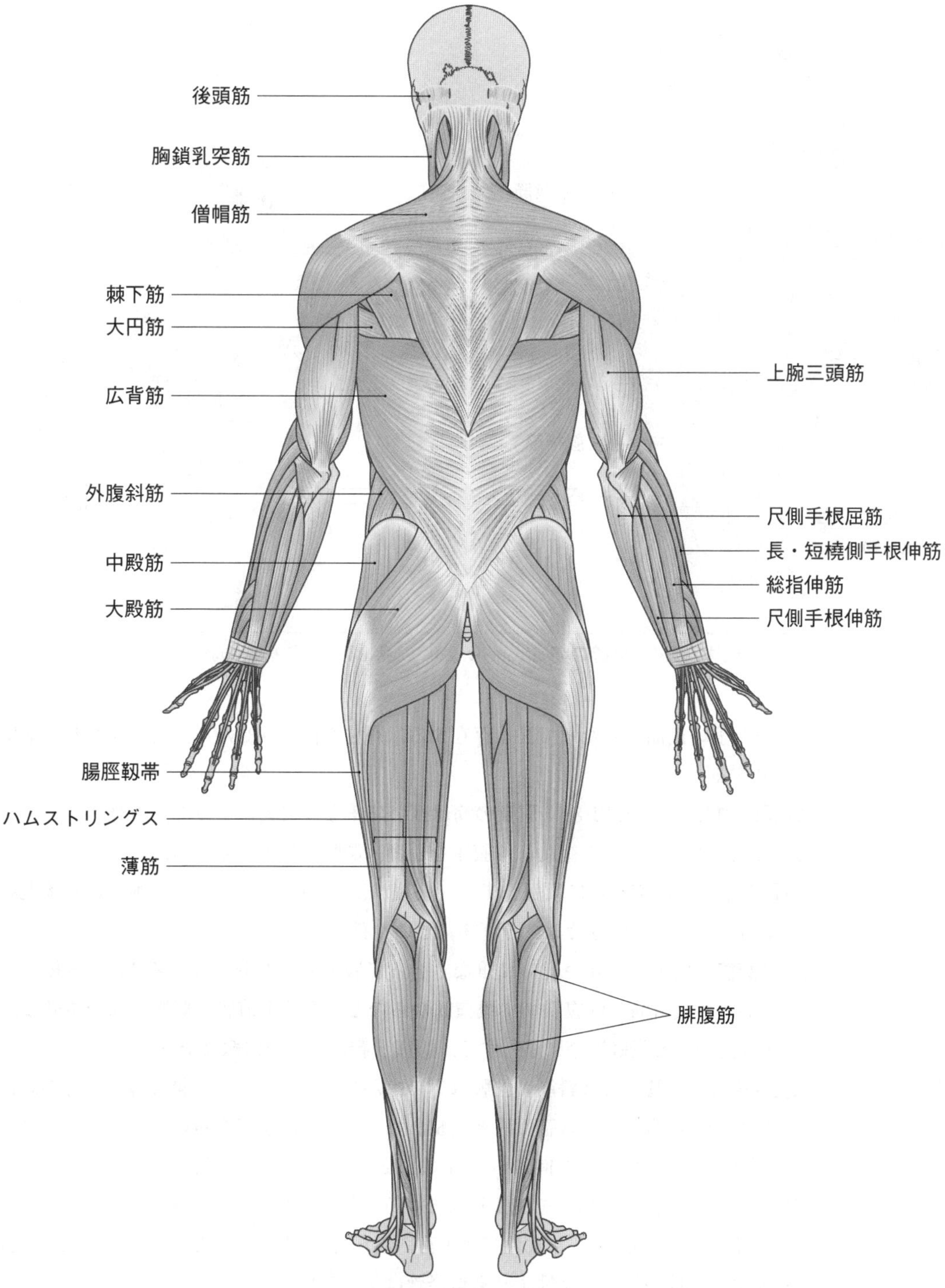

図12-23　全身の筋（後面）（Drake ら，2019．秋田訳[38]を参考に作成）

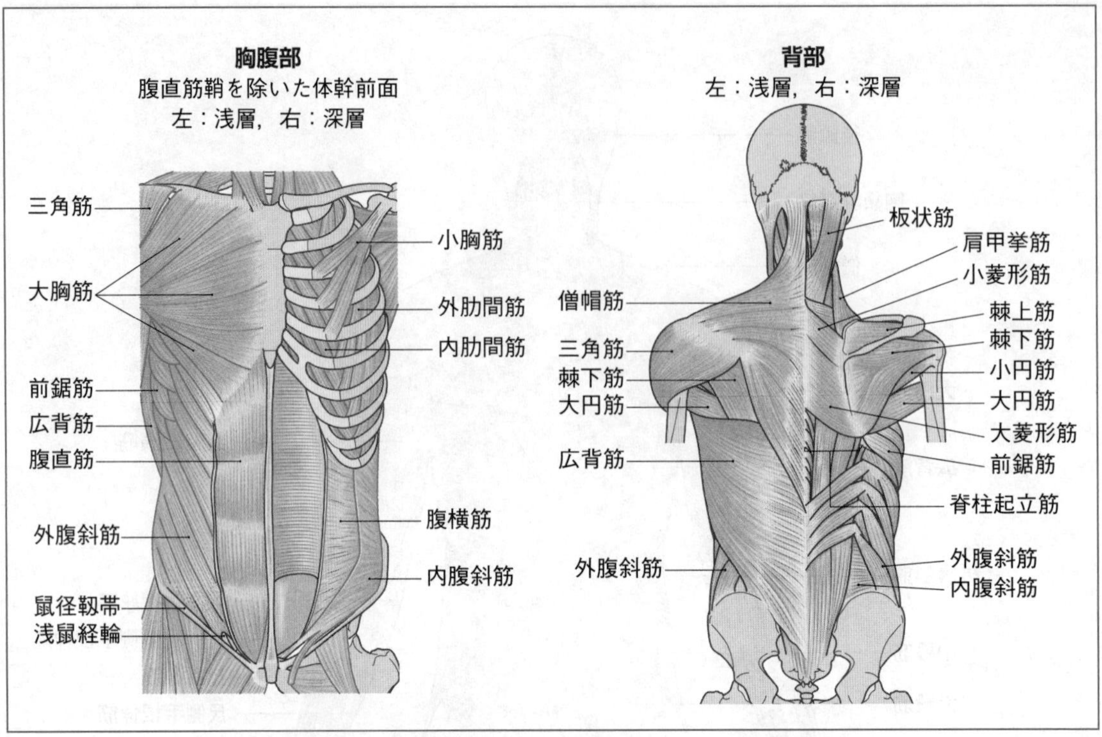

図12-24　体幹の筋（Drakeら，2019．秋田訳[38]を参考に作成）

じから骨盤の後面にわたって長く存在する．脊柱を直立させたり，反らせたり，横に曲げたりする．

②**腹筋群**（図12-26，表12-8）：腹壁の筋は互いに重なり丈夫になって，腹腔内臓を保護する．また，脊柱の動きを補助し，腹圧をかけ，深呼吸にも関与する．

ｉ）**腹直筋**：正中部を縦に細長く走る，筋腹が3〜4個の腱画《けんかく》により分画される多腹筋である．脊柱を前屈させる．腹直筋鞘《しょう》という鞘《さや》状の腱膜に包まれる．

ⅱ）**側腹筋**：側腹部を互い違いに重なり合って腹壁の大部分をつくる3層の合板のような筋．外腹斜筋，内腹斜筋，腹横筋からなる．脊柱を前屈，側屈，回旋させる．正中に近づくと腹直筋鞘に移行する．腹直筋鞘は正中で白線となる．

③**鼠径《そけい》靱帯と鼠径管**：外腹斜筋の腱膜は下の縁が強くなって，上前腸骨棘《じょうぜんちょうこつきょく》と恥骨の間に張る鼠径靱帯となる．鼠径靱帯は腹と大腿との境をなす．鼠径靱帯に沿って，側腹筋の層を外側後方から内側前方へ向かって貫く，長さ約4〜5cmの細長いトンネルがあり，鼠径管という．鼠径管の出口を浅鼠径輪《せんそけいりん》という．男性ではここを**精索**《せいさく》（精管と精巣動静脈などが束になったもの）が，女性では子宮円索《えんさく》（子宮を支えるひも状の結合組織）が通る．このため，男性のほうが女性よりも鼠径管は太い[注16]．

注16★ ヘルニア：腹壁の抵抗の弱い部位で，腹部の臓器が腹壁の外に脱出する病態をヘルニアという．鼠径ヘルニアは男性に多く，腸の一部が鼠径管から出て，男性では陰嚢に，女性では大陰唇に脱腸する．大腿管は，鼠径靱帯の後方，大腿動静脈の内側にあり，リンパ管が通るが，ここから腸の一部が大腿前面に脱腸する大腿ヘルニアは経産婦に多い．また，臍ヘルニアは新生児や経産婦で多い．

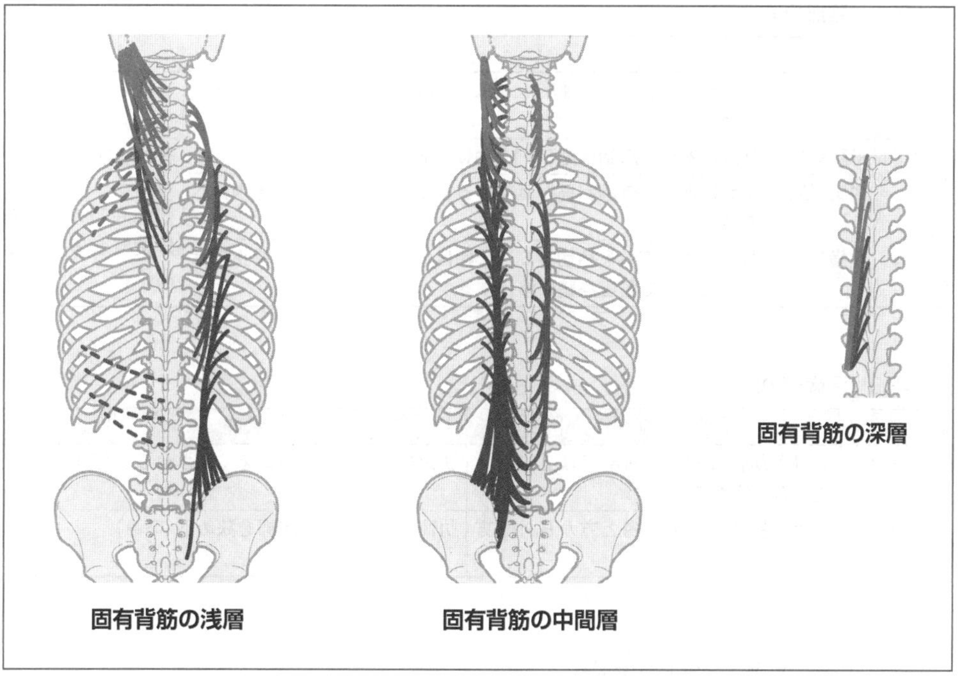

図12-25　固有背筋の走行の模式図（Schünke，2014．坂井ら訳[4]を参考に作成）

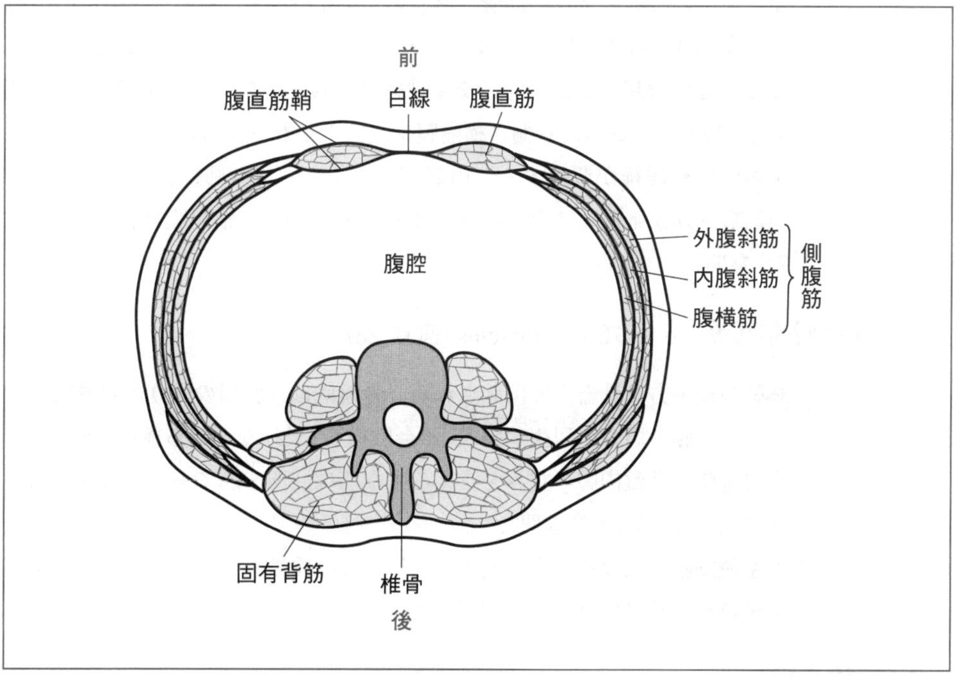

図12-26　腹壁の横断面（藤田，1993.[21]を参考に作成）

(2) 呼吸筋 respiratory muscles

①**肋間筋群**（表12-9）：胸部の深層にあって肋骨の間を埋める深胸部の筋（固有胸筋）で，表層の**外肋間筋**と内層の**内肋間筋**などがある．肋骨を動かして胸郭を動かし，呼吸運動

表12-8　腹部の筋

筋		解剖	機能	神経支配
腹直筋		前腹壁を縦走する多腹筋．起始は恥骨，停止は胸骨・第5〜7肋骨．	脊柱を前屈させる．	肋間神経，腰神経叢
側腹筋	外腹斜筋	外層にあり，起始は第5〜12肋骨，前下方に走る．	脊柱を前屈させたり，ねじったりする．腹式呼吸の呼息時や排便時などに腹圧を高める．	
	内腹斜筋	中層にあり，外腹斜筋と直交するように，下外方から上内方へ走る．		
	腹横筋	内層にある腹壁を横切る筋．起始は下位肋骨や腸骨，停止部は腱膜となって腹直筋鞘に移行する．		

表12-9　深胸部の筋

筋	解剖	機能	神経支配
外肋間筋	肋骨と肋骨の間を，前部では上方から内下方へ斜めにつなぐ．	肋骨を持ち上げて胸郭を拡大させる（吸息）．	肋間神経
内肋間筋	肋骨と肋骨の間を，内上方から外下方へ斜めにつなぐ．	肋骨を引き下げ，胸郭を狭める（呼息）．	

に働く（第7章参照）．

②**横隔膜**（図12-27）：胸腔と腹腔の境をつくる膜状の骨格筋で，横隔神経の支配を受ける．上位の腰椎，下位の肋骨，胸骨の3カ所から起こって，上方に凸の円蓋《えんがい》をなす．この円蓋の中心部は腱膜をつくり，腱中心と呼ばれる．**食道裂孔**《れっこう》（食道と迷走神経が貫く），**大動脈裂孔**（胸大動脈，交感神経幹，胸管が貫く），**大静脈孔**（下大静脈が貫く）という3個の孔がある．右側の横隔膜は左側よりもやや高い位置にある．

横隔膜の筋線維が収縮すると円蓋が平たくなって，肺は広がって空気が吸い込まれる（吸息）．筋が弛緩すると，腹圧によって元に戻って横隔膜は再び胸腔内に突出する（第7章参照）．

(3) 骨盤底筋 pelvic floor muscles（図12-28）

体幹の後下方は骨盤底で閉鎖される．骨盤底は，肛門の周りの骨盤隔膜《こつばんかくまく》（肛門挙筋など）と，尿道と膣の周りの尿生殖隔膜《にょうせいしょくかくまく》（深会陰横筋など）などから構成される．

①**骨盤隔膜**：骨盤内臓の重みを支える主な筋は肛門挙筋《こうもんきょきん》である．外肛門括約筋は肛門を輪状に取り巻く（第9章参照）．

②**尿生殖隔膜**：尿道や膣を支える主な筋は深会陰横筋《しんえいんおうきん》である．中央は外尿道括約筋となって尿道を輪状に取り巻く（第8章参照）．

2) 四肢の筋

上肢の筋は，肩甲骨や上腕の運動に働く上肢帯の筋，主に前腕を動かす上腕の筋，主に手と指を動かす前腕の筋，および手の筋に分類される．下肢の筋は，大腿の運動に働く下肢帯の筋，主に下腿を動かす大腿の筋，主に足を動かす下腿の筋，および足の筋に分類される．

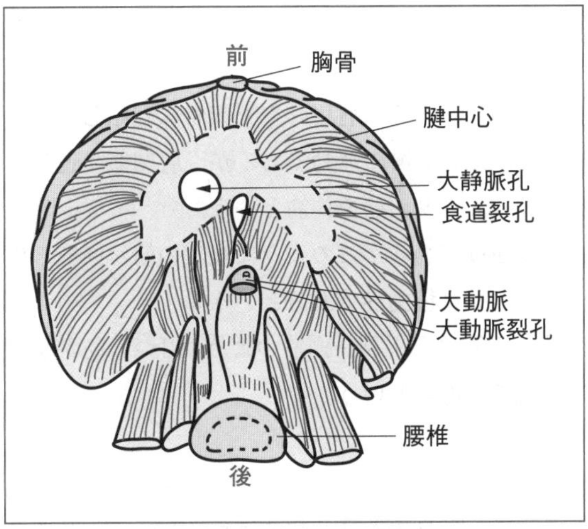

図12-27　横隔膜
（Kahle, 1986. 越智訳[39]を参考に作成）

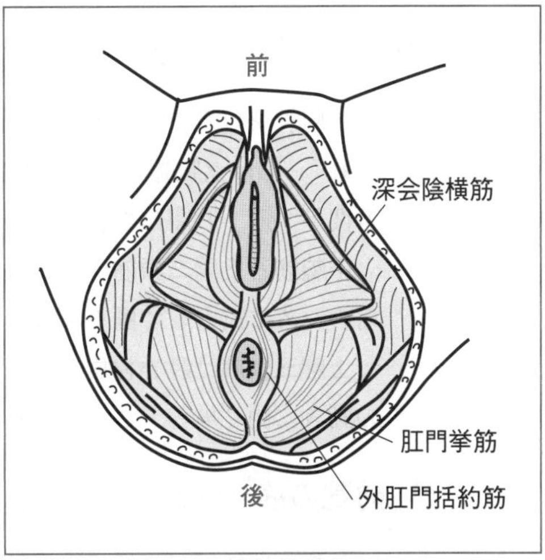

図12-28　骨盤底の筋（女性）
皮膚を切り開き，下から見た図.
（Kahle, 1986. 越智訳[39]を参考に作成）

表12-10　上肢帯の筋

筋の種類		解剖と機能	神経支配
起始：体幹 停止：肩甲骨	僧帽筋	後頸部から上背部を覆う菱形の筋．起始は後頭骨・頸椎・胸椎，停止は肩甲骨と鎖骨．上腕の外転の時に肩甲骨を上方回旋させる（肩甲骨の関節窩を上に向ける）．麻痺《まひ》すると腕が水平までしか上がらなくなる．	副神経
	小胸筋《しょうきょうきん》	大胸筋の深層にある．起始は肋骨，停止は肩甲骨．肩甲骨を下方に回旋させるほか，肋骨を引き上げて呼吸を助ける．	腕神経叢《そう》
	その他	肩甲挙筋《けんこうきょきん》，大・小菱形筋《りょうけいきん》，前鋸筋《ぜんきょきん》は僧帽筋や広背筋の深層にあり，肩甲骨を動かす．	
起始：体幹など 停止：上腕骨	広背筋	下背部を覆う大型の筋．起始は脊柱下半・腸骨・下位肋骨など，停止は上腕骨．肩関節の伸展・内転に働く（腕を後内方に引く）．	
	大胸筋	胸郭前面を覆う扇形の筋．起始は鎖骨・胸骨・上位肋骨など，停止は上腕骨．肩関節の屈曲・内転に働く（腕を前内方に寄せる）．	
起始：上肢帯 停止：上腕骨	三角筋	肩の丸みをつくる三角形の筋．起始は肩甲骨と鎖骨，停止は上腕骨．肩関節の外転に働く（腕を高く上げる）．	
	その他	棘上筋《きょくじょうきん》，棘下筋《きょくかきん》，大円筋，小円筋，肩甲下筋は，起始は肩甲骨，停止は上腕骨にあり，肩関節を動かす．	

(1) 上肢帯の筋（図12-24，表12-10）

浅背部と浅胸部の筋は，肩甲骨や肩関節の運動に働く．

体幹に起始して肩甲骨に停止する筋は，肩甲骨を動かすことによって肩関節の可動範囲を広げる．**僧帽筋**《そうぼうきん》は後頸部から上背部を覆う筋で，上腕の外転のときに肩甲骨を上方に回旋させる（**図12-9**）．

体幹に起始して上腕骨に停止する筋は，肩関節の運動にかかわる．胸郭前面を覆う**大胸筋**は肩関節の屈曲や内転に働く．下背部を覆う**広背筋**は肩関節の伸展や内転に働く．肩の丸みをつくる**三角筋**は肩関節の外転に働く[注17]．

注17★ 三角筋の筋肉内注射：三角筋は筋肉内注射によく用いられる．三角筋上部の注射では三角筋下滑液包炎を，三角筋後部の注射では橈骨神経損傷を発症させる危険がある．

(2) 上腕の筋（図12-29，表12-11）

上腕骨を包んで，上腕を形づくる筋を上腕の筋という．肩甲骨や上腕骨に起始して，前腕骨（一部は上腕骨）に停止する[注18]．主な作用は肘関節の運動であるが，肩関節の運動にも関与する．肘関節を屈曲させる筋を屈筋，伸展させる筋を伸筋という．

上腕筋と**上腕二頭筋**はどちらも肘を曲げる**屈筋**である．このように複数の筋が同一の作用のために協力して働く場合，これらの筋は互いに**協力筋**であるという．

上腕三頭筋は肘を伸展させる**伸筋**である．上腕筋と上腕三頭筋のように2つの筋が反対の動きに働く場合，これらの筋は互いに**拮抗筋**であるという．

(3) 前腕の筋（図12-29，表12-12）

前腕には紡錘形の細い筋が数多く存在する．上腕骨または前腕骨に起始して，大部分は手の骨に停止して，手関節や指関節の屈曲と伸展運動に働く．一部は橈骨に停止して前腕の回旋運動に働く．

(4) 手の筋

手には微妙な指の運動を可能にするため，指の屈曲と開閉に働く多数の小さな筋が発達している．このうち母指側の筋は集まって母指球《ぼしきゅう》をつくり，小指側の筋は小指球《しょうしきゅう》をつくる．

(5) 下肢帯の筋（図12-30, 31，表12-13）

下肢帯の筋は，骨盤や脊柱下部から起始して，大腿骨に停止し，股関節を動かす．特に**腸腰筋は股関節を屈曲**させ，**大殿筋は股関節を伸展**させるため，歩行に重要である[注19]．

(6) 大腿の筋（図12-30，表12-14）

大腿骨を包んで大腿を形づくる筋．内側にある内転筋群，前面にある伸筋群，後面にある屈筋群に分類される．

内転筋群は骨盤から起始し，大腿骨に停止して，股関節を内転させる．

伸筋群の主要な筋は**大腿四頭筋**《だいたいしとうきん》で，骨盤や大腿骨から起始し，**膝蓋骨**と**膝蓋腱**を経て脛骨に停止し，主に**膝関節を伸展**させる[注20]．

屈筋群は**大腿二頭筋**，半膜様筋，半腱様筋《はんけんようきん》からなり，これらをまとめて**ハムストリングス**という．骨盤や大腿骨から起始し，下腿骨に停止して，主に**膝関節を屈曲**させる．

注18● **烏口腕筋**：上腕の屈筋群には，上腕二頭筋と上腕筋の他に，烏口腕筋も含まれる．烏口突起から起こって上腕骨に停止し，肩関節の屈曲に働くが，肘関節をまたがないため肘関節の運動には関与しない．

注19★ **中殿筋の筋肉内注射**：殿部で筋肉内注射を行う場合に用いられる．殿部の内側半分は坐骨神経などがあり避ける必要があるが，殿部の上外側の1/4は中殿筋が覆い，比較的安全である．

注20● **縫工筋**：縫工筋は大腿の前面にあるために伸筋群に分類されるが，股関節も膝関節も屈曲させ，あぐらの姿勢をとらせる．

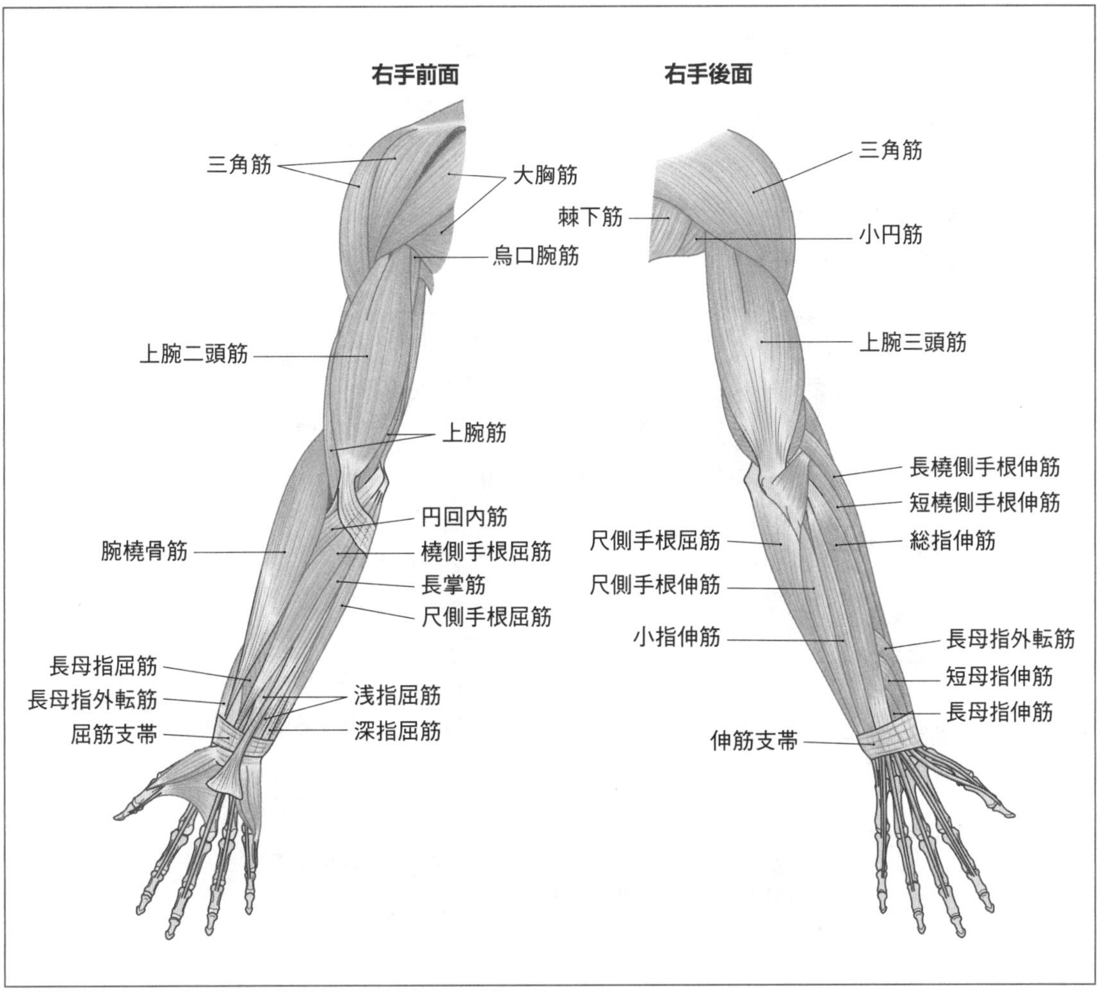

図12-29　上肢の筋（Drake ら，2019．秋田訳[38]を参考に作成）

表12-11　上腕の筋

筋		解剖	機能	神経支配
屈筋群	上腕二頭筋	上腕に力こぶをつくる筋．起始は肩甲骨，停止は橈骨．	肘関節の屈曲と回外．肩関節の屈曲にも働く．	筋皮神経
	上腕筋	上腕二頭筋の深層にある．起始は上腕骨，停止は尺骨．	肘関節の屈曲．	
	烏《う》口《こう》腕筋《わんきん》	上腕二頭筋の深層にある．起始は肩甲骨，停止は上腕骨．	肩関節の屈曲．	
伸筋群	上腕三頭筋	上腕の伸側の筋．起始は肩甲骨と上腕骨，停止は尺骨．	肘関節の伸展	橈骨神経

表12-12　前腕の筋

筋	解剖	機能	神経支配
屈筋群	前腕の尺側と掌側を占める多数の細長い筋．腱の多くは手首の屈筋支帯の下を通る．	橈側手根屈筋は手関節の屈曲と橈屈《とうくつ》，尺側手根屈筋は手関節の屈曲と尺屈《しゃっくつ》に働く．浅指屈筋，深指屈筋，長母指屈筋は，指を曲げる．	正中神経，尺骨神経
伸筋群	前腕の橈側と背側を占める多数の細長い筋．腱の多くは手首の伸筋支帯の下を通る．	長・短橈側手根伸筋は手関節伸展と橈屈，尺側手根伸筋は手関節の伸展と尺屈に働く．総指伸筋は指を伸ばす．	橈骨神経
回旋筋群	起始は上腕骨と尺骨，停止は橈骨．	円回内筋，方形回内筋，回外筋が回旋運動に働く．	正中神経，橈骨神経

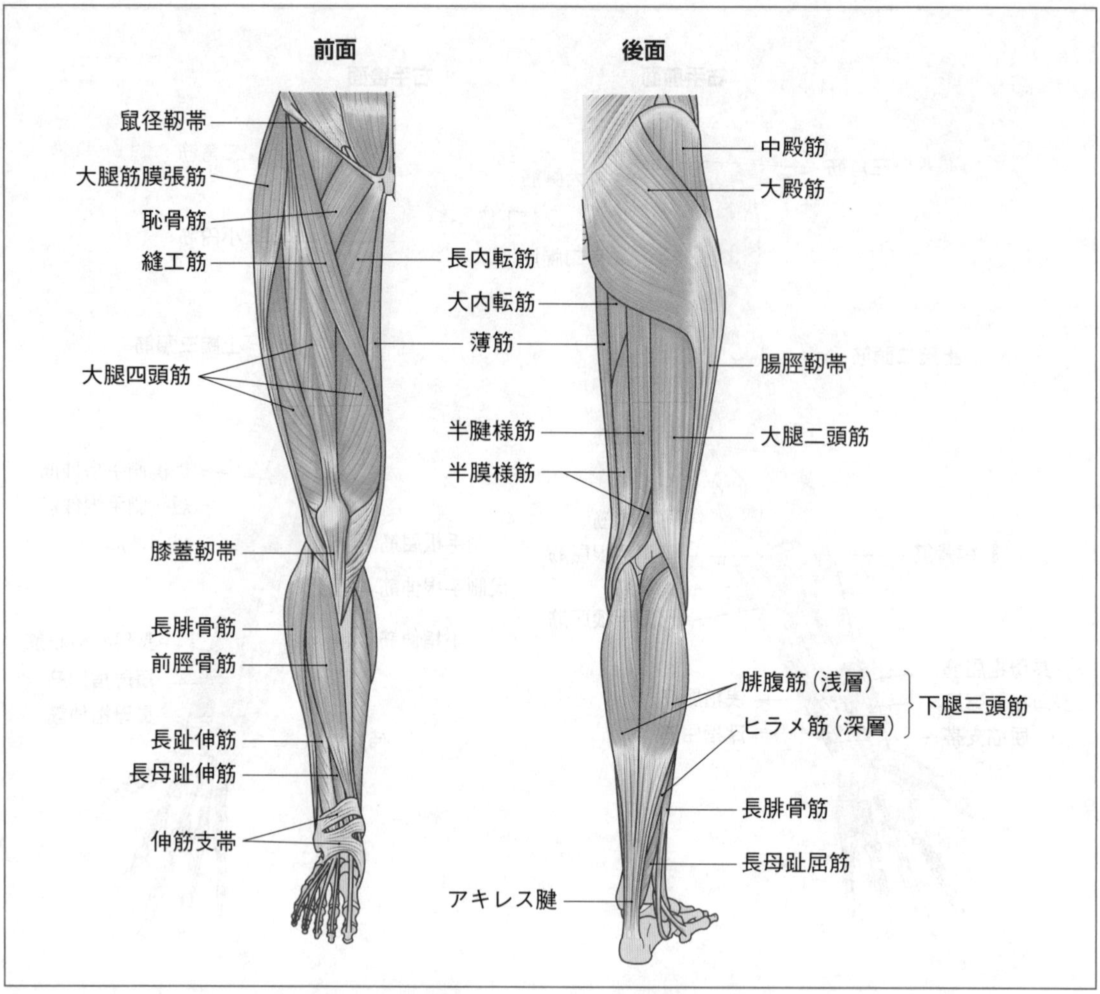

図12-30 下肢の筋（Drake ら，2019．秋田訳[38]を参考に作成）

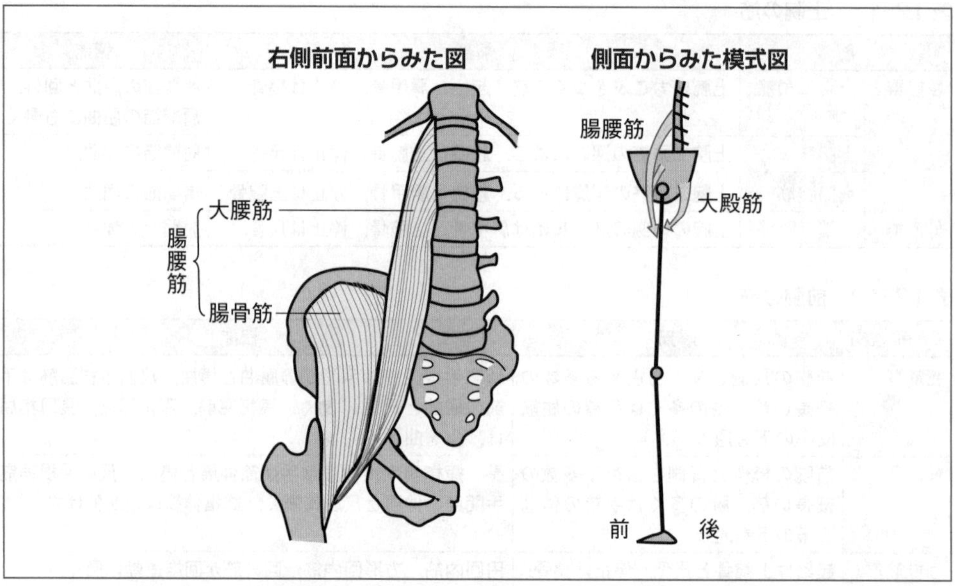

図12-31 腸腰筋と大殿筋（左図：Kahle，1986．越智訳[39]を参考に作成）

表12-13　下肢帯の筋

筋	解剖	機能	神経支配
腸腰筋	腸骨筋と大腰筋からなる．起始は腸骨と腰椎で，骨盤の中を下降して，大腿骨に停止する．	股関節の屈曲（大腿を前に上げる）．	腰神経叢，大腿神経
大殿筋	起始は仙骨および腸骨で，殿部の肉塊の大半を形づくり，大転子を越えて，上部は筋膜（腸脛靭帯《ちょうけいじんたい》という厚い筋膜）に移行し，下部は大腿骨近位部に停止する．	股関節の伸展（大腿を後ろに引く）．	下殿神経
その他の殿筋	中殿筋と小殿筋は，起始は腸骨，停止は大腿骨で，大部分は大殿筋に覆われる．大腿筋膜張筋《だいたいきんまくちょうきん》は，起始は腸骨で，腸脛靭帯に移行する．	股関節の外転（大腿を横に上げる）と内旋（膝を内側に向ける）．	上殿神経
回旋筋群	梨状筋《りじょうきん》，上《じょう》・下双子筋《かそうしきん》，大腿方形筋，内閉鎖筋と外閉鎖筋の6筋．起始は寛骨，停止は大腿骨．	股関節の外旋（膝を外側に向ける）．	仙骨神経叢など

表12-14　大腿の筋

筋		解剖	機能	神経支配
内転筋群		恥骨筋，大内転筋，長・短内転筋，薄筋． 起始は恥骨と坐骨，停止は大腿骨など．	股関節を内転させる．	閉鎖神経など
伸筋群	大腿四頭筋	大腿直筋《だいたいちょっきん》と外側広筋・内側広筋・中間広筋．起始は大腿骨や骨盤，大腿前面を覆い，合して膝蓋骨につき，膝蓋靱帯となって脛骨に停止する．	膝関節を伸展させる． 大腿直筋は大腿の屈曲にも働く．	大腿神経
	縫工筋《ほうこうきん》	大腿前面を斜めに横切る長い帯状の筋．	股関節の屈曲など．	
屈筋群	大腿二頭筋	3筋を合わせてハムストリングスという． 起始は坐骨，大腿後面を覆い，下腿の骨に停止する．	膝関節の屈曲と， 股関節の伸展に働く．	坐骨神経
	半膜様筋			
	半腱様筋			

表12-15　下腿の筋

筋		解剖	機能	神経支配
伸筋群		前脛骨筋や長指伸筋《ちょうししんきん》など．脛骨の前面を走り，腱は伸筋支帯の下を通って．足の骨に停止する．	足関節の背屈（つま先を上げる）． 足の指の伸展．	深腓骨《しんひこつ》神経
屈筋群	下腿三頭筋（腓腹筋《ひふくきん》・ヒラメ筋）	ふくらはぎを形づくる筋で，最表層の腓腹筋と，その深層のヒラメ筋からなる．両者は合してアキレス腱をつくって踵骨《しょうこつ》に停止する．	足関節の底屈（足首を伸ばす，体重に抗して踵を上げる）．	脛骨神経
	下腿深層の筋	後脛骨筋や指の屈筋など．多くの腱は内果の後方で屈筋支帯の下を通って．足の骨に停止する．	足関節の底屈と内反． 足の指の屈曲．	
腓骨筋群		腓骨の外側を走って．外果の後方で腓骨筋支帯の下を通って．足底に停止する．	足関節の底屈と外反．	浅腓骨《せんひこつ》神経

(7) 下腿の筋（図12-30，表12-15）

下腿の筋は前面にある伸筋群，後面にある屈筋群，そして外側の腓骨筋群に分けられる．大腿骨または下腿骨から起始し，大部分は足の骨に停止して，足関節や足の指の運動に働く[注21]．**前脛骨筋**などの伸筋群は，**足関節を背屈**させ，歩行時に**つま先を上げる**．**下腿三頭筋**などの屈筋群は，**足関節を底屈**させ，体重に抗して**踵を上げる**．

(8) 足の筋

足には手と同様に指の運動に働く多数の小さな筋があるが，細かい運動を行わないため手のように発達していない．

3) 頭頸部の筋

頭部の筋は，**顔面神経**支配の**表情筋**と，**三叉神経**支配の**咀嚼筋**《そしゃくきん》に分類される．

(1) 表情筋(顔面筋) facial muscles (図12-32，表12-16)

顔面の表層に広く存在する薄い筋群．表情筋の多くは骨から起始して皮膚に停止し，顔の皮膚を引っ張ることによって表情をつくる．このように皮膚を動かす筋肉を皮筋という．人間では顔面の皮筋が発達し，喜怒哀楽などの複雑な表情をつくることができる[注22,23]．

(2) 咀嚼筋 masticatory muscles (図12-33，表12-17)

下顎骨を動かして咀嚼運動を行う4対の強力な筋．すべて頭蓋から起始して，下顎骨に停止する．下顎骨を挙上させて上顎骨に合わせることにより，顎を閉じ，噛み締めるのに重要である．また，下顎骨を前後左右に動かして，歯で食物を噛み切ったり，歯と歯の間の食物を臼《うす》のようにすりつぶしたりする．ただし，開口(下顎を下へ引く)は主に舌骨筋群の働きによる．

(3) 頸部の筋 muscles of neck (図12-34，表12-18)

頸部の筋には前頸部の筋，外側部の筋，頸椎の前面にある筋などがある．頸椎の後面にあって首の後屈に働く筋群は固有背筋に分類される[注24,25]．

注21★ アキレス腱の断裂：運動などによって断裂すると，踵が持ち上がらなくなる．ただし，足の底屈は腓骨筋群や後脛骨筋によって多少は保たれる．

注22● 表12-16以外の表情筋：口裂周囲には口輪筋の他に，大頬骨筋(口角《こうかく》を引き上げて笑い顔をつくる)，口角下制《かせい》筋(口角を引き下げ不満顔をつくる)，頬筋(空気を強く吹き出したり，頬粘膜と歯列の間にはさまった食物を追い出したりする)，笑筋(口角を外方に引く)など，多数の筋が人間では分化し，話す，食べる，吹くなど，複雑な運動を可能にしている．また，前頸部には広頸筋《こうけいきん》という薄いカーテンのような筋がある．

注23★ 顔面神経麻痺：表情筋を支配する顔面神経が脳出血などによって麻痺すると，その側の筋が張力を失って弛緩するため，健側の顔が引きつってみえる．

注24★ 胸鎖乳突筋の損傷：難産によって，損傷して児に斜頸を残すことがある．

注25★ 斜角筋症候群：前斜角筋と中斜角筋の隙間を腕神経叢と鎖骨下動脈が通るが，神経がここで圧迫されて腕の神経が麻痺することがある．

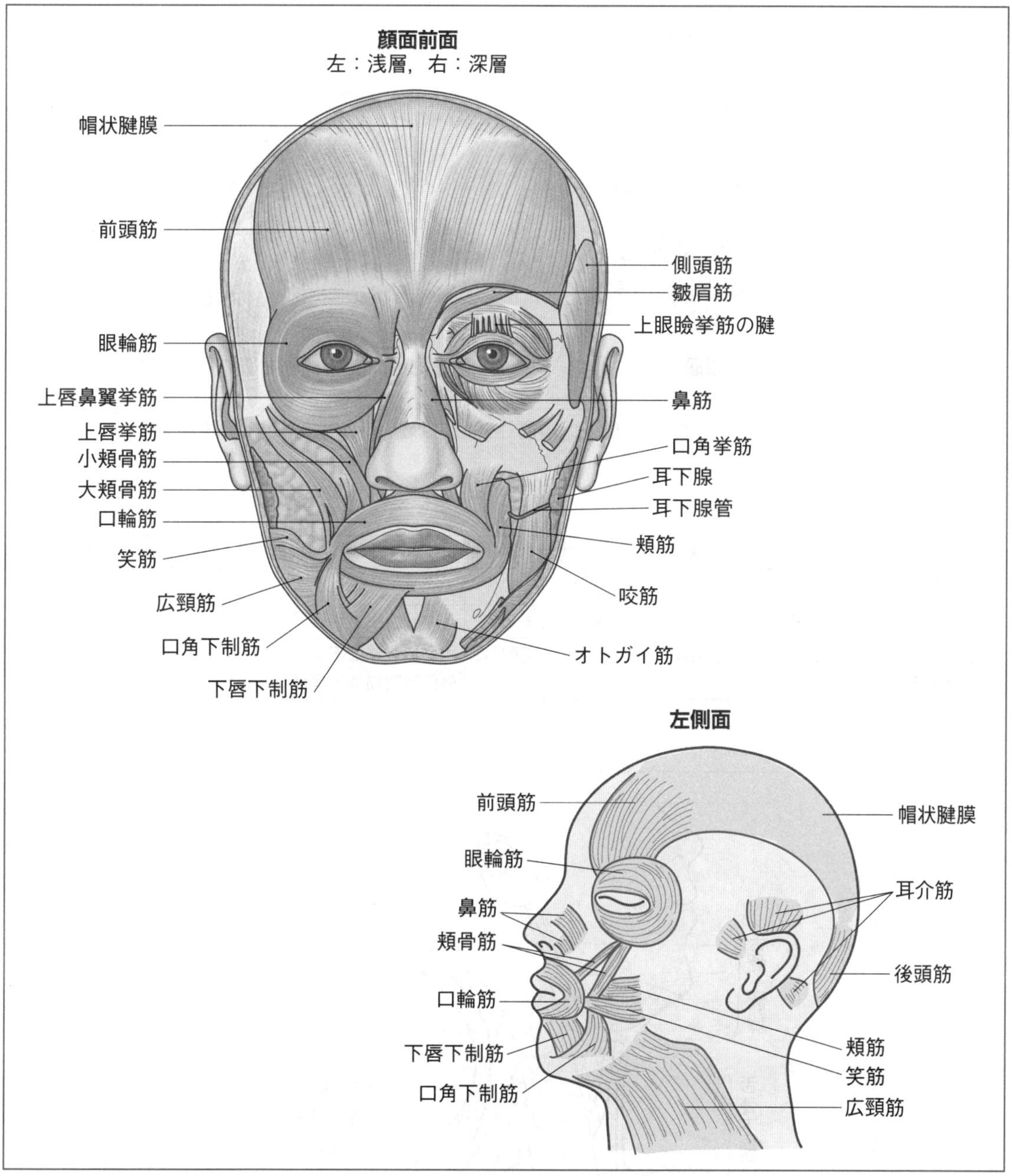

図12-32　顔面の筋（左上図：Drakeら，2019．秋田訳[38]，右下図：藤田，1993．[21]を参考に作成）

表12-16　主な表情筋

筋	解剖	機能	神経支配
後頭前頭筋	前頭筋と後頭筋からなる．間に帽状腱膜《ぼうじょうけんまく》という腱がある．前頭筋は前頭骨を覆って眉部《びぶ》と眉間《みけん》に停止する．	眉《まゆ》を上げて額に横皺《よこじわ》をつくる．	顔面神経
眼輪筋	眼裂を取り巻く．	目を閉じる．麻痺すると，目が開いたままとなり，角膜の炎症が起こる．	
鼻筋《びきん》	鼻背《びはい》や外鼻孔《がいびこう》周辺に停止する．	鼻孔を狭くしたり，広げたりする．	
口輪筋	口裂《こうれつ》を取り巻く．	口を閉じたり唇を尖らせたりする．麻痺すると，口腔内の食物がこぼれる．	

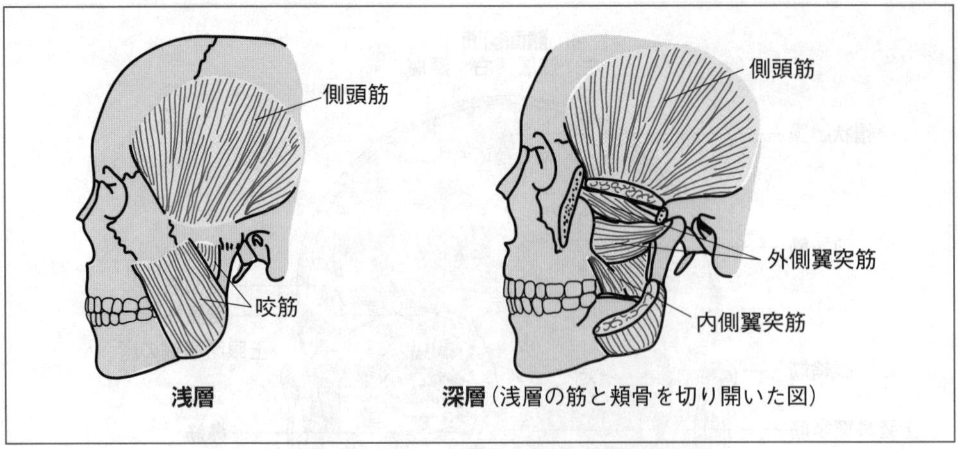

図12-33　咀嚼筋（Kahle，1986．越智訳[39]を参考に作成）

表12-17　咀嚼筋

筋	解剖	機能	神経支配
咬筋《こうきん》	頬骨弓《きょうこつきゅう》から起こり，下顎骨に停止する．	下顎骨を挙上させる．	三叉神経の下顎神経
側頭筋	側頭骨と頭頂骨から起こり，下顎骨に停止する．	下顎骨を挙上させ，後へ引く．	
内側および外側翼突筋《よくとつきん》	頭蓋底（蝶形骨の翼状突起）から起こり，下顎骨に停止する．	内側翼突筋は下顎骨を挙上させる． 外側翼突筋は下顎骨を前へ出す．	

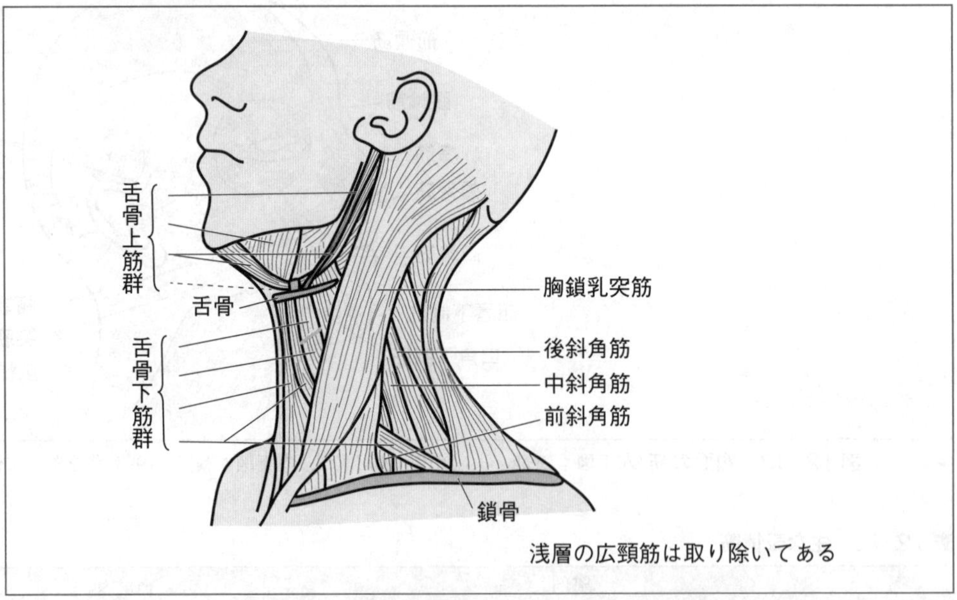

図12-34　頸部の筋（藤田，1993．[21]を参考に作成）

表12-18　頸部の筋

	筋	解剖	機能	神経支配
前頸部	舌骨筋群	舌骨の上につく舌骨上筋群と，舌骨の下につく舌骨下筋群.	下顎骨を引き下げる．嚥下運動にも関与.	三叉神経と舌下神経など
外側部	胸鎖乳突筋《きょうさにゅうとつきん》	胸骨と鎖骨から起きて，側頸部を斜めに走って，側頭骨の乳様突起《にゅうようとっき》に停止する.	両側の収縮で頸を前屈させ，一側の収縮で頭を傾ける.	副神経と頸神経叢
頸椎前面の筋	斜角筋《しゃかくきん》	頸椎から起こり第1～2肋骨に停止する．前，中，後斜角筋の3対がある.	首を動かす．肋骨を引き上げて胸郭を広げる.	頸神経叢
	椎前筋《ついぜんきん》	頸椎の前面の深層にある.	首の前屈，側屈《そっくつ》に働く.	腕神経叢

D 末梢神経系peripheral nervous system

1) 脳神経cranial nerve（図12-35, 36，表12-19～23，参考図12-1）

脳神経は**左右12対**あり，脳から出る位置によってⅠ～Ⅻの番号をつける．脳から出て，頭蓋骨のさまざまな孔を通過して頭蓋の外へ出る．

脳神経は**感覚神経**，**運動神経**，および**副交感神経**を含む．感覚神経のみを含む脳神経としては嗅《きゅう》神経，視神経と内耳神経がある．運動神経のみを含む脳神経としては滑車《かっしゃ》神経，外転神経，副神経と舌下神経がある．他の脳神経は複数の種類を含むため，**混合性神経**という．

①**嗅神経**（第Ⅰ脳神経）：**嗅覚**を伝える**感覚神経**．鼻の鼻粘膜に存在する**嗅細胞**に起始し，大脳の**嗅球**《きゅうきゅう》に終末する．

②**視神経**（第Ⅱ脳神経）：**視覚**を伝える**感覚神経**．網膜の神経節細胞に起始し，視交叉《しこうさ》を経て視床の外側膝状体《がいそくしつじょうたい》に至る（第4章参照）．

③**動眼神経**（第Ⅲ脳神経）：**眼球運動**や**瞼の運動**（開眼）にかかわる**運動神経**と，**瞳孔**を縮小させる**副交感神経**を含む[注26]（第4章参照）．

④**滑車神経**（第Ⅳ脳神経）：**眼球運動**（上斜筋を支配）にかかわる**運動神経**．

⑤**三叉神経**（第Ⅴ脳神経）：顔面や前頭部，鼻腔，口腔の**体性感覚**を司る**感覚神経**と，**咀嚼筋**を支配する**運動神経**を含む．眼神経，上顎神経，下顎神経の3枝からなる．感覚神経は3枝すべてに含まれ，運動神経は下顎神経のみに含まれる．

⑥**外転神経**（第Ⅵ脳神経）：**眼球運動**（外側直筋を支配）にかかわる**運動神経**．

⑦**顔面神経**（第Ⅶ脳神経）：顔面の**表情筋**を支配する**運動神経**，舌の前方2/3の**味覚**を伝える**感覚神経**，**涙腺**および**唾液腺**の分泌を支配する**副交感神経**を含む．

⑧**内耳神経**（第Ⅷ脳神経）：**聴覚**を伝える**感覚神経**（蝸牛《かぎゅう》神経）と**平衡覚**を伝える**感覚神経**（前庭神経）よりなる．聴神経ともいう（第4章参照）．

⑨**舌咽**《ぜついん》**神経**（第Ⅸ脳神経）：**咽頭筋**を支配して**嚥下**にかかわる**運動神経**，舌の後方1/3の味覚と体性感覚や咽頭粘膜の体性感覚を伝える**感覚神経**，唾液腺の分泌を司る**副交感神経**

注26● 瞼の運動：開眼には動眼神経支配の上眼瞼挙筋が働き，閉眼には顔面神経支配の眼輪筋が働く．

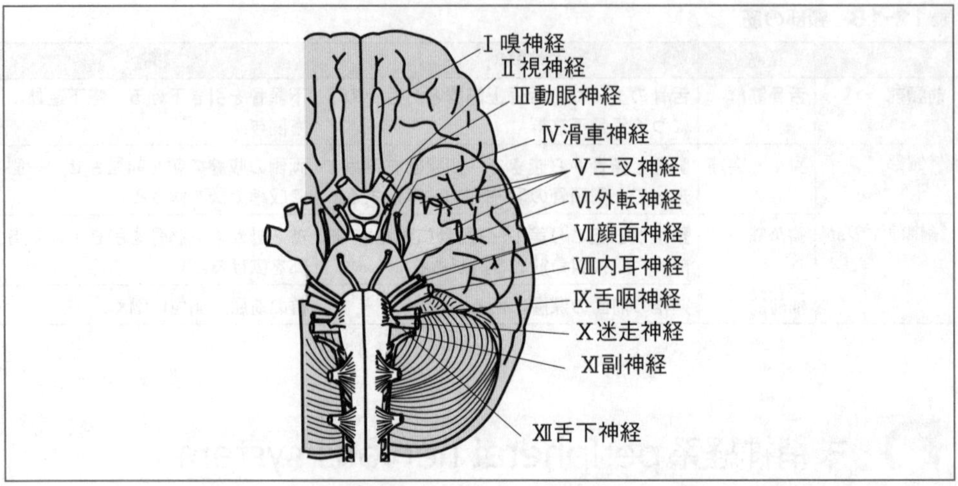

図12-35　脳神経（Netter, 2014. 相磯ら訳[42]を参考に作成）

よりなる．**頸動脈洞・頸動脈小体**からの内臓求心性神経も含む[注27]．

⑩**迷走**《めいそう》**神経**（第Ⅹ脳神経）：大きな神経で，咽頭，喉頭，胸部や腹部の内臓の機能を司る**副交感神経**や，これらの部位からの内臓求心性神経を含む．迷走神経は副交感神経の代名詞のように扱われるが，迷走神経には**咽頭や喉頭**に向かう**感覚神経**と**運動神経**も含まれる．咽頭に向かう神経は舌咽神経と合流して嚥下にかかわる．喉頭には**反回**《はんかい》**神経**という枝が向かうが，これは**発声**に重要である．

⑪**副**《ふく》**神経**（第Ⅺ脳神経）：頸を動かす**胸鎖乳突筋**と肩甲骨を動かす**僧帽筋**を支配する**運動神経**である．

⑫**舌下**《ぜっか》**神経**（第Ⅻ脳神経）：舌を動かす**舌筋**を支配する**運動神経**である．

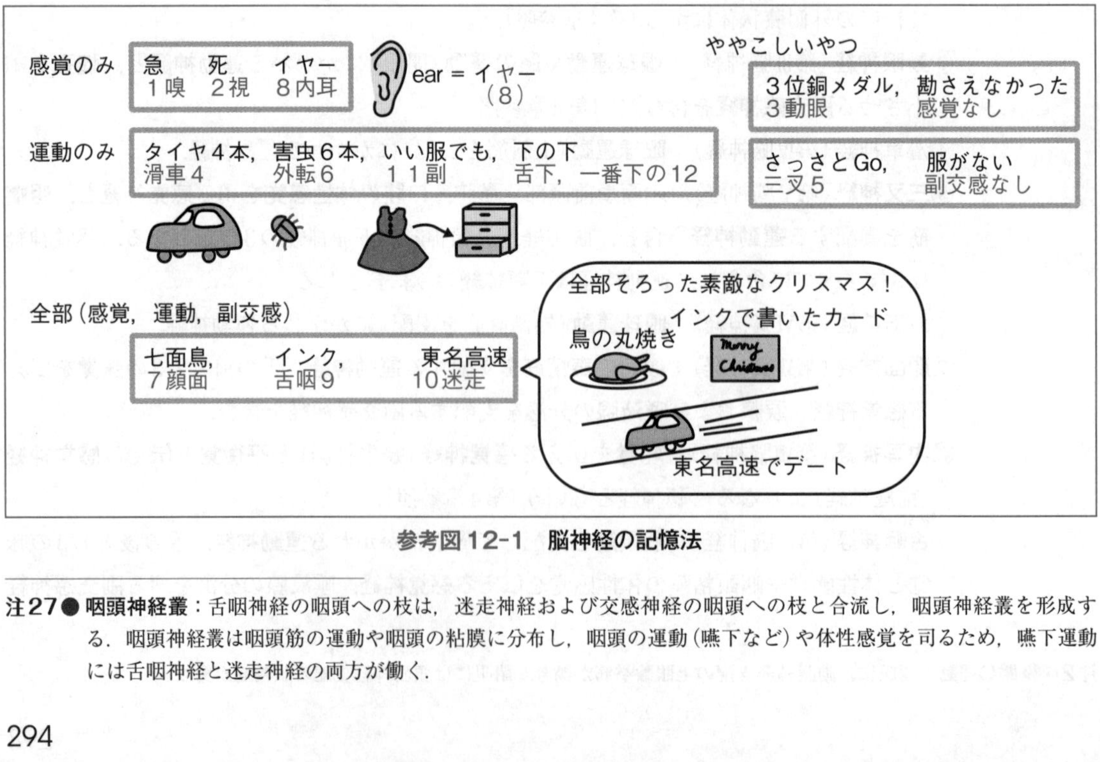

参考図12-1　脳神経の記憶法

注27●咽頭神経叢：舌咽神経の咽頭への枝は，迷走神経および交感神経の咽頭への枝と合流し，咽頭神経叢を形成する．咽頭神経叢は咽頭筋の運動や咽頭の粘膜に分布し，咽頭の運動（嚥下など）や体性感覚を司るため，嚥下運動には舌咽神経と迷走神経の両方が働く．

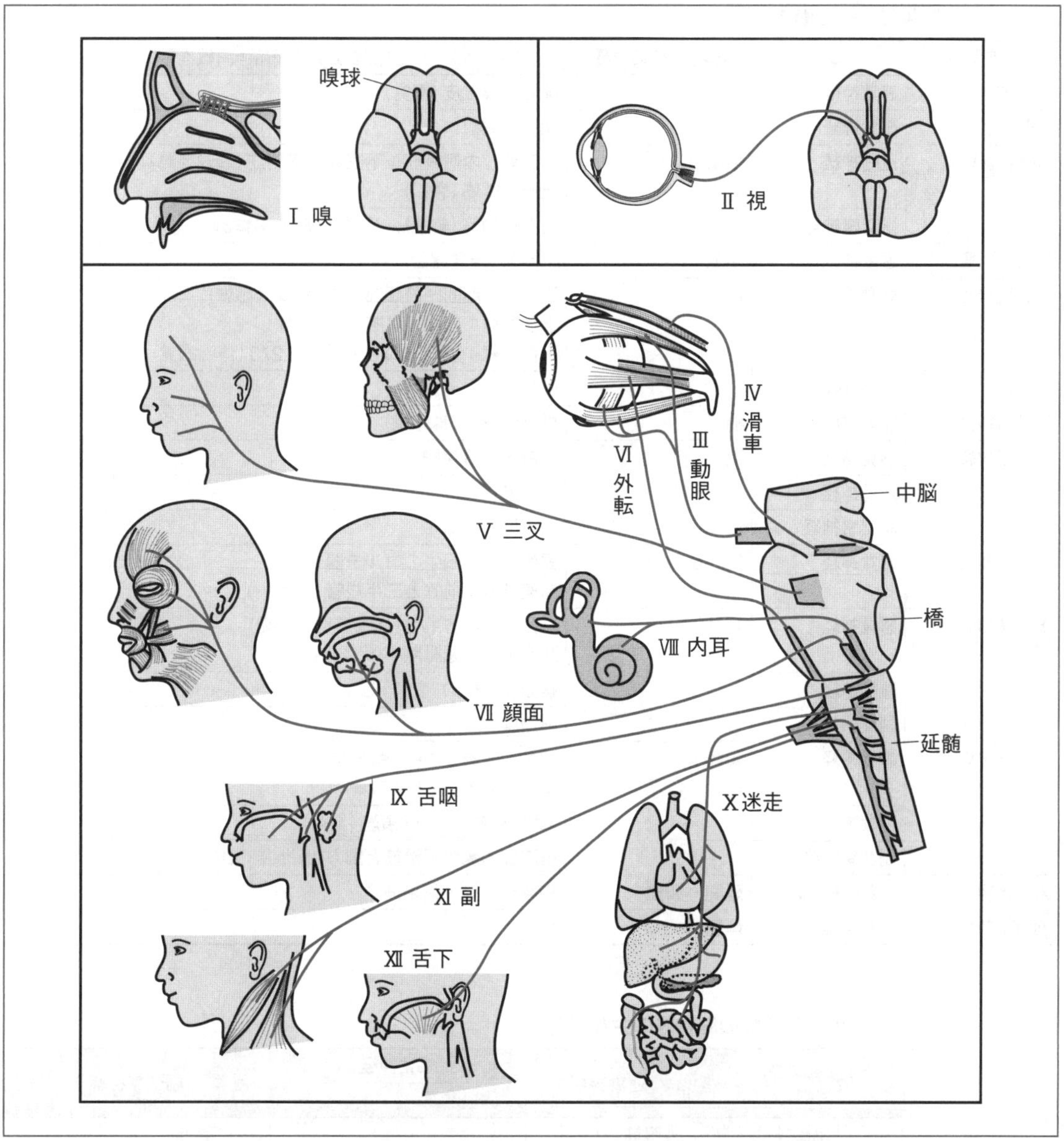

図12-36　脳神経の働き（Netter，2014．相礎ら訳[42]を参考に作成）

2) 脊髄神経spinal nerveと神経叢nerve plexus（図12-37）

脊髄神経は全部で31対あり，頸神経（C）8対，胸神経（T）12対，腰神経（L）5対，仙骨神経（S）5対，尾骨神経（Co）1対からなる．頸神経の数だけは頸椎の数より1つ多い．

(1) 脊髄神経の概要（図12-38, 39）

各分節の脊髄神経はすべて，脊髄の前方あるいは後方から出入して，前者を前根《ぜんこん》，後者を後根《こうこん》という．**前根**を**遠心性**（運動性），**後根**を**求心性**（感覚性）の神経線維が通る．これをベル-マジャンディーの法則という．

表12-19 脳神経とその働き

名称	種類	脳神経核の位置	支配または分布領域(機能)
Ⅰ嗅神経	感覚神経	—	鼻腔の嗅上皮(嗅覚)
Ⅱ視神経	感覚神経	—	網膜(視覚)
Ⅲ動眼神経	運動神経	中脳	上直筋, 内側直筋, 下直筋, 下斜筋(眼球運動) 上眼瞼挙筋(開眼)
	副交感神経		瞳孔括約筋(縮瞳), 毛様体筋(水晶体調節)
Ⅳ滑車神経	運動神経	中脳	上斜筋(眼球運動)
Ⅴ三叉神経	感覚神経	橋	眼神経:顔面〜前頭部・角膜(体性感覚) 上顎神経:顔面・鼻腔(体性感覚) 下顎神経:顔面・口腔・舌前方2/3(体性感覚)
	運動神経		咀嚼筋
Ⅵ外転神経	運動神経	橋	外側直筋(眼球運動)
Ⅶ顔面神経	感覚神経	橋	舌前方2/3(味覚)
	運動神経		表情筋
	副交感神経		唾液腺, 涙腺
Ⅷ内耳神経	感覚神経	橋〜延髄	蝸牛神経:蝸牛のコルチ器(聴覚) 前庭神経:前庭と三半規管(平衡覚)
Ⅸ舌咽神経	感覚神経	延髄	咽頭・舌後方1/3(体性感覚・味覚) 頸動脈洞・頸動脈小体(内臓感覚)
	運動神経		咽頭筋(嚥下)
	副交感神経		唾液腺
Ⅹ迷走神経	感覚神経	延髄	咽頭, 喉頭(体性感覚・味覚) 胸腹部の内臓(内臓感覚)
	運動神経		咽頭筋(嚥下), 喉頭筋(発声)
	副交感神経		胸腹部内臓の平滑筋と腺(内臓機能の調節)
Ⅺ副神経	運動神経	延髄〜頸髄	胸鎖乳突筋・僧帽筋
Ⅻ舌下神経	運動神経	延髄	舌筋

表12-20 混合性の脳神経の主な機能

		運動神経	感覚神経		副交感神経
			体性感覚	味覚	
Ⅲ	動眼神経	外眼筋 上眼瞼挙筋	—		瞳孔括約筋 毛様体筋
Ⅴ	三叉神経	咀嚼筋	顔面 舌前・角膜	—	—
Ⅶ	顔面神経	表情筋	—	舌前	涙腺 顎下腺・舌下腺
Ⅸ	舌咽神経	咽頭の筋と粘膜* (嚥下に重要)	舌後		耳下腺 頸動脈洞・頸動脈小体**
Ⅹ	迷走神経	喉頭の筋と粘膜 (反回神経は発声に重要)			胸腹部の内臓 (心臓・気管支・胃など)

*咽頭の筋と粘膜は迷走神経の支配も受ける(咽頭神経叢).

**頸動脈洞・頸動脈小体の支配は求進路である.

表12-21　目の周囲の神経支配

		支配神経	神経の種類
眼瞼	上眼瞼挙筋（開眼）	Ⅲ 動眼神経	運動神経
	眼輪筋（閉眼）	Ⅶ 顔面神経	
外眼筋	上斜筋	Ⅳ 滑車神経	運動神経
	外側直筋	Ⅵ 外転神経	
	上・下・内側直筋と下斜筋	Ⅲ 動眼神経	
内眼筋	毛様体筋	Ⅲ 動眼神経	副交感神経
	瞳孔括約筋（縮瞳）	Ⅲ 動眼神経	
	瞳孔散大筋（散瞳）	Th1 交感神経	交感神経
その他	涙腺	Ⅶ 顔面神経	副交感神経
	角膜の体性感覚	V 三叉神経	感覚神経

表12-22　舌と喉の周囲の主な神経支配

<table>
<tr><th></th><th>舌前部2/3</th><th>舌後部1/3</th><th>咽頭</th><th>喉頭</th></tr>
<tr><td>体性感覚</td><td>V 三叉神経</td><td rowspan="2">Ⅸ 舌咽神経</td><td rowspan="3">Ⅸ 舌咽神経と
X 迷走神経</td><td rowspan="3">X 迷走神経
（反回神経など）</td></tr>
<tr><td>味覚</td><td>Ⅶ 顔面神経</td></tr>
<tr><td>運動</td><td colspan="2">Ⅻ 舌下神経</td></tr>
</table>

表12-23　脊髄神経の前枝の分布

起始	主な神経			分布
C1〜C4	頸神経叢を形成 横隔神経などを分枝			筋枝：頸部の筋，横隔神経からは横隔膜
				皮枝：頸部，肩の皮膚
C5〜T1	腕神経叢を形成			
	主な分枝	筋皮神経		筋枝：上腕屈筋群
				皮枝：前腕の外側の皮膚
		腋窩神経		筋枝：三角筋
				皮枝：上腕上部外側の皮膚
		橈骨神経		筋枝：すべての上肢伸筋
				皮枝：上肢背側，手背の母指側の皮膚
		正中神経		筋枝：前腕および手の屈筋群
				皮枝：手掌の母指側の皮膚
		尺骨神経		筋枝：前腕の一部の屈筋および手の筋
				皮枝：手掌と手背の小指側の皮膚
T1〜T12	肋間神経 （神経叢をつくらない）			筋枝：肋間筋，腹筋
				皮枝：胸部から腹部にかけての皮膚
T12〜L4	腰神経叢を形成			
	主な分枝	大腿神経		筋枝：大腿の伸筋群
				皮枝：大腿前面，下腿内側の皮膚
		閉鎖神経		筋枝：大腿内転筋群
				皮枝：大腿内側の皮膚
L4〜S5	仙骨神経叢を形成			
	主な分枝	坐骨神経		筋枝：大腿の屈筋群
		坐骨神経の枝	総腓骨神経	筋枝：下腿前面と外側，足背の筋
				皮枝：下腿前面と外側，足背の皮膚
			脛骨神経	筋枝：下腿後面および足底の筋
				皮枝：下腿後面および足底の皮膚

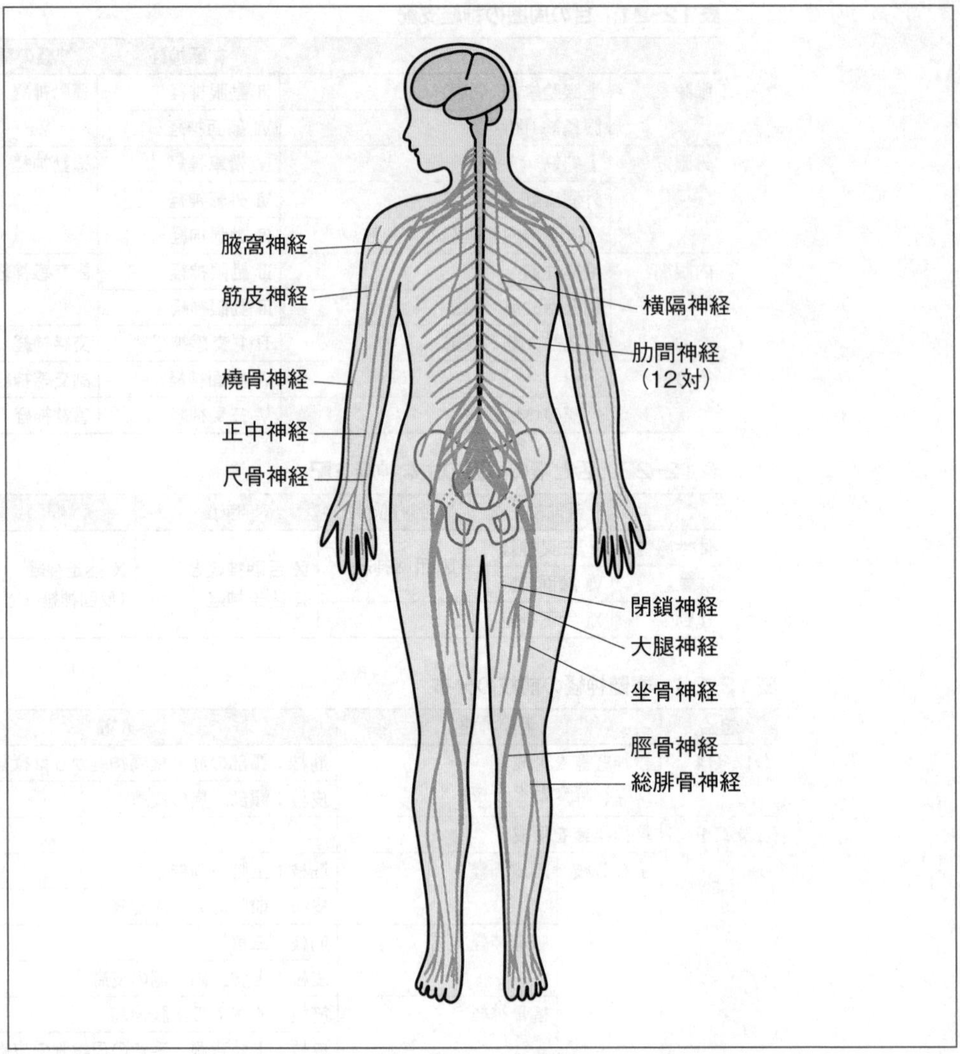

図12-37　脊髄神経

各分節の前根と後根は合流して混ざり合い，1本の太い神経となって各分節の**椎間孔**から出る．椎間孔から出ると，後枝《こうし》と前枝《ぜんし》という2本の神経に分かれる．**後枝**は背側に向かって走行し，**固有背筋**および背部の皮膚に分布する．**前枝**は後枝よりも一般に**太く**，その神経線維は**四肢**や**体幹の腹側・外側**の筋および皮膚に分布する．

筋に分布する枝を**筋枝**，皮膚に分布する枝を皮枝という．

脊髄神経の皮枝の分布には脊髄分節と連動した分節性があり，その分布を**デルマトーム**（皮膚分節）という．筋枝の分布をミオトーム（筋節）というが，デルマトームほど明確な帯にはなっていない．

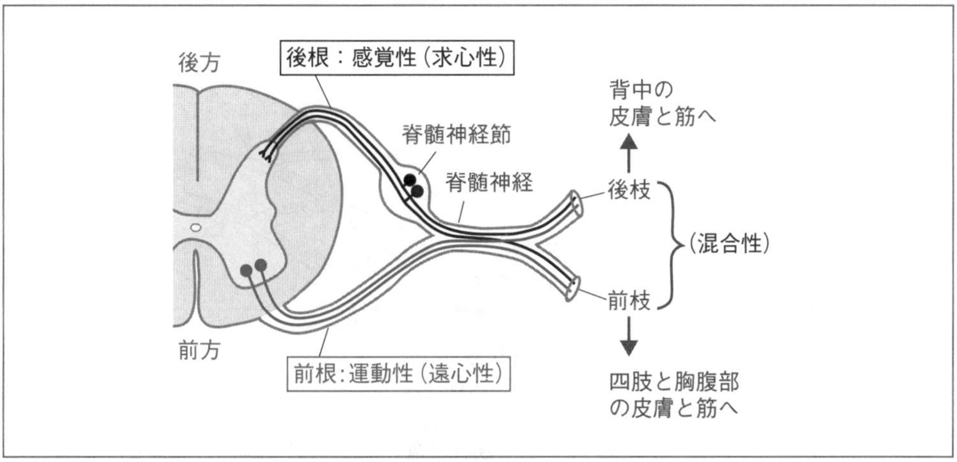

図 12-38　脊髄神経の起始部

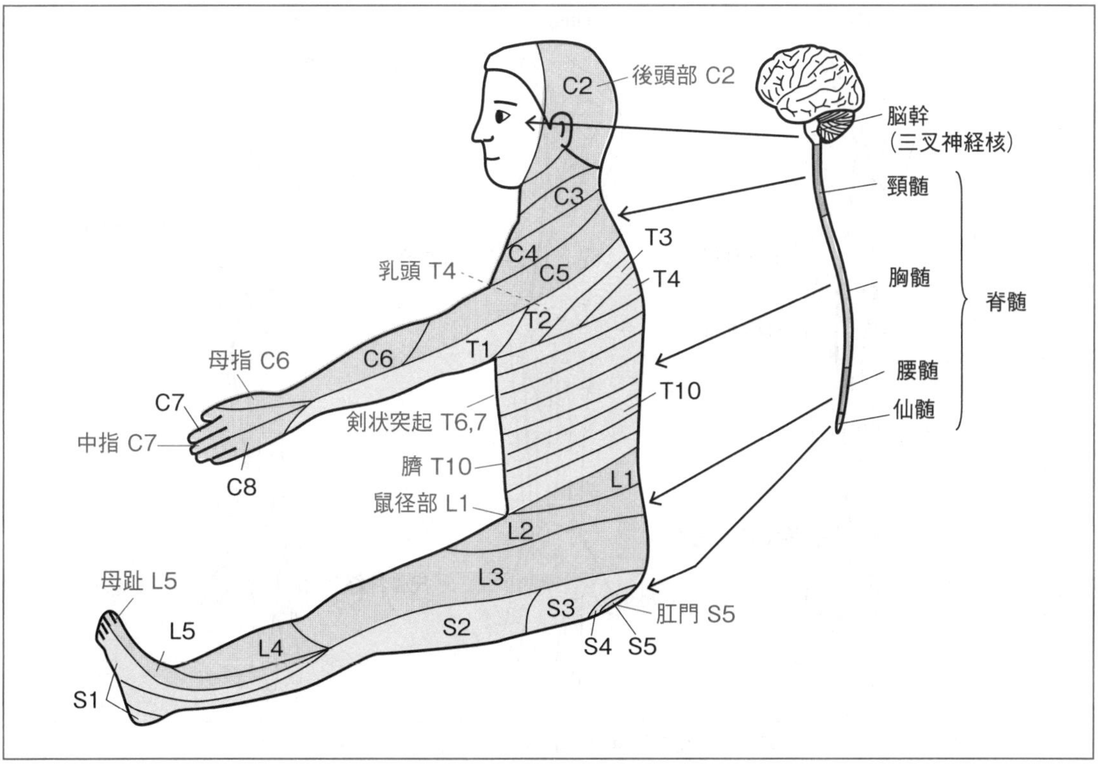

図 12-39　デルマトーム

(2) 脊髄神経の前枝の走行（図 12-40〜43，表 12-23）

四肢に分布する脊髄神経は，脊髄を出て間もなく互いに吻合し，複雑な網目状の**神経叢**《しんけいそう》を形成する．

①**頚神経叢の枝**（C1〜C4）：頚部や肩部の皮膚や筋に分布する．頚神経叢の最大の枝は**横隔神経**で，胸腔内を下行して横隔膜の運動を支配する．

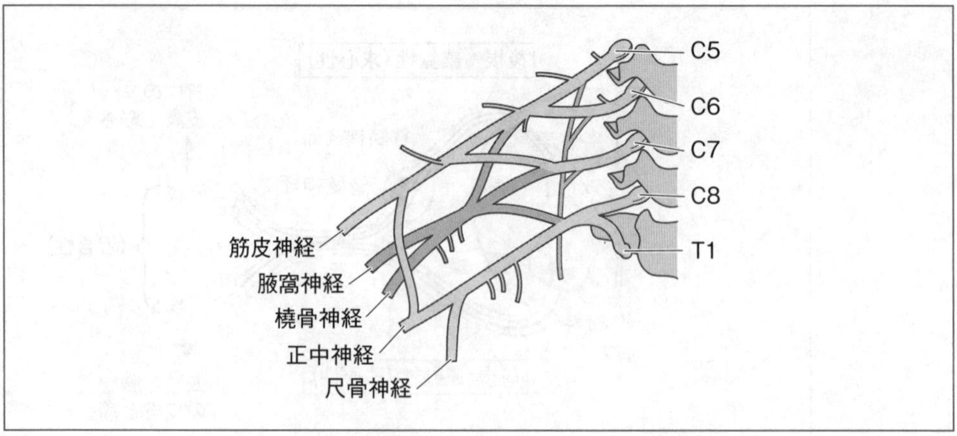

図12-40　腕神経叢（Bähr，2014．花北訳[44]を参考に作成）

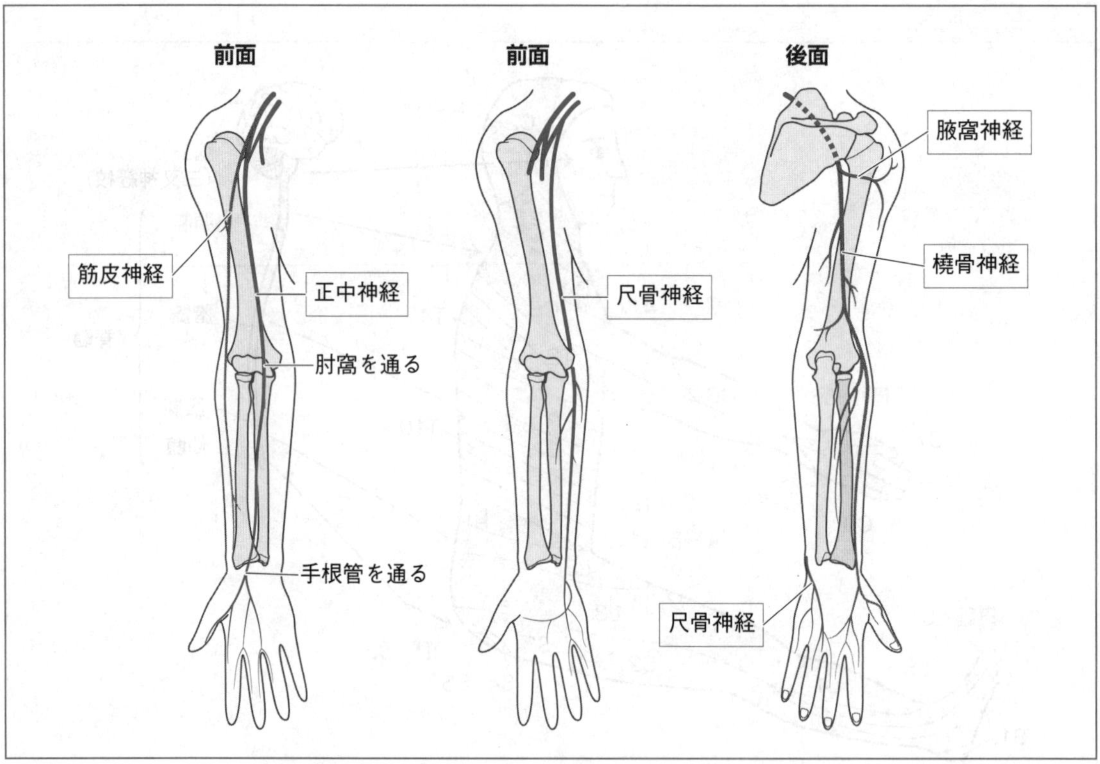

図12-41　上肢の神経（Bähr，2014．花北訳[44]を参考に作成）

②**腕神経叢の枝**（C5～T1）：主な枝に以下のものがある[注28]．

ⅰ）**筋皮《きんぴ》神経**：**上腕の屈筋群**に筋枝を出す．

ⅱ）**腋窩《えきか》神経**：**三角筋**と周辺の皮膚に分布する．

ⅲ）**橈骨神経**：上腕の背面を走り，上腕と前腕のすべての**伸筋**と，上腕の背面の大部分の皮膚に分布する．

ⅳ）**正中《せいちゅう》神経**：肘窩《ちゅうか》や手根管を通る．**前腕と手の屈筋群**や手掌の皮膚などに分布する．

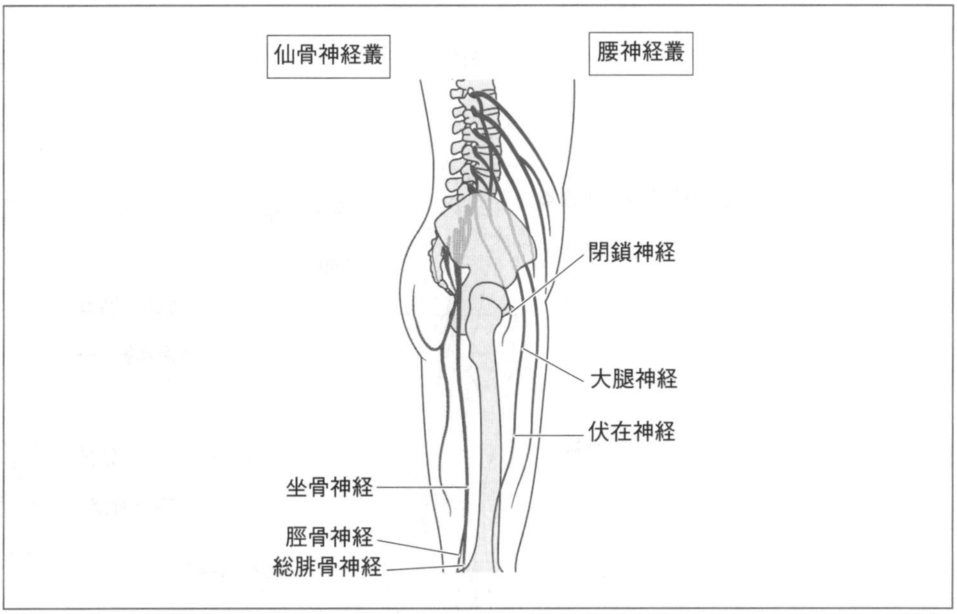

図12-42 腰・仙骨神経叢（Gilroy ら，2016．坂井ら訳[45]を参考に作成）

ｖ）**尺骨神経**：**肘の後面**を通って，前腕の一部の屈筋群と手の筋，手の小指側の皮膚などに分布する．

③**肋間神経**（T1～T12）：神経叢を形成せず，肋間隙《ろっかんげき》に沿って走行して，**肋間筋**や**腹壁の筋**および胸腹部の皮膚に分布する．

④**腰神経叢の枝**（T12～L4）：**大腿前面**と内側面で，以下のような枝を出す．

ⅰ）**大腿神経**：鼠径靱帯の下をくぐって大腿前面を下行し，**大腿の伸筋群**や大腿前面の皮膚に分布する．**伏在《ふくざい》神経**という長い皮枝は下腿内側の皮膚に分布する．

ⅱ）**閉鎖神経**：骨盤の閉鎖孔を通って大腿内側に出て，大腿の**内転筋群**と大腿内側の皮膚に分布する．

⑤**仙骨神経叢の枝**（L4～S5）：大部分が坐骨神経となる．坐骨神経は全身で最も太い神経で，**大腿後面**を下行し，**膝窩《しっか》**の上方で総腓骨《そうひこつ》神経および脛骨神経に分かれる．

ⅰ）**坐骨神経**：大坐骨孔から殿部《でんぶ》に出て，**大腿の屈筋群**に枝を出しながら大腿の後面を下行する．

注28★ 腕神経の傷害と麻痺：橈骨神経は腋窩から上腕骨の後面を回って上肢の母指側を下行する．このため，腕枕などで長時間圧迫した場合などに麻痺を生じやすい．伸筋群が働かず，下垂手という状態になる．尺骨神経は肘の慢性外傷で麻痺を生じやすく，鷲手という手の変形をもたらす．正中神経は手首で靭帯の直下を通るため，腱鞘炎などにより麻痺を生じやすく（手根管症候群），猿手という状態をもたらす．

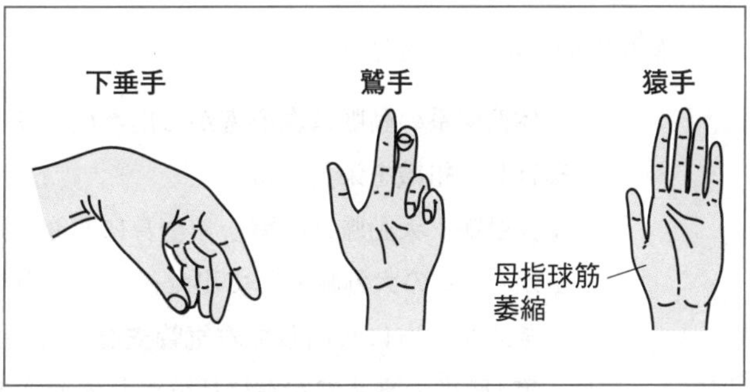

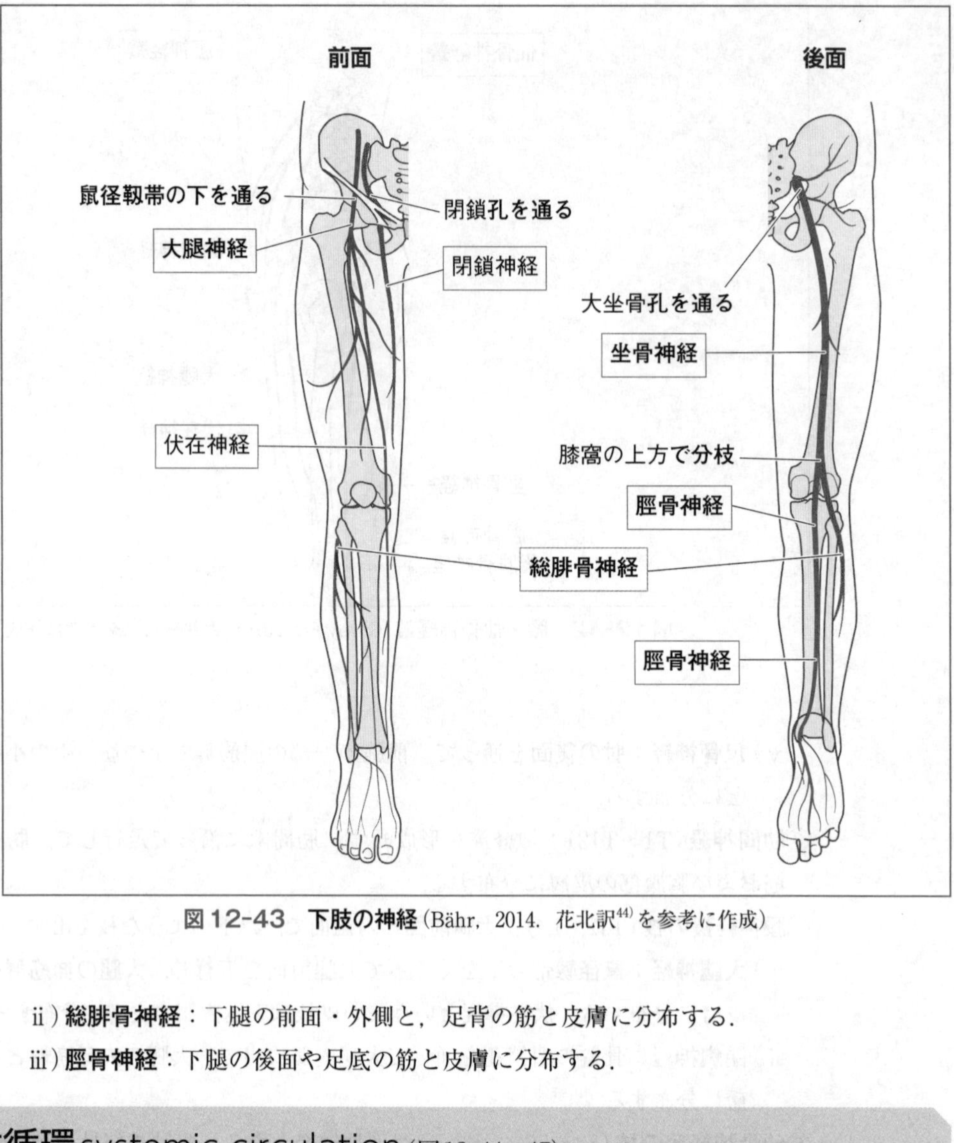

図12-43　下肢の神経（Bähr, 2014．花北訳[44]を参考に作成）

ⅱ）**総腓骨神経**：下腿の前面・外側と，足背の筋と皮膚に分布する．

ⅲ）**脛骨神経**：下腿の後面や足底の筋と皮膚に分布する．

E　体循環 systemic circulation（図12-44～47）

体循環系の動脈は**左心室**を**1本の大動脈幹**として出て，分枝を繰り返して**毛細血管**となって各組織を栄養する．大動脈が1本で左心室を出るのに対し，**右心房**に入る静脈は上大静脈，下大静脈，冠状静脈洞の3本である．

1）動脈系（図12-44, 45, 46）

体循環系の動脈は**左心室**から出た後，多くの枝を出しつつ次第に細くなり，毛細血管に移行して組織を栄養する．

①**大動脈**：大動脈は心臓から全身に血液を送り出す本幹で，最も太い動脈である．**左心室**から**1本の大動脈**として出た後，心膜内部を上向きに走行する．心膜を出たところで大きく左後方に弯曲して**左気管支**をまたいだ後，食道の左後方を脊柱に沿って下行して，第4腰椎の高さで左右に枝分かれする．上向きの部分を上行大動脈，弯曲部分を大動脈

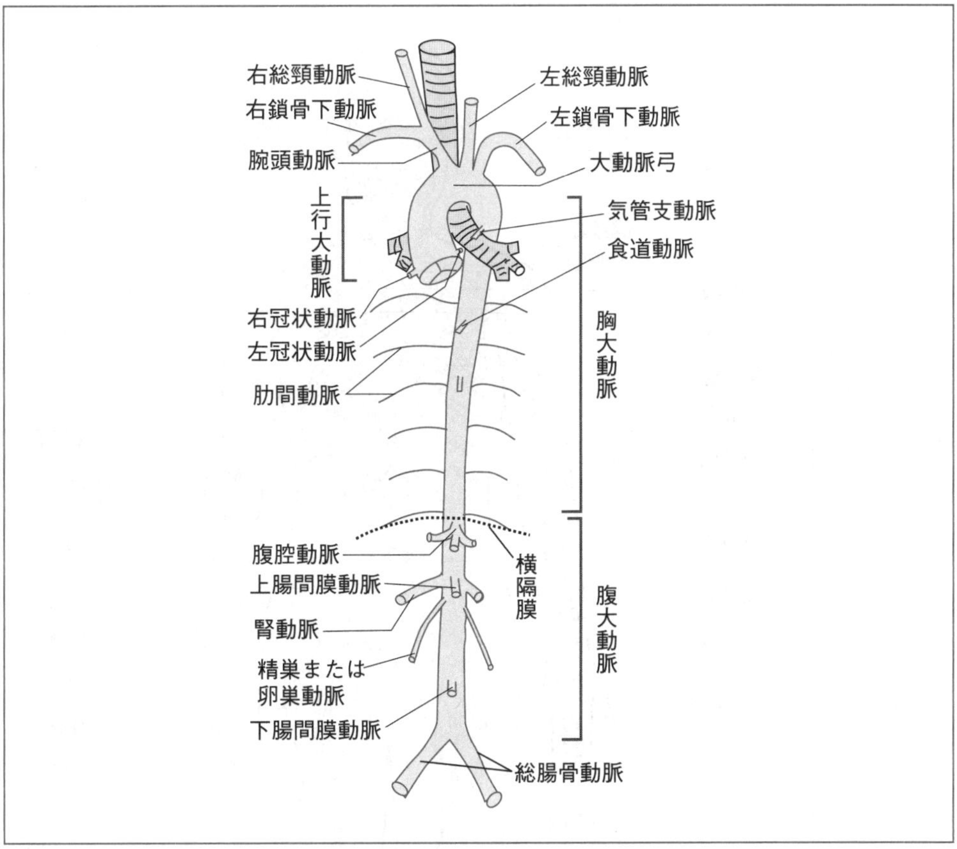

図 12-44　大動脈とその分枝

弓，下向きの部分を下行大動脈という．下行大動脈は横隔膜までを胸大動脈，横隔膜より下の部分を腹大動脈という．

大動脈の各部分からは以下の分枝が出て各器官を栄養する．

②**上行大動脈の分枝**：最初に左右の**冠状《かんじょう》動脈**が分枝し，心臓を栄養する．

③**大動脈弓の分枝**：上半身を栄養する3本の動脈が左右非対称に分枝する．**右側上半身**へはまず**1本の腕頭《わんとう》動脈**が分枝し，**右総頸《そうけい》動脈**と**右鎖骨下《さこつか》動脈**に分かれ，右総頸動脈は頭部，右鎖骨下動脈は上肢に向かう．左側上半身へは頭部へ向かう**左総頸動脈**と上肢に向かう**左鎖骨下動脈**の2本が出る．

i）**総頸動脈**：頭部を栄養する．前頸部，気管の外側で**拍動**を触れる．甲状軟骨の上縁の高さで内頸動脈と外頸動脈に分枝する．**内頸動脈**は主に**脳**を栄養する．**外頸動脈**は主に**頭蓋部《とうがいぶ》**の皮膚や筋などを栄養する．

ii）**鎖骨下動脈**：鎖骨の下を通るのでこの名がある．脳へ向かう**椎骨動脈**や，頸部と胸部に向かう複雑な枝を出すが，主幹は**上肢**を栄養する．鎖骨下動脈は腋窩の部分で**腋窩《えきか》動脈**と名を変え，上腕の部分で**上腕動脈**となる．

④**胸大動脈の分枝**：気管支動脈，食道動脈，肋間動脈（第3～12）などが分枝する[注29]．

注29● 第1～2肋間動脈：鎖骨下動脈より分枝する．

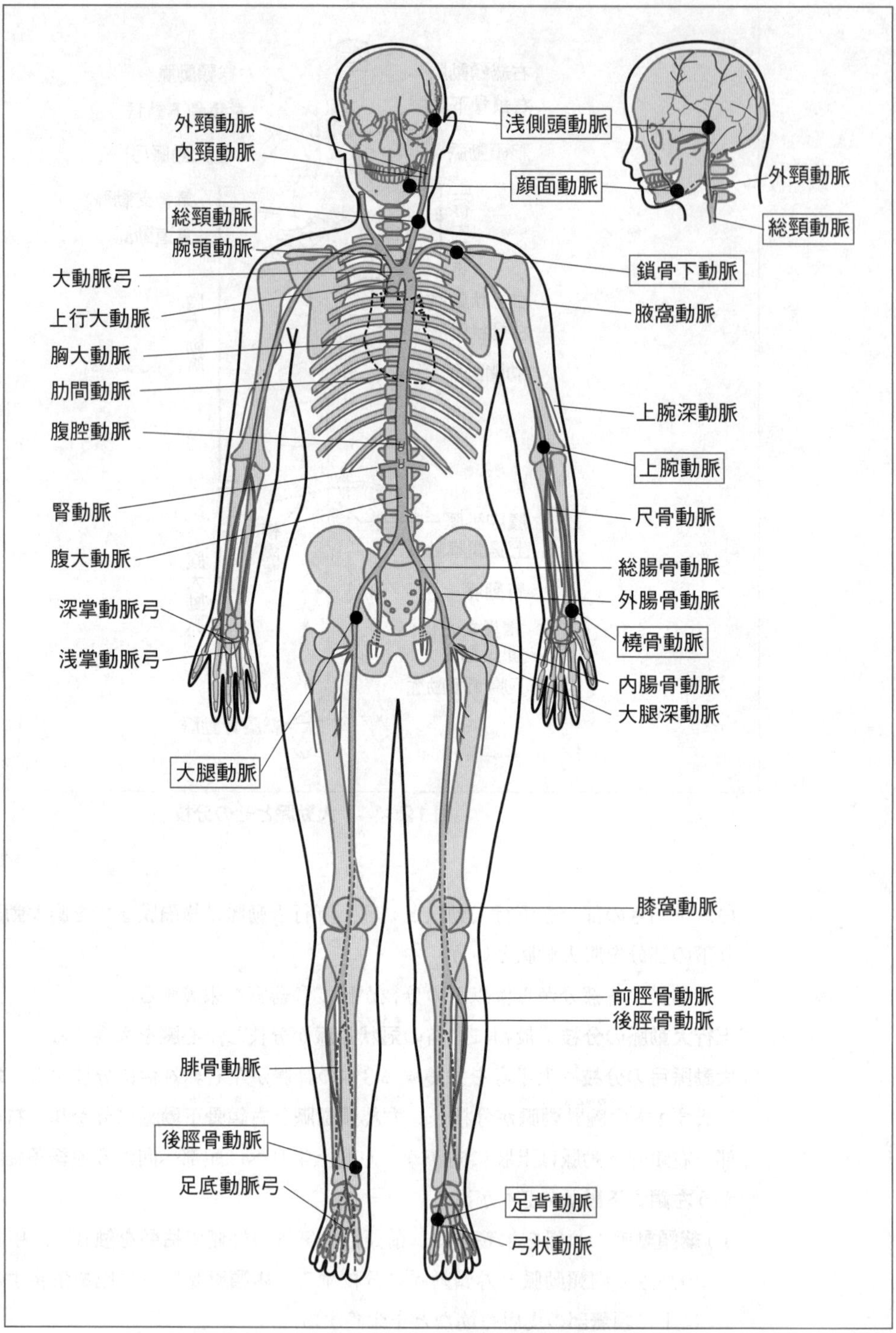

図12-45　体循環系の主な動脈

脈を触れることのできる部位を黒丸で示し，その動脈名を赤枠で囲んで示す．

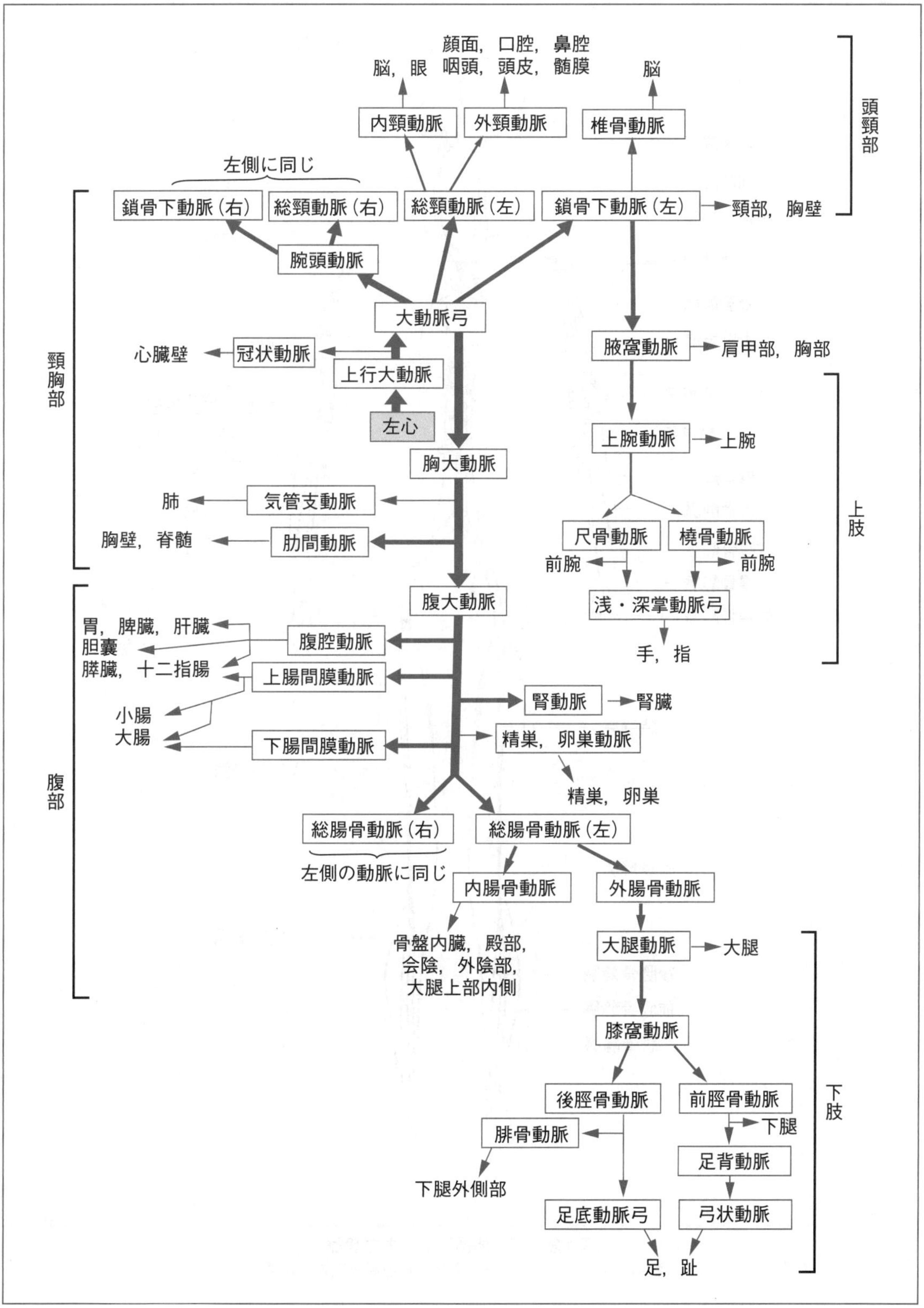

図12-46　体循環系の動脈の経路を示すブロック図

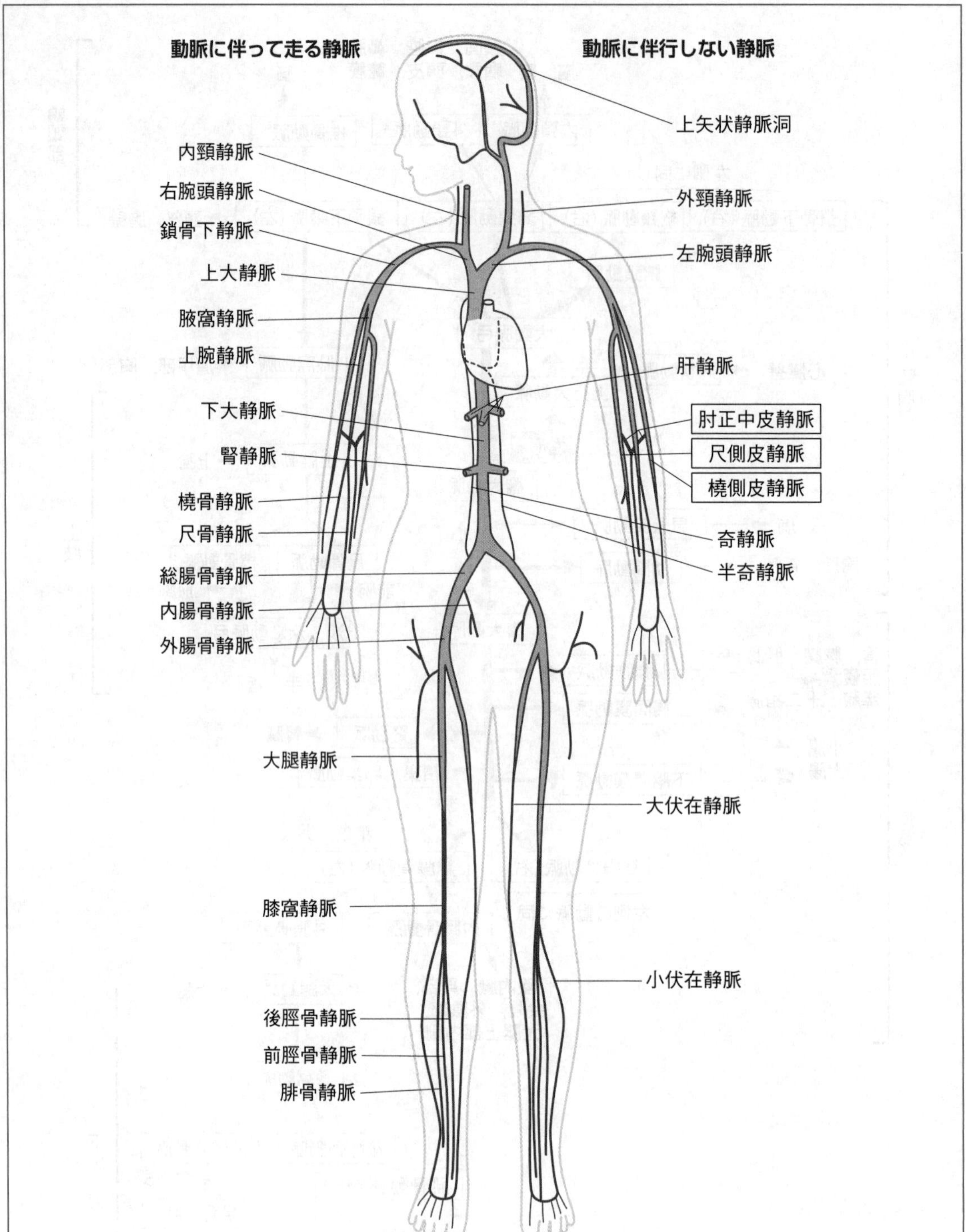

図12-47　体循環系の主な静脈

静脈注射によく用いられる上腕の皮静脈を囲んで示す.

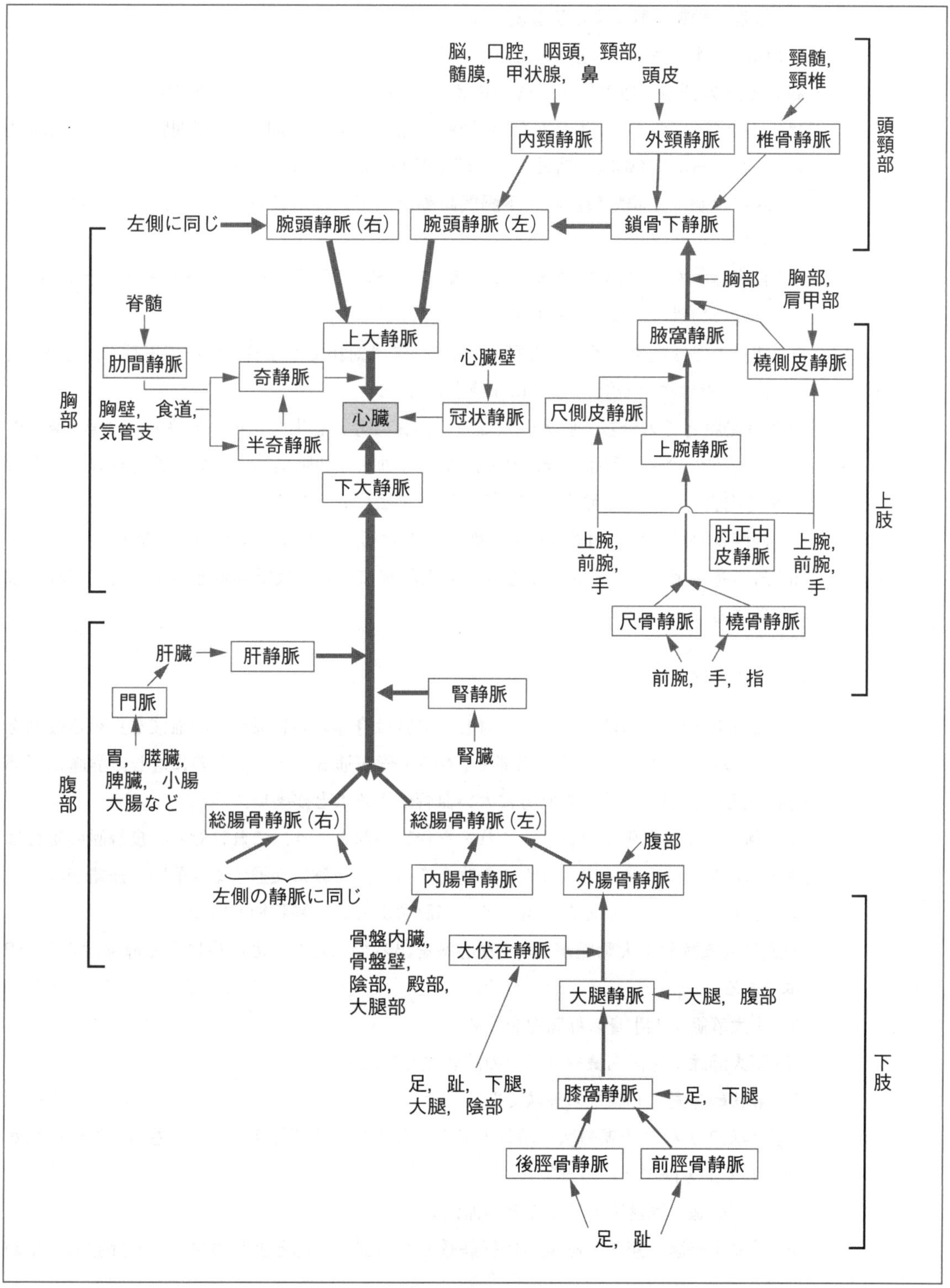

図12-48　体循環系の静脈の経路を示すブロック図

ⅰ）**気管支動脈**：**肺**および**気管支**を栄養する.

ⅱ）**肋間動脈**：胸壁や腹壁，横隔膜，脊髄，乳房を栄養する.

⑤**腹大動脈の分枝**：腹部内臓，骨盤内臓，下肢を栄養する動脈が分枝する．主な分枝には，不対性《ふついせい》の（つまり1本しかない）腹腔動脈，上腸間膜動脈，下腸間膜動脈と，有対性の（左右にある）腎動脈，精巣または卵巣動脈，腰動脈などがある.

ⅰ）**腹腔動脈・上腸間膜動脈・下腸間膜動脈**：不対性の動脈で，消化器を栄養する（後述）.

ⅱ）**腎動脈**：左右に出る1対の太い動脈で，腎臓に血液を送って腎臓を養うと同時に，不要な物質の排泄《はいせつ》も行われる.

ⅲ）**卵巣または精巣動脈**：腎動脈の下から左右1対出て，尿管に沿って下行し，卵巣（女性）または精巣（男性）などに血液を送る.

⑥**総腸骨動脈とその分枝**：腹大動脈は腹部内臓に分枝を出した後，最終的には第4腰椎の高さで2本の総腸骨動脈に分かれる．総腸骨動脈は仙腸関節の前で，骨盤臓器などを栄養する内腸骨動脈と下肢を栄養する外腸骨動脈に分かれる.

ⅰ）**内腸骨動脈**：**骨盤内臓**に加えて殿部，外陰《がいいん》部，一部は大腿上部を栄養する.

ⅱ）**外腸骨動脈**：鼠径靱帯の下を通って大腿部に至り，**大腿動脈**と名を変えて**下肢**を栄養する.

2）静脈系（図12-47, 48）

動脈が心臓からの血液を運ぶのに対し，静脈は身体の各組織からの血液を集める役割を担う．このため，動脈は身体の深部を1本の主管が通ることが多いのに対し，静脈は深部の深静脈と，浅部の皮《ひ》静脈の両方に太い血管が走ることが多い.

深静脈の多くは動脈に伴行し，これらを**伴行《ばんこう》静脈**という．これに対し，**皮静脈**の走行は動脈とは関係なく，多くの枝分かれや吻合をもち，複雑に交通する．静脈の連絡が網の目のように複雑になっている部位も多く，**静脈叢《そう》**あるいは**静脈網《もう》**という.

①**心臓に入る静脈**：大動脈が1本で左心室を出るのに対し，**右心房**に入る静脈は以下の**3本**である.

ⅰ）**上大静脈**：上半身の静脈血を集める.

ⅱ）**下大静脈**：腹部内臓や下半身の静脈血を集める.

ⅲ）**冠状静脈洞《どう》**：心臓壁の静脈である.

②**上大静脈の分枝**：内頸静脈と鎖骨下静脈は合流して腕頭静脈となる．**左右の腕頭静脈**が合流して上大静脈となる[注30].

ⅰ）**内頸静脈**：**頭蓋腔**のほとんどの血液を集める.

ⅱ）**鎖骨下静脈**：鎖骨下動脈の伴行静脈で頭頸部の一部と上肢のすべての静脈血を集める.

ⅲ）**奇《き》静脈と半奇《はんき》静脈**：脊柱の両側，前面を走行する静脈で，**右側を奇静脈**，**左側を半奇静脈**という．肋間静脈，食道静脈，気管支静脈からの静脈血を集めて上大静脈の

注30●外頸静脈：頸部の皮静脈であって，外頸動脈とは伴行しない．後頭部の血液を集め，鎖骨下静脈に流入する.

起始《きし》部に流入する.

③**下大静脈の分枝**：左右の総腸骨静脈が合流して下大静脈となり，腹大動脈の右側を上行し，横隔膜を通り抜けてすぐに右心房に注ぐ．下大静脈が上行する途中，腰静脈，腎静脈や肝静脈などが流入する.

i）**肝静脈**：腹部内臓への血管の分枝は，動脈と静脈とでは大きく異なる．腹腔動脈の枝と，上・下腸間膜動脈から消化管に入った血流は門脈に集まり，肝臓を通った後，横隔膜の直下で3本の肝静脈から下大静脈に入る.

ii）**腎静脈**：腎動脈の伴行静脈である.

iii）**総腸骨静脈**：総腸骨動脈の伴行静脈で，下肢のすべての静脈血，骨盤内臓，殿部，陰部の静脈血を集める.

3) 各部位の循環

(1) 冠循環 coronary circulation（図12-49）

心臓を構成する心筋自体は，心房や心室の中を流れる血液を利用できない．心筋は，上行大動脈の起始部から出て心臓を冠状に取り囲む左右2本の冠状動脈によって血流の供給を受ける[注31, 32].

①**左冠状動脈**：左回りに心臓を取り囲み，途中で心臓前部を栄養する**前下行枝**《ぜんかこうし》（前室間枝）と背面に行く**回旋枝**《かいせんし》に分かれる.

②**右冠状動脈**：冠状溝を右回りに走行して心臓後部へ回り，**後下行枝**《こうかこうし》（後室間枝）となる.

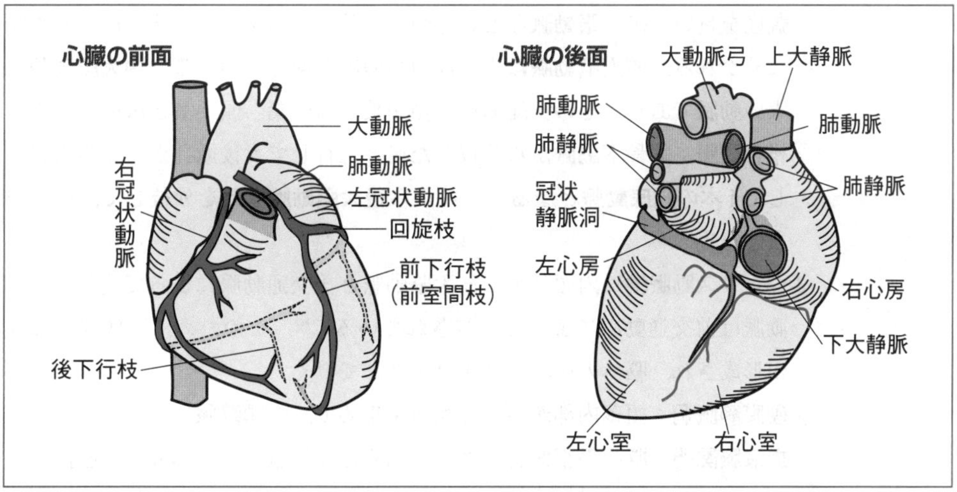

図12-49　**心臓の血管**

注31 ● **冠循環の血液量**：心拍出量の約5%を占める．冠血流は，心臓の収縮による影響を受ける．特に左心室の冠血流は，収縮期に著しく妨げられる．冠状血管は代謝産物によって局所性に調節されるが，自律神経支配も受ける．強度な緊張を続けると，交感神経活動が高まって冠状血管が収縮する.

注32 ★ **虚血性心疾患**：冠状動脈の血流が不十分になって心筋への酸素供給が不足した状態をいう．一過性の心筋虚血によって胸痛の起こる場合を狭心症，冠状動脈が閉塞して心筋が壊死に至る病態を心筋梗塞という.

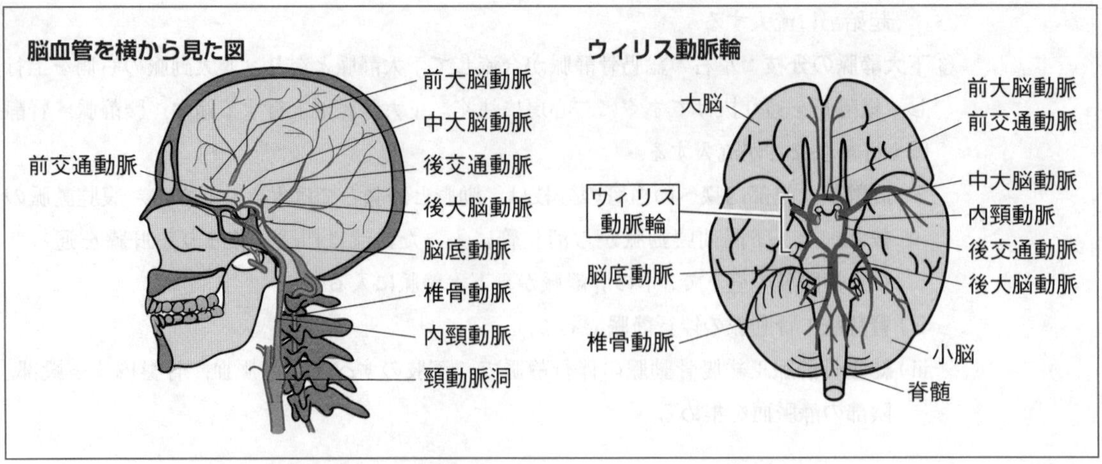

図12-50　脳循環(左図：坂井ら，2021.[24]を参考に作成)

③**心臓の静脈**：心臓を養った血液は，**冠状静脈洞**から直接，**右心房**に入る．

(2) 脳循環 cerebral circulation (図12-50)

脳は内頸動脈と椎骨動脈から血流を受ける．静脈は脳の周りの硬膜静脈洞から内頸静脈に注ぐ．内頸動脈の起始部の**頸動脈洞**には圧受容器があり，血圧を感受する．内頸動脈と外頸動脈の分岐部の**頸動脈小体**には化学受容器が存在し，血中のO_2濃度を感受する．脳の血流量は，心拍出量の約15％に相当する．脳血管は自己調節作用が顕著で，**脳の血流量を一定**に調節する機構が発達している．

①**内頸動脈**：**総頸動脈**から分枝した後，枝分かれせずに真っ直ぐ頭蓋底まで上行する．頭蓋底を貫いた後，**眼**《がん》**動脈**などいくつかの分枝を出す．その後，前大脳動脈と中大脳動脈に分かれる．**前大脳動脈**は主に前頭葉の内側面を栄養する．**中大脳動脈**は脳の中で最も太い動脈であり，その支配領域は側頭葉，前頭葉，頭頂葉と広い範囲を占める．

②**椎骨動脈**：**鎖骨下動脈**から分枝した後，上行して大後頭孔から頭蓋内に入り，左右が合して**1本**の**脳底動脈**となる．ここから**後大脳動脈**などを分枝して，脳幹や小脳，後頭葉などを養う．

③**ウィリス動脈輪**：内頸動脈は後大脳動脈と後交通動脈によって連絡され，左右の前大脳動脈は前交通動脈によって連絡されている[注33]．このため，脳底部にはウィリス動脈輪が形成され，脳への血流の**バイパス**として働く．

④**硬膜静脈洞**：頭蓋内部からの静脈血を集めて，**内頸静脈**に注ぐ．

⑤**血液脳関門**：脳の毛細血管やグリア細胞は血液脳関門を形成し，脳内へ有害物質が入ることを防ぐ．

(3) 顔面の循環

総頸動脈は内頸動脈と外頸動脈に分かれ，**外頸動脈**は主に頭蓋部の皮膚や筋を栄養す

注33● ウィリス動脈輪：くも膜下出血の原因となる動脈瘤の好発部位である．

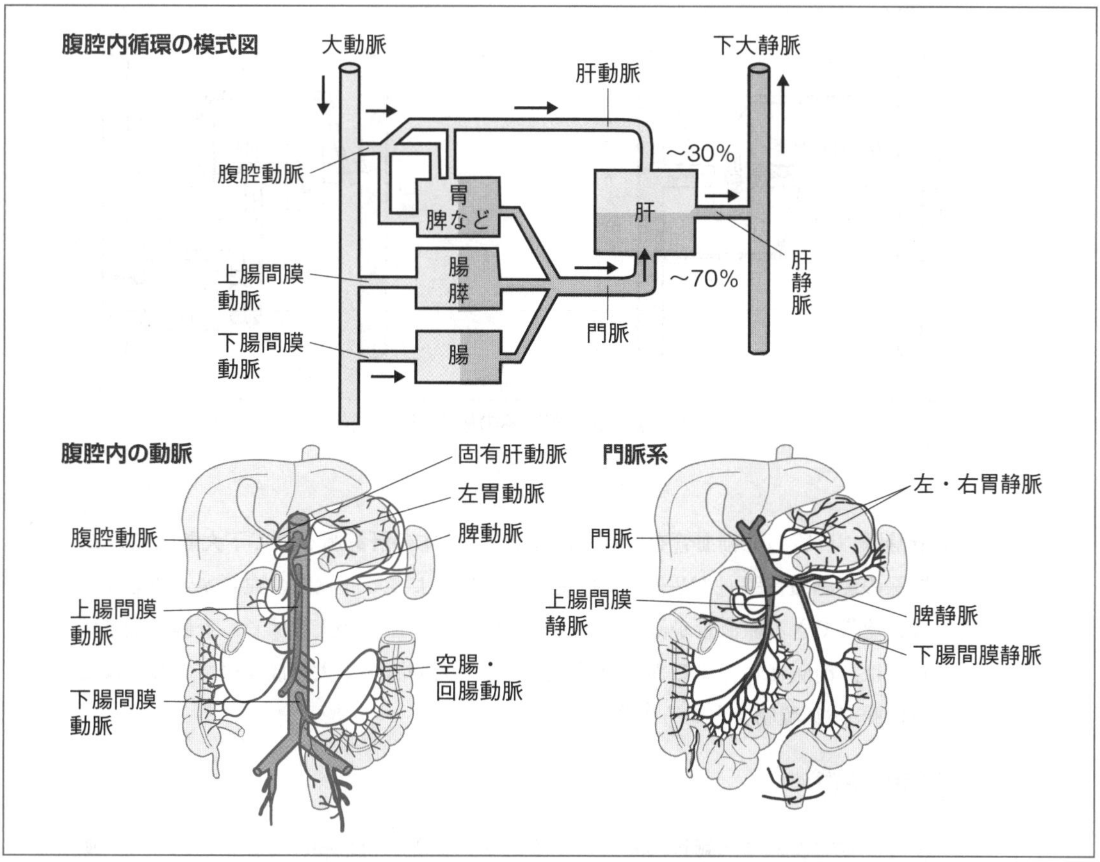

図12-51　腹腔内循環（左右下図：Netter，2014．相磯ら訳[42]を参考に作成）

る．外頸動脈は，顔面動脈など複数の枝を出した後，下顎頸の近くで顎《がく》動脈と浅側頭動脈に分かれる．

(4) 腹腔内循環（図12-51）

腹腔内の消化器は，腹大動脈の枝である腹腔動脈と上・下腸間膜動脈からの血流を受ける．

肝臓以外の**腹腔内の消化器**の毛細血管を通過した**静脈血**は，**門脈**に集まってから**肝臓**に流入する．肝臓には**固有肝動脈**から**動脈血**も流入する．門脈と固有肝動脈から肝臓に入った血液は，いずれも肝臓内の毛細血管を流れた後，**肝静脈**を経て下大静脈に入る．

①**腹腔動脈**：横隔膜直下で前方に出て，胃，膵臓，脾臓，肝臓，胆嚢，十二指腸を栄養する．腹大動脈から分枝してすぐに，左胃動脈，脾《ひ》動脈，総肝動脈の3本に分かれる．総肝動脈は複数の枝を出した後，**固有肝動脈**を分枝する．

②**上腸間膜動脈**：膵臓，小腸と大腸上部を養う．

③**下腸間膜動脈**：大腸を養う．

④**門脈と肝動脈**：消化管や脾臓・膵臓からの静脈血は，胃静脈，脾静脈，上腸間膜静脈，下腸間膜静脈を経て，門脈で合流して肝臓に送られる．動脈血は腹腔動脈の枝である固有肝動脈から肝臓に入る．肝臓は心拍出量の約25％の血液供給を受ける．そのうち約70％は**機能血管**である**門脈**より，約30％は**栄養血管**である**固有肝動脈**より流入する．

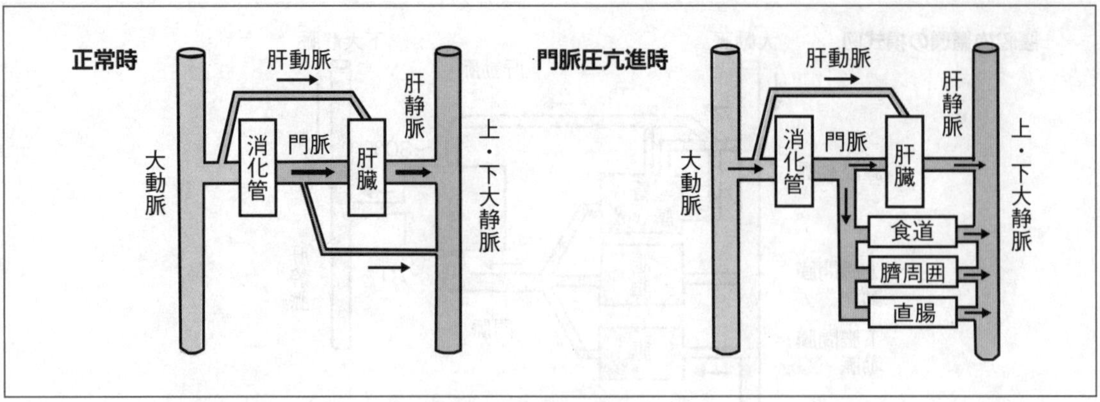

図12-52　門脈系の模式図

⑤**肝静脈**：肝臓の毛細血管を流れた静脈血は，**3本の肝静脈**を経て**下大静脈**に入る．

⑥**門脈の側副血行路**（図12-52）：肝硬変症などによって肝臓内の血管系がふさがると，肝臓に流入できる血液量が減少するため，門脈系の血圧が上昇する．肝臓を通過できない血液は，門脈と吻合する細い静脈を通って上大静脈・下大静脈を経て心臓に戻る．これを門脈-体循環吻合という[注34]．

(5) 骨盤内循環

多くの骨盤内臓は**内腸骨動脈**により栄養されるが，精巣動脈と卵巣動脈は腹大動脈から直接の分枝である．

(6) 上肢の循環（図12-53）

①**上肢の動脈**：**鎖骨下動脈**は椎骨動脈など複数の枝を出した後，鎖骨と第1肋骨の間を通って**腋窩動脈**となる．さらに**上腕動脈**と名称を変えて走行しながら，上肢を養う．

ⅰ）**上腕動脈と上腕深動脈**：上腕動脈は後方へ上腕深動脈を分枝し，この両者の枝が上腕を養う[注35]．上腕動脈は肘の前面，上腕二頭筋腱の内側で**拍動**を触れる．

ⅱ）**橈骨動脈と尺骨動脈**：上腕動脈は肘窩で，母指側の橈骨動脈と小指側の尺骨動脈に分かれ，この両者の枝が前腕を養う．**橈骨動脈**は橈骨の前面を下行し，橈骨茎状突起の内側で皮下を走り，ここで**拍動**を触れる．

ⅲ）**浅・深掌《しょう》動脈弓**：尺骨動脈と橈骨動脈は手掌で吻合して浅・深掌動脈弓を形成し，手を養う．

②**上肢の静脈**：上肢の深静脈の多くはそれぞれ同名の動脈に伴行して走る．上肢の皮静脈

注34★ **門脈-体循環吻合**：以下のものがある．
①門脈→胃静脈→食道静脈叢→奇静脈→上大静脈（肝硬変症で食道静脈瘤の大出血を生じると死に至りうる），
②門脈→臍傍《さいぼう》静脈→臍周囲の皮静脈→腋窩静脈→上大静脈（臍周囲皮静脈の怒張を「メドゥーサの頭」という），
③門脈→下腸間膜静脈→直腸静脈叢→内腸骨静脈→下大静脈（痔核を招く）．

注35● **肘周囲の動脈網**：ここでは，上腕動脈と上腕深動脈の枝と尺骨動脈と橈骨動脈の反回枝が吻合しており，主要血管が閉塞した場合に血流を迂回させて組織の血液の供給を確保する側副循環として重要である．

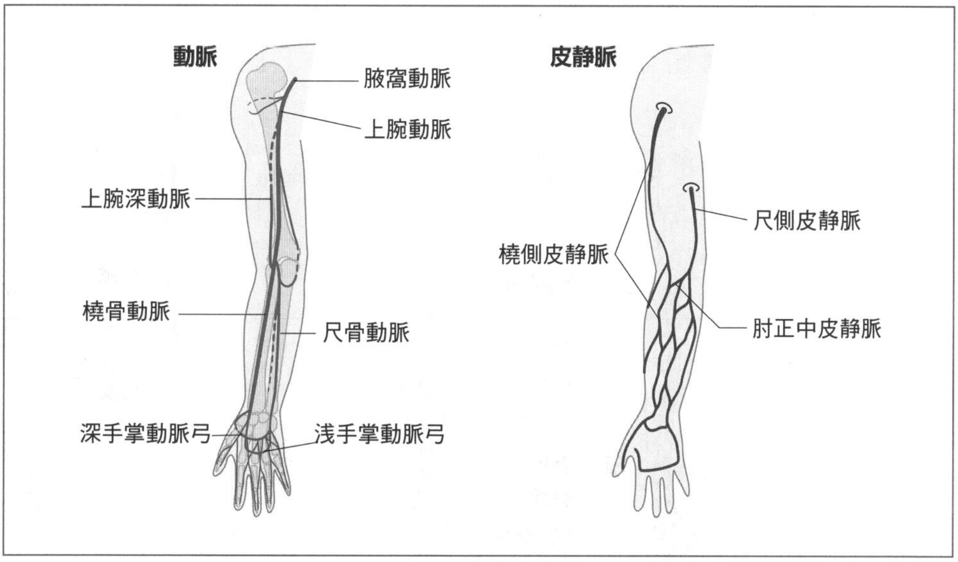

図12-53　上肢の動静脈（森，1982.[26]を参考に作成）

はよく発達しており，浅層からの静脈血を集める．母指側を**橈側皮静脈**が，小指側を**尺側皮静脈**が走り，両者は肘窩で**肘正中《ちゅうせいちゅう》皮《ひ》静脈《じょうみゃく》**によって連絡する[注36]．

(7) 下肢の循環（図12-54）

①**下肢の動脈**：下肢を養う外腸骨動脈は骨盤内を下行した後，鼠径靱帯の下を通って大腿の前面に出て，大腿動脈と名称を変える．鼠径靱帯の中央部で**脈拍**を触れる．

i）**大腿動脈と大腿深動脈**：大腿動脈は複数の細い枝を出した後，大腿後面に向かう大腿深動脈を分枝する．大腿深動脈はさらに，股関節周囲を養う動脈を分枝する．

ii）**膝《しつ》窩《か》動脈，前脛骨動脈，後脛骨動脈**：大腿動脈は膝窩で膝窩動脈と名称を変える．膝窩動脈は下腿前面に向かう前脛骨動脈と下腿後面を下行する後脛骨動脈に分かれる[注37]．前脛骨動脈は足背に達すると，足背動脈と名称を変え，**脈拍**を触れる．

iii）**弓状《きゅうじょう》動脈と足底動脈弓**：足背動脈は足背で弓状動脈を作る．後脛骨動脈は足底で足底動脈弓をつくる．

②**下肢の静脈**：下肢の深静脈の多くはそれぞれ同名の動脈に伴行して走る．下肢の皮静脈には内側を走って大腿静脈に注ぐ**大伏在《だいふくざい》静脈**と，下腿後面を走って膝窩静脈に注ぐ**小伏在静脈**がある．

(8) 筋循環

安静時の筋血流は心拍出量の約20％であるが，激しい運動の際には心拍出量の約80％もの血流が骨格筋に供給される．運動中の増加は，CO_2や乳酸などの代謝産物による血管

注36★ 静脈注射：肘正中皮静脈は採血や静脈注射によく用いられるが，その走行は個人差が大きい．

注37● 膝の動脈網：膝周囲にも肘周囲と同様な動脈網が形成されている．

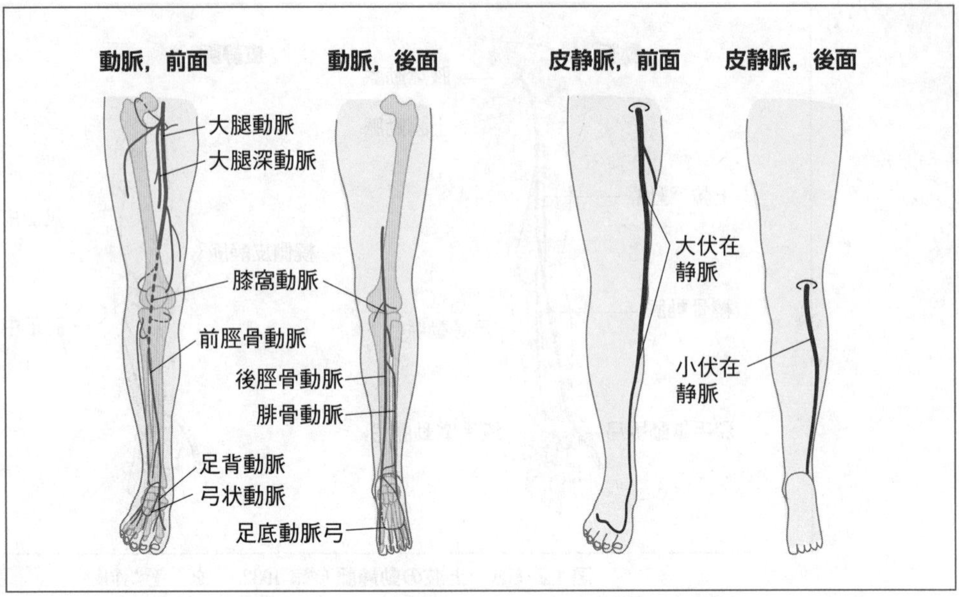

図12-54　下肢の動静脈（森，1982.[26] を参考に作成）

平滑筋の拡張作用による．

4) 胎児の循環 fetal circulation（図12-55）

胎児は必要とするO_2や栄養を，**胎盤《たいばん》**を介して母体の血液から受け取る．

(1) 臍静脈と臍動脈

胎盤と胎児をつなぐ臍帯《さいたい》の中には**1本の臍《さい》静脈**と**2本の臍動脈**がある．O_2や栄養は臍静脈を通ってから胎児の体内に入る．胎児で生じたCO_2や老廃物は，臍動脈を通って胎盤で母体に移行する．つまり**臍静脈**には**動脈血**が，**臍動脈**には**静脈血**が流れる．

胎盤で母の血液と胎児の血液との間のガス交換と物質交換が行われる．ただし，母の血液と胎児の血液が**混じり合うことはない**．

(2) 胎児循環

胎盤からの動脈血は，胎児の**臍静脈**から入って，**静脈管→下大静脈→右心房**を経て，**心房中隔**にある**卵円孔《らんえんこう》**を通って**左心房**に入り，左心室から大動脈を通って全身に供給される．大動脈を通って上半身に流れた血液は，組織にO_2や栄養を供給し，上大静脈となって右心房に戻り，右心室を経て肺動脈に入る．肺呼吸が行われていないため，**肺動脈**の血液は肺にはほとんど行かず，**動脈管**というバイパス管を通って**下行大動脈**に合流し，腹部や下半身を循環した後，**臍動脈**を通って胎盤に戻る．

心臓や脳・上肢に行く動脈は動脈管が合流する前に分枝するため，O_2と栄養分により富んだ血液を供給できる．

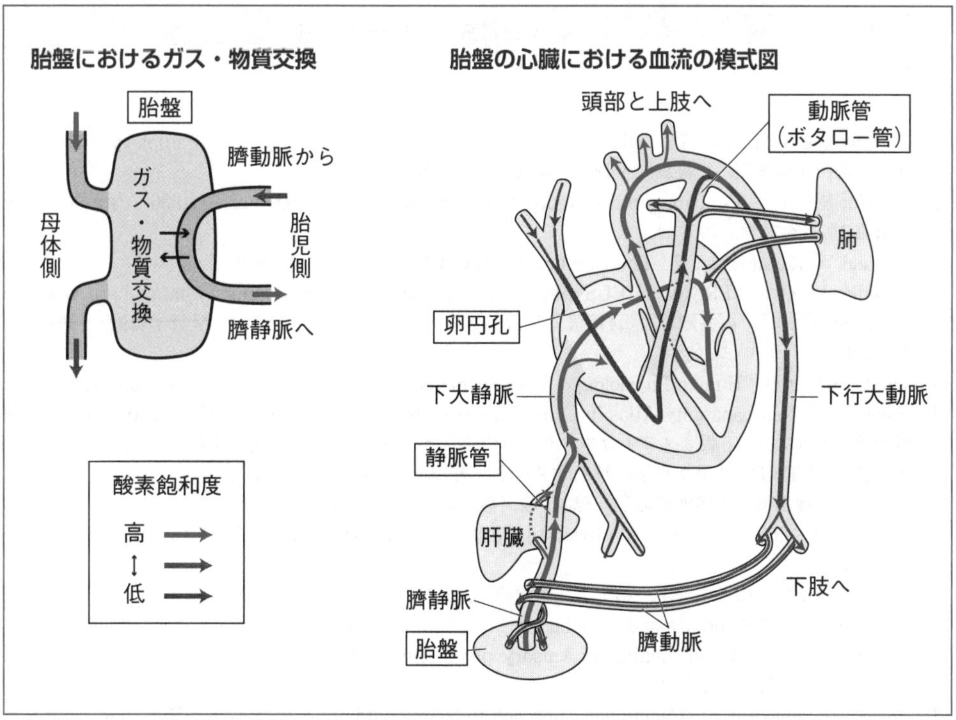

図12-55　胎児循環（右図：藤田，1993.[21]）を参考に作成）

(3) 出生時の変化

出生と同時に胎盤とのつながりがなくなり，肺呼吸が始まると，心房中隔の**卵円孔**は**閉鎖**する．また**静脈管**と**動脈管**も生後しばらくして**閉鎖**する[注38]．

注38★ 卵円孔，動脈管の閉鎖：生後，卵円孔や動脈管が開口したまま残ると，息切れやチアノーゼなどの症状を生じる．

引用・参考文献

1）Kierszenbaum AL, Tres LL：Histology and Cell Biology：An Introduction to Pathology. 3rd ed, Elsevier Saunders, 2012. /内山安男監訳：組織細胞生物学．原書第3版，南江堂，2015．

2）Schmidt RF（ed.）：Fundamentals of Neurophysiology. 3rd ed, Springer-Verlag, 1986. /内薗耕二ほか訳：神経生理学．改訂第2版，金芳堂，1988．

3）Penfield W, Rassmussen T：The Cerebral Cortex of Man. Macmillan, 1950.

4）Schünke M, et al.：PROMETHEUS Allgemeine Anatomie und Bewegungssystem：LernAtlas der Anatomie. 4th ed, Thieme, 2014. /坂井建雄，松村 譲兒監訳：プロメテウス解剖学アトラス 解剖学総論/運動器系．第3版，医学書院，2017．

5）Vander AJ, et al.：Human Physiology：The Mechanisms of Body Function. 8th ed, McGraw-Hill, 2001.

6）Haines DE：Neuroanatomy Atlas in Clinical Context. 10th, WOLTERS KLUWER, 2019. /佐藤二美訳：ハインズ神経解剖学アトラス．第5版．メディカル・サイエンス・インターナショナル，2020．

7）中島雅美：PT・OT基礎から学ぶ解剖学ノート．第3版，医歯薬出版，2017．

8）藤田尚男，藤田恒夫：標準組織学　総論．第4版，医学書院，2002．

9）Ganong WF：Review of medical physiology. 19th ed, Appleton & Lange, 1999. /星　猛ほか訳：医科生理学展望．丸善，2000．

10）本郷利憲ほか編：標準生理学．第4 版，医学書院，1996．

11）Jacob SW, et al.：Structure and Function in Man. 4th ed, Saunders, 1978.

12）Schmidt RF（ed.）：Fundamentals of sensory physiology. 2nd ed, Springer-Verlag, 1978. /岩村吉晃ほか訳：感覚生理学．改訂第2版．金芳堂，1989．

13）House EL, Pansky B：A Functional Approach to Neuroanatomy. 2nd, McGraw-Hill, 1967. /川北幸男，山上　栄訳：機能的神経解剖学．医歯薬出版，1975．

14）大谷　修，堀尾嘉幸：カラー図解　人体の正常構造と機能　II 循環器．日本医事新報社，2000．

15）Schaeffler A, Schmidt S：Biologie, Anatomie, Physiologie für die Pflegeberufe. Jungjohann, 1994. /三木明徳，井上貴央監訳：からだの構造と機能．西村書店，1998．

16）藤田尚男，藤田恒夫：標準組織学　各論．第3版．医学書院，1992．

17）Tortora GJ, Anagnostakos NP：Principles of Anatomy and Physiology. 5th ed, Harper & Row, 1987.

18）Solomon EP, Davis PW：Understanding Human Anatomy and Physiology. McGraw -Hill, 1978.

19）Roitt I, et al.：Immunology. 5th ed, Mosby, 1997. /多田富雄監訳：免疫学イラストレイテッド．原書第5 版．南江堂，2000．

20）菊地浩吉，上出利光編：医科免疫学．改訂第5版，南江堂，2001．

21）藤田恒太郎：人体解剖学．改訂第41版．南江堂，1993．

22）藤田恒夫：入門人体解剖学．改訂第4版．南江堂，1999．

23）Faller A：Der Körper des Menschen. 11th ed, Georg Thieme, 1988. /酒井　恒訳：わかりやすい解剖生理．文光堂，1993．

24）坂井建雄，河原克雅総編集：カラー図解 人体の正常構造と機能 全10巻縮刷版．改訂第4版，日本医事新報社，2021．

25）医療情報科学研究所編：病気がみえるvol.4 呼吸器．医療情報科学研究所，2018．

26）森　於菟ほか：分担解剖学．第11版．金原出版，1982．

27）Netter FH：Atlas of Human Anatomy. 2nd, Novartis, 1997.

28）富松昌彦編：Nursing Mook 2　消化器疾患ナーシング．学習研究社，2000．

29）坂井建雄編：解剖学（カラーイラストで学ぶ 集中講義）．メジカルビュー社，2012．

30）Greenspan FS, Forsham PH：Basic & clinical endocrinology. 2nd ed, Appleton & Lange, 1986. /井村裕夫監訳：内分泌学．金芳堂，1988．

31）Thews G, Vaupel P：Autonomic Functions in Human Physiology. Springer-Verlag, 1985.

32）Midgley AR：Human Reproduction. Hafez ESE, Evans TN（ed）. Harper & Row, 1973.

33）Tortora GJ：Introduction to the Human Body：the Essentials of Anatomy and Physiology. 4th ed, Biological Sciences Textbooks, 1997.

34）FitzGerald MJT, FitzGerald M：Human embryology. Bailliere Tindall, 1995. /平野茂樹ほか訳：フィッツジェラルド 人体発生学．西村書店，1999．

35）Sadler, TW：Langman's Medical Embryology. Wolters Kluwer, 2023.

36）Timiras PS：Developmental Physiology and Aging. Macmillan, 1972. /江上信雄，寺沢　瑩監訳：生理学―発育と老化のしくみ―．丸善，1978．

37) 松村讓兒：イラスト解剖学．第10版，中外医学社，2021.
38) Drake R, et al.：Gray's Anatomy for Students. Elsevier, 2019./秋田恵一訳：グレイ解剖学．原著第4版．エルゼビア・ジャパン，2019.
39) Kahle W et al.：Taschenatlas der Anatomie. Georg Thieme, 1986./越智淳三訳：解剖学アトラス．第3版．文光堂，1990.
40) 寺田春水ほか著：解剖実習の手びき．第11版，南山堂，2004.
41) 藤田恒夫：入門人体解剖学．改訂第5版，南江堂，2012.
42) Netter FH：Atlas of Human Anatomy. Saunders, 2014./相磯貞和，今西宣晶訳：ネッター解剖学アトラス．原書第6版，南江堂，2016.
43) 日本リハビリテーション医学会：関節可動域表示ならびに測定法.
https://www.jarm.or.jp/member/kadou03.html
44) Bähr M, Frotscher M：Neurologisch-Topische Diagnostik. 10th ed, Georg Thieme Verlag, 2014./花北順哉訳：神経局在診断．第6版，文光堂，2016.
45) Gilroy, AM et al.：Atlas of Anatomy. 3rd, Thieme Medical Publishers. 2016./坂井建雄監訳：プロメテウス解剖学コアアトラス．第3版．医学書院，2019.
46) Alberts B, et al.：Essential Cell Biology. 6th ed, WW Norton & Co, 2023.
47) Barrett KE, et al.：Ganong's Review of Medical Physiology. 26th ed, McGraw Hill, 2019./岡田泰伸監修：ギャノング生理学．原書26版，丸善，2022.
48) Erdman JW, et al. (eds)：Present Knowledge in Nutrition. 10th ed, Wiley-Blackwell, 2012./木村修一，古野純典監訳：最新栄養学．第10版，建帛社，2014.
49) Hall JE：Guyton and Hall Textbook of Medical Physiology. 13th ed, Saunders, 2015./石川義弘ほか総監訳：ガイトン生理学．原著第13版，エルゼビア・ジャパン，2018.
50) 本間研一監修：標準生理学．第9版，医学書院，2019.
51) Kahle W, et al.：Taschenatlas der Anatomie. Georg Thieme, 1986./越智淳三訳：解剖学アトラス．第3版，文光堂，1990.
52) Kübler-Ross E：On Death and Dying (Scribner). Macmillan, 1969.
53) Male D, et al.：Immunology. 7th ed, Mosby, 2006./高津聖志ほか監訳：免疫学イラストレイテッド．原書第7版，南江堂，2009.
54) 太田邦夫監修：老化指標データブック．朝倉書店，1988.
55) Rodwell VW, et al.：Harper's Illustrated Biochemistry. 30th ed, McGraw Hill, 2015./清水孝雄監訳：イラストレイテッド ハーパー・生化学．原書30版，丸善，2016.
56) Shock NW：Energy metabolism, caloric intake and physical activity of the aging. In：Nutrition in Old Age. X Symposium of the Swedish Nutrition Foundation. Carlson LA (ed). Almqvist & Wiksel, 1972.
57) 佐藤昭夫ほか：自律機能生理学．金芳堂，1995.
58) 佐藤優子ほか：生理学．医歯薬出版，1991.
59) Schmidt RF：Memorix spezial Physiologie. VCH, 1992./佐藤昭夫監訳：コンパクト生理学．医学書院，1997.
60) Schmidt RF, Thews G (eds)：Human Physiology. 2nd ed, Springer-Verlag, 1989./佐藤昭夫監訳：スタンダード人体生理学．シュプリンガー・フェアラーク東京，1994.
61) 最新医学大辞典編集員会編：最新医学大辞典．第3版，医歯薬出版，2005.
62) 今堀和友，山川民夫監修：生化学辞典．第4版，東京化学同人，2007.
63) 日本生理学会編：生理学用語集．改訂第5版，南江堂，1998.
64) 相川直樹ほか：医学大辞典．第18版限定版，南山堂，2001.

略語表

A

A	adenine	アデニン
A帯	anisotropic band	暗帯
ACE	angiotensin converting enzyme	アンジオテンシン変換酵素
ACTH	adrenocorticotropic hormone	副腎皮質刺激ホルモン
ADH	antidiuretic hormone	バソプレシン，抗利尿ホルモン
ADP	adenosine diphosphate	アデノシン二リン酸
AED	automated external defibrillator	自動体外式除細動器
AIDS	acquired immunodeficiency syndrome	エイズ，後天性免疫不全症候群
ALS	amyotrophic lateral sclerosis	筋萎縮性側索硬化症
ALT	alanine aminotransferase	アラニンアミノ基転移酵素，GPT
ANP	atrial natriuretic peptide	心房性ナトリウム利尿ペプチド
APTT	activated partial thromboplastin time	活性化部分トロンボプラスチン時間
AST	aspartate aminotransferase	アスパラギン酸アミノ基転移酵素，GOT
ATP	adenosine triphosphate	アデノシン三リン酸

B

BNP	brain natriuretic peptide	脳性ナトリウム利尿ペプチド
BMI	body mass index	肥満指数
BMR	basal metabolic rate	基礎代謝量（率）

C

C	cervical spinal cord	頸髄
C	cytosine	シトシン
CBF	cerebral blood flow	脳血流
CCK	cholecystokinin	コレシストキニン，パンクレオザイミンともいう
CoA	coenzyme A	補酵素A
COPD	chronic obstructive pulmonary disease	慢性閉塞性肺疾患
CRH	corticotropin-releasing hormone	副腎皮質刺激ホルモン放出ホルモン
CSF	cerebrospinal fluid	脳脊髄液
CSF	colony stimulating factor	コロニー刺激因子

D

DHEA	dehydroepiandrosterone	デヒドロエピアンドロステロン
DIC	disseminated intravascular coagulation	播種性血管内凝固
DNA	deoxyribonucleic acid	デオキシリボ核酸

E

ECG	electrocardiogram	心電図
EEG	electroencephalogram	脳波
EMG	electromyogram	筋電図

F

FSH	follicle-stimulating hormone	卵胞刺激ホルモン

G

G	guanine	グアニン
GABA	gamma-aminobutyric acid, γ-aminobutyric acid	ガンマアミノ酪酸，ギャバ
GFR	glomerular filtration rate	糸球体濾過量（値）
GH	growth hormone	成長ホルモン
GHIH	growth hormone inhibiting hormone	成長ホルモン抑制ホルモン
GIP	glucose-dependent insulinotropic peptide	糖依存性インスリン放出ペプチド，胃抑制ペプチド
GLP-1	glucagon-like peptide 1	グルカゴン様ペプチド

GnRH	gonadotropin-releasing hormone	性腺刺激ホルモン放出ホルモン，ゴナドトロピン放出ホルモン
GHRH	growth hormone-releasing hormone	成長ホルモン放出ホルモン
GTP	guanosine triphosphate	グアノシン三リン酸

H

H鎖	heavy chain	H鎖
Hb	hemoglobin	ヘモグロビン
HbO_2	oxygenated hemoglobin	酸素（化）ヘモグロビン
hCG	human chorionic gonadotropin	ヒト絨毛性ゴナドトロピン
HDL	high density lipoprotein	高密度（比重）リポタンパク（質）
HIV	human immunodeficiency virus	ヒト免疫不全ウイルス，エイズウイルス
HLA	human leukocyte antigen	ヒト白血球抗原
HR	heart rate	心拍数

I

I帯	isotropic band	明帯
Ig	immunoglobulin	免疫グロブリン
IGF-1	insulin-like growth factor-1	インスリン様成長因子-1
IRDS	infantile respiratory distress syndrome	新生児呼吸窮迫症候群

L

L	lumbar spinal cord	腰髄
L鎖	light chain	L鎖
LDL	low density lipoprotein	低密度（比重）リポタンパク（質）
LH	luteinizing hormone	黄体形成ホルモン，間質細胞刺激ホルモン

M

MCH	mean corpuscular hemoglobin	平均赤血球ヘモグロビン量
MCV	mean corpuscular volume	平均赤血球容積
METs	metabolic equivalents	代謝当量，メッツ
mRNA	messenger RNA	メッセンジャーRNA，伝令RNA
MSH	melanocyte-stimulating hormone	メラニン細胞刺激ホルモン

N

NK細胞	natural killer細胞	ナチュラルキラー細胞

P

PaCO2	partial pressure of carbon dioxide in arterial blood	動脈血二酸化炭素分圧
PaO2	partial pressure of oxygen in arterial blood	動脈血酸素分圧
PIH	prolactin inhibiting hormone	プロラクチン抑制ホルモン
PRL	prolactin	プロラクチン
PT	prothrombin time	プロトロンビン時間
PTH	parathyroid hormone	副甲状腺ホルモン，パラソルモン，上皮小体ホルモン

Q

QOL	quality of life	クオリティ・オブ・ライフ，生活の質

R

RBC	red blood cell	赤血球
RBF	renal blood flow	腎血流量
REM	rapid eye movement	レム
Rh因子	Rhesus factor	Rh因子
RNA	ribonucleic acid	リボ核酸
ROM	range of motion	関節可動域
rRNA	ribosome RNA	リボソームRNA

S

S	sacral spinal cord	仙髄
SaO2 (SaO_2)	arterial oxygen saturation	動脈血酸素飽和度
SpO2 (SpO_2)	pulse oximeter saturation	経皮的酸素飽和度

SAS	sleep apnea syndrome	睡眠時無呼吸症候群
SLE	systemic lupus erythematosus	全身性エリテマトーデス

T

T	thoracic spinal cord	胸髄
T	thymine	チミン
T3	triiodothyronine	トリヨードサイロニン
T4	thyroxin (e)	サイロキシン
tRNA	transfer RNA	トランスファーRNA，運搬RNA
tPA	tissue plasminogen activator	組織プラスミノゲン活性化因子
TRH	thyrotropin-releasing hormone	甲状腺刺激ホルモン放出ホルモン
TSH	thyroid-stimulating hormone	甲状腺刺激ホルモン

U

U	uracil	ウラシル

W

WBC	white blood cell	白血球

国家試験問題　過去問題

1章　細胞から人間まで

1　タンパク合成が行われる細胞内小器官はどれか．［看護　2015年（104回am/問77）］
　1．核　2．リボソーム　3．リソソーム　4．ミトコンドリア　5．Golgi〈ゴルジ体〉装置

2　細胞小器官のうちATPを合成するのはどれか．［PT・OT　2022年（57回pm/問60）］
　1．小胞体　2．中心小体　3．ゴルジ装置　4．リソゾーム　5．ミトコンドリア

3　細胞内小器官の働きで正しいのはどれか．［PT・OT　2023年（58回am/問61）］
　1．中心小体は転写を開始する　2．リソゾームはATPを合成する
　3．粗面小胞体で蛋白質が合成される　4．Golgi装置で細胞内の物質を分解する
　5．ミトコンドリアは細胞分裂において染色体の分離を担う

4　細胞について誤っているのはどれか．［PT・OT　2020年（55回pm/問61）］
　1．細胞膜は二重膜である　2．細胞膜は主にリン脂質から構成される
　3．ミトコンドリアではATP生成を行っている
　4．リボソームは蛋白質とDNAから構成される
　5．Na^+-K^+ポンプにより細胞内のNa^+は低く保たれる

5　精子の性染色体はどれか．［看護　2010年（99回am/問6）］
　1．X染色体1種類　2．XY染色体1種類　3．X染色体とY染色体の2種類
　4．XX染色体とXY染色体の2種類

6　遺伝子について正しいのはどれか．［看護　2014年（103回pm/問27）］
　1．DNAは体細胞分裂の前に複製される　2．DNAは1本のポリヌクレオチド鎖である
　3．DNAの遺伝子情報からmRNAがつくられることを翻訳という
　4．RNAの塩基配列に基づきアミノ酸がつながることを転写という

7　核酸で正しいのはどれか．［看護　2011年（100回am/問29）］
　1．mRNAがアミノ酸をリボソームへ運ぶ　2．DNAは1本のポリヌクレオチド鎖である
　3．DNAには遺伝子の発現を調節する部分がある
　4．RNAの塩基配列によってアミノ酸がつながることを転写という

8　DNAに含まれないのはどれか．［PT・OT　2021年（56回pm/問60）］
　1．アデニン　2．ウラシル　3．グアニン　4．シトシン　5．チミン

9　遺伝情報伝達で正しいのはどれか．［PT・OT　2019年（54回am/問61）］
　1．リボゾームRNAはATP産生に関与する
　2．DNAではアデニンはシトシンと結合している
　3．核の中のすべてのDNAの塩基配列をゲノムという
　4．DNAから転移RNA〈tRNA〉に塩基配列が転写される
　5．伝令RNA〈mRNA〉上では2個の塩基の組合せが1つの暗号の単位を形成する

10　ヒトのmRNAに関する記述である．最も適当なのはどれか．1つ選べ．［栄養　2022年（36回am/問19）］
　1．核小体で生成される　2．チミンを含む　3．コドンをもつ
　4．プロモーター領域をもつ　5．mRNAの遺伝情報は，核内で翻訳される

11 生体の情報伝達に関する記述である．正しいのはどれか．1つ選べ．［栄養　2019年（33回am/問24）※2章とも関連］

1. 脂溶性ホルモンの受容体は，細胞膜にある
2. セカンドメッセンジャーは，細胞間の情報伝達に働く
3. 副交感神経終末の伝達物質は，アセチルコリンである
4. シナプスにおける情報伝達は，双方向である
5. 神経活動電位の伝導速度は，無髄繊維が有髄繊維より速い

12 単層円柱上皮はどれか．［看護　2017年（106回am/問26）］

1. 表皮　2. 腹膜　3. 膀胱　4. 胃

13 単層扁平上皮を有するのはどれか．［柔整　2022年（30回am/問51）］

1. 気管　2. 血管　3. 尿管　4. 肛門管

14 線毛を持つ上皮で内腔が覆われる器官である．最も適当なのはどれか．1つ選べ．［栄養　2023年（37回am/問17）］

1. 血管　2. 気管　3. 食道　4. 小腸　5. 膀胱

15 不随意筋はどれか．［看護　2016年（105回pm/問11）］

1. 心筋　2. 僧帽筋　3. 大殿筋　4. ヒラメ筋

16 平滑筋はどれか．［看護　2014年（103回追試am/問78）］

1. 心筋　2. 三角筋　3. 瞳孔散大筋　4. 胸鎖乳突筋　5. 大腿四頭筋

2章　神経系

1 活動電位について正しいのはどれか．［看護　2014年（103回pm/問28）］

1. 脱分極が閾値以上に達すると発生する　2. 細胞内が一過性に負〈マイナス〉の逆転電位となる
3. 脱分極期には細胞膜のカリウム透過性が高くなる
4. 有髄神経ではPurkinje〈プルキンエ〉細胞間隙を跳躍伝導する

2 神経細胞の活動電位で膜電位の急激な上昇に寄与するのはどれか．［柔整　2023年（31回am/問82）］

1. K^+の細胞内への流入　2. K^+の細胞外への流出　3. Na^+の細胞内への流入
4. Na^+の細胞外への流出

3 神経伝達物質はどれか．［看護　2017年（106回pm/問11）］

1. アルブミン　2. フィブリン　3. アセチルコリン　4. エリスロポエチン

4 骨格筋の細胞膜には（　　　）に対する受容体がある．自己抗体がこの受容体の働きを阻害すると骨格筋は収縮できなくなる．
（　　　）に入る神経伝達物質として正しいのはどれか．［看護　2023年（112回am/問26）］

1. アセチルコリン　2. アドレナリン　3. ドパミン　4. ノルアドレナリン

5 神経伝達物質と精神疾患の組合せで最も関連が強いのはどれか．［看護　2015年（104回am/問66）］

1. ドパミン―脳血管性認知症　2. セロトニン―うつ病
3. ヒスタミン―Alzheimer〈アルツハイマー〉病　4. アセチルコリン―統合失調症

6 後頭葉にあるのはどれか．［看護　2021年（110回am/問11）］

1. 嗅覚野　2. 視覚野　3. 聴覚野　4. 体性感覚野

7 運動野があるのはどれか．［柔整　2023年（31回am/問72）］

1. 前頭葉　2. 頭頂葉　3. 側頭葉　4. 後頭葉

8　脳の外側面を左右から見た模式図を示す．右利きの健常成人のBroca〈ブローカ〉の運動性言語中枢はどれか．［看護　2022年（111回am/問77）］

1. ①　2. ②　3. ③　4. ④　5. ⑤

8

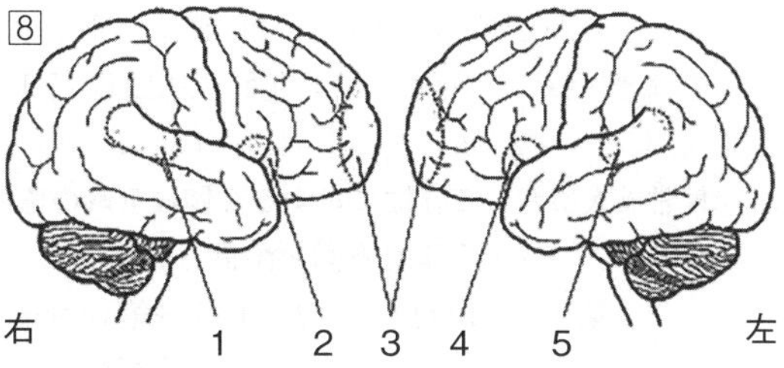

9　運動性言語中枢はどれか．［看護　2019年（108回pm/問11）］

1. 中心後回　2. 大脳基底核
3. Broca〈ブローカ〉野
4. Wernicke〈ウェルニッケ〉野

10　ウェルニッケ野はどれか．［柔整　2020年（28回am/問73）］

1. a　2. b　3. c　4. d

10

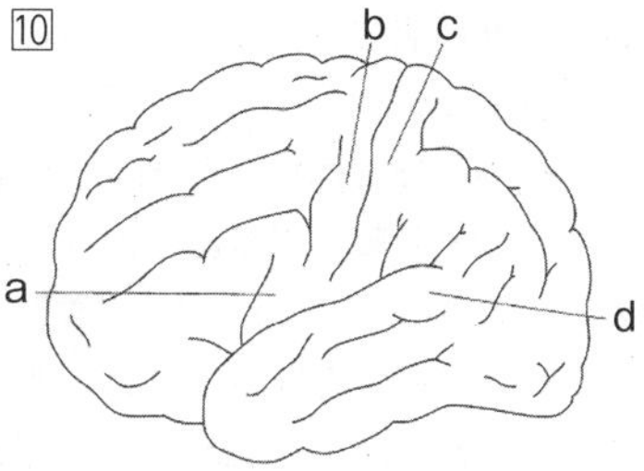

11　大脳基底核に分類されるのはどれか．［PT・OT　2020年（55回pm/問51）］

1. 視床　2. 上丘　3. 被殻　4. 下垂体　5. 歯状核

12　脳波検査について誤っているのはどれか．［PT・OT　2022年（57回am/問76）］

1. 開眼するとα波が抑制される　2. 周波数はα波よりβ波の方が大きい
3. ノンレム睡眠では高振幅徐波が出現する　4. 小児では成人に比べて背景活動の周波数が低い
5. 成人の安静覚醒閉眼時の背景活動はθ帯域である

13　レム睡眠について正しいのはどれか．［看護　2012年（101回pm/問26）］

1. 脳波上徐波を示す　2. 骨格筋は弛緩する　3. 心拍数は安定する　4. 夢はみない

14　ノンレム睡眠中の状態で正しいのはどれか．［看護　2018年（107回pm/問39）］

1. 骨格筋が弛緩している　2. 夢をみていることが多い
3. 大脳皮質の活動が低下している　4. 組織の新陳代謝が低下している

15　成人の睡眠で正しいのはどれか．［看護　2020年（109回am/問35）］

1. レム睡眠中は骨格筋が弛緩する　2. 入眠前の喫煙は睡眠導入時間を短くする．
3. ノンレム睡眠中はエネルギー代謝が亢進する．
4. 睡眠周期は90分のレム睡眠と数分のノンレム睡眠を繰り返す．

16　成人のノンレム睡眠の特徴はどれか．［看護　2023年（112回am/問38）］

1. 体温が上昇する．　2. 急速な眼球運動がある　3. 加齢に伴い時間が長くなる
4. 睡眠周期の前半にみられる

17　視床下部の機能で正しいのはどれか．2つ選べ．［看護　2014年（103回am/問83）］

1. 感覚系上行路の中継核　2. 長期記憶の形成　3. 摂食行動の調節
4. 飲水行動の調節　5. 姿勢の調節

18　姿勢の保持に関与するのはどれか．［看護　2014年（103回追試pm/問82）］

1. 橋　2. 小脳　3. 中脳　4. 視床下部　5. 大脳皮質

19　小脳の機能はどれか．2つ選べ．［看護　2015年（104回pm/問81）］

1. 関節角度の知覚　2. 振動感覚の中継　3. 姿勢反射の調節　4. 随意運動の制御
5. 下行性の疼痛抑制

⑳ 下図は，ヒトの脳の正中矢状断面図である．1～5のうち，血圧調節をつかさどる心臓血管中枢（血管運動中枢とも呼ぶ）を含むのはどれか．1つ選べ．［薬剤師　2023年（108回/問12）］

1. 1　2. 2　3. 3　4. 4　5. 5

㉑ 健常成人において脊椎に対する脊髄最下端の位置はどれか．［PT・OT　2021年（56回am/問54）］

1. 第9～第10胸椎　2. 第11～第12胸椎
3. 第1～第2腰椎　4. 第3～第4腰椎
5. 第5腰椎～第1仙椎

㉒ 脳脊髄液で満たされているのはどれか．［柔整　2023年（31回am/問71）］

1. 硬膜外葉と硬膜内葉の間　2. 硬膜内葉とクモ膜の間　3. クモ膜と軟膜の間
4. 軟膜と脳実質の間

㉓ 上行性伝導路はどれか．［柔整　2022年（30回am/問70）］

1. 視蓋脊髄路　2. 前庭脊髄路　3. 赤核脊髄路　4. 脊髄視床路

㉔ 伝導路で正しいのはどれか．［柔整　2019年（27回am/問54）］

1. 随意運動の伝導路は脊髄で左右交叉する　2. 視覚伝導路は内側膝状体で中継される
3. 温痛覚の伝導路は後索を上行する　4. 錐体路は大脳脚を通る

㉕ 意識にのぼる深部感覚の伝導路はどれか．［柔整　2022年（30回am/問71）］

1. 1　2. 2　3. 3　4. 4

㉖ 錐体路を含むのはどれか．［PT・OT　2020年（55回am/問52）］

1. 脳梁　2. 大脳脚　3. 上小脳脚　4. 中小脳脚
5. 下小脳脚

㉗ 体性感覚神経の一次ニューロンの細胞体があるのはどれか．［PT・OT　2021年（56回pm/問56）］

1. 延髄　2. 視床　3. 脊髄後角　4. 大脳皮質
5. 脊髄後根神経節

⑳

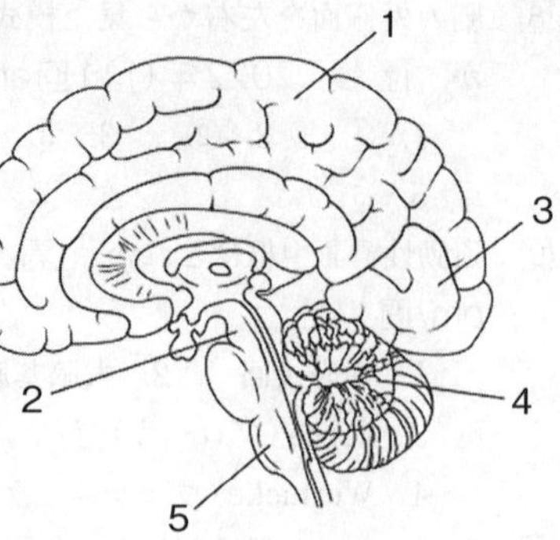

㉕

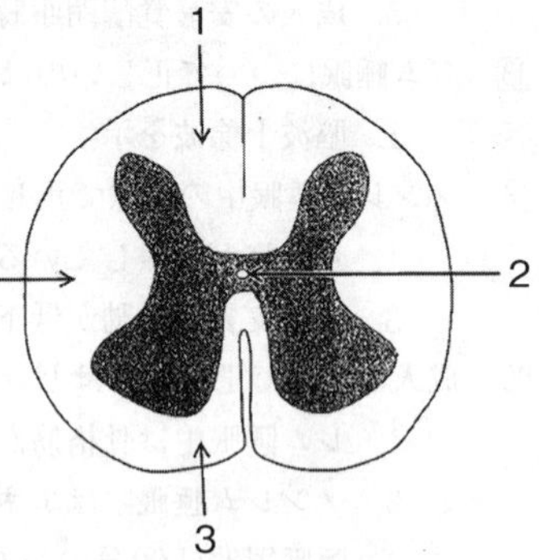

㉘ 神経系の構造と機能に関する記述である．最も適当なのはどれか．1つ選べ．［栄養　2023年（37回am/問34）※9章とも関連］

1. くも膜は，脳の表面に密着している　2. 体温調節中枢は，視床にある
3. 呼吸中枢は，中脳にある　4. 排便反射の中枢は，仙髄にある
5. 錐体路は，体性感覚の伝達を行う

㉙ アセチルコリンで収縮するのはどれか．2つ選べ．［看護　2019年（108回am/問84）］

1. 心筋　2. 排尿筋　3. 腓腹筋　4. 立毛筋　5. 瞳孔散大筋

㉚ 神経伝達物質と効果器の組合せで正しいのはどれか．［看護　2018年（107回pm/問70）］

1. γ-アミノ酪酸〈GABA〉—気管　2. アセチルコリン—瞳孔散大筋　3. アドレナリン—血管
4. セロトニン—心筋　5. ドパミン—汗腺

㉛ アドレナリン作動性線維はどれか．［柔整　2020年（28回am/問100）］

1. 交感神経の節前線維　2. 副交感神経の節前線維　3. 交感神経の節後線維
4. 副交感神経の節後線維

㉜ 交感神経の作用はどれか．2つ選べ．［看護　2020年（109回am/問81）］

1. 散瞳　2. 精神性発汗　3. 腸蠕動の促進　4. 排尿筋の収縮　5. グリコーゲン合成の促進

㉝ 副交感神経の作用はどれか．［看護　2013年（102回pm/問81）］

1. 瞳孔の散大　2. 発汗の促進　3. 心拍数の低下　4. 気管支の拡張　5. 消化液の分泌亢進

34 交感神経および副交感神経の両方の刺激で促進されるのはどれか．［PT・OT　2021年（56回pm/問62）］

1．発汗　2．心拍　3．胃の蠕動　4．唾液腺分泌　5．立毛筋収縮

35 迷走神経に関する記述である．最も適当なのはどれか．1つ選べ．［栄養　2021年（35回am/問34）］

1．脊髄神経である　2．副交感神経線維を含む　3．興奮により，胃酸分泌が抑制される

4．興奮により，心拍数が増加する　5．興奮により，胆嚢が弛緩する

36 神経系に関する記述である．正しいのはどれか．1つ選べ．［栄養　2018年（32回am/問34）※9章とも関連］

1．神経管の閉鎖には，葉酸が必要である　2．脳神経は，中枢神経系に属する

3．中脳は，橋と脊髄の間にある　4．体温調節中枢は，延髄にある　5．摂食中枢は，視床にある

3章　運動器系

1 骨について正しいのはどれか．［看護　2014年（103回追試am/問26）］

1．リンの貯蔵場所である　2．骨髄で骨の形成が行われる

3．骨芽細胞によって骨の吸収が行われる　4．カルシトニンによって骨からカルシウムが放出される

2 骨に関する記述である．正しいのはどれか．1つ選べ．［栄養　2019年（33回am/問38）］

1．骨の主な無機質成分は，炭酸カルシウムである　2．骨端軟骨は，骨端の関節面を覆う

3．骨への力学的負荷は，骨量を増加させる　4．骨芽細胞は，骨吸収を行う

5．ビスホスホネート薬は，骨吸収を促進する

3 運動器系の構造と機能に関する記述である．誤っているのはどれか．1つ選べ．［栄養　2018年（32回am/問36）］

1．橈骨は，前腕の骨である　2．骨膜は，骨折時の骨再生に関与している

3．靭帯は，骨と骨を連結する　4．可動関節は，関節包で覆われている

5．骨格筋は，平滑筋である

4 筋収縮で正しいのはどれか．［看護　2016年（105回am/問26）］

1．筋収縮はミオシンの短縮である　2．アクチンにATP分解酵素が存在する

3．α運動ニューロンは筋紡錘を興奮させる　4．筋小胞体からカルシウムイオンが放出される

5 骨格筋の収縮について正しいのはどれか．［看護　2014年（103回am/問27）］

1．筋収縮のエネルギー源はADPである　2．収縮力は関節が伸展した状態で最大となる

3．骨格筋は副交感神経の指令を受けて収縮する　4．アクチンがミオシン上を滑走して筋収縮が起こる

6 骨格筋線維で正しいのはどれか．［柔整　2022年（30回am/問82）］

1．自動性がある　2．複数の核をもつ　3．自律神経が支配する　4．ギャップ結合で連絡する

7 神経筋接合部のアセチルコリン受容体で正しいのはどれか．［柔整　2021年（29回am/問101）］

1．神経終末に存在する　2．電位作動性イオンチャネルである

3．活性化によって筋細胞膜に過分極を起こす　4．アセチルコリンの結合でイオンチャネルが開く

8 強度の運動を続けると筋肉で増加するのはどれか．［柔整　2022年（30回am/問83）］

1．乳酸　2．グルコース　3．グリコーゲン　4．クレアチンリン酸

9 運動器に関する記述である．最も適当なのはどれか．1つ選べ．［栄養　2021年（35回am/問36）※12章とも関連］

1．腰椎は，6個である　2．舌運動は，舌咽神経支配である　3．咬筋は，顔面神経支配である

4．筋が収縮する際は，筋小胞体からカリウムイオンが放出される

5．筋収縮のエネルギーは，ATPの分解による

10 運動器系に関する記述である．最も適当なのはどれか．1つ選べ．［栄養　2020年（34回am/問36）］

1．骨の主な有機質成分は，コラーゲンである　2．頸椎は，12個で構成される

3．橈骨は，下腿の骨である　4．骨格筋は，平滑筋である　5．白筋は，持続的な収縮に適している

11 伸張反射の構成要素はどれか．2つ選べ．[看護　2015年(104回am/問83)]
1．骨膜　2．筋紡錘　3．腱紡錘　4．脊髄側角　5．運動神経

12 立ち直り反射に関与するのはどれか．2つ選べ．[看護　2016年(105回am/問81)]
1．視細胞　2．コルチ器　3．圧受容器　4．化学受容器　5．頸筋の筋紡錘

13 下肢の屈曲反射時に起こるのはどれか．[柔整　2021年(29回am/問100)]
1．刺激側の伸筋群の収縮　2．刺激側の屈筋群の弛緩　3．刺激の反対側の伸筋群の収縮
4．刺激の反対側の屈筋群の収縮

14 脊髄反射はどれか．[柔整　2019年(27回am/問79)]
1．頸反射　2．屈曲反射　3．立ち直り反射　4．前庭迷路反射

4章　感覚器系

1 最も順応しにくいのはどれか．[看護　2017年(106回am/問73)]
1．視覚　2．嗅覚　3．味覚　4．触覚　5．痛覚

2 眼球内での光の通路に関与するのはどれか．2つ選べ．[看護　2017年(106回pm/問74)]
1．強膜　2．脈絡膜　3．毛様体　4．硝子体　5．水晶体

3 白内障の病変部位はどれか．[柔整　2020年(28回am/問79)]
1．虹彩　2．水晶体　3．硝子体　4．視神経乳頭

4 外分泌器官はどれか．[看護　2014年(103回追試pm/問11)]
1．涙腺　2．甲状腺　3．胸腺　4．副腎

5 眼の遠近調節を行う筋はどれか．[看護　2022年(111回am/問78)]
1．下斜筋　2．下直筋　3．毛様体筋　4．上眼瞼挙筋　5．瞳孔括約筋

6 光を屈折する眼の構造はどれか．[看護　2014年(103回am/問28)]
1．結膜　2．角膜　3．強膜　4．網膜

7 近くの対象を見るときの眼の調節で正しいのはどれか．[柔整　2020年(28回am/問104)]
1．水晶体が薄くなる．　2．水晶体が前方に移動する．　3．毛様体筋が収縮する．
4．毛様体小帯が緊張する．

8 眼球に入る光の量を調節するのはどれか．[看護　2020年(109回am/問76)]
1．角膜　2．虹彩　3．瞳孔　4．水晶体　5．毛様体

9 閉眼に関与する神経はどれか．[看護　2015年(104回am/問78)]
1．動眼神経　2．滑車神経　3．三叉神経　4．外転神経　5．顔面神経

10 健常な人の瞳孔を図に示す．
右眼に光を当てたときの正常な対光反射はどれか．[看護　2013年(102回am/問43)]

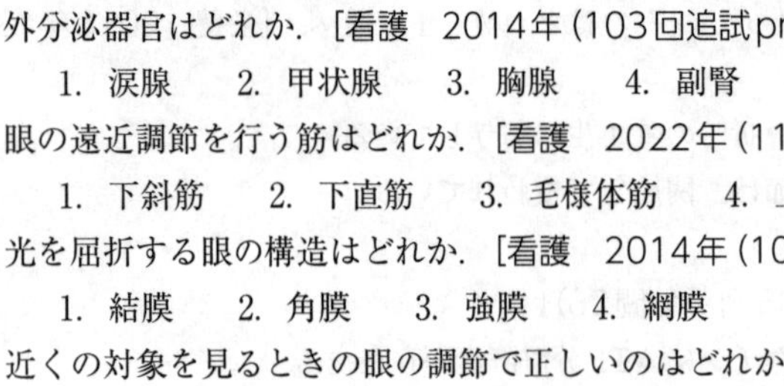

11 三叉神経を求心路として起こるのはどれか．[看護　2019年(108回am/問26)]
1．瞬目反射　2．対光反射　3．追跡運動　4．輻輳反射

12 中耳にあるのはどれか．[看護　2013年(102回am/問26)]
1．前庭　2．蝸牛　3．半規管　4．耳小骨

13 内耳に含まれるのはどれか．［柔整　2019年（27回am/問59）］

1．鼓膜　2．鼓室　3．前庭　4．耳管

14 音を感知するラセン器〈Corti〈コルチ〉器〉があるのはどれか．［看護　2023年（112回am/問75）］

1．蝸牛管　2．半規管　3．鼓室　4．鼓膜　5．前庭

15 聴力検査に用いるのはどれか．［看護　2014年（103回追試am/問13）］

1．サーモグラフ　2．オージオメータ　3．スパイロメータ　4．パルスオキシメータ

16 平衡斑があるのはどれか．［柔整　2023年（31回am/問79）］

1．前庭　2．蝸牛管　3．鼓室階　4．半規管

17 角加速度を感知するのはどれか．［看護　2017年（106回am/問27）］

1．耳管　2．前庭　3．耳小骨　4．半規管

18 耳の感覚器と刺激との組合せで正しいのはどれか．［看護　2016年（105回pm/問26）］

1．蝸牛管─頭部の回転　2．球形嚢─頭部の傾き　3．半規管─鼓膜の振動

4．卵形嚢─骨の振動

19 感覚受容にリンパ液の動きが関与するのはどれか．2つ選べ．［看護　2021年（110回am/問84）］

1．嗅覚　2．聴覚　3．味覚　4．振動感覚　5．平衡感覚

20 味覚について正しいのはどれか．［看護　2018年（107回pm/問26）］

1．基本味は5つである　2．外転神経が支配する　3．冷たい物ほど味が濃いと感じる

4．1つの味蕾は1種類の基本味を知覚する

21 嗅覚の一次中枢はどれか．［看護　2019年（108回pm/問26）］

1．嗅球　2．嗅上皮　3．後頭葉　4．上鼻甲介

22 皮膚の構造と機能について正しいのはどれか．［看護　2015年（104回pm/問45）］

1．皮膚表面は弱酸性である　2．粘膜は細菌が繁殖しにくい

3．皮脂の分泌量は老年期に増加する　4．アポクリン汗腺は全身に分布している

23 アポクリン汗腺が多く分布する部位はどれか．2つ選べ．［看護　2013年（102回am/問87）］

1．顔面　2．腋窩　3．手掌　4．足底　5．外陰部

24 体性感覚はどれか．［看護　2023年（112回am/問10）］

1．視覚　2．触覚　3．聴覚　4．平衡覚

25 表在感覚の受容器が存在する部位はどれか．［看護　2013年（102回pm/問13）］

1．筋肉　2．皮膚　3．関節　4．骨

26 皮膚の侵害受容器はどれか．［PT・OT　2019年（54回pm/問61）］

1．毛包受容体　2．Pacini小体　3．Ruffini終末　4．自由神経終末　5．Meissner小体

27 内臓痛が生じるのはどれか．［看護　2015年（104回pm/問26）］

1．臓器の切開　2．管腔臓器の受動的な過伸展　3．細胞内カリウムイオン濃度の上昇

4．細胞外ナトリウムイオン濃度の上昇

5章　循環系

1 大動脈に血液を送り出す部位はどれか．［看護　2017年（106回am/問11）］

1．左心室　2．右心室　3．左心房　4．右心房

2 左心室から全身に血液を送り出す血管はどれか．［看護　2014年（103回am/問24）］

1．冠状動脈　2．下大静脈　3．肺動脈　4．肺静脈　5．大動脈

3 部位と流れる血液との組合せで正しいのはどれか．［看護　2006年（95回am/問11）］

1．肺動脈 ─ 動脈血　2．肺静脈 ─ 静脈血　3．右心房 ─ 動脈血　4．左心室 ─ 動脈血

④　心音の聴取部位を図に示す．肺動脈弁領域の聴診部位はどれか．ただし，点線は心臓を示す．［看護　2013年（102回am/問82）］

1. 1　2. 2　3. 3　4. 4　5. 5

④
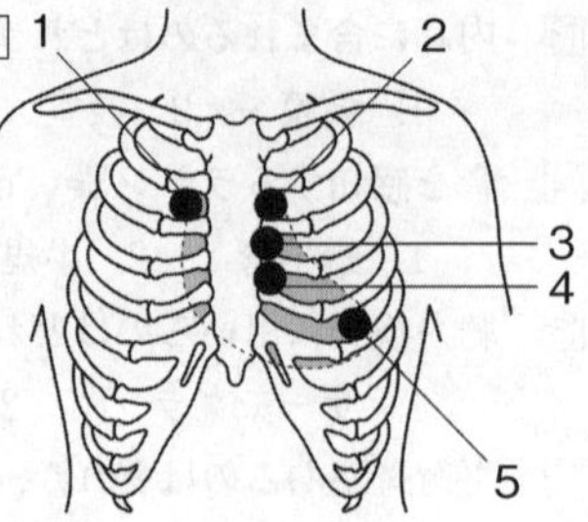

⑤　健常な成人で心臓壁が最も厚いのはどれか．［看護　2021年（110回pm/問11）］

1. 右心室　2. 右心房　3. 左心室　4. 左心房

⑥　心室収縮時，左心室からの血液の逆流を防止する弁はどれか．［柔整　2019年（27回am/問6）］

1. 三尖弁　2. 肺動脈弁　3. 僧帽弁　4. 大動脈弁

⑦　固有心筋の特徴はどれか．［看護　2020年（109回am/問26）］

1. 平滑筋である　2. 骨格筋よりも不応期が短い　3. 活動電位にプラトー相がみられる
4. 筋層は右心室の方が左心室より厚い

⑧　刺激伝導系でないのはどれか．［看護　2017年（106回pm/問26）］

1. 腱索　2. 洞房結節　3. 房室結節　4. Purkinje〈プルキンエ〉線維

⑨　心臓の刺激伝導系で最初の興奮部位はどれか．［看護　2023年（112回pm/問12）］

1. 洞房結節　2. 房室結節　3. His〈ヒス〉束　4. Purkinje〈プルキンエ〉線維

⑩　心臓の模式図を示す．通常のペースメーカーはどれか．［看護　2011年（100回pm/問82）］

1. 1　2. 2　3. 3　4. 4　5. 5

⑩
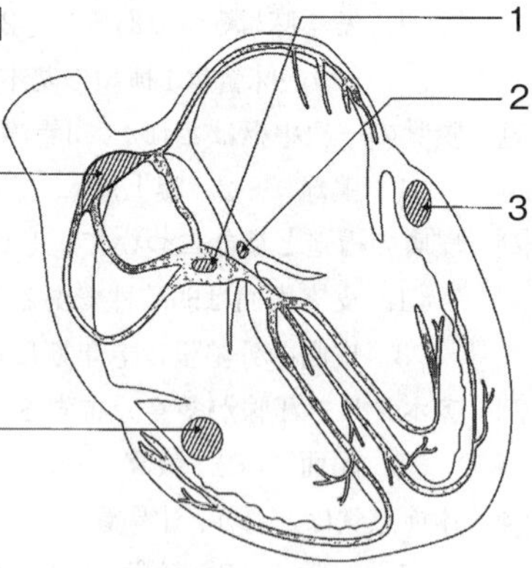

⑪　心臓の自動的収縮について正しいのはどれか．［看護　2014年（103回am/問29）］

1. 運動神経で促進される
2. 興奮を伝える刺激伝導系がある
3. ペースメーカーはHis〈ヒス〉束である
4. 中脳の血管運動中枢による支配を受ける

⑫　心周期に伴う心臓の変化で，収縮期の初期には心室の容積は変わらずに内圧が上昇していく．
このときの心臓で正しいのはどれか．［看護　2023年（112回pm/問26）］

1. 僧帽弁は開いている　2. 大動脈弁は開いている　3. 左心室の容積は最小である
4. 左心室の内圧は大動脈圧よりも低い

⑬　図の心電図の矢印が示す波形が反映するのはどれか．［柔整　2021年（29回am/問85）］

1. 心房の脱分極　2. 心房の再分極
3. 心室の脱分極　4. 心室の再分極

⑬
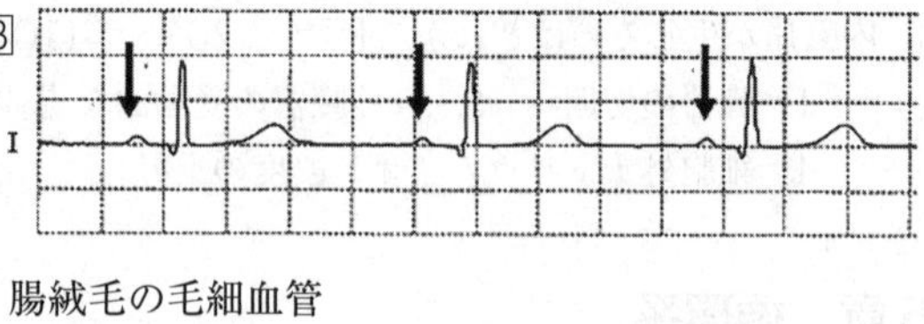

⑭　血管に吻合がないのはどれか．［看護　2016年（105回am/問27）］

1. 皮静脈　2. 冠動脈　3. 膝窩動脈　4. 腸絨毛の毛細血管

⑮　健常な成人の心臓について，右心室と左心室で等しいのはどれか．2つ選べ．［看護　2018年（107回pm/問83）］

1. 単位時間当たりの収縮の回数　2. 拡張時の内圧　3. 収縮時の内圧　4. 心室壁の厚さ
5. 1回拍出量

⑯　正常な心臓で心拍出量が減少するのはどれか．［看護　2022年（111回am/問26）］

1. 心拍数の増加　2. 大動脈圧の上昇　3. 静脈還流量の増加　4. 心筋収縮力の上昇

⑰　収縮期血圧の上昇をきたす要因はどれか．［看護　2013年（102回am/問83）］

1. 副交感神経の興奮　2. 循環血液量の減少　3. 末梢血管抵抗の増大　4. 血液の粘稠度の低下
5. 動脈血酸素分圧〈PaO_2〉の上昇

⑱ 血圧を上昇させるのはどれか．2つ選べ．［看護　2021年(110回pm/問83)］
1. セロトニン　2. ヒスタミン　3. バソプレシン　4. ブラジキニン
5. 心房性ナトリウムペプチド

⑲ 血圧を上げる作用を持つのはどれか．2つ選べ．［看護　2014年(103回am/問82)］
1. レニン　2. インスリン　3. カルシトニン　4. ソマトスタチン　5. ノルアドレナリン

⑳ 入浴中の高齢者が浴槽から急に立ち上がったところ，ふらついた．要因として考えられるのはどれか．［看護　2014年(103回追試am/問47)］
1. 血圧の上昇　2. 心拍数の増加　3. 脳血流量の減少　4. 頭蓋内圧の低下

㉑ 頸動脈洞反射で正しいのはどれか．［PT・OT　2019年(54回pm/問60)］
1. 血圧が上昇する　2. 心拍数が増加する　3. 求心路は舌下神経を介する
4. 遠心路は迷走神経を介する　5. 血中酸素濃度の上昇によって生じる

㉒ 心臓血管中枢がある部位はどれか．［柔整　2023年(31回am/問97)］
1. 中脳　2. 橋　3. 延髄　4. 頸髄

㉓ リンパ系について正しいのはどれか．［看護　2011年(100回am/問27)］
1. リンパ液の主成分は赤血球である　2. リンパ液に脂肪成分は含まれない
3. 過剰な組織液はリンパ管に流入する　4. 胸管のリンパ液は動脈系へ直接流入する

㉔ リンパの流れで正しいのはどれか．［看護　2023年(112回pm/問27)］
1. 成人の胸管を流れる量は1日約10Lである　2. 右上半身のリンパは胸管に流入する
3. 中枢から末梢への一方向に流れる　4. 筋運動を行うと流量は増加する

㉕ 胸管で正しいのはどれか．［看護　2015年(104回am/問26)］
1. 弁がない　2. 静脈角に合流する　3. 癌細胞は流入しない　4. 主に蛋白質を輸送する

㉖ リンパ液で正しいのはどれか．［柔整　2023年(31回am/問96)］
1. リンパ流量は心拍出量と等しい　2. リンパ液には赤血球が含まれる
3. 乳び槽には頭部からのリンパ液が入る　4. リンパ液には免疫グロブリンが含まれる

㉗ 循環器系の構造と機能に関する記述である．最も適当なのはどれか．1つ選べ．［栄養　2023年(37回am/問29)］
1. 左心室の壁厚は，右心室の壁厚よりも薄い　2. 洞房結節は，左心房にある
3. 胸管は，右鎖骨下動脈に流入する　4. 門脈を流れる血液は，動脈血である
5. 血圧上昇により大動脈弓の圧受容体が刺激されると，心拍数は低下する

㉘ 循環器系の構造と機能に関する記述である．最も適当なのはどれか．1つ選べ．［栄養　2022年(36回am/問29) ※12章とも関連］
1. 心筋は，平滑筋である　2. 冠状動脈は，上行大動脈から分岐する
3. 肺動脈を流れる血液は，動脈血である　4. 動脈の容量は，静脈の容量より大きい
5. リンパ(リンパ液)は，鎖骨下動脈に流入する

㉙ 循環器系に関する記述である．最も適当なのはどれか．1つ選べ．［栄養　2021年(35回am/問29)］
1. 心臓血管中枢は，小脳にある　2. 三尖弁は，左心房と左心室の間にある
3. 洞房結節は，左心房にある　4. 静脈の容量は，動脈の容量より大きい
5. 心電図QRS波は，心房の興奮を示す

6章　血液と生体防御機構

① 血清に含まれないのはどれか．［看護　2013年(102回pm/問73)］
1. インスリン　2. アルブミン　3. γ-グロブリン　4. β-グロブリン　5. フィブリノゲン

2　造血について正しいのはどれか．［看護　2014年（103回追試am/問27）］

1．造血幹細胞は脾臓にある　2．胎生期には肝臓で行われる

3．Bリンパ球は骨髄系幹細胞から分化する　4．造血能が低下すると末梢血中の網赤血球数は増加する

3　成人で，骨髄が脂肪組織になっているのはどれか．［看護　2019年（108回pm/問76）］

1．寛骨　2．胸骨　3．大腿骨の骨幹　4．椎骨の椎体　5．肋骨

4　健常な成人の血液中にみられる細胞のうち，核が無いのはどれか．［看護　2018年（107回am/問26）］

1．単球　2．好中球　3．赤血球　4．リンパ球

5　成人の正常な赤血球の説明で正しいのはどれか．［看護　2023年（112回pm/問13）］

1．球状の細胞である　2．腎臓で破壊される　3．寿命は約60日である

4．酸素の輸送を担っている

6　血液中のビリルビンの由来はどれか．［看護　2021年（110回am/問74）］

1．核酸　2．メラニン　3．アルブミン　4．グリコゲン　5．ヘモグロビン

7　貧血の定義で正しいのはどれか．［看護　2022年（111回pm/問16）］

1．血圧が低下すること　2．脈拍が速くなること　3．立ち上がると失神を起こすこと

4．ヘモグロビン濃度が減少していること

8　成人女性の赤血球数の基準値はどれか．［看護　2022年（111回am/問15）］

1．150〜250万/μL　2．350〜450万/μL　3．550〜650万/μL　4．750〜850万/μL

9　免疫機能に関与する細胞はどれか．［看護　2015年（104回am/問10）］

1．血小板　2．白血球　3．網赤血球　4．成熟赤血球

10　健康な成人の白血球の中に占める割合が高いのはどれか．［看護　2023年（112回am/問11）］

1．単球　2．好酸球　3．好中球　4．リンパ球

11　白血球について正しいのはどれか．［看護　2014年（103回pm/問30）］

1．酸素を運搬する．　2．貪食作用がある　3．骨髄で破壊される

4．血液1μl中に10万〜20万個含まれる

12　血液の凝固・線溶系について正しいのはどれか．［看護　2014年（103回追試pm/問28）］

1．トロンビンは血栓を溶解する　2．フィブリンは一次血栓を形成する

3．プラスミンはフィブリノゲンから作られる　4．損傷を受けた血管内皮に血小板が付着する

13　血液凝固因子はどれか．2つ選べ．［PT・OT　2020年（55回am/問65）］

1．アルブミン　2．トロンビン　3．ヘモグロビン　4．フィブリノゲン　5．エリスロポエチン

14　線維素溶解現象で分解されるのはどれか．［柔整　2022年（30回am/問91）］

1．グロブリン　2．トロンビン　3．フィブリン　4．プラスミン

15　線維素溶解に働くのはどれか．［PT・OT　2019年（54回pm/問64）］

1．アルブミン　2．グロブリン　3．トロンビン　4．フィブリン　5．プラスミン

16　血球とその働きの組合せで正しいのはどれか．2つ選べ．［PT・OT　2023年（58回pm/問66）］

1．顆粒球 — 止血　2．血小板 — 病原体の貪食　3．赤血球 — ヘモグロビンの輸送

4．単球 — 栄養素の運搬　5．リンパ球 — 抗体の産生

17　血球で正しいのはどれか．［柔整　2019年（27回am/問31）］

1．Bリンパ球は胸腺で成熟する　2．好酸球は白血球中で最も数が多い

3．血小板は巨核球からできる　4．赤血球は円盤状の核をもつ

18　血液型で正しいのはどれか．［看護　2016年（105回pm/問27）］

1．日本人の15%はRh（−）である　2．A型のヒトの血漿には抗B抗体がある

3．B型のヒトの赤血球膜表面にはA抗原がある

4．Coombs〈クームス〉試験でABO式の血液型の判定を行う

19　細菌感染による急性炎症で最初に反応する白血球はどれか．［看護　2020年（109回am/問24）］

1．単球　2．好酸球　3．好中球　4．好塩基球　5．リンパ球

⑳ 貪食能を有する細胞はどれか．［看護　2016年（105回pm/問69）］

1. 好酸球　2. Bリンパ球　3. 線維芽細胞　4. 血管内皮細胞　5. マクロファージ

㉑ 貪食を行う細胞はどれか．2つ選べ．［看護　2010年（99回am/問81）］

1. 単球　2. 赤血球　3. 好中球　4. Tリンパ球　5. Bリンパ球

㉒ B細胞が抗原認識によって分化した抗体産生細胞はどれか．［看護　2022年（111回am/問28）］

1. マクロファージ　2. 形質細胞　3. 肥満細胞　4. T細胞

㉓ 抗体を産生するのはどれか．［PT・OT　2022年（57回am/問65）］

1. 赤血球　2. 好中球　3. 好酸球　4. リンパ球　5. 血小板

㉔ 抗体を産生するのはどれか．［看護　2012年（101回pm/問79）］

1. 顆粒球　2. T細胞　3. NK細胞　4. 形質細胞　5. マクロファージ

㉕ 免疫担当細胞とその機能の組合せで正しいのはどれか．［看護　2011年（100回pm/問26）］

1. 好中球 — 抗原の提示　2. 肥満細胞 — 補体の活性化　3. 形質細胞 — 抗体の産生
4. ヘルパーT細胞 — 貪食

㉖ 健康な成人の血液中に最も多い抗体はどれか．［看護　2008年（97回am/問12）］

1. IgA　2. IgE　3. IgG　4. IgM

㉗ 母乳中に含まれている免疫グロブリンで最も多いのはどれか．［看護　2019年（108回am/問8）］

1. IgA　2. IgE　3. IgG　4. IgM

㉘ 細菌が体内に初めて侵入したときに最初に産生される免疫グロブリンはどれか．［看護　2023年（112回pm/問74）］

1. IgA　2. IgD　3. IgE　4. IgG　5. IgM

㉙ 免疫応答について正しいのはどれか．［看護　2014年（103回追試pm/問26）］

1. 顆粒球は抗体を産生する　2. B細胞は胸腺で分化する　3. 補体にはオプソニン作用がある
4. ワクチンによる抗体の誘導は受動免疫である

㉚ ワクチン接種後の抗体産生について正しいのはどれか．［看護　2022年（111回am/問27）］

1. ワクチン内の抗原を提示するのは好中球である
2. 抗原に対して最初に産生される抗体はIgAである
3. 抗原に対して血中濃度が最も高くなる抗体はIgMである
4. 同じワクチンを2回接種すると抗原に対する抗体の産生量が増加する

㉛ I型アレルギーに関与する抗体はどれか．［PT・OT　2023年（58回am/問65）］

1. IgA　2. IgD　3. IgE　4. IgG　5. IgM

㉜ 1年前にハチに刺された人が再びハチに刺された．起こる可能性のあるアレルギー反応はどれか．［看護　2013年（102回pm/問46）］

1. I型アレルギー　2. II型アレルギー　3. III型アレルギー　4. IV型アレルギー

㉝ 接触性皮膚炎の原因となるアレルギー反応で正しいのはどれか．［看護　2016年（105回am/問70）］

1. I型　2. II型　3. III型　4. IV型　5. V型

㉞ 血球に関する記述である．最も適当なのはどれか．1つ選べ．［栄養　2022年（36回am/問38）］

1. 赤血球には，ミトコンドリアが存在する　2. 好中球は，抗体を産生する
3. B細胞は，胸腺で成熟する　4. 好酸球は，アレルギー反応に関与する
5. 血小板には，核が存在する

㉟ 赤血球に関する記述である．最も適当なのはどれか．1つ選べ．［栄養　2021年（35回am/問38）］

1. 赤血球は，中央が膨らんだ円盤状の構造をもつ
2. ABO血液型がO型の場合，赤血球の表面にはA抗原とB抗原が発現している
3. 赤血球の寿命は，約1カ月である　4. 網赤血球は，寿命を終えた赤血球である
5. 低酸素環境下で，赤血球数は増加する

36 免疫・生体防御に関する記述である．最も適当なのはどれか．1つ選べ．［栄養　2021年（35回am/問40）］

1. 唾液は，分泌型IgAを含む　2. B細胞は，胸腺で成熟する

3. T細胞は，免疫グロブリンを産生する　4. アナフィラキシーショックは，IgGが関与する

5. ワクチン接種による免疫は，受動免疫である

7章　呼吸器系

1 喉頭隆起を形成するのはどれか．［柔整　2020年（28回am/問66）］

1. 甲状軟骨　2. 喉頭蓋軟骨　3. 披裂軟骨　4. 輪状軟骨

2 気管で正しいのはどれか．2つ選べ．［看護　2020年（109回am/問82）］

1. 軟骨は筒状である．　2. 胸骨角の高さで分岐する．　3. 交感神経の働きで収縮する．

4. 吸息相の気管内圧は陰圧である．　5. 頸部では食道の脊側に位置する．

3 気管支の構造で正しいのはどれか．［看護　2011年（100回pm/問27）］

1. 左葉には3本の葉気管支がある．　2. 右気管支は左気管支よりも長い．

3. 右気管支は左気管支よりも直径が大きい．　4. 右気管支は左気管支よりも分岐角度が大きい．

4 成人の左右の主気管支を図に示す．正しいのはどれか．［看護　2014年（103回追試am/問28）］

1. 1　2. 2　3. 3　4. 4

5 気管支について正しいのはどれか．［PT・OT　2020年（55回am/問57）］

1. 気管支には平滑筋がある．　2. 左主気管支は右主気管支より短い．

3. 気管支の内表面は扁平上皮で覆われる．

4. 気管分岐部は食道の第1狭窄部にある．

5. 気管の延長線に対する気管支の分岐角度は左より右の方が大きい．

6 斜線部が左肺の下葉を示すのはどれか．
［看護　2010年（99回pm/問10）］

1. 1　2. 2　3. 3　4. 4

7 肺と気管について正しいのはどれか．［看護　2014年（103回追試am/問29）］

1. 気管支動脈は肺循環に属する．

2. 気管軟骨は気管の背面に存在する．

3. 左肺は上葉，中葉および下葉に分かれている．

4. 酸素飽和度は肺動脈の血液よりも肺静脈の血液が高い．

8 右肺のみにあるのはどれか．［柔整　2023年（31回am/問63）］

1. 胸膜洞　2. 斜裂　3. 水平裂　4. 心圧痕

9 胸膜腔に存在するのはどれか．［看護　2021年（110回pm/問74）］

1. 滑液　2. 空気　3. 血液　4. 漿液　5. 粘液

10 吸息時に収縮する筋はどれか．2つ選べ．［看護　2015年（104回am/問84）］

1. 腹直筋　2. 腹横筋　3. 横隔膜　4. 外肋間筋

5. 内肋間筋

11 安静時の吸息で正しいのはどれか．［柔整　2023年（31回am/問98）］

1. 横隔膜の弛緩　2. 内肋間筋の収縮

3. 肺胞内圧の陰圧化　4. 胸膜腔内圧の陽圧化

12 吸息時の肺胞内圧と胸膜腔内圧の組合せで正しいのはどれか．［柔整　2019年（27回am/問63）］

1. 肺胞内圧が陽圧 ― 胸膜腔内圧が陽圧　2. 肺胞内圧が陽圧 ― 胸膜腔内圧が陰圧

3. 肺胞内圧が陰圧 ― 胸膜腔内圧が陽圧　4. 肺胞内圧が陰圧 ― 胸膜腔内圧が陰圧

4

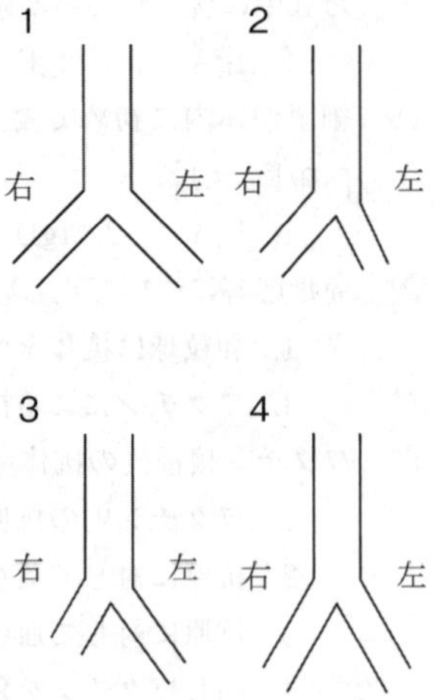

6

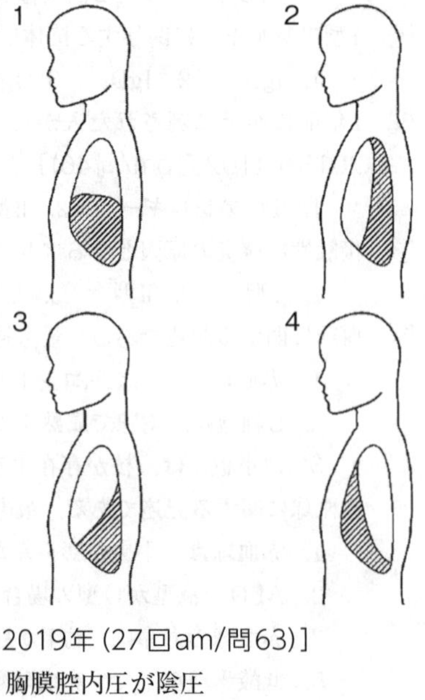

13　自発呼吸時の胸腔内圧を示す曲線はどれか．［看護　2018年（107回am/問27）］

1．1　　2．2　　3．3　　4．4

13

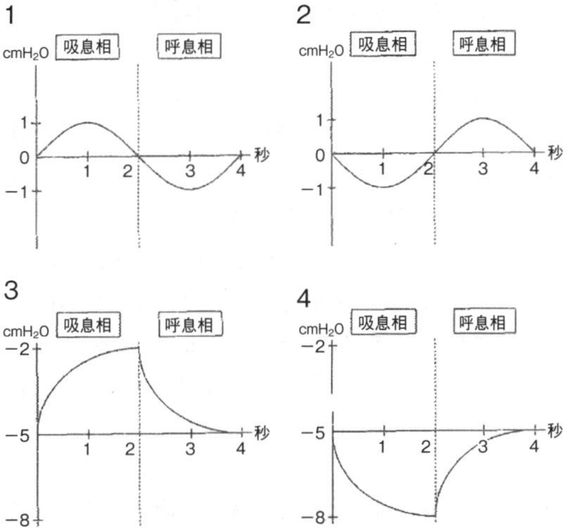

14　スパイロメトリーで測定できるのはどれか．［看護　2014年（103回追試pm/問29）］

1．肺活量　　2．残気量　　3．全肺気量

4．動脈血酸素飽和度〈PaO_2〉

15　「安静時呼吸」，「深呼吸」，「徐々に深くなっていく呼吸」に伴う肺容量の変化を図に示す．
肺活量を示すのはどれか．［看護　2020年（109回pm/問80）］

1．①　　2．②　　3．③　　4．④　　5．⑤

15

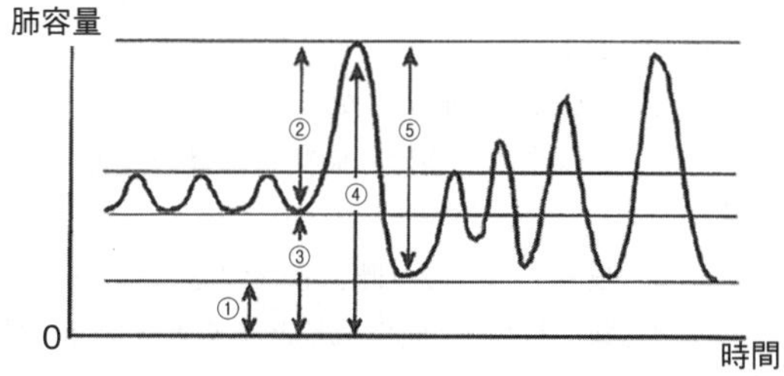

16　健康な成人の1回換気量はどれか．［看護　2020年（109回am/問11）］

1．約150mL　　2．約350mL

3．約500mL　　4．約1,000mL

17　全肺気量の計算式を示す．肺活量＋□＝全肺気量］
□に入るのはどれか．［看護　2012年（101回pm/問27）］

1．残気量　　2．予備吸気量

3．１回換気量　　4．予備呼気量

18　肺機能検査とその説明の組合せで正しいのはどれか．［PT・OT　2020年（55回am/問73）］

1．1秒量 ― 安静呼気の呼出開始から1秒間に呼出した肺気量

2．残気量 ― 安静呼気位に肺内に残存した肺気量

3．肺活量 ― 最大吸気位からゆっくりと最大呼気位まで呼出した肺気量

4．拘束性換気障害 ― %肺活量 90%未満　　5．閉塞性換気障害 ― １秒率 80%未満

19　慢性閉塞性肺疾患（chronic obstructive pulmonary disease）について正しいのはどれか．［看護　2017年（106回pm/問28）］

1．残気量は減少する．　　2．%肺活量の低下が著明である．

3．肺コンプライアンスは上昇する．　　4．可逆性の気流閉塞が特徴である．

20　肺活量の低下は著しくないが，1秒率が低下するのはどれか．［看護　2010年（99回am/問77）］

1．肺塞栓症　　2．肺線維症　　3．気管支喘息　　4．重症筋無力症　　5．過換気症候群

21　スパイロメトリーの結果による換気機能診断図を示す．
閉塞性換気障害（obstructive ventilatory impairment）と診断される分類はどれか．［看護　2013年（102回pm/問48）］

1．A　　2．B　　3．C　　4．D

21

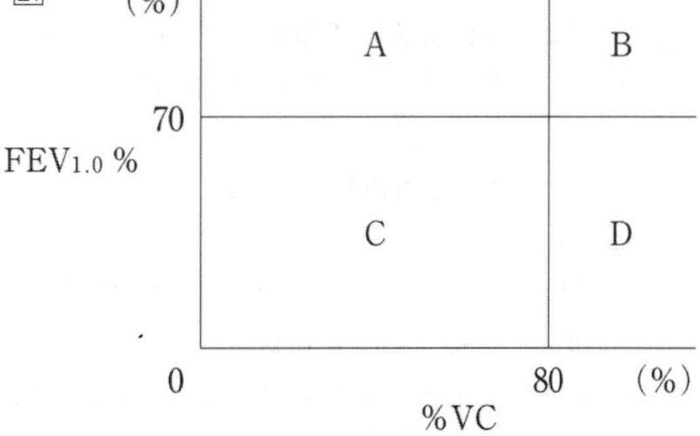

22　血液中の総ヘモグロビンに対する酸素化ヘモグロビンの割合を表すのはどれか．［看護　2008年（97回am/問13）］

1．酸素飽和度　　2．動脈血酸素分圧

3．ヘマトクリット値　　4．ヘモグロビン濃度

23　血液中の二酸化炭素の運搬形態で最も多いのはどれか．［柔整　2021年（29回am/問89）］

1．重炭酸イオン　　2．カルバミノ化合物　　3．血漿に物理的に溶解したもの

4．赤血球中に物理的に溶解したもの

24 呼吸中枢があるのはどれか．［看護　2022年（111回pm/問13）］

1．間脳　2．小脳　3．大脳　4．脳幹

25 呼吸中枢の存在する部位はどれか．［看護　2014年（103回am/問26）］

1．大脳　2．小脳　3．延髄　4．脊髄

26 呼吸で正しいのはどれか．2つ選べ．［看護　2010年（99回pm/問78）］

1．内呼吸は肺で行われる．　2．呼気ではCO_2濃度がO_2濃度よりも高い．

3．吸気時には外肋間筋と横隔膜筋とが収縮する．　4．呼吸を調節する神経中枢は橋と延髄とにある．

5．呼吸の中枢化学受容体は主に動脈血酸素分圧に反応する．

27 呼吸パターンを図に示す．Cheyne-Stokes〈チェーン-ストークス〉呼吸はどれか．［看護　2022年（111回am/問18）］

1．①　2．②　3．③　4．④

27

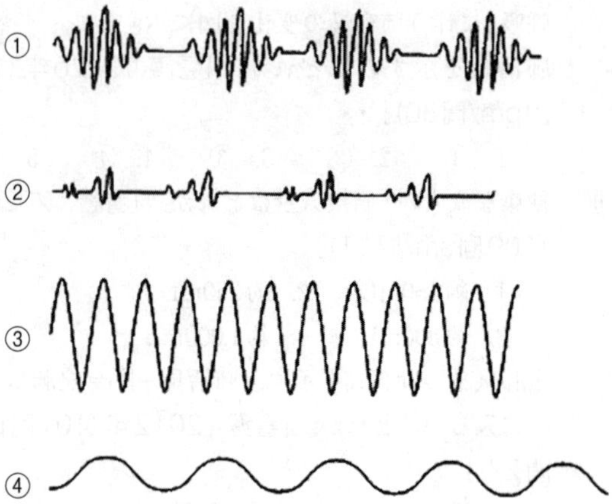

28 呼吸器系の構造と機能に関する記述である．最も適当なのはどれか．1つ選べ．［栄養　2023年（37回am/問35）］

1．右肺は，2葉からなる．

2．気管支平滑筋は，副交感神経の興奮で弛緩する．

3．横隔膜は，呼気時に収縮する．

4．肺活量は，1回換気量と予備吸気量と予備呼気量の和である．

5．外呼吸は，末梢組織における酸素と二酸化炭素のガス交換である．

29 肺の構造，呼吸機能および酸素の運搬に関する記述である．最も適当なのはどれか．1つ選べ．［栄養　2021年（35回am/問35）］

1．右肺は，2葉からなる．　2．肺静脈には，静脈血が流れている．

3．肺胞で行われるガス交換を，内呼吸という．　4．動脈血の酸素飽和度は，約40％である．

5．ヘモグロビンの酸素解離曲線は，血液pHが低下すると右方向に移動する．

8章　泌尿器系と体液

1 腎臓について正しいのはどれか．［看護　2016年（105回pm/問29）］

1．腹腔内にある．　2．左右の腎臓は同じ高さにある．　3．腎静脈は下大静脈に合流する．

4．腎動脈は腹腔動脈から分かれる．

2 下図はヒトの腎臓の断面を示す．1～5のうち，腎盂はどれか．1つ選べ．［薬剤師　2020年（105回/問11）］

1．1　2．2　3．3　4．4　5．5

2

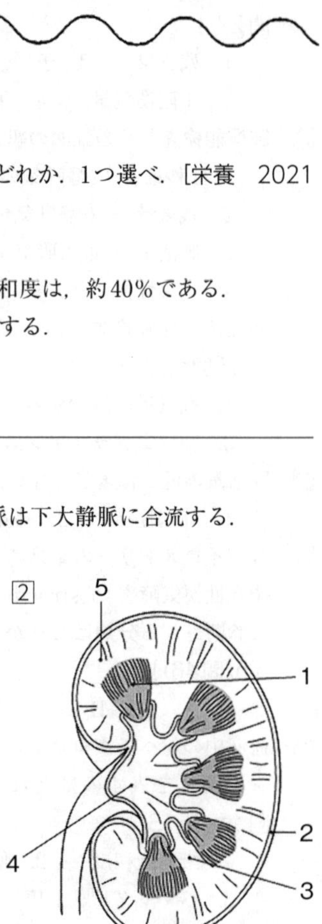

3 正常な糸球体で濾過される物質はどれか．［看護　2023年（112回am/問76）］

1．フィブリノゲン　2．ミオグロビン　3．アルブミン

4．血小板　5．赤血球

4 ナトリウムイオンが再吸収される主な部位はどこか．［看護　2013年（102回am/問77）］

1．近位尿細管　2．Henle〈ヘンレ〉のループ〈係蹄〉下行脚

3．Henle〈ヘンレ〉のループ〈係蹄〉上行脚　4．遠位尿細管　5．集合管

5　糸球体濾過量の推定に用いられる生体内物質はどれか．［看護　2022年（111回pm/問80）］

1. 尿素　2. イヌリン　3. ビリルビン　4. クレアチニン　5. パラアミノ馬尿酸

6　健康な成人における1日の平均尿量はどれか．［看護　2021年（110回am/問19）］

1. 100 mL　2. 500 mL　3. 1,500 mL　4. 2,500 mL

7　成人の正常尿で正しいのはどれか．［看護　2010年（99回pm/問40）］

1. 尿比重が1.025である．　2. 排尿直後は無色である．　3. 1日尿量は400 *ml*である．

4. 排尿直後にアンモニア臭がある．

8　腎・尿路系の構造と機能に関する記述である．最も適当なのはどれか．1つ選べ．［栄養　2021年（35回am/問31）］

1. 糸球体を流れる血液は，静脈血である．　2. ボーマン嚢は，糸球体の中にある．

3. 尿細管は，腎盂から膀胱までの尿路である．　4. 原尿は，膀胱に溜まる尿である．

5. 尿の浸透圧の変動は，血漿の浸透圧の変動より大きい．

9　蠕動運動がみられるのはどれか．2つ選べ．［看護　2021年（110回pm/問84）］

1. 腎動脈　2. 腎盂　3. 尿管　4. 膀胱　5. 尿道

10　膀胱で正しいのはどれか．［看護　2015年（104回pm/問28）］

1. 漿膜で覆われている．　2. 直腸の後方に存在する．　3. 粘膜は移行上皮である．

4. 筋層は2層構造である．

11　成人の膀胱の平均容量はどれか．［看護　2016年（105回pm/問10）］

1. 100 mL　2. 500 mL　3. 1,000 mL　4. 1,500 mL

12　排尿時に収縮するのはどれか．［看護　2020年（109回am/問78）］

1. 尿管　2. 尿道　3. 膀胱平滑筋　4. 内尿道括約筋　5. 外尿道括約筋

13　膀胱の蓄尿と排尿反射で正しいのはどれか．［看護　2023年（112回pm/問75）］

1. 排尿中枢はホルモンによって制御される．　2. 排尿反射は交感神経を介して起こる．

3. 蓄尿時に内尿道括約筋は収縮する．　4. 排尿時に外尿道括約筋は収縮する．

5. 蓄尿時に排尿筋は収縮する．

14　尿の回数が異常に多い状態を表すのはどれか．［看護　2014年（103回pm/問13）］

1. 頻尿　2. 乏尿　3. 尿閉　4. 尿失禁

15　健常な成人の体重における水分の割合に最も近いのはどれか．［看護　2013年（102回pm/問10）］

1. 20%　2. 40%　3. 60%　4. 80%

16　高齢者の体重に占める水分量の割合に最も近いのはどれか．［看護　2016年（105回am/問13）］

1. 45%　2. 55%　3. 65%　4. 75%

17　成人の体重に占める体液の割合で最も高いのはどれか．［看護　2019年（108回pm/問9）］

1. 血漿　2. 間質液　3. 細胞内液　4. リンパ液

18　細胞外液に比べて細胞内液で濃度が高いのはどれか．［看護　2012年（101回am/問10）］

1. カルシウム　2. ナトリウム　3. カリウム

4. クロール

19　血漿の電解質組成を陽イオンと陰イオンに分けたグラフを示す．矢印で示すのはどれか．［看護　2019年（108回am/問79）］

1. ナトリウムイオン　2. カリウムイオン

3. リン酸イオン　4. 塩化物イオン　5. 重炭酸イオン

19
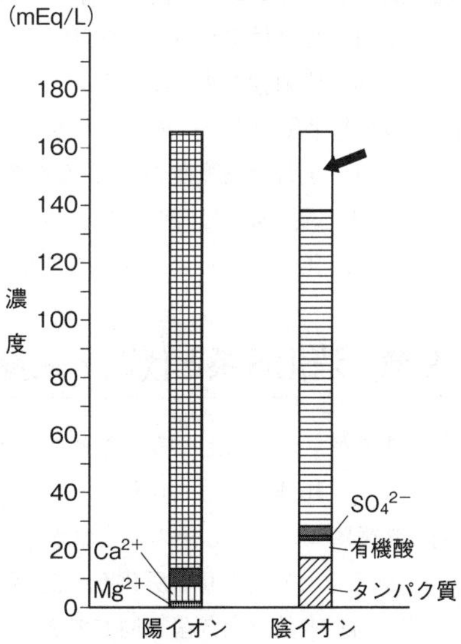

20 ペプチドホルモンの細胞内から細胞外への移動形式はどれか．［柔整　2019年（27回am/問61）］

1．共輸送　2．単純拡散　3．促通拡散　4．開口分泌

21 血液中の濃度の変化が膠質浸透圧に影響を与えるのはどれか．［看護　2018年（107回pm/問72）］

1．血小板　2．赤血球　3．アルブミン　4．グルコース　5．ナトリウムイオン

22 血漿と等張のブドウ糖溶液の濃度はどれか．［看護　2017年（106回pm/問17）］

1．5%　2．10%　3．20%　4．50%

23 生理食塩水の塩化ナトリウム濃度はどれか．［看護　2015年（104回am/問21）］

1．0.9%　2．5%　3．9%　4．15%

24 ホメオスタシスに関与するのはどれか．2つ選べ．［看護　2017年（106回pm/問73）］

1．味蕾　2．筋紡錘　3．痛覚受容器　4．浸透圧受容器　5．中枢化学受容体

25 水・電解質の調節で正しいのはどれか．［看護　2010年（99回am/問26）］

1．循環血漿量の減少はレニンの分泌を増加させる．

2．抗利尿ホルモン〈ADH〉は尿浸透圧を低下させる．

3．過剰な飲水は血中ナトリウム濃度を上昇させる．

4．アルドステロンは腎からのカリウム排泄を減少させる．

26 血液のpH調節に関わっているのはどれか．2つ選べ．［看護　2021年（110回am/問85）］

1．胃　2．肺　3．心臓　4．腎臓　5．膵臓

27 酢酸基平衡の異常と原因の組合せで正しいのはどれか．［看護　2013年（102回am/問29）］

1．代謝性アルカローシス ― 下痢　2．代謝性アシドーシス ― 嘔吐

3．代謝性アシドーシス ― 慢性腎不全chronic renal failure

4．呼吸性アシドーシス ― 過換気症候群hyperventilation syndrome

28 頻回の嘔吐で生じやすいのはどれか．［看護　2018年（107回am/問12）］

1．血尿　2．低体温　3．体重増加　4．アルカローシス

29 呼吸性アシドーシスをきたすのはどれか．［看護　2012年（101回pm/問81）］

1．飢餓　2．過換気　3．敗血症（sepsis）　4．CO_2ナルコーシス　5．乳酸アシドーシス

30 健常な女子（15歳）が野外のコンサートで興奮し，頻呼吸を起こして倒れた．
このときの女子の体内の状態で正しいのはどれか．［看護　2023年（112回am/問27）］

1．アルカローシスである．　2．ヘマトクリットは基準値よりも高い．

3．動脈血酸素飽和度〈SaO_2〉は100%を超えている．

4．動脈血二酸化炭素分圧〈$PaCO_2$〉は基準値よりも高い．

31 酸塩基平衡で二酸化炭素の体外への排出低下によって起こるのはどれか．［柔整　2022年（30回am/問81）］

1．呼吸性アシドーシス　2．呼吸性アルカローシス　3．代謝性アシドーシス

4．代謝性アルカローシス

32 酸塩基平衡で正しいのはどれか．［PT・OT　2022年（57回pm/問64）］

1．正常の動脈血のpHは6.4である．　2．嘔吐では代謝性アシドーシスになる．

3．過換気では呼吸性アルカローシスになる．　4．呼吸性アルカローシスでは尿は酸性になる．

5．代謝性アルカローシスではKussmaul呼吸がみられる．

9章　消化器系と代謝・栄養

1 乳歯がすべて生えそろったときの本数はどれか．［看護　2013年（102回am/問7）］

1．16本　2．20本　3．24本　4．28本

2 乳歯について正しいのはどれか．［看護　2023年（112回pm/問56）］

1．永久歯より石灰化度が高い．　2．生後8か月に生えそろう．　3．胎児期に石灰化が始まる．

4．本数は永久歯と同じである

③　食物の嚥下において喉頭蓋が喉頭口を閉鎖する時期はどれか．［看護　2022年（111回pm/問84）］

1．先行期　2．準備期　3．口腔期　4．咽頭期　5．食道期

④　食道について正しいのはどれか．［看護　2014年（103回pm/問26）］

1．厚く強い外膜で覆われる．　2．粘膜は重層扁平上皮である．

3．胸部では心臓の腹側を通る．　4．成人では全長約50cmである．

⑤　成人の鼻孔から噴門までの長さで適切なのはどれか．［看護　2015年（104回pm/問22）］

1．5～15cm　2．25～35cm　3．45～55cm　4．65～75cm

⑥　ヒトの胃及びその周辺の模式図において，幽門はどれか．1つ選べ．
［薬剤師　2021年（106回/問11）］

1．1　2．2　3．3　4．4　5．5

⑥
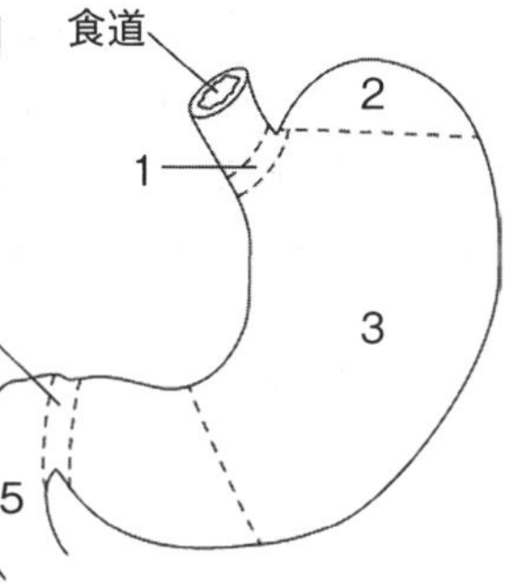

⑦　胃から分泌される消化管ホルモンはどれか．［看護　2021年（110回am/問12）］

1．ガストリン　2．セクレチン　3．胃抑制ペプチド

4．コレシストキニン

⑧　胃の主細胞で分泌されるのはどれか．［看護　2014年（103回追試pm/問30）］

1．塩酸　2．内因子　3．ガストリン　4．ペプシノゲン

⑨　胃底腺の主細胞の分泌物に由来するタンパク分解酵素はどれか．［看護　2019年（108回pm/問75）］

1．アミラーゼ　2．キモトリプシン　3．トリプシン　4．ペプシン　5．リパーゼ

⑩　正常な胃液のpHはどれか．［看護　2014年（103回pm/問9）］

1．pH 1～2　2．pH 4～5　3．pH 7～8　4．pH 10～11

⑪　胃酸の分泌を抑制するのはどれか．［看護　2016年（105回pm/問28）］

1．アセチルコリン　2．ガストリン　3．セクレチン　4．ヒスタミン

⑫　胃の分泌で正しいのはどれか．2つ選べ．［PT・OT　2023年（58回pm/問67）］

1．ヒスタミンは胃酸分泌を抑制する．　2．迷走神経刺激は胃酸分泌を促進する．

3．ガストリンは蛋白質の消化酵素である．　4．内因子はビタミンB_{12}の吸収に関与する．

5．ペプシノーゲンは壁細胞から分泌される．

⑬　小腸からそのまま吸収されるのはどれか．2つ選べ．［看護　2013年（102回pm/問82）］

1．グルコース　2．スクロース　3．マルトース　4．ラクトース　5．フルクトース

⑭　小腸で消化吸収される栄養素のうち，胸管を通って輸送されるのはどれか．［看護　2018年（107回am/問68）］

1．糖質　2．蛋白質　3．電解質　4．中性脂肪　5．水溶性ビタミン

⑮　膵液について正しいのはどれか．［看護　2017年（106回am/問29）］

1．弱アルカリ性である．　2．糖質分解酵素を含まない．

3．セクレチンによって分泌量が減少する．

4．Langerhans〈ランゲルハンス〉島のβ細胞から分泌される．

⑯　脂肪分解酵素はどれか．［看護　2020年（109回pm/問13）］

1．ペプシン　2．リパーゼ　3．マルターゼ　4．ラクターゼ

⑰　膵リパーゼが分解するのはどれか．［看護　2011年（100回am/問9）］

1．脂肪　2．蛋白質　3．炭水化物　4．ビタミン

⑱　胆汁の作用はどれか．［看護　2019年（108回am/問12）］

1．殺菌　2．脂肪の乳化　3．蛋白質の分解　4．炭水化物の分解

⑲　脂肪を乳化するのはどれか．［看護　2013年（102回am/問27）］

1．胆汁酸塩　2．トリプシン　3．ビリルビン　4．リパーゼ

20　胆汁と膵液に関する記述である．正しいのはどれか．1つ選べ．［栄養　2019年（33回am/問30）］

1. 胆汁は，胆嚢で産生される．　2. 胆汁は，リパーゼを含む．　3. 胆汁は，脂肪を乳化する．
4. 膵液は，膵島（ランゲルハンス島）から分泌される．　5. 膵液は，酸性である．

21　栄養素と消化酵素の組合せで正しいのはどれか．［看護　2010年（99回pm/問27）］

1. 炭水化物 ― リパーゼ　2. 蛋白質 ― トリプシン　3. 脂肪 ― マルターゼ
4. ビタミン ― アミノペプチダーゼ

22　ホルモンと主な分泌臓器の組合せで正しいのはどれか．［看護　2014年（103回追試am/問30）］

1. ガストリン ― 肝臓　2. セクレチン ― 十二指腸　3. ソマトスタチン ― 回腸
4. コレシストキニン ― 胆嚢

23　大腸で吸収されるのはどれか．［看護　2020年（109回pm/問11）］

1. 脂質　2. 水分　3. 糖質　4. 蛋白質

24　消化器系の構造と機能に関する記述である．最も適当なのはどれか．1つ選べ．［栄養　2023年（37回am/問27）］

1. 味蕾は，全ての舌乳頭に存在する．　2. 膵液は，回腸に分泌される．
3. S状結腸は，回腸と上行結腸の間にある．　4. 迷走神経の興奮は，胃酸の分泌を促進する．
5. GLP-1は，胃内容物の排出を促進する．

25　消化管に関する記述である．最も適当なのはどれか．1つ選べ．［栄養　2021年（35回am/問27）］

1. 食道は，気管の腹側を通る．　2. 胃底部は，胃体部よりも幽門側にある．
3. 十二指腸には，腸間膜が付着する．　4. 回腸は，十二指腸と空腸の間にある．
5. S状結腸は，下行結腸と直腸の間にある．

26　腹部前面を図に示す．McBurney〈マックバーニー〉圧痛点はどれか．［看護　2023年（112回pm/問25）］

1. ①　2. ②　3. ③　4. ④　5. ⑤

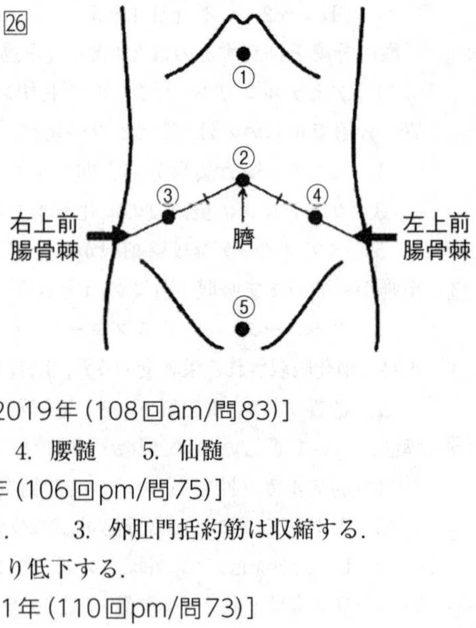

27　McBurney〈マックバーネー〉点の圧痛を特徴とする疾患はどれか．［看護　2013年（102回pm/問22）］

1. 胃潰瘍（gastric ulcer）
2. 急性膵炎（acute pancreatitis）
3. 尿管結石症（ureterolithiasis）
4. 急性虫垂炎（acute appendicitis）
5. 子宮内膜症（endometriosis）

28　排便反射の反射弓を構成するのはどれか．2つ選べ．［看護　2019年（108回am/問83）］

1. 下腸間膜神経節　2. 腹腔神経節　3. 骨盤神経　4. 腰髄　5. 仙髄

29　排便時の努責で正しいのはどれか．2つ選べ．［看護　2017年（106回pm/問75）］

1. 直腸平滑筋は弛緩する．　2. 呼息位で呼吸が止まる．　3. 外肛門括約筋は収縮する．
4. 内肛門括約筋は弛緩する．　5. 腹腔内圧は安静時より低下する．

30　血漿蛋白質の大部分を合成しているのはどれか．［看護　2021年（110回pm/問73）］

1. 肺　2. 肝臓　3. 腎臓　4. 膵臓　5. 脾臓

31　肝臓の機能で正しいのはどれか．［看護　2018年（107回am/問11）］

1. 胆汁の貯蔵　2. 脂肪の吸収　3. ホルモンの代謝　4. 血漿蛋白質の分解

32　有害物質を無毒化し排泄する臓器はどれか．［看護　2022年（111回am/問12）］

1. 胃　2. 肝臓　3. 膵臓　4. 大腸

33　健常な成人において，血液中のグルコース濃度が低下した時に，グルカゴンの働きでグリコーゲンを分解してグルコースを生成し，血液中に放出するのはどれか．［看護　2020年（109回pm/問81）］

1. 肝臓　2. 骨格筋　3. 脂肪組織　4. 心臓　5. 膵臓

34　肝細胞で合成されるのはどれか．2つ選べ．［看護　2011年（100回am/問85）］

1. アルブミン　2. ガストリン　3. セクレチン　4. γ-グロブリン　5. コレステロール

35　図の血管A，Bで正しいのはどれか．［柔整　2022年（30回am/問102）］

1. Aには動脈血が流れる．
2. Bには動脈血が流れる．
3. 消化管で吸収された栄養素はAに流れる．
4. 肝臓で合成されたアルブミンはAに流れる．

35

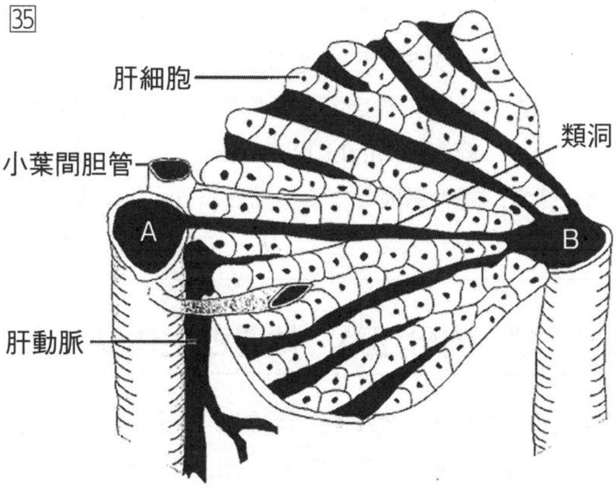

36　後腹膜器官はどれか．［看護　2021年（110回pm/問12）］

1. 胃　2. 肝臓　3. 空腸　4. 腎臓

37　次の時期のうち基礎代謝量が最も多いのはどれか．［看護　2022年（111回pm/問8）］

1. 青年期　2. 壮年期　3. 向老期　4. 老年期

38　運動習慣が身体機能に与える影響で正しいのはどれか．［看護　2011年（100回pm/問2）］

1. 体脂肪率の増加　2. 最大換気量の減少　3. 基礎代謝量の増加　4. 1回心拍出量の減少

39　日本人の体格指数（BMI）で「普通（正常）」はどれか．［看護　2010年（99回pm/問1）］

1. 17　2. 22　3. 27　4. 32

40　食事由来のトリグリセリドを運搬するのはどれか．［看護　2011年（100回pm/問28）］

1. HDL　2. LDL　3. VLDL　4. カイロミクロン

41　蛋白質で正しいのはどれか．［看護　2015年（104回pm/問27）］

1. アミノ酸で構成される．
2. 唾液により分解される．
3. 摂取するとそのままの形で体内に吸収される．
4. 生体を構成する成分で最も多くの重量を占める．

42　生体内でタンパク質が分解され，アミノ酸の代謝が進んで生じたアンモニアは肝臓で（　　）に変換される．（　　）に入るのはどれか．［看護　2022年（111回pm/問26）］

1. 尿酸　2. 尿素　3. 亜硝酸　4. 一酸化窒素

43　最終代謝産物に尿酸が含まれるのはどれか．［看護　2020年（109回am/問77）］

1. 核酸　2. リン脂質　3. 中性脂肪　4. グルコース　5. コレステロール

44　プリン体の代謝産物である尿酸で正しいのはどれか．［看護　2023年（112回pm/問78）］

1. 下肢末端は温度が下がるので結晶化しやすい．
2. 男性ホルモンによって腎排泄が増加する．
3. 激しい運動で産生が減少する．
4. 利尿薬によって排泄される．
5. 肝臓で分解される．

45　食事摂取基準に耐容上限量が示されているビタミンはどれか．2つ選べ．［看護　2016年（105回pm/問81）］

1. ビタミンA　2. ビタミンB_1　3. ビタミンB_2　4. ビタミンC　5. ビタミンD

46　水溶性ビタミンはどれか．［看護　2013年（102回pm/問72）］

1. ビタミンA　2. ビタミンC　3. ビタミンD　4. ビタミンE　5. ビタミンK

47　ビタミンと生理作用の組合せで正しいのはどれか．［看護　2018年（107回pm/問27）］

1. ビタミンA ― 嗅覚閾値の低下
2. ビタミンD ― Fe^{2+}吸収の抑制
3. ビタミンE ― 脂質の酸化防止
4. ビタミンK ― 血栓の溶解

48　ビタミンの欠乏とその病態との組合せで正しいのはどれか．［看護　2016年（105回pm/問71）］

1. ビタミンA ― 壊血病（scurvy）
2. ビタミンB_1 ― 代謝性アシドーシス
3. ビタミンC ― 脚気（beriberi）
4. ビタミンD ― 悪性貧血（pernicious anemia）
5. ビタミンE ― 出血傾向

49 ビタミンと欠乏症の組合せで正しいのはどれか．[看護　2012年(101回am/問30)]

1. ビタミンB_1 — ウェルニッケ脳症(Wernicke's encephalopathy)

2. ビタミンC — 脚気(beriberi)　3. ビタミンD — 新生児メレナ(melena neonatorum)

4. ビタミンE — 悪性貧血(pernicious anemia)

50 ビタミンB_1の欠乏で生じるのはどれか．[看護　2011年(100回pm/問33)]

1. 夜盲症(night blindness)　2. 壊血病(scurvy)　3. くる病(rickets)　4. 脚気(beriberi)

51 味覚障害の原因となるのはどれか．[看護　2014年(103回am/問31)]

1. 亜鉛欠乏　2. リン欠乏　3. カリウム欠乏　4. マグネシウム欠乏

10章　内分泌系，体温と生体リズム

1 内分泌器官はどれか．[看護　2022年(111回pm/問12)]

1. 乳腺　2. 涙腺　3. 甲状腺　4. 唾液腺

2 外分泌器官はどれか．[看護　2011年(100回pm/問11)]

1. 副腎　2. 胸腺　3. 涙腺　4. 甲状腺

3 標的細胞の細胞膜に受容体があるのはどれか．[看護　2019年(108回pm/問27)]

1. 男性ホルモン　2. 甲状腺ホルモン　3. 糖質コルチコイド　4. 甲状腺刺激ホルモン

4 水溶性ホルモンはどれか．2つ選べ．[PT・OT　2021年(56回pm/問68)]

1. エストロゲン　2. グルカゴン　3. コルチゾール　4. サイロキシン　5. バゾプレッシン

5 臓器と産生されるホルモンの組合せで正しいのはどれか．[看護　2019年(108回pm/問77)]

1. 膵臓 — グルカゴン　2. 副腎 — プロラクチン　3. 腎臓 — アルドステロン

4. 脳下垂体 — インクレチン　5. 視床下部 — テストステロン

6 ホルモンと分泌部位の組合せで正しいのはどれか．[看護　2017年(106回am/問30)]

1. サイロキシン — 副甲状腺　2. テストステロン — 前立腺　3. バソプレシン — 副腎皮質

4. プロラクチン — 下垂体前葉

7 ホルモンとその産生部位の組合せで正しいのはどれか．[看護　2015年(104回pm/問29)]

1. エリスロポエチン — 膵臓　2. アドレナリン — 副腎皮質　3. 成長ホルモン — 視床下部

4. レニン — 腎臓

8 ホルモンと分泌部位の組合せである．最も適当なのはどれか．1つ選べ．[栄養　2021年(35回am/問32)]

1. 成長ホルモン — 視床下部　2. オキシトシン — 下垂体後葉

3. プロラクチン — 甲状腺　4. ノルアドレナリン — 副腎皮質

5. アルドステロン — 副腎髄質

9 ホルモンとその作用の組合せで正しいのはどれか．[看護　2015年(104回am/問27)]

1. バソプレシン — 利尿の促進　2. オキシトシン — 乳汁産生の促進

3. テストステロン — タンパク合成の促進　4. アルドステロン — ナトリウムイオン排泄の促進

10 ホルモンとその作用の組合せで正しいのはどれか．[看護　2011年(100回am/問28)]

1. 成長ホルモン — 血糖値の上昇　2. バソプレシン — 尿量の増加

3. コルチゾール — 血中カリウム値の上昇　4. アンジオテンシンⅡ — 血管の拡張

11 AはBの分泌を刺激するホルモンであると仮定する．ネガティブ・フィードバック機構を表すのはどれか．[看護　2012年(101回am/問29)]

1. Bの増加によってAの分泌が増加する．　2. Bの増加によってAの分泌が減少する．

3. Bの減少によってAの分泌が減少する．　4. Bの変化はAの分泌に影響を及ぼさない．

12 下垂体から分泌されるホルモンはどれか．[看護　2014年(103回追試am/問22)]

1. グルカゴン　2. プロラクチン　3. パラソルモン　4. テストステロン

⑬ 下垂体前葉から分泌されるホルモンはどれか．［PT・OT　2022年（57回pm/問67）］

1．メラトニン　2．オキシトシン　3．バソプレシン　4．プロラクチン　5．テストステロン

⑭ 分娩時に分泌が亢進し，子宮筋を収縮させるホルモンはどれか．［看護　2014年（103回追試am/問9）］

1．エストロゲン　2．オキシトシン　3．バソプレシン　4．プロゲステロン

⑮ 抗利尿ホルモン〈ADH〉について正しいのはどれか．［看護　2012年（101回pm/問29）］

1．尿細管における水分の再吸収を抑制する．　2．血漿浸透圧によって分泌が調節される．

3．飲酒によって分泌が増加する．　4．下垂体前葉から分泌される．

⑯ Aさん（39歳，男性，会社員）は，最近口渇が強く，飲水量が増えた．毎日5L以上の水のような薄い排尿があり，夜間に何回も排尿に起きるようになったため病院を受診しホルモン分泌異常を指摘された．原因と考えられるホルモンが分泌される部位はどれか．［看護　2015年（104回am/問50）］

1．視床下部　2．下垂体後葉　3．甲状腺　4．副腎皮質

⑰ 血中カルシウム濃度を上昇させるホルモンを分泌する器官はどれか．［看護　2013年（102回pm/問26）］

1．副甲状腺　2．甲状腺　3．下垂体　4．副腎

⑱ 血液中のカルシウムイオン濃度が低下した際に，ホルモン分泌量が増加するのはどれか．［看護　2019年（108回am/問80）］

1．膵島　2．甲状腺　3．下垂体　4．副腎皮質　5．副甲状腺

⑲ 副甲状腺ホルモンの分泌を低下させるのはどれか．［看護　2014年（103回追試pm/問33）］

1．慢性腎不全（chronic renal failure）　2．ヨード欠乏症　3．吸収不良症候群

4．悪性腫瘍の骨転移

⑳ 膵臓から分泌されるのはどれか．［看護　2016年（105回am/問29）］

1．ガストリン　2．カルシトニン　3．アルドステロン　4．ソマトスタチン

㉑ 血中濃度の測定にあたり食事の影響を考慮すべきホルモンはどれか．［看護　2022年（111回am/問46）］

1．グルカゴン　2．メラトニン　3．コルチゾール　4．バゾプレシン

㉒ インスリンを過剰に投与したときに現れる症候で正しいのはどれか．［看護　2023年（112回am/問78）］

1．発熱　2．浮腫　3．口渇感　4．顔面紅潮　5．手足のふるえ

㉓ 血糖を上昇させる作用のあるホルモンはどれか．2つ選べ．［PT・OT　2023年（58回am/問67）］

1．アドレナリン　2．アルドステロン　3．カルシトニン　4．グルカゴン　5．パラトルモン

㉔ 副腎皮質ステロイドの作用はどれか．［看護　2019年（108回am/問25）］

1．体重の減少　2．血糖の低下　3．血圧の低下　4．免疫の促進　5．炎症の抑制

㉕ アルドステロンで正しいのはどれか．［看護　2017年（106回pm/問27）］

1．近位尿細管に作用する．　2．副腎髄質から分泌される．

3．ナトリウムの再吸収を促進する．　4．アンジオテンシンIによって分泌が促進される．

㉖ Aさん（37歳，女性）は，月経異常で病院を受診し，糖尿病（diabetes mellitus）および高血圧症（hypertension）と診断された．また，満月様顔貌や中心性肥満の身体所見がみられたため検査が行われ，ホルモン分泌異常と診断された．原因となるホルモンを分泌している臓器はどれか．［看護　2016年（105回pm/問46）］

1．副甲状腺　2．甲状腺　3．副腎　4．卵巣

㉗ ストレス下で分泌されるホルモンはどれか．［看護　2010年（99回am/問2）］

1．カルシトニン　2．アドレナリン　3．バソプレシン　4．エリスロポエチン

㉘ 低血糖によって分泌が促進されるのはどれか．［看護　2010年（99回pm/問14）］

1．アルドステロン　2．テストステロン　3．甲状腺ホルモン　4．副腎皮質刺激ホルモン

㉙ 副腎皮質ホルモンについて正しいのはどれか．［PT・OT　2021年（56回am/問68）］

1．血糖値に影響しない．　2．ストレス時に変動しない．　3．早朝に分泌が最大となる．

4．ペプチドホルモンである．　5．アドレナリンから生合成される．

30 副腎髄質から分泌されるホルモンはどれか．2つ選べ．［PT・OT　2020年（55回am/問61）］
1．アドレナリン　2．アルドステロン　3．アンドロゲン　4．コルチゾール
5．ノルアドレナリン

31 成人の睡眠中に分泌が増加するホルモンはどれか．［看護　2021年（110回am/問35）］
1．アドレナリン　2．オキシトシン　3．成長ホルモン　4．甲状腺ホルモン

32 レニンが分泌される臓器はどれか．［看護　2011年（100回pm/問83）］
1．下垂体　2．心房　3．副腎　4．腎臓　5．肝臓

33 状態とそれによって分泌が促進されるホルモンの組合せで正しいのはどれか．［看護　2010年（99回am/問27）］
1．血糖値上昇 — 成長ホルモン　2．血清カルシウム値低下 — カルシトニン
3．ヨード摂取過剰 — 甲状腺ホルモン　4．ナトリウム摂取不足 — アルドステロン

34 腎臓に作用するホルモンに関する記述である．最も適当なのはどれか．1つ選べ．［栄養　2022年（36回am/問32）］
1．バソプレシンは，水の再吸収を抑制する．　2．カルシトニンは，カルシウムの再吸収を促進する．
3．副甲状腺ホルモン（PTH）は，カルシウムの再吸収を促進する．
4．心房性ナトリウム利尿ペプチド（ANP）は，ナトリウムの再吸収を促進する．
5．アルドステロンは，カリウムの再吸収を促進する．

35 深部体温に最も近いのはどれか．［看護　2022年（111回am/問17）］
1．腋窩温　2．口腔温　3．鼓膜温　4．直腸温

36 体温について正しいのはどれか．2つ選べ．［PT・OT　2021年（56回pm/問66）］
1．高齢者は小児よりも高い．　2．直腸温は腋窩温よりも低い．　3．体温調節中枢は小脳にある．
4．午前よりも午後にかけて高くなる．　5．基礎体温は早朝覚醒安静時の体温である．

37 体温に影響しないのはどれか．［看護　2016年（105回pm/問68）］
1．運動　2．食事　3．ふるえ　4．不感蒸泄　5．精神性発汗

38 低体温から回復するための生体の反応はどれか．［看護　2022年（111回pm/問15）］
1．発汗　2．ふるえ　3．乳酸の蓄積　4．体表面への血流増加

39 冷たい川に飛び込んだときに急激に体温が低下する原因で正しいのはどれか．［看護　2023年（112回am/問77）］
1．対流による体熱の放散　2．放射による体熱の放散　3．熱伝導による体熱の放散
4．代謝による熱エネルギー産生の低下　5．骨格筋における熱エネルギー産生の低下

40 体温変化をとらえ，体温調節の指令を出すのはどれか．［看護　2023年（112回am/問12）］
1．橋　2．小脳　3．視床下部　4．大脳皮質

41 体温の調節機構で正しいのはどれか．［看護　2011年（100回am/問26）］
1．体温の調節中枢は脳幹にある．　2．体温が上昇すると，骨格筋は収縮する．
3．体温が上昇すると，汗腺は活性化される．　4．体温が低下すると，皮膚の血流は増加する．

42 体温のセットポイントが突然高く設定されたときに起こるのはどれか．［看護　2020年（109回pm/問28）］
1．立毛　2．発汗　3．代謝抑制　4．皮膚血管拡張

43 サーカディアンリズムの周期はどれか．［看護　2013年（102回am/問13）］
1．約8時間　2．約12時間　3．約24時間　4．約48時間

11章　生殖器系と加齢

1 女性の骨盤腔内器官について腹側から背側への配列で正しいのはどれか．［看護　2017年（106回pm/問65）］
1．尿道 — 肛門管 — 膣　2．膣 — 尿道 — 肛門管　3．肛門管 — 膣 — 尿道
4．尿道 — 膣 — 肛門管　5．膣 — 肛門管 — 尿道

2　線毛上皮があるのはどれか．［PT・OT　2020年（55回am/問60）］

1. 膣　2. 子宮　3. 尿管　4. 膀胱　5. 卵管

3　卵巣から分泌されるホルモンはどれか．2つ選べ．［看護　2010年（99回pm/問79）］

1. エストロゲン　2. プロラクチン　3. プロゲステロン　4. 黄体化ホルモン〈LH〉
5. 卵胞刺激ホルモン〈FSH〉

4　排卵のある正常な月経周期で正しいのはどれか．［看護　2023年（112回am/問61）］

1. 黄体は形成後1週間で萎縮する．　2. エストロゲンの作用で子宮内膜が分泌期になる．
3. 発育した卵胞の顆粒膜細胞からプロゲステロンが分泌される．
4. エストロゲンのポジティブフィードバックによって黄体形成ホルモンの分泌が増加する．

5　性周期とホルモンについて正しいのはどれか．［看護　2022年（111回pm/問62）］

1. 増殖期は基礎体温が上昇する．　2. プロラクチンによって排卵が起こる．
3. プロゲステロンは子宮内膜の増殖を促進する．
4. 排卵直前に黄体形成ホルモン〈LH〉値が高くなる．

6　女性の生殖機能について正しいのはどれか．［看護　2012年（101回pm/問72）］

1. 子宮内膜は排卵後に増殖期となる．　2. 黄体期の基礎体温は低温期となる．
3. エストロゲンは卵巣から分泌される．　4. 排卵された卵子の受精能は約72時間である．

7　性周期で正しいのはどれか．［看護　2011年（100回am/問72）］

1. 卵胞はプロゲステロンの作用で発育する．　2. 子宮内膜はエストロゲンによって増殖する．
3. 排卵後に黄体化ホルモン〈LH〉の分泌が急激に増加する．
4. 受精が成立しないと，卵胞は白体を経て黄体になる．

8　性周期が規則的で健常な成人女性において，着床が起こる時期に血中濃度が最も高くなるホルモンはどれか．［看護　2018年（107回am/問69）］

1. アルドステロン　2. プロゲステロン　3. エストラジオール　4. 黄体形成ホルモン〈LH〉
5. 卵胞刺激ホルモン〈FSH〉

9　Aさん（30歳，女性）．月経周期は28日型で規則的である．5日間月経があり，現在，月経終了後14日が経過した．この時期のAさんの状態で推定されるのはどれか．2つ選べ．［看護　2017年（106回am/問87）］

1. 排卵後である．　2. 乳房緊満感がある．　3. 子宮内膜は増殖期である．
4. 基礎体温は低温相である．　5. 子宮頸管の粘液量が増加する．

10　児の吸啜刺激によって分泌が亢進し，分娩後の母体の子宮筋の収縮を促すのはどれか．［看護　2020年（109回am/問6）］

1. オキシトシン　2. プロラクチン　3. テストステロン　4. プロゲステロン

11　男性生殖器について正しいのはどれか．［看護　2016年（105回am/問30）］

1. 精巣は腹腔内にある．　2. 精嚢は精子を貯留する．　3. 前立腺は直腸の前面に位置する．
4. 右精巣静脈は腎静脈に流入する．

12　射出される精子が通るのはどれか．［看護　2022年（111回am/問80）］

1. 精嚢　2. 尿管　3. 尿道　4. 膀胱　5. 前立腺

13　女子の第二次性徴に最も関与するホルモンはどれか．［看護　2023年（112回pm/問83）］

1. エストロゲン　2. オキシトシン　3. 成長ホルモン　4. 甲状腺ホルモン
5. テストステロン

14　第二次性徴による身体の変化で正しいのはどれか．［看護　2017年（106回am/問7）］

1. 精通　2. 体重減少　3. 内臓脂肪の増加　4. 第1大臼歯の萌出

15　思春期に分泌が増加するホルモンはどれか．［看護　2014年（103回pm/問5）］

1. グルカゴン　2. オキシトシン　3. カルシトニン　4. アンドロゲン

⑯ 思春期の特徴で正しいのはどれか．［看護　2011年（100回am/問69）］

1. 骨密度が最も低い時期である．　2. 男子では，体脂肪が著しく増加する．

3. 身長の増加率が，体重の増加率を上回る．　4. 性的成熟は，女子の方が男子よりも早く始まる．

⑰ 閉経前と比べ閉経後に低下するホルモンはどれか．［看護　2014年（103回am/問7）］

1. 卵胞ホルモン　2. 黄体形成ホルモン〈LH〉　3. 卵胞刺激ホルモン〈FSH〉

4. 副腎皮質刺激ホルモン〈ACTH〉

⑱ 閉経に近づくと上昇するホルモンはどれか．2つ選べ．［看護　2012年（101回am/問89）］

1. エストロゲン　2. プロラクチン　3. プロゲステロン　4. 黄体形成ホルモン〈LH〉

5. 卵胞刺激ホルモン〈FSH〉

⑲ 更年期の女性で増加するのはどれか．［看護　2018年（107回pm/問7）］

1. 卵胞刺激ホルモン〈FSH〉　2. テストステロン　3. プロラクチン　4. エストロゲン

⑳ ヒトの精子細胞における染色体の数はどれか．［看護　2013年（102回pm/問27）］

1. 22本　2. 23本　3. 44本　4. 46本

㉑ ヒトの染色体と性分化で正しいのはどれか．［看護　2011年（100回pm/問73）］

1. 常染色体は20対である．　2. 女性の性染色体はXYで構成される．

3. 性別は受精卵が着床する過程で決定される．　4. 精子は減数分裂で半減した染色体を有する

㉒ 配偶子の形成で正しいのはどれか．［看護　2020年（109回am/問59）］

1. 卵子の形成では減数分裂が起こる．　2. 精子の形成では極体の放出が起こる．

3. 成熟卵子はXまたはY染色体をもつ．　4. 精子は23本の常染色体と1本の性染色体をもつ．

㉓ 受精卵の正常な着床部位はどれか．［看護　2011年（100回pm/問12）］

1. 卵巣　2. 卵管　3. 子宮体部　4. 子宮頸部

㉔ 受胎のメカニズムで正しいのはどれか．［看護　2017年（106回pm/問52）］

1. 排卵は黄体形成ホルモン〈LH〉の分泌が減少して起こる．

2. 卵子の受精能力は排卵後72時間持続する．　3. 受精は卵管膨大部で起こることが多い．

4. 受精後2日で受精卵は着床を完了する．

㉕ 受精から着床開始までの期間はどれか．［看護　2015年（104回am/問5）］

1. 1～2日　2. 6～7日　3. 13～14日　4. 20～21日

㉖ 妊娠の成立について正しいのはどれか．2つ選べ．［看護　2013年（102回pm/問87）］

1. プロラクチンの急増によって排卵が促される．

2. 排卵後，卵子が受精能を有するのは通常24時間である．

3. 射精後，精子が受精能を有するのは通常80時間である．

4. 着床は受精後7日前後である．　5. 受精後，プロゲステロンの分泌がなくなる．

㉗ 外胚葉から発生するのはどれか．2つ選べ．［PT・OT　2020年（55回pm/問52）］

1. 乳腺　2. 卵巣　3. 甲状腺　4. 松果体　5. 上皮小体

㉘ 成人の身体の特徴について正しいのはどれか．［看護　2014年（103回am/問48）］

1. 加齢に伴う聴力の低下は，低音で現れやすい．

2. 青年期は，成人期の中で基礎代謝量が最も高い．

3. 眼の調節力の低下は，硝子体の弾力性低下が原因である．

4. 女性の更年期障害は，テストステロンの分泌低下が原因である．

㉙ 加齢による身体機能の変化で上昇・増加するのはどれか．［看護　2012年（101回am/問8）］

1. 肺活量　2. 基礎代謝率　3. 収縮期血圧　4. 胃液分泌量

㉚ 老年期の身体機能の変化で正しいのはどれか．［看護　2014年（103回追試pm/問8）］

1. 視野は拡大する．　2. 味覚は敏感になる．　3. 唾液の量は増加する．

4. 胃液の分泌は減少する．

31　死の三徴候に含まれるのはどれか．［看護　2020年（109回am/問9）］

1．筋の弛緩　2．角膜の混濁　3．呼吸の停止　4．呼名反応の消失

32　死の三徴候に基づいて観察するのはどれか．［看護　2018年（107回pm/問11）］

1．腹壁反射　2．輻輳反射　3．対光反射　4．深部腱反射

33　臓器の移植に関する法律における脳死の判定基準で正しいのはどれか．［看護　2019年（108回am/問24）］

1．瞳孔径は左右とも3mm以上　2．脳波上徐波の出現　3．微弱な自発呼吸
4．脳幹反射の消失　5．浅昏睡

34　キューブラー・ロス，E.（Kübler-Ross, E.）による死にゆく人の心理過程で第5段階はどれか．［看護　2021年（110回am/問13）］

1．怒り　2．否認　3．死の受容　4．取り引き

12章　局所解剖

1　縦隔に含まれるのはどれか．［看護　2017年（106回am/問28）］

1．肺　2．胸腺　3．副腎　4．甲状腺

2　第7胸椎の高さの水平断で最も腹側にあるのはどれか．［PT・OT　2019年（54回am/問54）］

1．食道　2．右心室　3．右心房　4．左心室
5．左心房

3　脊柱で椎骨が5個なのはどれか．［看護　2007年（96回am/問13）］

1．頸椎　2．胸椎　3．腰椎　4．尾骨

4　前腕の図を示す．矢印で示す骨はどれか．［看護　2010年（99回am/問11）］

1．腓骨　2．橈骨　3．脛骨　4．尺骨

4
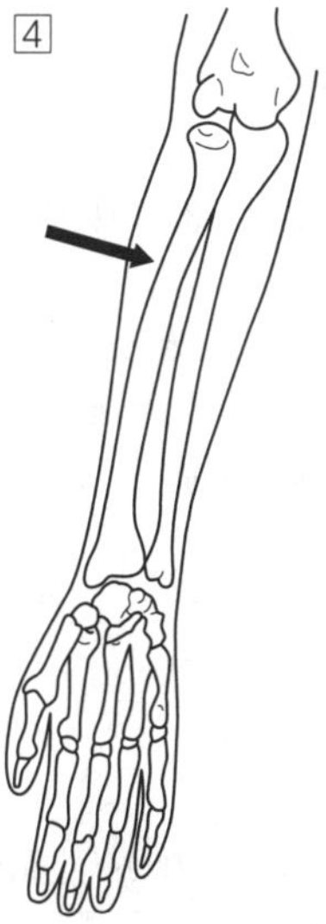

5　肩峰があるのはどれか．［看護　2022年（111回pm/問77）］

1．鎖骨　2．胸骨柄　3．肩甲棘　4．上腕骨
5．烏口突起

6　右大腿骨前面を図に示す．大腿骨頸部はどれか．［看護　2022年（111回am/問11）］

1．①　2．②　3．③　4．④

6
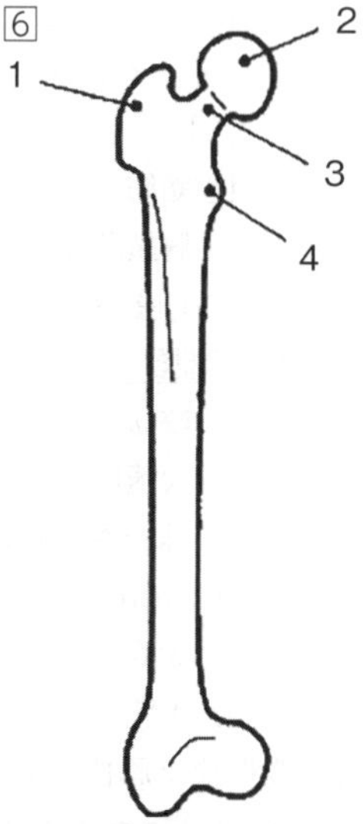

7　高齢者の転倒による骨折が最も多い部位はどれか．［看護　2014年（103回am/問23）］

1．頭蓋骨　2．肩甲骨　3．肋骨　4．尾骨　5．大腿骨

8　下図は，人体骨格の模式図である．1～5のうち，仙骨はどれか．1つ選べ．［薬剤師　2023年（108回/問11）］

1．1　2．2　3．3　4．4　5．5

8
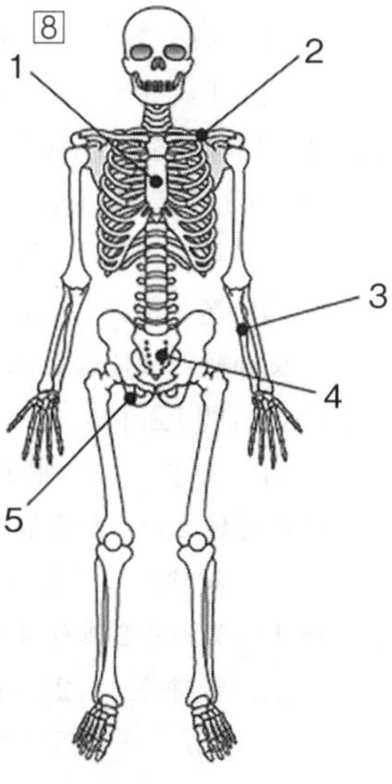

9　球関節はどれか．［看護　2020年（109回am/問10）］

1．肩関節　2．膝関節　3．下橈尺関節　4．手根中手関節

10　車軸関節はどれか．［看護　2018年（107回am/問82）］

1．正中環軸関節　2．腕尺関節　3．上橈尺関節　4．指節間関節
5．顎関節

11　成人の骨格で線維軟骨結合があるのはどれか．［看護　2020年（109回pm/問26）］

1．頭蓋冠　2．脊柱　3．寛骨　4．仙骨

⑫ 大泉門が閉鎖する時期に最も近いのはどれか．［看護　2023年（112回pm/問6）］
1．6か月　2．1歳6か月　3．2歳6か月
4．3歳6か月

⑬ 関節可動域〈ROM〉の単位はどれか．［看護　2015年（104回am/問18）］
1．回　2．度　3．kg　4．cm

⑭ 肩関節の外転の可動域測定で正しいのはどれか．［看護　2010年（99回am/問19）］
1．1　2．2　3．3　4．4

⑮ 上肢の運動を図に示す．
肩関節の屈曲の可動域測定で正しいのはどれか．
［看護　2023年（112回pm/問73）］
1．1　2．2　3．3　4．4　5．5

⑯ 股関節の運動を図に示す．内転はどれか．［看護　2018年（107回pm/問10）］
1．1　2．2　3．3　4．4

⑰ 咀嚼筋はどれか．［看護　2020年（109回pm/問27）］
1．頰筋　2．咬筋　3．口輪筋
4．胸鎖乳突筋

⑱ 複数の筋腹が腱で直列につながっている筋はどれか．［看護　2021年（110回am/問26）］
1．咬筋　2．上腕二頭筋　3．腹直筋
4．大腿四頭筋

⑲ 上腕を外転させる筋肉はどれか．［看護　2007年（96回pm/問10）］
1．大胸筋　2．三角筋　3．上腕二頭筋
4．上腕三頭筋

⑳ 股関節を屈曲させるのはどれか．［看護　2022年（111回pm/問78）］
1．大腿二頭筋　2．大殿筋　3．中殿筋
4．小殿筋　5．腸腰筋

㉑ 副交感神経を含む脳神経はどれか．2つ選べ．［看護　2021年（110回pm/問82）］
1．動眼神経　2．三叉神経　3．内耳神経
4．迷走神経　5．舌下神経

㉒ 三叉神経の機能はどれか．［看護　2020年（109回pm/問12）］
1．視覚　2．眼球の運動　3．顔面の知覚　4．表情筋の運動

㉓ 咀嚼運動にかかわる脳神経はどれか．［看護　2022年（111回am/問79）］
1．嗅神経　2．滑車神経　3．三叉神経　4．動眼神経　5．内耳神経

㉔ 嚥下に関わる脳神経はどれか．［看護　2018年（107回am/問10）］
1．嗅神経　2．外転神経　3．滑車神経　4．迷走神経

⑭
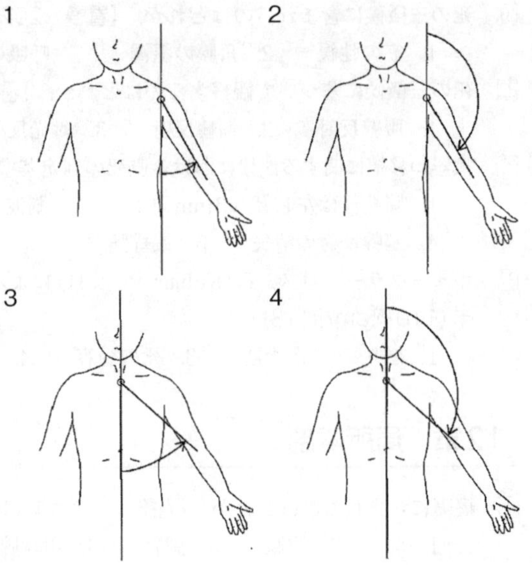

⑮
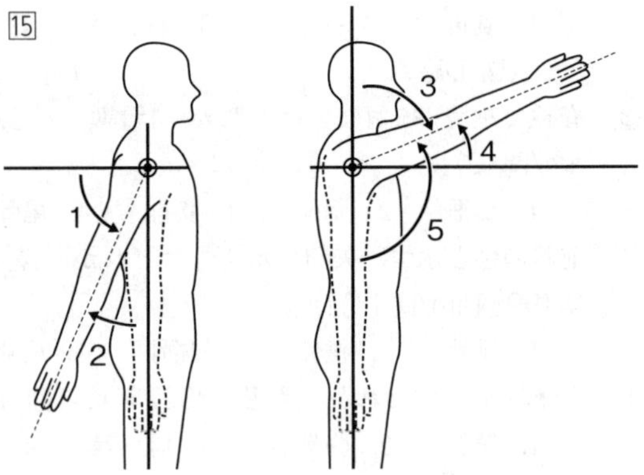

⑯
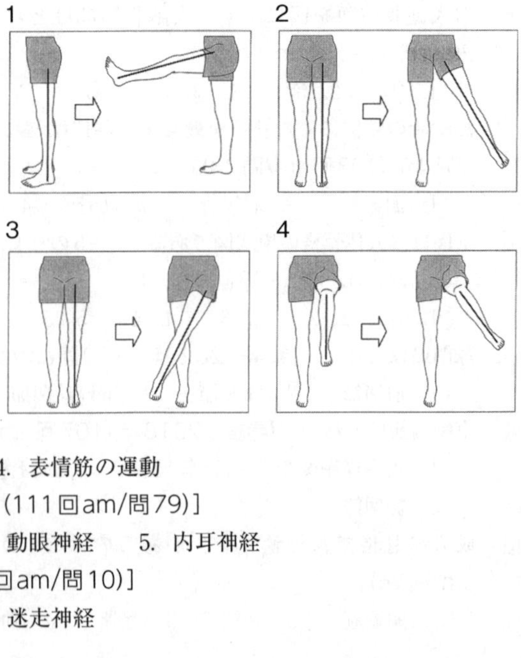

25 脳神経とその機能の組合せで正しいのはどれか．［看護　2014年（103回pm/問29）］
　1. 顔面神経 — 顔の感覚　2. 舌下神経 — 舌の運動　3. 動眼神経 — 眼球の外転
　4. 三叉神経 — 額のしわ寄せ

26 神経核が橋に位置するのはどれか．［PT・OT　2022年（57回pm/問53）］
　1. 副神経　2. 滑車神経　3. 顔面神経　4. 舌咽神経　5. 舌下神経

27 外眼筋の中で動眼神経の支配でないのはどれか．［PT・OT　2019年（54回pm/問53）］
　1. 上斜筋　2. 下斜筋　3. 上直筋　4. 下直筋　5. 上眼瞼挙筋

28 筋と支配神経の組合せで正しいのはどれか［看護　2014年（103回追試pm/問27）］
　1. 僧帽筋 — 横隔神経　2. 上腕三頭筋 — 橈骨神経　3. 横隔膜 — 肋間神経
　4. 腓腹筋 — 坐骨神経

29 麻痺すると猿手を生じるのはどれか．［看護　2013年（102回pm/問29）］
　1. 総腓骨神経　2. 橈骨神経　3. 尺骨神経　4. 正中神経

30 左心室から全身に血液を送り出す血管はどれか［看護　2022年（111回pm/問11）］
　1. 大静脈　2. 大動脈　3. 肺静脈　4. 肺動脈

31 人体の右側のみにあるのはどれか．［看護　2013年（102回am/問78）］
　1. 総頸動脈　2. 腕頭動脈　3. 腋窩動脈　4. 内頸動脈　5. 鎖骨下動脈

32 無対の静脈はどれか．［看護　2018年（107回pm/問71）］
　1. 鎖骨下静脈　2. 総腸骨静脈　3. 内頸静脈　4. 腕頭静脈　5. 門脈

33 体表からの触診で最も触れにくいのはどれか．［看護　2010年（99回am/問73）］
　1. 総頸動脈　2. 外腸骨動脈　3. 橈骨動脈　4. 大腿動脈　5. 足背動脈

34 大動脈弓から直接分枝するのはどれか．2つ選べ．［PT・OT　2023年（58回am/問54）］
　1. 腕頭動脈　2. 右鎖骨下動脈　3. 左鎖骨下動脈　4. 右椎骨動脈　5. 左椎骨動脈

35 一般検査時の採血の最も用いられる静脈はどれか．［看護　2014年（103回am/問20）］
　1. 上腕静脈　2. 大腿静脈　3. 大伏在静脈　4. 肘正中皮静脈

36 下大静脈に直接入るのはどれか．2つ選べ．［PT・OT　2020年（55回am/問56）］
　1. 肝静脈　2. 胃静脈　3. 脾静脈　4. 空回腸静脈　5. 腎静脈

37 （　）の組織を還流した血液は心臓に戻る前に肝臓を通過する．（　）に入るのはどれか．［看護　2020年（109回pm/問79）］
　1. 舌　2. 食道　3. 小腸　4. 腎臓　5. 下肢

38 胎児循環で胎児から胎盤に血液を送るのはどれか．［看護　2022年（111回am/問7）］
　1. 総頸動脈　2. 肺動脈　3. 臍動脈　4. 臍静脈

39 胎児循環で酸素を最も多く含む血液が流れているのはどれか．［看護　2019年（108回am/問7）］
　1. 肺動脈　2. 肺静脈　3. 臍動脈　4. 臍静脈

40 胎児の卵円孔の位置で正しいのはどれか．［看護　2012年（101回pm/問10）］
　1. 右心房と左心房の間　2. 右心室と左心室の間　3. 大動脈と肺動脈の間
　4. 門脈と下大静脈の間

看護＝看護師　PT・OT＝理学療法士・作業療法士　栄養＝管理栄養士　柔整＝柔道整復師
問題は原文ママとした．

国家試験問題　過去問題　解答

1章

[1] 2　[2] 5　[3] 3　[4] 4　[5] 3　[6] 1　[7] 3　[8] 2　[9] 3　[10] 3　[11] 3　[12] 4　[13] 2　[14] 2　[15] 1　[16] 3

2章

[1] 1　[2] 3　[3] 3　[4] 1　[5] 2　[6] 2　[7] 1　[8] 4　[9] 3　[10] 4　[11] 3　[12] 5　[13] 2　[14] 3　[15] 1　[16] 4　[17] 3, 4　[18] 2　[19] 3, 4　[20] 5　[21] 3　[22] 3　[23] 4　[24] 4　[25] 1　[26] 2　[27] 5　[28] 4　[29] 2, 3　[30] 3　[31] 3　[32] 1, 2　[33] 3, 5　[34] 4　[35] 2　[36] 1

3章

[1] 1　[2] 3　[3] 5　[4] 4　[5] 4（備考：「アクチンとミオシンが互いに滑走して筋収縮が起こる」としたほうがより正確と思われる）　[6] 2　[7] 4　[8] 1　[9] 5　[10] 1　[11] 2,5　[12] 1,5　[13] 3　[14] 2

4章

[1] 5　[2] 4, 5　[3] 2　[4] 1　[5] 3　[6] 2　[7] 3　[8] 2　[9] 5　[10] 3　[11] 1　[12] 4　[13] 3　[14] 1　[15] 2　[16] 1　[17] 4　[18] 2　[19] 2, 5（備考：ただし，内耳の迷路の中の内リンパと外リンパは，リンパ管内のいわゆるリンパ液とは組成が異なる）　[20] 1（備考：ただし，塩味は低温で強く感じる傾向がある）　[21] 1　[22] 1（備考：ただし，粘膜にも細菌の繁殖を防ぐさまざまな仕組みがある）　[23] 2,5　[24] 2　[25] 2　[26] 4　[27] 2

5章

[1] 1　[2] 5　[3] 4　[4] 2　[5] 3　[6] 3　[7] 3　[8] 1　[9] 1　[10] 5　[11] 2　[12] 4　[13] 1　[14] 2　[15] 1, 5　[16] 2　[17] 3　[18] 1, 3　[19] 1, 5　[20] 3　[21] 4　[22] 3　[23] 3　[24] 4　[25] 2　[26] 4　[27] 5　[28] 2　[29] 4

6章

[1] 5　[2] 2　[3] 3　[4] 3　[5] 4　[6] 5　[7] 4　[8] 2　[9] 2　[10] 3　[11] 2　[12] 4　[13] 2, 4　[14] 3　[15] 5　[16] 3, 5　[17] 3　[18] 2　[19] 3　[20] 5　[21] 1, 3　[22] 2　[23] 4　[24] 4　[25] 3　[26] 3　[27] 1　[28] 5　[29] 3　[30] 4　[31] 3　[32] 1　[33] 4　[34] 4　[35] 5　[36] 1

7章

[1] 1　[2] 2, 4　[3] 3　[4] 3　[5] 1　[6] 3　[7] 4　[8] 3　[9] 4　[10] 3, 4　[11] 3　[12] 4　[13] 4　[14] 1　[15] 5　[16] 3　[17] 1　[18] 3　[19] 3　[20] 3　[21] 4　[22] 1　[23] 1　[24] 4　[25] 3　[26] 3, 4　[27] 1　[28] 4　[29] 5

8章

[1] 3　[2] 4　[3] 2　[4] 1　[5] 4　[6] 3　[7] 1　[8] 5　[9] 2,3　[10] 3　[11] 2　[12] 3　[13] 3　[14] 1　[15] 3　[16] 2　[17] 3　[18] 3　[19] 5　[20] 4　[21] 3　[22] 1　[23] 1　[24] 4, 5　[25] 1　[26] 2, 4　[27] 3　[28] 4　[29] 4　[30] 1　[31] 1　[32] 3

9章

[1] 2　[2] 3　[3] 4　[4] 2　[5] 3　[6] 4　[7] 1　[8] 4　[9] 4　[10] 1　[11] 3　[12] 2, 4　[13] 1, 5　[14] 4　[15] 1　[16] 2　[17] 1　[18] 2　[19] 1　[20] 3　[21] 2　[22] 2　[23] 2　[24] 4　[25] 5　[26] 3　[27] 4　[28] 3, 5　[29] 2, 4（備考：ただし，排便時の努責では「呼気位」で呼吸を止めることが多い）　[30] 2　[31] 3　[32] 2　[33] 1　[34] 1, 5　[35] 3　[36] 4　[37] 1　[38] 3　[39] 2　[40] 4　[41] 1　[42] 2　[43] 1　[44] 1　[45] 1, 5　[46] 2　[47] 3　[48] 2　[49] 1　[50] 4　[51] 1

10章

[1] 3　[2] 3　[3] 4　[4] 2, 5　[5] 1　[6] 4

[7] 4　[8] 2　[9] 3　[10] 1　[11] 2　[12] 2　[13] 4
[14] 2　[15] 2　[16] 2　[17] 1　[18] 5　[19] 4　[20] 4
[21] 1　[22] 5　[23] 1, 4　[24] 5　[25] 3　[26] 3
[27] 2　[28] 4　[29] 3　[30] 1, 5　[31] 3　[32] 4
[33] 4　[34] 3　[35] 4　[36] 4, 5　[37] 5　[38] 2
[39] 3　[40] 3　[41] 3　[42] 1　[43] 3

11章

[1] 4　[2] 5　[3] 1,3　[4] 4　[5] 4　[6] 3
[7] 2　[8] 2　[9] 1,2　[10] 1　[11] 3　[12] 3
[13] 1　[14] 1　[15] 4　[16] 4　[17] 1　[18] 4, 5
[19] 1　[20] 2　[21] 4　[22] 1　[23] 3　[24] 3　[25] 2
[26] 2, 4　[27] 1, 4　[28] 2　[29] 3　[30] 4　[31] 3
[32] 3　[33] 4　[34] 3

12章

[1] 2　[2] 2　[3] 3　[4] 2　[5] 3　[6] 3　[7] 5
[8] 4　[9] 1　[10] 1, 3　[11] 2　[12] 2　[13] 2
[14] 1　[15] 5　[16] 3　[17] 2　[18] 3　[19] 2　[20] 5
[21] 1, 4　[22] 3　[23] 3　[24] 4　[25] 2　[26] 3
[27] 1　[28] 2　[29] 4　[30] 2　[31] 2　[32] 5　[33] 2
[34] 1, 3　[35] 4　[36] 1, 5　[37] 3　[38] 3　[39] 4
[40] 1

索　引

人体の構造と機能　第6版　ISBN978-4-263-71061-6

2002年1月10日　第1版第1刷発行
2003年11月20日　第2版第1刷発行
2012年1月10日　第3版第1刷発行
2015年1月15日　第4版第1刷発行
2019年1月10日　第5版第1刷発行
2023年11月10日　第6版第1刷発行

著　者　上　田　　　晃
　　　　内　田　さ　え
　　　　鍵　谷　方　子
　　　　原　田　彰　宏
発行者　白　石　泰　夫

発行所　医歯薬出版株式会社

〒113-8612　東京都文京区本駒込1-7-10
TEL.（03）5395-7618（編集）・7616（販売）
FAX.（03）5395-7624（編集）・8563（販売）
https://www.ishiyaku.co.jp/
郵便振替番号 00190-5-13816

乱丁，落丁の際はお取り替えいたします．
印刷・真興社／製本・榎本製本